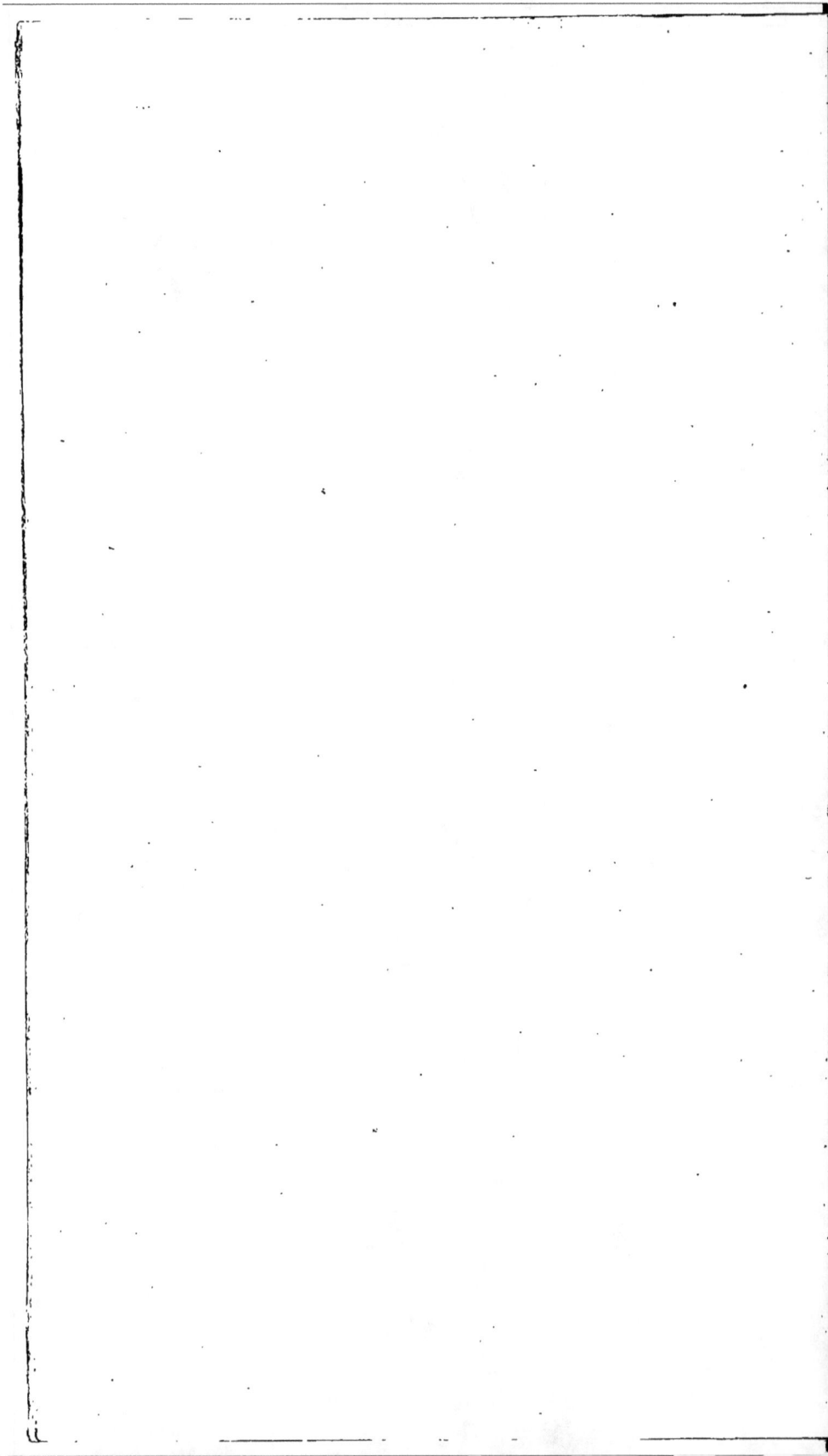

LE
MAGNÉTISME ANIMAL

(HYPNOTISME ET SUGGESTION)

ÉTUDE HISTORIQUE ET CRITIQUE

PAR

Le Docteur J.-S. MORAND

Directeur et rédacteur en chef de la *Gazette médicale de l'Algérie*
Officier de la Légion d'honneur

OUVRAGE ORNÉ DE PLUSIEURS GRAVURES

> Pour parler du magnétisme, il faut
> être médecin.
>
> C. CHAMBARD.

PARIS

GARNIER FRÈRES, LIBRAIRES-ÉDITEURS

6, RUE DES SAINTS-PÈRES, 6

1889

LE

MAGNÉTISME ANIMAL

LE
MAGNÉTISME ANIMAL

(HYPNOTISME ET SUGGESTION)

ÉTUDE HISTORIQUE ET CRITIQUE

PAR

Le Docteur J.-S. MORAND

Directeur et rédacteur en chef de la *Gazette médicale de l'Algérie*
Officier de la Légion d'honneur

> Pour parler du magnétisme, il faut
> être médecin.
>
> C. CHAMBARD.

PARIS

GARNIER FRÈRES, LIBRAIRES-ÉDITEURS

6, RUE DES SAINTS-PÈRES, 6

—

1889

AVANT-PROPOS

—

*Le magnétisme animal, sous le nom qu'il porte
aujourd'hui* d'hypnotisme, *est l'une des grandes
attractions de notre temps. On en parle partout et
de tous côtés. Les journaux politiques, parfois
même les publications scientifiques, rapportent,
sans la moindre restriction ni réserve, des faits
étranges et stupéfiants de* double vue, de prévision
de l'avenir, d'action à distance des drogues médici-
nales, ou d'influence inéluctable *exercée de loin
par une personne sur une autre. Ce qui prime le
tout et captive plus particulièrement les esprits,
voire les plus sérieux, c'est le magnétisme appliqué
au traitement des maladies. On se raconte, de ce
chef, les histoires les plus merveilleuses et qui
ne le cèdent en rien aux miracles vantés de Lourdes
ou de La Salette.*

*Entre temps, l'émotion du public et son goût
inné pour les choses mystérieuses et surnaturelles sont entretenus par les exhibitions théâtrales
qui ont lieu de toutes parts. A la salle des conférences du boulevard des Capucines, il n'est pas de
semaine où un prétendu magnétiseur ne vienne,*

avec expériences à l'appui, leurrer l'auditoire de doctrines qui, pour être toujours dépourvues d'autorité et souvent burlesques, n'en impressionnent pas moins vivement ceux qui en entendent l'exposition effrontée. Donato, dans son théâtre de la galerie Vivienne, attire chaque soir, avec ses somnambules, une foule compacte, qui sort de là troublée et énervée au dernier point. N'a-t-on pas, par surcroît, vu, l'an dernier, aux Folies-Bergère, une jeune fille endormie magnétiquement et qu'on faisait pénétrer dans la cage aux lions ?

Des magnétiseurs ambulants vont en province donner des représentations fructueuses. La profession de somnambule et celle de magnétiseur sont cotées, sinon patentées, et le nom de plusieurs, parmi ceux qui l'exercent, figure au Bottin.

D'autre part, les publications sur la matière se succèdent incessamment. Le magnétisme est entré dans l'enseignement officiel; on fait, dans certains hôpitaux, des cours expérimentaux où les gens du monde se pressent plus encore que les étudiants en médecine. Certains médecins accordent une large place au magnétisme dans leur pratique professionnelle, et, comme nous le verrons, l'école de Nancy, presque entière, fait de celui-ci la base, à peu près exclusive, de la médication qu'elle enseigne.

Chose surprenante! en ce temps de positivisme renforcé, alors qu'on se pique de ne croire qu'à ce qui tombe sous les sens, et de dépouiller toute croyance ayant l'ombre d'un spiritualisme quelconque, il est commun de rencontrer des gens qu'on offenserait en supposant qu'ils peuvent croire en Dieu, et qui n'en sont pas moins les sectateurs passionnés et convaincus du spiritisme et du magnétisme, c'est-à-dire de deux conceptions dont la première est absolument invraisemblable en même temps que essentiellement spiritualiste, et la seconde, on ne peut plus sujette à caution.

Dans ces conditions, il est temps d'éclairer le public sur la portée de ces agissements, qui sont, au fond, pleins de dangers. Il est urgent que tout le monde sache ce qu'il faut penser du magnétisme, ce qu'on peut en craindre et en espérer, afin que chacun soit en mesure de se garer contre les illusions de toute sorte que d'habiles exploiteurs de la crédulité humaine, ou, parfois, des esprits de bonne foi mais abusés ou inconscients, tendent à faire prévaloir.

Assuré des inconvénients majeurs que présente l'abus, et même l'usage imprudent des pratiques magnétiques; convaincu qu'il existe, de ce côté, un véritable péril social, je me suis cru, après une longue étude de la question, et la fréquentation, commencée il y a bien des années, des services où le magnétisme est appliqué et enseigné par les maîtres les plus compétents, je me suis cru, dis-je, autorisé à écrire ce livre, qui n'a pas d'autre prétention que d'être une œuvre de vulgarisation à l'usage des gens du monde. C'est déclarer d'avance qu'on s'abstiendra, dans ces pages, de toute digression théorique, laquelle, d'ailleurs, en l'état, serait prématurée, et qu'on se bornera strictement à l'exposé des faits et à leur appréciation impartiale.

Quant au plan que j'ai adopté, il est des plus simples. Après avoir donné sommairement un aperçu historique de l'époque où Mesmer, au siècle dernier, importa le magnétisme animal en France, je consacrerai à la tentative du célèbre novateur les détails justifiés par le bruit qui s'est fait autour d'elle. Je passerai, ensuite, aux modifications introduites successivement, jusqu'à nos jours, dans la doctrine et l'application du Mesmérisme. Je terminerai par les conclusions qui me semblent s'imposer obligatoirement, comme une conséquence forcée des faits rassemblés et commentés dans cette étude.

Paris, 7 janvier 1889.

NOTA. — Les planches contenues dans ce volume ont toutes été prises sur nature. Celles qui ont trait à l'hystérie ont été dessinées par M. le docteur Paul Richer, dont le talent artistique est bien connu. Avec une courtoisie charmante, et dont je suis heureux de le remercier ici, il a bien voulu m'autoriser à les extraire de son remarquable livre sur l'hystérie, qui sera souvent cité dans les pages qui vont suivre. Quant aux figures relatives aux manifestations hypnotiques, elles proviennent du riche laboratoire photographique de la Salpêtrière, où je les ai choisies avec le gracieux acquiescement de M. le professeur Charcot, ce maître éminent dont la bienveillance est acquise à tous ceux qui, comme lui, ont pour mobile le souci de la lumière et de la vérité.

LE MAGNÉTISME ANIMAL

CHAPITRE PREMIER

APERÇU HISTORIQUE

L'état des esprits à l'arrivée. en France, de Mesmer. — Sweden-
borg. — Le comte de Saint-Germain. — Cagliostro. — Les
Convulsionnaires de Saint-Médard. — Les Trembleurs des
Cévennes.

Lorsque Mesmer vint à Paris, en février 1778, il y
trouva, pour le magnétisme animal dont il s'attribuait
la découverte, un milieu préparé comme à souhait.
Les esprits penchaient partout à croire aux choses
miraculeuses et dépassant la raison humaine. Les doctrines mystiques de Paracelse, ce grand illuminé du
XVIIe siècle, qui regardait l'homme comme un aimant
dont les pieds représentaient le pôle *Nord,* et les
organes génitaux, le pôle *Sud,* ces *doctrines* comptaient encore en ce moment de nombreux adeptes.
    Naguère, Swedenborg, à Stockholm, annonçait que
des légions d'esprits s'échappaient sans cesse du sein
de l'humanité pour se répandre dans le monde dont

1.

ils tenaient les destinées en leur pouvoir, étant les souverains arbitres du physique comme du moral; et les prosélytes de Swedenborg se comptaient en foule.

D'autre part, le comte de Saint-Germain, qui vivait, disait-il, depuis des siècles, et parlait comme ayant frayé dans l'intimité des plus grands hommes de l'antiquité, Socrate, Platon, voire Jésus-Christ, avait tout récemment jeté la société dans un état de trouble et de désarroi dont on n'était pas encore remis. La folie des Rose-Croix était même dans son plein, et Paris servait d'asile à Martinez Pascalis, le chef des *élus* et le grand-prêtre de la secte Cabalistique.

Par dessus les disciples secrets des sectes mystérieuses et tenues à certaines précautions pour éviter d'avoir maille à partir avec l'autorité, il y avait le comte de Cagliostro, qui opérait publiquement et se vantait d'avoir hérité des nombreux secrets recueillis par le comte de Saint-Germain, au cours de sa longue existence. Cagliostro jouissait de la faveur de la cour; on l'avait mandé de Strasbourg près du prince de Soubise qu'il avait, disait-on, sauvé.

Tout était surprenant, extraordinaire, chez Cagliostro, qui prétendait être né au milieu de la mer Rouge, et avoir été élevé sous les ruines d'une pyramide d'Égypte. C'est là qu'après avoir été abandonné de ses parents il aurait rencontré un vieillard en possession de la science des mages, et qui lui aurait appris tout ce qu'il savait.

Quoi qu'il en soit, Cagliostro, qui s'appelait, paraît-il, de son vrai nom, Joseph Balsamo, et n'était peut-être que le valet du comte de Saint-Germain, faisait merveille avec ses élixirs, ses pilules, ses tours de magie et de sorcellerie.

Comme Saint-Germain, Cagliostro n'était sans doute que l'agent secret soit de la franc-maçonnerie, soit de la secte des *illuminés* ou Rose-Croix, fondée en 1776, par Weisshaupt, professeur de droit à Ingolstad. Le but déclaré de cette secte était de porter les hommes à s'assister mutuellement. Mais elle tomba bientôt dans le mysticisme, en même temps qu'elle nourrissait des projets ambitieux. Sa constitution semblait tenir à la fois de celle des jésuites et de celle des francs-maçons.

En réalité, on a lieu de croire que Cagliostro était un Napolitain. Il avait, en effet, un accent et des tournures de phrase qui n'appartiennent qu'à l'idiome des Lazzaroni. Il avait épousé, à Venise, une marquise jeune, belle et intrigante, que des malheurs de famille avaient jetée dans la plus basse prostitution. Aidé par ce précieux auxiliaire, il vint à Rome où abondaient les étrangers riches, et, grâce aux relations que sa femme sut se créer dans ce monde débauché, il y fit une abondante moisson d'argent. Il se rendit, de là, dans le Holstein, où s'était retiré le comte de Saint-Germain, et c'est à cette occasion qu'il déposa, aux pieds du Thaumaturge, en son nom et au nom de sa femme, l'hommage du désir qu'ils avaient de devenir *ses esclaves, ses apôtres et ses martyrs,* et d'acquérir quelques-uns des quatorze mille sept cents secrets que le célèbre aventurier prétendait porter dans son mémoire.

Cagliostro, qui prit alors le titre de comte, partit ensuite en Russie, où la comtesse, avec son *haleine pure,* sa *taille svelte,* sa *gorge à toute épreuve* et sa *démarche légère,* obtint de grands succès comme femme et comme médecin. Mais elle eut le tort d'attacher à son char un prince du sang, et elle fut obligée de quitter l'empire du czar, munie d'une forte somme qu'on lui compta comme dédommagement.

Parmi les nombreuses industries qu'elle exerçait alors, figurait la vente de l'*eau de Jouvence,* dont elle se disait dépositaire. Ce qui avait accrédité cette croyance à la cour moscovite, c'est que l'habile intrigante parlait sans cesse, et comme sans affectation, de son fils aîné qui était, disait-elle, capitaine depuis de longues années au service de la Hollande. On se récriait, naturellement, en lui opposant son air de grande jeunesse, mais elle soutenait qu'elle avait déjà vécu plus de sept lustres; et si elle ne paraissait pas cet âge, c'est grâce à cette eau, dont, comme on pense bien, chacun était désireux de faire usage.

Les deux époux, en quittant la Russie, se réfugièrent à Strasbourg, d'où leur renommée de guérisseurs incomparables les fit mander à Paris.

Cagliostro se donnait aussi comme le restaurateur de l'ancienne franc-maçonnerie égyptienne, qu'il était prêt à enseigner selon les rites établis par Isis et Anubis, et tels qu'ils figurent dans le papyrus découvert par Cambyse dans le temple d'Apis, lorsqu'il fit fustiger ce Dieu capricieux.

M\ᵐᵉ de Cagliostro était la grande prêtresse de cet ordre mystérieux dont son mari était le souverain pontife, car il en avait reçu le titre avec l'enseignement du sage vieillard qui l'avait élevé dans les réduits secrets des pyramides. C'est parmi les grandes dames de la cour que la comtesse cherchait des prosélytes. Mais avant de commencer son cours d'initiation, elle exigea que les prosélytes fussent au nombre de trente-six et qu'elles donnassent chacune cent louis. Elles devaient, en outre, 1° s'abstenir, avant le moment fixé pour l'ouverture du cours, de tout commerce humain pendant neuf jours; 2° Se soumettre aveuglément à tout ce qui serait ordonné.

Les adeptes trouvés, et les diverses conditions requises étant acceptées, l'initiation commença sans retard, de la façon que voici, selon le récit de Grimm[1] :

« Le 17 du mois d'août fut le grand jour. On se rassembla à 11 heures. En entrant, chaque femme était obligée de quitter *son cul, sa bouffante, ses soutiens, son corps, son faux-chignon* et de vêtir une *lévite* blanche avec une ceinture de couleur. Il y en

1. Correspondance de Grimm.

avait six en noir, six en bleu, six en coquelicot, six en violet, six en couleur de rose, six en impossible (couleur de fantaisie). On les fit ensuite passer dans un temple éclairé, garni de trente-six bergères couleur de satin noir. Mme de Cagliostro, vêtue de blanc, était sur une espèce de trône, escortée de deux grandes figures habillées de manière que l'on ignorait si c'étaient des spectres, des hommes ou des femmes. La lumière qui éclairait cette salle s'affaiblissait insensiblement, et lorsque à peine on distinguait les objets, la grande prêtresse ordonna de découvrir la jambe gauche jusqu'à la naissance de la cuisse. Après cet exercice, elle ordonna de lever le bras droit et de l'appuyer sur la colonne voisine. Alors deux femmes, tenant un glaive à la main, entrèrent et, ayant reçu de Mme de Cagliostro des liens de soie, elles attachèrent les trente-six dames par les jambes et par les bras.

« La grande prêtresse expliqua alors aux initiés que l'état où elles se trouvait étaient le symbole de celui où les femmes sont dans la société, et de la dépendance où les hommes cherchent à les tenir. « Laissons-les, ajouta-t-elle, débrouiller le chaos de leurs lois, « mais chargeons-nous de gouverner l'opinion, « d'épurer les mœurs, d'entretenir la délicatesse, de « diminuer le nombre des infortunés. Ces soins valent « bien ceux de prononcer sur de ridicules querelles. »

« On détacha les liens et l'on annonça les épreuves. Les récipiendaires furent partagées en six groupes et chaque groupe renfermé dans un des six appartements qui correspondaient au temple. On leur déclara que celles qui auraient succombé ne rentreraient jamais. Des hommes arrivèrent bientôt dans chacun de ces appartements et employèrent tous les moyens de séduction. Ni les raisonnements, ni les sarcasmes, ni les larmes, ni les prières, ni le désespoir, ni les promesses ne purent rien, tant la curiosité et l'espoir secret de dominer sont des ressorts puissants chez les femmes.

Toutes rentrèrent dans le temple telles que la grande prêtresse l'avait ordonné. Après un quart d'heure de silence, une espèce de dôme s'ouvrit et sur une grosse boule d'or descendit un homme, nu comme Adam, tenant dans sa main un serpent et portant sur la tête une flamme brillante. « Celui que vous allez entendre. « dit la grande prêtresse, est le célèbre, l'immortel, le « divin Cagliostro, sorti du sein d'Abraham sans avoir « été conçu et dépositaire de tout ce qui a été, de tout « ce qui est, et de tout ce qui sera connu sur la terre. « *Filles de la terre, s'écria-t-elle, dépouillez ces vêtements profanes, et si vous voulez entendre la vérité, montrez-vous comme elle.* » En un instant, tout fut nu comme la main.

« S'il faut en croire l'historien de ces étranges scènes, le marquis de Langle, abjurer un sexe trompeur fut le conseil que le *génie de la vérité* donna à ses élèves : « que le baiser de l'amitié », leur dit-il en terminant son extravagant discours, « annonce ce qui se passe dans vos cœurs ! » Et la grande prêtresse leur apprit ce que c'était que le baiser de l'amitié.

« On reprit ses vêtements, la lumière revint et une table somptueusement servie se montra au milieu de la salle. Alors entrèrent trente-six *génies de la vérité*, habillés en satin blanc. Un masque dérobait leurs traits ; ils le quittèrent vers le milieu du repas. Les dames reconnurent leurs amants. On leur expliqua que, de leur côté, on leur dévoilait certains mystères, pendant qu'on les formait à d'autres exercices ; que s'ils avaient des habits de génies, c'était pour montrer que l'égalité est la base de tout, qu'il n'est pas extraordinaire de voir trente-six hommes avec trente-six femmes, mais qu'il serait peut-être ridicule de composer un souper de deux princes et d'un directeur des fermes, d'un cardinal et d'un comédien ; que le but essentiel de Cagliostro était de séparer les maux de la société et de rendre tout égal. Enfin, l'on boit, l'on danse, et l'on passe dans les cabinets voisins. La grande prêtresse s'éclipse elle-même avec le chevalier d'Oisemont. Elle rentre au bout d'une demi-heure, échevelée. « Il n'est plus temps, dit-elle, de vous nier » les faits, voilà le but de nos connaissances : le plaisir » est l'affaire essentielle de ce monde. Ce temple lui » est consacré : Venez-y, vous lui rendrez hommage[1]. »

Ce singulier *compte rendu* que j'emprunte à Grimm, bien qu'il n'en garantisse pas l'authenticité plus que problématique, et qu'on prendrait pour un chapitre détaché de *Faublas* ou des *Liaisons dangereuses*, nous a paru bon à reproduire. Il donne, en effet, une idée nette de la tendance générale qui inclinait les esprits vers le merveilleux ou l'extraordinaire sous toutes leurs formes.

L'époque, d'ailleurs, était féconde en manifestations étonnantes et bien capables de déséquilibrer les cerveaux, de manière à les rendre susceptibles des plus extravagantes suggestions. Les dernières années du règne de Louis XIII avaient été troublées par la sanglante tragédie des *possédées* de Loudun, qui finit, grâce à l'intervention du sinistre Laubardemont, par le supplice du malheureux Urbain Grandier, qu'on brûla vif, et un court intervalle s'était à peine écoulé depuis la fermeture, par autorité de justice, du fameux cimetière de Saint-Médard, où s'accomplissaient les scènes les plus désordonnées, sur la tombe du diacre François de Pâris.

Ce dernier, dont le nom est resté entouré d'une célébrité bizarre, et qui passait alors pour le martyr du Jansénisme, était le fils aîné d'un conseiller au Parlement

1. Disons, pour en finir avec Cagliostro, qu'impliqué dans l'affaire du *collier* avec sa femme, qui avait d'intimes et mystérieuses relations avec le cardinal de Rohan, ainsi qu'avec Mme de Lamothe-Valois, il fut mis à la Bastille en 1786, puis envoyé en exil, où, après diverses aventures, il mourut, en 1799, au château de Saint-Léon, près de Rome.

de Paris, où il naquit le 30 juin 1690. Il devait, naturellement, hériter de la charge de son père, mais il pré-
féra entrer dans les ordres, et prit chaudement le parti
de ceux qu'on nommait les *appelants,* parce qu'ils
en appelaient au prochain concile de la décision du
pape Clément XI, qui avait, en 1713, par la célèbre
bulle *Unigenitus*, condamné la doctrine fataliste de
Jansénius. C'est pour protester contre cette bulle, qui
souleva, en son temps, de si vives querelles, que le
diacre Pâris refusa la cure de Saint-Côme, qu'on lui
offrait. L'abbé se retira alors dans une maison du fau-
bourg Saint-Marcel, où il se livrait au travail des mains
et faisait des bas pour les pauvres. C'est là qu'il mourût
le 1ᵉʳ mai 1727, à l'âge de 37 ans, en odeur de sainteté.
Son frère lui ayant fait ériger un tombeau dans le petit
cimetière de Saint-Médard, tous les dévots du parti
vinrent y faire leurs prières. Il y eut des guérisons que
les sectateurs du défunt diacre déclarèrent *miraculeuses,* et les malades et les fanatiques accoururent de
tous côtés.

La guérison succédait le plus habituellement à des
convulsions, qui bientôt devinrent véritablement épi-
démiques. Le sol du cimetière et des rues voisines fut
disputé par une multitude de femmes, de filles, d'infirmes de tout âge et de tout sexe, qui convulsionnaient
à l'envi les uns des autres. On ne voyait, racontent les
mémoires contemporains, qu'hommes se débattant sur
le sol, en proie à des sortes de crises épileptiques
tandis que d'autres avalaient des cailloux, du verre
cassé et même des charbons ardents. Là, ce sont des
femmes qui marchent sur la tête à demi-nues, pendant
que d'autres, couchées sur le sol et étendues sur le
dos, supplient les spectateurs de leur marcher sur le
ventre et de les rouer de coups, sous prétexte d'en
obtenir *des secours*, comme elles disaient. C'était une
perpétuelle orgie de contorsions, de hurlements et de
désordres de toute espèce, avec des pantomimes repré-

sentant le plus souvent les scènes de la passion. C'est
là que naquit la folie, j'allais dire la mode, du *crucifiement*, dont nous allons parler.

Les secours consistaient en coups de bûches, de chenets et de marteaux, administrés aux convulsionnaires
par des hommes de leur choix. Un secours étrange,
c'était celui qu'on appelait le *sucre d'orge*, et qui était
constitué par un gros bâton, du volume du bras, aigu
et pointu par un de ses bouts.

Et qu'on ne croie pas, au reste, que les engins employés
pour les secours fussent de mince consistance! Carré de
Montgeron[1] a vu une jeune fille de dix-sept ans qui se
faisait administrer cent coups d'un chenet pesant
soixante livres et avec lequel l'historien des convulsionnaires fit, après vingt-cinq coups, un trou d'un
demi-pied dans un mur en pierre. Aussi ne doute-t-il
pas que ces femmes ne fussent, comme il dit, invulné-
rables.

Les convulsionnaires se mettaient en arc, les pieds
et la tête touchant le sol, et, soutenues par les reins
sur la pointe du sucre d'orge. Dans cette posture, elles
criaient : « *biscuit, biscuit!* » Ce qu'on nommait ainsi,
c'était une pierre du poids de cinquante livres. Elle
était fixée à une poulie qui l'enlevait, au moyen d'une
corde, jusqu'à une grande hauteur d'où on la laissait
retomber sur l'estomac de la patiente, dont les reins
portaient toujours sur le sucre d'orge.

Les secours avaient lieu surtout la nuit. Ils ne pouvaient être administrés que par des hommes choisis
par les convulsionnaires, qui les faisaient, étant nues,
marcher sur elles, et les embrassaient ensuite en les
tenant pressés sur leur corps. On voyait de ces femmes
posées, ainsi déshabillées, sur les genoux de leurs secouristes, en attendant les convulsions.

On conçoit, sans effort, les désordres de toute sorte

1. *La vérité des miracles de Pâris.* 3 volumes in-4°, 1737-48.

qui se passaient ainsi sur le tombeau de Pâris, auquel on accourait de tous côtés pour demander la guérison de n'importe quelle maladie. La grande majorité de ces malades étaient manifestement des hystériques présentant la forme *érotique* de cette singulière maladie dont nous aurons souvent occasion de parler, et qui sévit fréquemment chez les femmes, plus sensibles que les hommes à la contagion envahissante de l'exemple.

« Les femmes, dit à ce propos Diderot, sont sujettes « à une férocité épidémique ; l'exemple d'une seule en « entraîne une multitude. Il n'y a que la première qui « soit criminelle ; les autres sont malades. O femmes ! « vous êtes des enfants bien extraordinaires !

Et Diderot s'en prenant à Thomas, qui avait voulu se mêler d'écrire sur ce sujet, où il ne voyait que du divin et du surnaturel, l'apostrophe en ces termes : « Quand « on veut écrire des femmes, il faut, monsieur Thomas, « tremper sa plume dans l'arc-en-ciel, et secouer sur ses « lignes la poussière dorée de l'aile des papillons ; il faut « être plein de légèreté, de délicatesse et de grâce, et « ces qualités vous manquent. Comme le petit chien « du pèlerin, à chaque fois qu'on secoue sa patte il « faut qu'il en tombe des perles, et il n'en tombe aucune « de la vôtre. »

Bientôt, le gouvernement, lassé de tout ce bruit, mit fin aux représentations de Saint-Médard, par un décret du mois de mars 1732. Le cimetière fut muré, et l'on sait qu'un plaisant écrivit, à cette occasion, sur le mur, le distique souvent cité :

> De par le roi, défense à Dieu
> De faire miracle en ce lieu.

Les convulsionnaires ont trouvé, dans Carré de Mont-geron, conseiller au Parlement de Paris, un historien convaincu, qui a publié sous ce titre : *La vérité sur les*

miracles de Paris, 1737, 1748, deux gros volumes
in-4° avec gravures, contenant le récit détaillé des
guérisons miraculeuses effectuées sur le tombeau du
diacre. Et les gravures — fait à noter — ressem-
blent, trait pour trait, à celles qui accompagnent l'ouvrage de M. Paul Richer, sur la grande hystérie, et qui
ont été prises sur nature.

Ajoutons que le zèle janséniste de l'honnête conseiller ne tourna pas à son profit. Dans sa sincérité
convaincue, il présenta son livre à Louis XV, qui fit
enfermer l'auteur à la Bastille, puis l'envoya en exil,
où il mourut.

Mais les convulsionnaires chassés de la voie publique
se réfugièrent en ville et donnèrent de véritables représentations en chambre. Leurs séances étaient fort cou-
rues ; n'y entrait pas qui voulait, et il fallait des pro-
tections pour être admis. La Condamine, le célèbre
voyageur, membre de l'Académie des sciences, celui-là
même qui avait fait, avec Bouguer, en 1749, le voyage
de l'équateur pour déterminer l'axe et la figure de la
terre, ne put qu'avec difficulté pénétrer près de sœur
Françoise, la doyenne des *crucifiées*. C'était toujours,
en effet, la figuration du crucifiement qui jouissait de
la faveur publique. Voici, en quels termes, La Condamine expose à Grimm, qui rapporte le fait, le résultat
de sa visite à sœur Françoise :

« Oui, Monsieur, mes yeux ont vu ce que je désirais
de voir. Sœur Françoise (55 ans) a été clouée, en ma
présence, avec quatre clous carrés, à une croix. Elle
y est demeurée attachée plus de trois heures. Elle a
beaucoup souffert, surtout de la main droite. Je l'ai
vue frémir et grincer des dents de douleur quand on
lui a arraché les clous. Sœur Marie (22 ans), sa prosélyte, a eu beaucoup de peine à s'y résoudre. Elle
pleurait et disait naïvement qu'elle avait peur. Enfin,
elle s'est déterminée, mais elle n'a pu résister au
quatrième clou, et il n'a pas été enfoncé tout à fait.

Elle lut, en cet état, la passion à haute voix ; mais
les forces lui manquèrent, elle fut prête à s'éva-
nouir. Elle dit : « Ôtez-moi vite ! » Il y avait vingt
minutes qu'elle était attachée. On l'emmena hors de
la chambre ; elle avait la colique. Elle revint un
quart d'heure après, on lui bassina les pieds et les
mains avec l'eau miraculeuse de saint Pâris, et ce
secours lui fut plus agréable que celui des coups de
marteau. Je vous lirai, tant qu'il vous plaira, mon
procès-verbal, mais je n'en veux donner copie à personne, pas même à ma femme [1]. »

Mais revenons à sœur Françoise : Les lecteurs seront
peut-être curieux de savoir ce qu'il advint d'elle.

Après avoir voyagé en province, pour l'exportation
de son étrange industrie, — toujours en compagnie du
père Cottu, un vigoureux compagnon, fils d'un tripier
aux halles, — et fondé des colonies de convulsionnaires, au Mans, notamment, elle revint mourir à
Paris, en grande réputation de sainteté. On disait
d'elle : *Quand sœur Françoise change de robe, Dieu
fait toujours des miracles.*

Grimm rapporte qu'alors qu'elle était à son lit de
mort, le père Cottu, croyant qu'elle guérirait cette fois
comme les autres, voulut encore lui administrer des
coups de bûche. — Eh ! monsieur, qu'allez-vous faire ?
lui dit le médecin, M. de Grandelar, qui se trouvait là,
— la secourir et la guérir. — La Faculté ne connaît
pas de semblables remèdes. — Eh bien ! si elle meurt,
c'est vous qui l'aurez tuée. — Quoi qu'il en soit, elle
mourut un quart d'heure après.

L'épidémie des convulsions ne se borna, d'ailleurs, pas
à la capitale. La révocation de l'édit de Nantes amena en
province une immense surexcitation des esprits. Dans
les Cévennes, l'exaltation des protestants fut extrême,

1. Le procès-verbal en question a été publié depuis. Voir aux
pièces justificatives.

et se traduisit par des phénomènes singuliers. On se
réunissait la nuit, dans les champs, pour chanter les
psaumes, et c'est là que se montrèrent les *trembleurs*.
Soudain, quelqu'un des assistants tombait à la renverse, tremblait de tout son corps, et se mettait à prê-
cher et à prophétiser. Bientôt, d'autres suivaient cet
exemple, et c'était une débauche de tremblements, de
vociférations et de prophéties.

Ces pauvres gens avaient la prétention d'apercevoir
en esprit leurs persécuteurs à une grande distance, et
de lire dans la pensée pour démasquer les traîtres. Le
prophète le plus célèbre fut une jeune fille de seize à
dix-sept ans, qu'on nomma la *bergère de Clet*, et
qu'on allait voir de très loin. Elle n'avait pas de convulsions et semblait endormie. Dans cet état, elle était
d'une insensibilité absolue, et aucune excitation,
aucune douleur, aucune torture, ne pouvait la faire
tressaillir. Elle parlait un français très correct, s'ex-
primait même en latin, disait-on, et faisait des prières
admirables. Quand elle sortait de cet état, elle ne se
souvenait de rien de ce qu'elle avait dit ou fait, et soutenait qu'elle avait dormi. Elle faisait aussi des prédictions pendant le sommeil, dont elle ne sortait pas
d'elle-même, mais priait qu'on l'éveillât.

Le maréchal de Villars, qui avait été, comme on sait,
chargé de mettre fin aux troubles des Cévennes, écrit
à ce propos : « J'ai vu des choses que je n'aurais pas
crues si elles ne s'étaient passées sous mes yeux : une
ville entière, dont toutes les femmes et toutes les filles,
sans exception, paraissaient possédées du diable.
Elles tremblaient et prophétisaient dans les rues. »

On le voit, trembleurs et convulsionnaires ont à peu
près les mêmes visées. Les uns comme les autres,
prêchent, découvrent le secret des cœurs, prédisent la
résurrection des prophètes, parlent des langues étrangères et donnent des consultations pour les maladies
dont ils annoncent la cessation prochaine. Ils ont tous

également, — ce qui est à retenir, — une insensibilité très accusée à la douleur.

C'est dans ce milieu troublé de tant de façons et véritablement entraîné à croire à l'invraisemblable que Mesmer apparut. Il trouva ainsi le terrain on ne peut mieux préparé pour ses mystérieuses opérations, et pour la mise en œuvre de ces étonnantes recettes médicales dont la réputation l'avait précédé.

CHAPITRE II

MESMER ET SON ŒUVRE

Mesmer. — Sa naissance. — Sa thèse. — Sa doctrine. — Son départ de Vienne. — Arrivée à Paris. — Le *Baquet*. — L'*Enfer aux convulsions*. — Les prosélytes. — Les vingt-sept propositions.

Mesmer naquit en 1734, à Weiler, près de la ville de Stein, sur le Rhin. Il étudia la médecine sous Van Swieten et de Haën. Sa thèse inaugurale, qu'il avait soutenue en 1766 et qui avait pour titre : De l'*influence des astres sur le corps humain*, donnait déjà une idée de ses tendances. Se fondant sur ce que les planètes agissent les unes sur les autres, considérant aussi que le soleil et la lune s'influencent mutuellement et font sentir leur action sur l'atmosphère et sur les mers, il concluait que ces grands corps agissent également sur les êtres animés, et plus spécialement sur le système nerveux, au moyen d'un fluide qui pénètre tout et remplit l'univers. Et, de même que sous l'influence des astres, il s'opère dans les mers un flux et un reflux, il se produit, pour la même cause, dans les êtres vivants, une tension et une rémission qui sont des sortes de marées.

Ce fluide, agent spécial de transmission du pouvoir sidéral, et qui peut s'accumuler en quantités variables chez l'homme, donne à ce dernier la faculté d'exercer sur ses pareils une action semblable à celle de l'aimant sur le fer. Les propriétés de l'aimant, l'attraction qu'il exerce sur certains corps, le pouvoir qu'il a d'attirer le pôle de nom contraire d'un autre aimant et de repousser le pôle de même nom, avaient vivement frappé les esprits dès le XVIe siècle. L'impression s'en était maintenue jusque dans le moyen âge, et Paracelse, notamment, avait assigné, comme nous savons, au corps humain, la constitution d'un véritable aimant, doué de la double propriété : 1° d'attirer à soi les astres et de s'en nourrir, produisant ainsi les sens et la pensée; 2° de s'assimiler et d'éliminer successivement les éléments terrestres, ce qui préside à la formation de la chair et du sang. C'est grâce à cette propriété, — que Paracelse nomme *tosagosès* (aimant), — que l'aimant des personnes saines attire l'aimant vicié des personnes malades.

En somme, les esprits généralisateurs de ce temps en étaient arrivés à reconnaître dans l'aimant le *principe universel* par lequel on pouvait expliquer tous les phénomènes de la nature. Mesmer, en appelant *magnétisme animal* le fluide qu'il prétendait régir le monde et le corps humain en particulier, n'avait donc rien inventé et n'avait fait que suivre la voie tracée par des devanciers dont l'œuvre ne pouvait lui être inconnue. Ce qui lui est propre et constitue son originalité, c'est d'avoir dit que le magnétisme, ce principe universel du monde, peut être dirigé sur les malades, et augmenté ou diminué à l'aide d'attouchements et de passes.

Quoiqu'il en soit, Mesmer fit, vers 1774, la rencontre, à Vienne, du père Hell, jésuite et professeur d'astronomie, qui guérissait les malades au moyen de fers aimantés. Il avait, entr'autres, sauvé une femme atteinte d'une maladie chronique du cœur, et s'était guéri lui-même d'un rhumatisme aigu. Témoin de ces succès, et trouvant en eux la confirmation de ses propres théories, Mesmer fonda une maison de santé où

il traitait gratuitement tous ceux qui se présentaient,
en leur appliquant les procédés du P. Hell. Il magnétisait et électrisait tout à la fois, vendant des lames et
des anneaux aimantés de son invention, dont il invitait
ses confrères à se servir à leur tour. Les journaux de
Vienne étaient pleins des cures merveilleuses qu'il
opérait, et à l'appui desquelles il publiait les attesta-
tions de ceux qu'il avait guéris. D'autre part, il assié-
geait de ses obsessions la plupart des sociétés savantes
de l'Europe, afin d'en obtenir la consécration de sa
prétendue découverte. Mais les savants restèrent sourds
à ses sollicitations.

Entre temps, il se prit de querelle avec le P. Hell,
qui ne voulait pas se laisser dépouiller. Mesmer, alors,
délaissa les aimants et se borna à imposer les mains,
déclarant que le magnétisme animal est distinct de
l'aimant, ainsi que de l'électricité, et qu'il suffit seul
à amener la guérison. Désormais, il n'emploiera plus
que le fameux fluide qui constitue le magnétisme animal, et qu'il a la prétention de manier mieux que
personne.

Les succès qu'obtenait le novateur, et le bruit qu'il
faisait autour d'eux, finirent par lui susciter beaucoup
d'ennemis. Fatigué des ennuis et des luttes qu'il eût à
supporter de ce côté, il s'expatria et voyagea en Souabe
et en Suisse. C'est dans ce dernier pays qu'il rencontra Gassner, curé d'une petite commune des environs de Ratisbonne, et qui guérissait les malades
par des exorcismes. « Mesmer, dit Foissac, l'un de ses
plus zélés adeptes, lui prouva que les cures qu'il obtenait étaient dues uniquement au magnétisme. »

De retour à Vienne, il y retrouva, d'abord, la même
vogue qu'à ses meilleurs jours. Sa grande assurance,
sa théorie, qui avait la prétention d'expliquer le mystère des choses, le bruit de ses succès à l'étranger :
tout contribuait à lui ramener la foule crédule des
gens que l'éclat et la renommée attirent.

Mais cette fois encore, il dut quitter la place à l'occasion d'une demoiselle Paradis, dont la famille occupait un emploi modeste à la cour. Cette jeune fille, aveugle de naissance, avait été confiée à Mesmer qui prétendit l'avoir mise en voie de guérison, alors qu'elle avait été abandonnée par le baron de Stork, premier médecin de l'impératrice Marie-Thérèse, et par le célèbre oculiste Wenzel. Il se passa alors quelque chose qui n'a jamais été clairement expliqué. Toujours est-il que le père de la jeune fille vint, l'épée au poing, retirer son enfant des mains de Mesmer, et que celui-ci reçut, de l'impératrice, l'ordre de finir « cette supercherie ». Il prit, dès lors, le parti de s'éloigner de cette patrie ingrate, qui appréciait si mal son mérite, et s'en vint à Paris, où nous allons le suivre.

« Il eut, dit Grimm, le bon esprit de calculer que Paris, qui renferme encore plus de dupes et d'imbéciles que de gens d'esprit, était précisément le théâtre de l'Europe sur lequel il établirait tôt où tard la fortune du magnétisme et la sienne. »

D'après ce que nous avons rapporté de la disposition générale des esprits à cette époque, disposition qui les rendait tout prêts à croire aux inventions les plus extraordinaires, on admettra sans peine que, pour un novateur, le moment d'arriver était bien choisi. La médecine même semblait impatiente du joug d'Hippocrate, aussi bien que de celui de Galien. Le docteur Thouvenel, connu par plusieurs ouvrages de chimie qui passaient alors pour très profonds, venait d'imaginer une poudre d'aimant, fortement électrisée, dont il suffisait de se frotter les mains ou de porter des sachets dans sa poche pour se guérir de tous les maux. D'autre part, le docteur Dufour, chirurgien aide-major de l'école militaire, entreprenait de guérir les fous et les furieux par des breuvages soporifiques, pendant qu'un *M. Sage* prétendait ressusciter les morts et faire de l'or, avec quelques pelletées de terre de potager.

A peine arrivé à Paris, Mesmer publia son *Mémoire
sur la découverte du magnétisme,* livre autant astro-
nomique que médical, où il annonçait la découverte de
la panacée universelle. Il résumait sa doctrine dans
vingt-sept propositions que nous allons reproduire,
parce qu'elles sont comme l'essence et le programme
ou le code de la médecine magnétique :

PROPOSITIONS

« 1° Il existe une influence mutuelle entre les corps
célestes, la terre et les corps animés.

2° Un fluide universellement répandu et continué de
manière à ne souffrir aucun vide, dont la subtilité ne
permet aucune comparaison et qui, de sa nature, est
susceptible de recevoir, propager et communiquer
toutes les impressions du mouvement, est le moyen
de cette influence.

3° Cette action réciproque est soumise à des lois mécaniques inconnues jusqu'à présent.

4° Il résulte, de cette action, des effets alternatifs qui
peuvent être considérés comme un flux et un reflux.

5° Ce reflux est plus ou moins général, plus ou moins
particulier, plus ou moins composé, selon la nature des
causes qui le déterminent

6° C'est par cette opération, la plus universelle de
celles que la nature nous offre, que les relations d'activité s'exercent entre les corps célestes, la terre et ses
parties constituantes.

7° Les propriétés de la matière et du corps organisé
dépendent de cette opération.

8° Le corps animal éprouve des effets alternatifs de
cet agent, et c'est en s'insinuant dans la substance des
nerfs qu'il les affecte.

9° Il se manifeste particulièrement dans le corps
humain des propriétés analogues à celle de l'aimant ;
on y distingue des pôles également divers et opposés,

qui peuvent être communiqués, changés, détruits et renforcés ; le phénomène même de l'inclinaison y est observé.

10° La propriété du corps animal qui le rend susceptible de l'influence des corps célestes et de l'action réciproque de ceux qui l'entourent, manifestée par son analogie avec l'aimant, m'a déterminé à la nommer *magnétisme animal.*

11° L'action et la vertu du magnétisme animal, ainsi caractérisées, peuvent être communiquées à d'autres corps animés on inanimés. Les uns ou les autres en sont cependant plus ou moins sesceptibles.

12° Cette action et cette vertu peuvent être renforcées et propagées par ces mêmes corps.

13° On observe, à l'expérience, l'écoulement d'une matière dont la subtilité pénètre tous les corps sans perdre notablement de son activité.

14° Son action a lieu à une distance éloignée, sans le secours d'aucun intermédiaire.

15° Elle est augmentée et réfléchie par les glaces, comme la lumière.

16° Elle est communiquée, propagée et augmentée par le son.

17° Cette vertu magnétique peut être accumulée, concentrée, transportée.

18° J'ai dit que les corps animés n'en étaient pas également susceptibles : il en est même, quoique très rares, qui ont une propriété si opposée, que leur seule présence détruit tous les effets du magnétisme sur les autres corps.

19° Cette vertu opposée pénètre aussi tous les corps ; elle peut être également communiquée, propagée, accumulée, concentrée et transportée. réfléchie par les glaces et propagée par le son, ce qui constitue non seulement une privation, mais une vertu opposée positive.

20° L'aimant, soit naturel, soit artificiel, est, ainsi

que les autres corps, susceptible du magnétisme animal
et même de la vertu opposée, sans que, ni dans l'un
ni dans l'autre cas, son action sur le fer et l'aiguille
souffre aucune altération, ce qui prouve que le principe du magnétisme animal diffère essentiellement de
celui du minéral.

21° Le système fournira de nouveaux éclaircissements sur la nature du feu et de la lumière, ainsi que
dans la théorie de l'attraction, du flux et du reflux, de
l'aimant et de l'électricité.

22° Il fera connaître que l'aimant et l'électricité artificielle n'ont, à l'égard des maladies, que des propriétés
communes avec une foule d'autres agents que la nature
nous offre et que, s'il est résulté quelques effets de
l'administration de ceux-là, ils sont dus au magnétisme
animal.

23° On reconnaîtra par les faits, d'après les règles
pratiques que j'établirai, que ce principe peut guérir
immédiatement les maladies des nerfs et médiatement
les autres.

24° Qu'avec son recours, le médecin est éclairé sur
l'usage des médicaments, qu'il perfectionne les actions,
et qu'il provoque et dirige des crises salutaires de
manière à s'en rendre le maître.

25° En communiquant ma méthode, je démontrerai,
par une théorie nouvelle des matières, l'utilité universelle du principe que je propose.

26° Avec cette connaissance, le médecin jugera
sûrement l'origine, la nature et les progrès des maladies, même les plus compliquées ; il en empêchera
l'accroissement et parviendra à leur guérison sans
jamais exposer le malade à des effets dangereux et à
des suites fâcheuses, quels que soient l'âge, le tempérament et le sexe. Les femmes, même dans l'état de
grossesse et lors des accouchements, jouiront du même
avantage.

27° Cette doctrine, enfin, mettra le médecin en état

2.

de bien juger du degré de santé de chaque individu, et de la présence des maladies auxquelles il pourrait être exposé. L'art de guérir parviendra ainsi à sa dernière perfection. »

Cet impudent programme, où le nouvel arrivant donnait audacieusement pour démontré ce qui était entièrement à prouver, produisit, néanmoins, son effet. Les femmes surtout abondèrent dans le local que Mesmer avait choisi pour sa résidence, dans un quartier obscur, voisin de la place Vendôme ; mais son succès fut moins grand dans le monde éclairé. Invité à souper par le baron d'Holbach, pour lequel il avait apporté une lettre d'introduction, Mesmer, parmi ses convives, qui étaient presque tous des *philosophes*, comme on disait alors, fut peu goûté. Ses manœuvres magnétiques, qu'il essaya sur quelques-unes des personnes présentes, produisirent moins d'impression que la poudre aimantée du docteur Thouvenel.

Grimm écrivait à ce sujet : « Ce qui a nui au succès de M. Mesmer, c'est qu'on lui a trouvé peu d'esprit, peu d'imagination ; or, ce siècle est tellement corrompu, tellement dégoûté, que sans ce secours, si peu nécessaire autrefois, les faiseurs de miracles ne peuvent plus espérer aujourd'hui de faire fortune. »

On va voir, au reste, que cet arrêt du célèbre chroniqueur ne fut pas sans appel. En attendant, Mesmer, qui sut se concilier la protection de la cour, et même, dit-on, de la reine Marie-Antoinette, ambitionnait, par dessus tout, le suffrage des corps savants, qui, eux, s'obstinaient à ne pas s'occuper de lui.

Il parvint, cependant, à enrôler sous sa bannière le docteur d'Eslon, l'un des régents de la Faculté de médecine. Celui-ci se déclara ouvertement son disciple et son partisan, ce qui lui valut d'être mis à l'index parmi ses confrères, qui menacèrent de l'exclure de leur société.

Peu à peu la pratique du maître prit une grande

extension ; on accourait chez lui de tous côtés et bientôt il fut forcé de prendre un *valet toucheur*, qui magnétisât à sa place. Le local de la place Vendôme devint trop exigu pour la foule qui s'y pressait ; force fut d'acheter l'hôtel *Bullion*, près de la Bourse actuelle, où Mesmer fit installer son fameux *baquet*, qui lui servait à magnétiser plusieurs personnes à la fois. Voici comment il opérait, au dire de Bailly, qui fut le rapporteur de la commission de l'Académie des sciences chargée, comme nous le verrons plus loin, par ordre de Louis XVI, d'étudier les agissements du novateur allemand :

« Au milieu d'une grande salle, où d'épaisses tentures ne laissent pénétrer qu'un jour fort adouci, se trouve une caisse circulaire, en bois de chêne, élevée d'un pied où d'un pied et demi : c'est là ce qu'on nomme le *baquet*. Le fond de celui-ci est rempli d'une première rangée de bouteilles pleines d'eau, ayant leur goulot au centre de la caisse, et supportant une deuxième rangée de vases semblables ayant seulement leur goulot tourné vers la circonférence ; toutes nagent dans l'eau qui remplit à moitié la caisse et dans laquelle sont immergés de la limaille de fer, du verre pilé et d'autres menus objets, sans que rien soit électrisé ou aimanté. L'eau, même, n'est pas nécessaire, et l'on peut opérer à sec.

« Le couvercle est percé d'un certain nombre de trous, d'où sortent des branches de fer, coudées et mobiles, que les malades doivent s'appliquer, en les saisissant avec leurs mains, sur les points dont ils souffrent.

« Dans un coin de la salle, un *piano-forte* ou un *harmonica* joue des airs sur des mouvements variés, surtout vers la fin des séances. On y joint quelquefois du chant. Les portes et les fenêtres bien closes maintiennent dans la salle une demi-obscurité. Les malades se rangent en silence et sur plusieurs rangs concen-

triques autour du baquet; chacun a sa branche de
fer; et une corde passée autour de leurs corps les unit
les uns aux autres. Les doigts se joignant à droite et à
gauche, le pouce droit entre le pouce et l'index du
voisin, forment une seconde chaîne destinée à compléter l'action réciproque des assistants ; alors, en effet,
en pressant le pouce qu'on tient ainsi, l'impression
reçue se transmet de gauche à droite et circule à la
ronde. Tous ceux qui magnétisent ont à la main une
baguette de fer, longue de dix à douze pouces. Si
quelque patient demande à boire, on lui sert une limo-
nade au citron, dans laquelle est dissoute de la crème
de tartre.

« Cependant l'influence magnétique se fait sentir :
alors, les malades offrent un tableau très varié : quelques malades sont calmes et n'éprouvent rien ; d'autres
toussent, crachent, sentent quelque légère douleur,
une chaleur locale ou une chaleur universelle,
et ont des sueurs ; d'autres sont agités et tour-
mentés par des convulsions. Les convulsions sont
extraordinaires par leur nombre, par leur durée,
par leur force. On en a vu durer plus de trois
heures. Elles sont caractérisées par des mouvements
involontaires, précipités, de tous les membres, du
corps entier, par le resserrement de la gorge, par
des soubresauts des hypocondres et de l'épigastre,
par le trouble et l'égarement des yeux, par des cris
perçants, par des pleurs, des hoquets et des rires
immodérés. Elles sont précédées ou suivies d'un état
de langueur ou de rêverie, d'une sorte d'abattement et
même d'assoupissement.

« Le moindre bruit imprévu cause des tressaille-
ments ; et l'on a remarqué que le changement de
ton et de mesure dans les airs joués sur le piano-
forte influait sur les malades, en sorte qu'un mouvement plus vif les agitait davantage, et renouvelait

leurs convulsions. On voit des malades se cherchant exclusivement, et, en se précipitant l'un vers l'autre, se sourire, se parler avec affection et adoucir mutuellement leurs crises. Tous soumis à celui qui les magnétise, ils ont beau être dans un assoupissement apparent, sa voix, son regard, un signe les en retire. On ne peut s'empêcher de reconnaître, à ces effets constants, une grande puissance qui agite les malades, les maîtrise, et dont celui qui magnétise semble être le dépositaire. Cet état convulsif est appelé *crise*. On a observé que dans le nombre des malades en crise, il y avait toujours beaucoup de femmes et peu d'hommes; que ces crises étaient une ou deux heures à s'établir, et que, dès qu'il y en avait une d'établie, toutes les autres commençaient successivement et en peu de temps. »

Ce récit d'un témoin oculaire ne laisse rien à désirer.

Ajoutons que quand la crise dépassait certaines limites, les patients étaient transportés dans une salle matelassée qu'on nomma bientôt *l'enfer aux convulsions;* on y délaçait les femmes, qui pouvaient alors se livrer, sans danger, à leurs mouvements les plus désordonnés.

Au milieu de cette foule agitée, Mesmer, vêtu d'un habit de soie lilas, se promenait dans la salle, et magnétisait, avec le concours de d'Eslon et d'autres aides qu'il choisissait toujours jeunes et beaux. De temps en temps, fixant les yeux sur les malades, il les touchait avec sa baguette, qu'il ne quittait pas, ou avec sa main descendant des épaules aux extrémités des bras, appuyant sur les parties malades, sur les reins, sur les hypocondres et le bas ventre, quelquefois pendant des heures entières.

Mesmer employait parfois les *passes,* comme moyen de magnétisation. Il se mettait, d'abord, en rapport avec le malade, qu'il faisait asseoir en face de lui, pieds contre pieds, ses genoux enlacés par les siens; puis il promenait son doigt de bas en haut, des hypocondres jusque sur les côtes qu'il effleurait légèrement.

Il y avait aussi la *magnétisation à grands courants,* qui consistait à inonder les sujets de fluide, à l'aide des doigts du maître réunis en pointe, et promenés plusieurs fois, de la tête aux pieds, en passant par les épaules, tantôt en avant, tantôt en arrière du corps, jusqu'à ce que le magnétisé se pâmât de plaisir ou de douleur: deux sensations également recherchées, également salutaires.

C'étaient là des scènes émouvantes et bien capables de passionner l'opinion publique. Aussi, accourait-on de tous côtés pour prendre part aux miracles du baquet. C'était une compétition ardente de prosélytisme et de zèle magnétique; chacun aspirait à être magnétisé.

Ce n'est pas encore le moment de dire ce qu'il faut penser de ces scènes où la réalité se mêlait à la mise en scène charlatanesque plus ou moins consciente, où le maître lui-même était peut-être un croyant, victime de ses tendances mystiques: mais, pour tout homme au courant de la science moderne, et qui connaît les résultats sérieusement et rigoureusement constatés par des observateurs compétents, il n'est pas douteux que, si l'existence du prétendu fluide mesmérien est une hypothèse sans fondement aucun, les effets produits par les manœuvres prétendues magnétiques ne fussent bien réels.

Nous aurons, plus tard, à faire ressortir les rapports qui rattachent si intimement les phénomènes dits magnétiques à l'hystérie, cette névrose si commune chez les deux sexes, si variée dans ses manifestations et qu'on ne connaît bien que depuis quelques années et grâce aux travaux accomplis par l'école de la Salpétrière, sous la puissante impulsion de M. Charcot. Pour le moment, nous nous bornerons à constater que l'analogie est complète entre les manifestations convulsives qui se produisaient autour du baquet et celles qu'on détermine aujourd'hui, à volonté, chez certains hystériques où *somnambules*.

Nous ajouterons même, sans la moindre hésitation, qu'en plaçant, à l'heure présente, des hystériques dans les conditions réalisées par Mesmer, dans le silence de sa grande salle où la lumière n'arrivait que douce et voilée, où les assistants, sous l'impression vive de l'émotion et de l'attente, avec la perspective de quelque chose de mystérieux et d'inattendu, s'apprêtaient anxieusement à jouer un rôle à la fois craint et désiré, eh bien! il n'est pas douteux, pour un observateur au courant des prédispositions étranges crées par l'hystérie, qu'on verrait les crises mesmériennes se reproduire dans leurs moindres détails.

Mais revenons au maître. Celui-ci ne se bornait pas à magnétiser l'homme ; il magnétisait aussi les objets inanimés, surtout les arbres, aux branches desquels on attachait ensuite des cordes que les malades s'appliquaient.

Si c'était de l'eau qu'on avait magnétisée, elle prenait, pour les personnes en état de crise, une température et un goût particulier.

Sans doute, on ne réussissait pas toujours, ce qui faisait le jeu des sceptiques et des incrédules. Laharpe était allé huit jours de suite au baquet, sans en rien éprouver; le savant Berthollet n'avait pas été plus heureux et avait hautement crié à la supercherie.

Mais ce n'étaient là, en somme, que des éléments de discussion, et la condition obligée du succès, pour une découverte, c'est précisément d'être discutée. La discussion! mais c'est justement ce que Mesmer souhaitait par dessus tout. Il ambitionnait le suffrage des

sociétés savantes, et ses efforts, habilement multi-
pliés, s'ils parvinrent à faire sortir ces sociétés de leur
mutisme volontaire, n'aboutirent pourtant pas au but
visé par le postulant, ainsi que nous allons le voir
dans le chapitre suivant.

CHAPITRE III

MESMER ET LES CORPS SAVANTS

Période académique du Mesmérisme. — Faveurs offertes par le
Gouvernement. — D'Eslon et la Faculté de médecine. — Com-
missions de l'Académie des Sciences et de la Société royale de
Médecine. — Rapport de Bailly. — Retraite de Mesmer.

Ce qu'on pourrait appeler la *période académique*
de la carrière, en France, du propagateur du magnétisme, fut une époque de lutte et de succès divers.
D'une manière générale, les relations de Mesmer et de
son adepte d'Eslon furent fâcheuses.

Dès son arrivée à Paris, le sectaire allemand avait
fait des démarches auprès de M. Le Roy, alors président de l'Académie des sciences. Ce dernier avait
assisté, chez Mesmer, en compagnie de Maillebois et de
Mauduit, à diverses expériences, et il proposa à l'Aca
démie de nommer une commission à l'effet de recher
cher ce qu'il y avait de fondé dans la conception mes
mérienne du magnétisme.

L'Académie eut peut-être accepté sans l'opposition de
Daubanton et de Vicq-d'Azir, qui finirent par emporter
un vote contraire.

Ce fut le tour de la Faculté de médecine d'être saisie
de l'affaire. D'Eslon, qui était l'un des régents de la
Faculté et qui venait de publier ses *Observations sur
le magnétisme animal*, demanda à ses collègues une
assemblée générale pour y défendre les vues et les pro-

3

positions de Mesmer. On la lui accorda, conformément aux statuts; mais cette assemblée ne servit qu'à un jeune professeur, M. de Vanzeme, qui accusa d'Eslon d'avoir manqué à l'honneur et transgressé les règlements de la Faculté. La séance débuta (septembre 1780) par un violent discours de M. de Vanzeme, auquel d'Eslon répondit avec mesure. Ce dernier proposa que vingt-quatre malades fussent choisis par la Faculté et lui; douze seraient traités par la Faculté, douze par l'orateur, après tirage au sort; les résultats seraient jugés par des commissaires choisis par le gouvernement en dehors des corps de médecine.

Pour toute réponse, le doyen de la Faculté rendit l'arrêt que voici :

1° Injonction à M. d'Eslon d'être plus circonspect à l'avenir;

2° Suspension, pendant un an, de voix délibérative dans les assemblées de la Faculté ;

3° Radiation, à l'expiration de l'année, du tableau des médecins de la Faculté, s'il n'avait pas, à cette époque, désavoué ses observations sur le magnétisme ;

4° Les propositions de M. Mesmer sont rejetées.

Ainsi repoussé, Mesmer s'adressa au Gouvernement qui, actionné par les partisans nombreux et puissants du magnétisme que la reine favorisait presque ostensiblement, intervint dans la question. Mandé chez un ministre, le baron de Breteuil, Mesmer signa une première convention aux termes de laquelle, après une étude faite par des commissaires nommés à cet effet, et au cas où le rapport de ces derniers serait favorable, le gouvernement, — chose incroyable! — s'engageait : 1° à reconnaître que Mesmer avait fait une découverte utile ; 2° à lui donner, en toute propriété, une terre et un château, où il traiterait ses malades; 3° à lui octroyer une pension viagère de vingt mille livres.

Quelque temps après, le ministre, au nom du gouvernement, se désista du rapport de la commission et déclara que, quelque fut l'avis de celle-ci, on passerait outre. Mesmer refusa, ne voulant pas paraître céder à un intérêt pécuniaire, et exigea qu'avant tout la réalité et l'utilité du magnétisme fussent authentiquement et officiellement reconnues. Devant le refus du ministre, Mesmer quitta Paris et s'en alla aux eaux de Spa.

Cependant d'Eslon, payant d'audace devant l'arrêt de la Faculté, continuait, à Paris, l'œuvre du maître, et obtenait une vogue qui alarma bientôt celui-ci. Cédant à la crainte de voir son secret divulgué ou compromis, et jaloux, évidemment, de son ex-disciple, Mesmer revint à Paris, appelé par des partisans acharnés, à la tête desquels figuraient l'avocat Bergasse et le banquier Kornmann, qui ouvrirent une souscription comprenant cent personnes, à cent louis par tête, moyennant quoi le maître les instruirait. Les souscripteurs au cours de magnétisme furent bientôt au nombre de 300, et ils se formèrent en une *Société de l'harmonie* qui eut des ramifications en province, à Strasbourg, à Bordeaux et à Lyon, notamment.

Mesmer se trouvait alors à l'apogée de son succès. La grande société lui faisait fête, et parmi ses disciples, si largement payants, il comptait MM. de Montesquiou, de Lafayette, de Choiseul-Gouffier, de Puységur, entre autres. On se disputait son secret à prix d'or; mais en ce monde, les épines se mêlent inévitablement aux roses et chaque médaille a son revers. Mesmer ne tarda pas à faire l'épreuve de ces fatalités inéluctables. Parmi ses disciples, quelques-uns, comme d'Eslon, se crurent autorisés à exploiter son secret, à l'enseigner dans leurs cours et à l'appliquer au traitement des malades. De là un puissant élément de discorde, et une querelle qui passionna vivement l'opinion publique. Les femmes y prirent, comme toujours, une part très active. Elles se divisèrent en *Mesmériennes* et *d'Esloniennes*, séduites et entraînées, les premières, par la réputation déjà acquise du maître, les autres, par

l'aimable figure, la bonne grâce et l'esprit du disciple.
on fit des couplets pour et contre. Au bas d'un portrait
de Mesmer on plaça celui-ci :

> Le voilà ce mortel dont le siècle s'honore,
> Par qui sont replongés au séjour infernal
> Tous ces fléaux vengeurs que déchaina Pandore.
> Dans son art bienfaisant, il n'a pas de rival
> Et la Grèce l'eut pris pour le Dieu d'Épidaure.

Par contre, on répandit à profusion l'épigramme
que voici :

> Le magnétisme est aux abois ;
> La Faculté, l'Académie
> L'ont condamné tout d'une voix,
> Et l'ont couvert d'ignominie.
> Après ce jugement bien sage et bien légal,
> Si quelque esprit original.
> Persiste encor dans son délire,
> Il sera permis de lui dire :
> Crois au magnétisme... animal !

Les chansons, les libelles, les apologies, les réfuta-
tions de toutes sortes se mêlèrent et se croisèrent de part
et d'autre. On en fit jusqu'à des pièces de théâtre ; on
donna, notamment, à la comédie italienne, les *Docteurs modernes,* œuvre satyrique à la représentation
de laquelle le conseiller d'Eprémenil, adepte fanatique
du magnétisme, voulut en vain susciter des obstacles,
et où Mesmer, sous le nom de Cassandre, était spiri-
tuellement tourné en ridicule, ainsi que son valet et
ses malades.

On colportait aussi un joli mot de Dappet, l'un des
auditeurs de d'Eslon, qui avait dit finement : « Ceux qui
savent le secret en doutent plus que ceux qui l'i-
gnorent. »

D'autre part, des prédicateurs prônaient en chaire
les mérites du magnétisme ; les sermons du P. Hervier,

docteur en Sorbonne, eurent, à ce sujet, un grand retentissement.

Les savants intervinrent de leur côté. Berthollet déclara, après avoir suivi le cours de Mesmer, qu'il n'y avait rien de démontré dans les doctrines de celui-ci et rien, dans les résultats obtenus, qui dépassât les limites de ce que produit, chez les animaux, le penchant à l'imitation. Thouret, le futur directeur de la Faculté de médecine, contesta jusqu'à la nouveauté du Mesmérisme, et rappela qu'on n'a, dans le passé, que l'embarras du choix dans les textes relatifs à cet esprit vital universel dont on faisait tant de bruit. Il énuméra les théories de Paracelse, qui était si convaincu des propriétés magnétiques de l'espèce humaine qu'il soutenait, que « si au-dessous d'une barque dans l'eau, on suspendait exactement, par quelque art, un homme en équilibre, sa face se tournerait naturellement vers le nord. » La réflexion des glaces n'est pas davantage une nouveauté, et Libavius, au XVIᵉ siècle, pensait déjà que l'influence de l'aimant peut être, comme la lumière, renvoyée par un miroir et dirigée sur un individu, On rapporte, ajoutait le savant allemand, que c'est ainsi que le basilic se tue lui-même, et que les femmes, imprégnées de poison, en se regardant trop souvent dans une glace, qui le réfléchit sur leurs yeux et leur visage, finissent par en mourir.

L'agitation devint telle que le Gouvernement, pressé de tous côtés, se résolut à intervenir et nomma une commission de membres pris, à la fois, dans la Faculté de médecine et dans l'Académie des sciences. Cette dernière désigna plusieurs membres illustres à divers titres : entre autres Franklin, le célèbre et savant fondateur de la République des États-Unis, Lavoisier, le grand chimiste, et Bailly, l'historien autorisé de l'astronomie, qui fut nommé rapporteur et devait, plus tard, finir si tragiquement sur l'échafaud révolutionnaire, après avoir été maire de Paris (1789),

Comment allait procéder la Commission, et par quel procédé arriverait-elle à contrôler les effets d'un fluide impalpable et invisible, tel que celui dont arguaient Mesmer et ses disciples?

On pouvait, comme le demandait d'Eslon, étudier l'action curative de ce fluide sur les malades, ou bien examiner les effets et les changements instantanés et immédiats qu'il produit sur les corps. Mesmer, lui-même, jugeait la première méthode d'observation comme insuffisante, rien ne prouvant que la médecine ou les médecins guérissent les malades. On s'en tint donc à l'observation des effets immédiats.

Les commissaires se font eux-mêmes les sujets de l'expérimentation, et, pendant huit jours, ils se soumettent au traitement du baquet, que Bailly décrit si bien; mais ils n'éprouvent rien, et quant aux effets observés sur les personnes qui faisaient la chaîne avec eux, ils ne dépassent pas ce qu'on peut attendre de personnes malades, désireuses de guérir, comptant sur la puissance d'un traitement nouveau qu'enveloppent le mystère et la renommée bruyante. Qu'on amène ces personnes dans une assemblée composée en grande partie de médecins, et elles ne pourront manquer d'être saisies par cette mise en scène troublante qu'on rencontrait autour du baquet magnétique.

Chez le docteur Jumelin, — un dissident qui professait le magnétisme sans distinction des pôles et par d'autres procédés, — la commission ne vit aussi que des tentatives avortées. Une femme passait pour pouvoir lire les yeux fermés; on lui bande les yeux et elle ne peut rien lire. On lui découvre les yeux, on porte les mains sur ses hypocondres, elle tombe en crise; on lui bande de nouveau les yeux, on lui persuade, sans la toucher, qu'elle est magnétisée, et l'effet est le même; on la magnétise par derrière la tête, sans qu'elle le sache, et elle n'éprouve rien. Plusieurs sujets d'expérience présentent, comme elle, cette particularité d'éprouver

quelque chose quand on ne les magnétise pas, et de
ne rien éprouver quand on les magnétise.

Il y a lieu de relever la constatation suivante, qui
figure au rapport de Bailly : une femme qui, les yeux
bandés, n'éprouve rien, magnétisée à la vue libre,
devint muette en moins d'une minute.

Devant ces résultats, la conclusion qui s'impose c'est
que le procédé employé importe peu, et que la plupart
des effets obtenus doivent être rapportés à l'imagination, surtout si, comme il arrive le plus souvent, le
magnétiseur, en questionnant le malade, lui précise
ce qui doit se produire.

La Commission voulut pousser jusqu'au bout ses
expériences. Suivant la doctrine, lorsqu'un arbre est
magnétisé, quiconque s'en approche doit en éprouver
des effets. Or, d'Eslon ayant, à Passy, dans le jardin
de Franklin, magnétisé un arbre, on amène un garçon
de quinze ans, sujet très sensible, ayant les yeux bandés. A vingt-huit pieds de distance, il perd connais-
ance et tombe en crise. D'Eslon prétendit que tous
les arbres du jardin étaient magnétisés par eux-mêmes,
d'où les commissaires conclurent qu'une promenade
dans un verger pourrait devenir un grand danger pour
certaines personnes. Chez Jumelin, des femmes, les
yeux bandés, auxquelles on persuade que d'Eslon les
magnétise, quand il n'essaye même pas et qu'il s'est
éloigné, tombent en convulsions, tandis qu'elles restent calmes quand il tente de les influencer; une
autre femme, amenée chez Lavoisier, où elle croyait
rencontrer d'Eslon qui n'y était pas, tombe en crise
dans l'antichambre. La même chose lui arrive devant
des tasses prétendues magnétisées et qui ne l'étaient
nullement.

Les commissaires, dès lors, restèrent convaincus que
l'imagination avait la plus grande part dans la production des phénomènes dits magnétiques, et nous verrons plus tard que c'est là un facteur très puissant, en

effet. Tous ceux qui, de nos jours, ont la connaissance des choses de l'hypnose savent parfaitement qu'on peut endormir un sujet prédisposé, rien qu'en lui persuadant qu'il va dormir. On peut même agir à distance en lui suggérant l'idée qu'il doit tomber en somnambulisme, tel jour, à telle heure et dans tel lieu qu'on aura choisi. C'est ici un fait de vérité vulgaire aujourd'hui, mais que les commissaires ignoraient complètement. Pour eux, tout s'explique par l'*imitation*, l'*imagination* et les sympathies naturelles, — les réflexes, comme nous dirions aujourd'hui, — qu'éveillent les *attouchements* de certaines parties du corps. C'est en partant de ce point de vue, fondé, peut-être bien, sur un parti pris d'avance, que la commission formula ses conclusions, dont voici le texte précis :

« Les commissaires ayant reconnu que le fluide magnétique animal ne peut être aperçu par aucun de nos sens; qu'il n'a eu aucune action ni sur eux-mêmes, ni sur les malades qu'ils lui ont soumis; s'étant assurés que les pressions et les attouchements occasionnent rarement des changements favorables dans l'économie animale, et des ébranlements toujours fâcheux dans l'imagination; ayant démontré, par des expériences décisives, que l'imagination, sans magnétisme, produit des convulsions, et que le magnétisme, sans l'imagination, ne produit rien, ils ont conclu, d'une voix unanime, sur la question de l'existence et de l'utilité du magnétisme, que rien ne prouve l'existence du fluide magnétique animal; que ce fluide, sans existence, est, par conséquent, sans utilité; que les violents effets que l'on observe au traitement public appartiennent à l'attouchement, à l'imagination mise en action, et à cette imitation machinale qui nous pousse, malgré nous, à répéter ce qui frappe nos sens. Et en même temps ils se croient obligés d'ajouter, comme une observation importante, que les attouchements, l'action répétée de l'imagination pour produire des crises, peuvent être nuisibles; que le spectacle de ces crises est également dangereux, à cause de cette imitation dont la nature semble nous avoir fait une loi, et que, par conséquent, tout traitement public, où les moyens du magnétisme sont employés, ne peut avoir, à la longue, que des effets funestes. »

> Ont signé : B. Franklin. Majault, Le Roy, Sallin, Bailly, d'Arcet, de Bory, Guillotin, Lavoisier.

Paris, le 11 octobre 1784.

La Commission remit, en outre, à l'autorité, un rapport secret, visant les dangers que la pratique du magnétisme fait courir aux bonnes mœurs, et qui a a été publié, depuis, tel que nous le reproduisons ici, d'après Dubois, d'Amiens[1].

« Les commissaires chargés par le roi de l'examen du magnétisme animal, en rédigeant le rapport qui doit être présenté à Sa Majesté et qui doit être rendu public, ont cru qu'il était de leur prudence de supprimer une observation qui ne doit pas être divulguée, mais ils n'ont pas dû la dissimuler au ministre de Sa Majesté. Ce ministre les a chargés d'en rédiger une note destinée à être mise sous les yeux du roi, et réservée à Sa Majesté seule.

« Cette observation importante concerne les mœurs; les commissaires ont reconnu que les principales causes des effets attribués au magnétisme animal sont l'attouchement, l'imagination, l'imitation, et ils ont observé qu'il y avait toujours beaucoup plus de femmes que d'hommes en crise. Cette différence a pour première cause les différentes organisations des

---

1. *Histoire académique du magnétisme animal.*

deux sexes. Les femmes ont, en général, les nerfs plus mobiles; leur imagination est plus vive, plus exaltée. Il est facile de la frapper, de la mettre en mouvement. Cette grande mobilité des nerfs, en leur donnant des sens plus délicats et plus exquis, les rend plus susceptibles des impressions de l'attouchement. En les touchant dans une partie quelconque, on pourrait dire qu'on les touche à la fois partout; cette grande mobilité des nerfs fait qu'elles sont plus disposées à l'imitation; les femmes, comme on l'a déjà fait remarquer, sont semblables à des cordes sonores parfaitement tendues et à l'unisson; il suffit d'en mettre une en mouvement, toutes les autres, à l'instant, le partagent; c'est ce que les commissaires ont observé plusieurs fois; dès qu'une femme tombe en crise, les autres ne tardent pas d'y tomber.

« Cette organisation fait comprendre pourquoi les femmes ont des crises plus fréquentes, plus longues, plus violentes que les hommes, et c'est à leur sensibilité de nerfs qu'est dû le plus grand nombre de leurs crises. Il en est quelques-unes qui appartiennent à une cause cachée, mais naturelle, à une cause certaine des émotions dont les femmes sont plus ou moins susceptibles, et qui, par une influence éloignée, en accumulant ces émotions, en les portant à leur plus haut degré, peut contribuer à produire un état convulsif, qu'on confond avec les autres crises: cette cause est l'empire que la nature a donné à un sexe sur l'autre, pour l'attacher et l'émouvoir; ce sont toujours des hommes qui magnétisent les femmes; les relations établies ne sont, sans doute, alors, que celles d'un malade à l'égard de son médecin; mais ce médecin est un homme; quel que soit l'état des maladies, il ne nous dépouille pas de notre sexe, il ne nous dérobe pas entièrement au pouvoir de l'autre; la maladie peut en affaiblir les impressions sans jamais les anéantir. D'ailleurs, la plupart des femmes qui vont au magnétisme ne sont pas réellement malades: beaucoup y viennent par oisiveté et par désœuvrement; d'autres, qui ont quelques incommodités, n'en conservent pas moins leur fraicheur et leur force: leurs sens sont tout entiers; leur jeunesse a toute sa sensibilité; elles ont assez de charmes pour agir sur leur médecin; elles ont assez de santé pour que le médecin agisse sur elles; alors le danger est réciproque. La proximité longtemps continuée, l'attouchement indispensable, la chaleur individuelle communiquée, les regards confondus, sont les voies connues de la nature, et les moyens qu'elle a préparés de tout temps pour opérer immanquablement la communication des sensations et des affections.

« L'homme qui magnétise a ordinairement les genoux de la malade renfermés dans les siens; les genoux, et par conséquent toutes les parties inférieures du corps sont en contact. La main est appliquée sur les hypocondres, et quelquefois plus bas, sur les ovaires; le tact est donc exercé à la fois sur une infinité de parties, et dans le voisinage des parties les plus sensibles du corps.

« Souvent l'homme, ayant ainsi sa main gauche appliquée, passe la droite derrière le corps de la femme; le mouvement de l'un et de l'autre est de se pencher mutuellement pour favoriser ce double attouchement. La proximité devient la plus grande possible, le visage touche le visage, les haleines se respirent, toutes les impressions physiques se partagent instantanément, et l'attraction réciproque des sexes doit agir dans toute sa force. Il n'est pas extraordinaire que les sens s'allument; l'imagination, qui agit en même temps, répand un certain désordre dans toute la machine; elle surprend le jugement, elle écarte l'attention; les femmes ne peuvent se rendre compte de ce qu'elles éprouvent elles ignorent l'état où elles sont.

« Les commissaires, présents et attentifs au traitement, ont observé avec soin ce qui s'y passe. Quand cette espèce de crise se prépare, le visage s'enflamme par degrés, l'œil devient ardent, et c'est le signe par lequel la nature annonce le désir. On voit la la femme baisser la tête, passer la main au front et aux yeux pour les couvrir; sa pudeur habituelle veille à son insu et lui inspire le soin de se cacher. Cependant la crise continue et l'œil se trouble; c'est un signe non équivoque du désordre total des sens. Ce désordre peut n'être pas aperçu par celle qui l'éprouve, mais il n'a pas échappé au regard des médecins. Dès que ce signe a été manifesté, les paupières deviennent humides, la respiration est courte, entrecoupée; la poitrine s'élève et s'abaisse rapidement; les convulsions s'établissent, ainsi que les mouvements précipités et brusques, ou des membres, ou du corps tout entier. Chez les femmes vives et sensibles, le dernier degré, le terme de la plus douce des émotions est souvent une convulsion; à cet état succède la langueur, l'abattement, une sorte de sommeil des sens, qui est un repos nécessaire après une forte agitation.

« La preuve que cet état de convulsion n'a rien de pénible, n'a rien que de naturel pour celles qui l'éprouvent, quelque extraordinaire que cela paraisse à ceux qui l'observent, c'est que, dès qu'il a cessé, il n'en reste aucune trace fâcheuse. Le souvenir n'en est pas désagréable; les femmes s'en trouvent mieux et n'ont pas de répugnance à le sentir de nouveau. Comme les émotions éprouvées sont les germes des affections et des penchants, on sent pourquoi celui qui magnétise inspire tant d'attachement, attachement qui doit être plus marqué chez les femmes que chez les hommes, tant que l'exercice du magnétisme n'est confié qu'à des hommes. Beaucoup de femmes n'ont point, sans doute, éprouvé ces effets; d'autres ont ignoré cette cause des effets qu'elles ont éprouvés; plus elles sont honnêtes, moins elles ont dû les soupçonner. On assure que plusieurs s'en sont aperçues et se sont retirées du traitement magnétique; mais celles qui l'ignorent ont besoin d'être préservées.

« Le traitement magnétique ne peut être que dangereux pour les mœurs. En se proposant de guérir des maladies qui demandent un long traitement, on excite des émotions agréables et chères, des émotions que l'on regrette, que l'on cherche à retrouver, parce qu'elles ont un charme naturel pour nous, et que physiquement elles contribuent à notre bonheur; mais, moralement, elles n'en sont pas moins condamnables, et elles sont d'autant plus dangereuses qu'il est plus facile d'en prendre la douce habitude. Un état éprouvé presque en public, au milieu d'autres femmes qui semblent l'éprouver également, n'offre rien d'alarmant; on y reste, on y revient, et l'on ne s'aperçoit du danger que lorsqu'il n'est plus temps. Exposées à ce danger, les femmes fortes s'en éloignent, les faibles peuvent y perdre leurs mœurs et leur santé.

« M. d'Eslon ne l'ignore pas; M. le lieutenant de police lui a fait quelques questions à cet égard, en présence des commissaires dans une assemblée tenue chez M. d'Eslon même, le 9 mai dernier. M. Le Noir lui dit : « Je vous demande, en qualité de lieutenant-général de police, si lorsqu'une femme est magnétisée, en crise, il ne serait pas facile d'en abuser. » M. d'Eslon a répondu affirmativement, et il faut rendre justice à ce médecin qu'il a toujours insisté pour que ses confrères, voués à l'honnêteté par leur état, eussent seuls le droit et le privilège d'exercer le magnétisme. On peut dire encore que, quoiqu'il

ait chez lui une chambre destinée primitivement
aux crises, il ne se permet pas d'en faire usage;
mais, malgré cette décence observée, le danger n'en
subsiste pas moins, dès que le médecin peut, s'il le
veut, abuser de sa malade. Les occasions renaissent
tous les jours, à tous les moments; il y est exposé
souvent pendant plusieurs heures; qui peut répondre
qu'il sera toujours le maître de ne pas vouloir? Et
même en lui supposant une vertu plus qu'humaine,
lorsqu'il a en tête des émotions qui établissent ses
besoins, la loi impérieuse de la nature appellera
quelquefois à son refus, et il répond du mal qu'il
n'aura pas commis mais qu'il aura fait commettre.

« Il y a encore un moyen d'exciter des convulsions,
moyen dont les commissaires n'ont pas eu des
preuves directes et positives, mais qu'ils n'ont pu
s'empêcher de soupçonner : c'est une crise simulée,
qui donne le signal ou qui en détermine un grand
nombre d'autres par l'imitation. Ce moyen est au
moins nécessaire pour hâter, pour entretenir les
crises, crises d'autant plus utiles au magnétisme
que, sans elles, il ne se soutiendrait pas.

« Il n'y a point de guérisons réelles; les traitements
sont fort longs et infructueux. Il y a tel malade qui
va au traitement depuis dix-huit mois ou deux ans
sans aucun soulagement; à la longue on s'y ennuye-
rait, on se lasserait d'y venir. Les crises font spectacle, elles occupent, elles intéressent; d'ailleurs,
pour des yeux peu attentifs, elles sont des effets du
magnétisme, des preuves de l'existence de cet agent
qui n'est, réellement, que le pouvoir de l'imagination.

« Les commissaires, en commençant leur rapport,
n'ont annoncé que l'examen du magnétisme pratiqué
par M. d'Eslon, parce que l'ordre du roi, l'objet de
leur commission, ne les conduisait que chez M. d'Eslon ; mais il est évident que leurs observations, leurs

expériences et leurs avis portent sur le magnétisme
en général. M. Mesmer ne manquera pas de dire que
les commissaires n'ont examiné ni sa méthode, ni
ses procédés, ni les effets qu'elle produit. Les commissaires, sans doute, sont trop prudents pour se
prononcer sur ce qu'ils n'ont pas examiné, sur ce
qu'ils ne connaissent pas; mais cependant ils
doivent faire observer que les principes de M. d'Eslon sont les mêmes que ceux des vingt-sept propositions que M. Mesmer a fait imprimer en 1779.

« Si M. Mesmer annonce une théorie plus vaste, elle
n'en sera que plus absurde; les influences célestes
sont une vieille chimère dont on a reconnu il y a
longtemps la fausseté; toute cette théorie peut être
jugée d'avance, par cela seul qu'elle a pour base le
magnétisme, et elle ne peut avoir aucune réalité
puisque le fluide animal n'existe pas. Cette théorie
brillante n'existe, comme le magnétisme, que dans
l'imagination; la méthode de magnétiser de M. d'Eslon
est la même que celle de M. Mesmer; M. d'Eslon a
été disciple de M. Mesmer; ensuite, lorsqu'ils se sont
rapprochés, l'un et l'autre ont traités indistinctement
les malades, et, par conséquent, en suivant les mêmes
procédés; la méthode que M. d'Eslon suit aujourd'hui
ne peut être que celle de M. Mesmer.

« Les effets se correspondent également; il y a des
crises aussi violentes, aussi multipliées et annoncées
par des symptômes semblables chez M. d'Eslon et
chez M. Mesmer. Que peut prétendre M. Mesmer en
assignant une différence inconnue et inappréciable,
lorsque les principes, la pratique et les effets sont
semblables? D'ailleurs, quand cette différence serait
réelle, qu'en peut-on inférer pour l'utilité du traitement contre les moyens détaillés dans notre rapport
et dans cette note mise sous les yeux de Sa Majesté?

« La voix publique annonce qu'il n'y a pas plus de
guérisons chez M. Mesmer que chez M. d'Eslon; rien

n'empêche que chez lui comme chez M. d'Eslon, les convulsions ne deviennent habituelles et qu'elles ne se répandent en épidémies dans les villes, qu'elles ne s'étendent aux générations futures; ces pratiques et ces assemblées ont également les mêmes inconvénients pour les mœurs.

« Les expériences des commissaires, qui montrent que tous ces effets appartiennent aux attouchements, à l'imagination, à l'imitation, en expliquant les effets obtenus par M. d'Eslon, expliquent également les effets produits par M. Mesmer. On peut donc raisonnablement conclure, que, quel que soit le mystère du magnétisme de M. Mesmer, ce magnétisme ne doit pas être plus réel que celui de M. d'Eslon, et que les procédés de l'un ne sont ni plus utiles, ni moins dangereux que ceux de l'autre. »

Mêmes signatures que dans le rapport public.

Ce rapport était une œuvre très remarquable à bien des points de vue. A part un parti pris de négation, fort excusable pour le temps, il définissait exactement la part considérable qui revient, dans les manifestations convulsives, à l'imitation, à l'imagination et aussi aux attouchements, bien que l'explication donnée de l'action de ces derniers ne fut qu'en partie fondée. Mais on ne connaissait alors l'hystérie que d'une façon incomplète, et l'on ne savait pas qu'il y a, dans cette maladie, comme nous le dirons plus loin, des parties du corps qu'il suffit de toucher, même légèrement, pour déterminer une attaque convulsive. Quoi qu'il en soit, le rapport, — nous parlons de celui destiné au public, — tiré à vingt mille exemplaires et répandu dans toute la France, fut un coup mortel pour Mesmer, qui, peu de temps après, quitta la France.

A son tour, la Société royale de médecine, qui avait aussi mission de se prononcer sur le magnétisme, pu-

« Fait à Paris, le 14 août 1784. »

blia son rapport, qui, quoique moins logiquement déduit que celui de l'Académie des sciences, arrivait aux mêmes conclusions négatives que celui-ci, à l'endroit du magnétisme.

Disons, pour en finir avec Mesmer, qu'après avoir vécu quelque temps en Angleterre, sous un nom supposé, il se retira sur les bords du lac de Constance, où il mourut le 15 mars 1815. Il ne cessa pourtant pas de s'occuper du magnétisme, et publia, en 1799, notamment, un second mémoire sur ses découvertes. Il revint même plusieurs fois en France, à peu près incognito, et s'y trouvait, dit-on, au moment où l'on traînait au supplice le malheureux Bailly, *tremblant de froid et non de peur*, comme il le disait aux hordes sanguinaires qui l'entouraient pendant qu'il marchait à l'échafaud. Mesmer, qui était sur le passage de son ancien adversaire, eut même, à ce que dit la légende, le courage de se découvrir devant lui.

Quel homme était-ce que ce Mesmer ? Pendant qu'il est porté au pinacle par ses partisans, ses adversaires et l'opinion publique l'accusent d'avoir été un sectaire avide de richesses et n'ayant point d'autre objectif que l'argent.

C'est là, pensons-nous, une opinion — nous parlons de la dernière — manifestement exagérée et injuste. Comment la concilier, en effet, avec ce refus qu'il fit ouvertement de la pension de vingt mille livres et de la terre seigneuriale que lui offrait le gouvernement ? N'est-ce pas la preuve manifeste que ce qu'il voulait, surtout, c'est la reconnaissance officielle de sa doctrine ? Un pareil sacrifice fait à sa foi suffit sans nul doute, à laver celui qui l'accomplit du reproche de cupidité. Admettre que cet homme fut une manière d'illuminé et de fanatique, soucieux avant tout du succès de sa prétendue découverte, c'est, semble-t-il, se rapprocher davantage de la vérité.

CHAPITRE IV

LES SUCCESSEURS IMMÉDIATS DE MESMER

Les frères Puységur. — Découverte du somnambulisme artificiel. — Opinions de Deleuze. — L'abbé Faria. — Sa doctrine remarquable. — Ses conférences. — Sa mésaventure. — Sa mort.

L'année même où le magnétisme était chassé de Paris, deux hommes, qui avaient payé mille louis le droit de suivre les leçons de Mesmer, firent une découverte qui bouleversa de fond en comble l'édifice doctrinal élevé par celui-ci. C'est en 1784, en effet, que le marquis Armand Chastenet de Puységur, et son frère, le comte Maxime, retirés dans leur terre de Busancy, près de Soissons, découvrirent le *Somnambulisme artificiel*, qui a, depuis, fait une si grosse fortune.

Le marquis et son frère étaient les fils d'un lieutenant-général des armées du roi. Le marquis, pendant que son frère entrait dans la marine, faisait sa carrière dans l'artillerie, où, à 27 ans, il était nommé colonel. C'est en revenant du siège de Gibraltar, au cours duquel il avait servi en qualité de major de tranchée, que, de retour à Paris, et trouvant un grand nombre de personnes de son monde occupées de la souscription proposée par l'avocat Bergasse, il consentit, ainsi que son frère, à donner les cent louis demandés pour apprendre le secret de Mesmer. A la fin du cours, la conviction de Puységur était loin d'être faite; il prétend même qu'il n'en savait guère plus qu'au commencement. Cependant, étant allé à son château de Busancy, vers la fin d'avril, il eut occasion de magnétiser, en plaisantant, la fille de son régisseur, qui souffrait d'un violent mal de dents. Le soulagement fut presque instantané. Le lendemain, la femme du garde-chasse fut guérie du même mal en aussi peu de temps. C'en fut assez pour achever la conquête du marquis. Il magnétisait en suivant les principes et la méthode de son maître, quand, un jour, se produisit un phénomène complètement inattendu. Voici le fait, tel que Puységur le raconte [1] :

« C'était un paysan, homme de vingt-trois ans, alité depuis quatre jours, par l'effet d'une fluxion de poitrine. J'allai le voir. La fièvre venait de s'affaiblir. Après l'avoir fait lever, je le magnétisai. Quelle fut ma surprise de voir, au bout d'un demi-quart d'heure, cet homme s'endormir paisiblement dans mes bras, sans convulsions ni douleurs? Il parlait, s'occupait tout haut de ses affaires. Lorsque je jugeais ses idées devoir l'affecter d'une manière désagréable, je les arrêtais et cherchais à lui en donner de plus gaies. Il ne me fallait pas pour cela de grands efforts; alors, je le voyais content, imaginant tirer à un prix, danser à une fête de village, etc. Je nourrissais en lui ces idées, et par là, je le forçais à se donner beaucoup de mouvement sur sa chaise, comme pour danser, sur un air qu'en chantant (mentalement) je lui faisais répéter tout haut. J'ai pris le parti de magnétiser un arbre; j'y ai fait venir mon premier malade : sitôt qu'il a eu mis la corde autour de lui, il a regardé l'arbre et a dit, pour toute parole, avec un air d'étonnement qu'on ne peut rendre : *Qu'est-ce que je vois là!*

1. Mémoire pour servir à l'histoire et à l'établissement du magnétisme animal

Ensuite, sa tête s'est baissée et il est entré en somnambulisme parfait. Au bout d'une demi-heure, je
l'ai ramené à sa maison, où je lui ai rendu l'usage
de ses sens. »

Ailleurs, il écrit à la Société de l'Harmonie : « Quand
il est dans l'état magnétique, ce n'est plus un paysan
niais, sachant à peine répondre une phrase ; c'est
un être que je ne sais pas nommer. Je n'ai pas besoin de lui parler ; je pense devant lui, et il m'entend, me répond. Vient-il quelqu'un dans ma chambre, il le voit, *si je veux*, il lui parle, lui dit les
choses que *je veux* qu'il lui dise, non pas toujours
telles que je les lui dicte, mais telles que la vérité
l'exige. Quand il veut dire plus que je ne crois prudent qu'on entende, alors j'arrête ses idées, ses
phrases, au milieu d'un mot, et je change son idée
totalement... Les malades affluent autour de mon
arbre ; il y en a souvent plus de cent. C'est une
procession perpétuelle dans le pays ; j'y passe deux
heures tous les matins. Mon arbre est le meilleur
baquet possible ; il n'y a pas une feuille qui ne communique la santé... Mon homme, ou pour mieux
dire : *mon intelligence,* m'apprend la conduite que
je dois tenir. Suivant lui, il n'est pas nécessaire que
je touche tout le monde : un regard, un geste, ma
volonté, c'en est assez. Et c'est un paysan, le plus
borné du monde, qui m'apprend cela. Quand il est
en crise, je ne connais rien de plus profond, de plus
prudent et de plus *clairvoyant* que lui. »

Voilà donc le moyen de mettre un individu en état
de somnambulisme. C'était là le secret que Mesmer
n'avouait pas, et, qu'au dire de Puységur, son frère,
le comte, avait deviné.

Hâtons-nous d'ajouter que, comme nous l'établirons
à son heure, le marquis se faisait bien quelque illusion sur la portée de la clairvoyance de son sujet. Il
n'en arriva pas moins à reconnaître et à dénoncer le

langer des agissements de Mesmer, au sujet des crises que celui-ci regardait comme salutaires. « Tout magnétisseur, en général, dit Puységur, ne saurait, en effet, se persuader combien l'état de *convulsions*, abandonné à lui-même, est dangereux, à moins l'opérer sur des épileptiques sur lesquels le magnétisme animal n'agit que bien lentement. Toutes les fois qu'il se rencontre des individus chez qui le magnétisme produit des convulsions, il faut se garder de les abandonner à eux-mêmes, encore plus se garder de chercher à augmenter cet état violent; il faut, au contraire, faire tous ses efforts pour *calmer*, et ne jamais quitter son malade que lorsqu'il est dans un état certain de tranquillité. »

Bref, Victor, le paysan de M. de Puységur, devint bientôt un sujet célèbre, et son nom reste inséparable de l'histoire du somnambulisme.

Quant à Puységur, c'était toujours un *fluidiste*, fidèle à la doctrine de Mesmer, qu'il modifie seulement en ce qu'il compare ce fluide, initial et générateur du magnétisme, à l'électricité, à laquelle seule la sensation qu'il donne est assimilable.

Quoiqu'il en soit, la découverte du somnambulisme donna un nouvel élan aux sectateurs du magnétisme. On se crut en possession d'un remède à tous les maux, et le nombre des sociétés où l'on se livra au traitement des malades à l'aide des somnambules se multiplia dans toute la France.

Mais, bientôt les magnétiseurs se partagèrent en deux camps : les fanatiques quand même, que rien ne pouvait retenir, et ceux, plus sages, plus prudents, qui soutenaient que, pour être magnétiseur, il fallait être instruit, homme de bonnes mœurs, et autant que possible médecin. Tous, sans doute, croyaient au fluide émanant de l'opérateur, et dirigé par ce dernier; mais quelques-uns, se fondant sur ce pouvoir spécial, prétendaient que le magnétiseur courait le risque

d'inoculer à ses opérés, le virus dont il pouvait êtri
lui-même atteint. Voilà pourquoi, d'après eux, Il
magnétiseur devait, avant d'entreprendre une curi
sympathique, s'abstenir de tout commerce charnel.

Les disciples de Puységur dépassèrent bien vite ll
doctrine du maître. Celui-ci avait expressément spécifi7
que ce serait une erreur de croire qu'on pouvait,
l'aide d'un somnambule clairvoyant, deviner la pensé
d'autrui. Selon lui, les réponses obtenues dans ce ca
ne seraient autres que celles que l'opérateur aurac
inspirées. S'il en était autrement, le magnétisme serac
un fléau et un véritable instrument d'inquisition dan
la société ; beaucoup d'adeptes n'en croyaient pa
moins à la puissance divinatoire du somnambulism1
Voici, à ce sujet, l'opinion d'un des historiens les plu.
sérieux et les plus compétents de ce nouvel état :

« Lorsque, dit Deleuze [1], le magnétisme produit
somnambulisme, l'être qui se trouve dans cet étJ
acquiert une extension prodigieuse dans la facull.
de sentir ; plusieurs de ses organes extérieurs, ord̈b
nairement ceux de la vue et de l'ouïe, sont assoupïí
et toutes les sensations qui en dépendent s'opère9
intérieurement. Il y a dans cet état un nombre infil
de nuances et de variétés ; mais pour en bien juge9
il faut l'examiner dans son plus grand éloignemes
de l'état de veille, en passant sous silence tout
que l'expérience n'a pas constaté.

« Le somnambule a les yeux fermés et ne voit pq
par les yeux ; il n'entend pas par les oreilles, ma1
il entend et voit mieux que l'homme éveillé ; il
voit et entend que ceux avec lesquels il est en ras
port. Il ne voit que ce qu'il regarde, et il ne regar1

1. Savant remarquable, aide-naturaliste, depuis 1795 au Jar1
des Plantes, et qui, après de patientes études chez les magnu0
scurs les plus en renom, publia, en 1813, une histoire critique 9.
magnétisme animal, justement estimée.

ordinairement que les objets sur lesquels on dirige
son attention.

« *Il est soumis à la volonté de son magnétiseur
pour tout ce qui ne peut lui nuire, et pour tout
ce qui ne contrarie pas en lui les idées de justice
et de vérité.*

« Il sent la volonté de son magnétiseur.

« Il aperçoit le fluide magnétique.

« Il voit, ou plutôt il sent l'intérieur de son corps et
celui des autres; mais il n'y remarque ordinairement que les parties qui ne sont pas dans l'état
naturel, et qui troublent l'harmonie.

« Il retrouve, dans sa mémoire, le souvenir des
choses qu'il avait oubliées la veille.

« Il a des prévisions et des pressentiments qui
peuvent être erronés dans plusieurs circonstances et
qui sont limités dans leur étendue.

« Il s'énonce avec une facilité surprenante.

« Il n'est point exempt de vanité.

« Il se perfectionne lui-même pendant un certain
temps, s'il s'est conduit avec sagesse.

« Il s'égare, s'il est mal dirigé.

« Lorsqu'il rentre dans l'état naturel, il perd abso-
ment le souvenir de toutes les sensations et de toutes
les idées qu'il a eues dans l'état de somnambulisme,
tellement que ces deux états sont aussi étrangers
l'un à l'autre que si le somnambule et l'homme
éveillé étaient deux êtres différents.

« Du concours de ces deux circonstances résultent
des phénomènes singuliers, qui ont conduit certains
magnétiseurs enthousiastes à voir dans cet état
l'âme dégagée de la matière, ou, même, une communication avec les intelligences supérieures. Mais on
ne gagne rien à recourir à de telles hypothèses : Il
faut se contenter d'observer les faits et de chercher
s'il n'y a pas un principe qui les relie.

« Les divers caractères que je viens d'assigner au

somnambulisme se trouvent rarement réunis da
un même sujet; le dernier (oubli au réveil), seul,
constant et distingue essentiellement le somnamli
lisme. Ainsi, il y a des somnambules qui ont les ye
ouverts, qui entendent fort bien par les oreilles, «
même sont en rapport avec tout le monde; il y
a chez lesquels une seule faculté se trouve p
étendue et qui, d'ailleurs, n'ont que des sensatio
confuses; il y en a qui s'énoncent avec beaucoup
difficulté, etc.

« Mais jusqu'ici, on n'en a pas observé un seul q
étant éveillé, conservât le souvenir de ce qu'il av
éprouvé dans l'état de somnambulisme.

« Cette circonstance est d'autant plus importan
qu'elle établit une ligne de démarcation bien p
noncée entre le sommeil et le somnambulisme, en
les sensations des somnambules et les songes. Tou
les idées qu'on a eues pendant qu'on dormait
qu'on se rappelle étant éveillé ne sont que des rêv
Ainsi, loin que l'observation des phénomènes so
nambuliques conduise à croire aux songes, elle te
à détruire cette croyance ; elle explique mêr
pourquoi quelques médecins célèbres dans l'an
quité ont assuré que pendant le sommeil, l'âme ét
plus éclairée et qu'elle pressentait les maux dont
corps était menacé. C'est qu'ils avaient observé
somnambulisme et n'avaient pas distingué cet ét
du sommeil ordinaire. »

Ces observations de Deleuze sont, la plupart, fo
judicieuses. Elles ont été confirmées depuis par l'étu
scientifique du magnétisme, à part ce qui a trait à
surexcitation, évidemment exagérée, de l'intelligeno
et à la vue intérieure du corps humain : c'est là un
observation complètement erronée et qui tient à l'idb
saugrenue, mais si répandue alors et même de no
jours, que les somnambules sont doués du pouvoir
guérir les malades. Quant au fluide magnétique, l

leuze ne révoque pas en doute un seul instant son existence. Il était réservé à l'abbé Faria de démontrer, à peu de temps de là, l'erreur de la théorie fluidique.

Avant d'aller plus loin, disons que Deleuze, avec une droiture qui marque bien son honnêteté, voulait : « 1° qu'un somnambule soit toujours assisté d'un médecin ; 2° qu'on ne lui fasse jamais savoir qu'on le consulte sur des maladies pendant son sommeil ; 3° qu'en aucun cas, le magnétiseur ne permette qu'on donne au somnambule, de quelque manière que ce soit, la plus légère marque de reconnaissance. »

Hélas ! que nous sommes aujourd'hui, par ce temps d'exploitation commerciale du somnambulisme, avec tous ces cabinets où des somnambules vendent des ordonnances aussi chèrement payées que ridiculement illusoires, que nous sommes loin du désintéressement préconisé par le bon Deleuze !

Mais venons à l'abbé Faria. C'était un prêtre portugais, qui avait longtemps vécu aux Indes, cette terre classique des sciences occultes, et qui s'intitulait lui-même un *Brahmine*. Il vint à Paris en 1813, et donna des représentations publiques et payantes. Le magnétisme, un peu perdu de vue, pendant les grandes guerres de la république et de l'empire, commençait alors à relever la tête.

L'abbé Faria marque une date à retenir dans l'histoire du sujet qui nous occupe. Il ne croyait pas, dit Dupotet, à l'existence d'un agent magnétique spécial, et expliquait différemment les effets attribués de son temps, à ces derniers. Remplaçant les mots de *magnétisme* et de *magnétiseur* par ceux de *concentrateur* et de *concentré*, ainsi que le mot de magnétisé par celui d'*épopte*, il attribuait à l'*imagination* les phénomènes produits chez ceux-ci. « On ne fait pas d'époptes, disait-il, toutes les fois qu'on le veut, mais seulement quand on trouve des sujets aptes,

4

c'est-à-dire les époptes naturels. On ne produit pas chez eux un sommeil lucide, qui n'existait pas ; on ne fait que le développer parce qu'il existe déjà, en raison des dispositions requises. Je pense, ajoute-t-il[1], qu'il est déjà clair que la supposition d'un fluide magnétique est tout à fait absurde, soit qu'on le considère dans son application, soit qu'on le considère dans ses résultats.

« Je ne trouve rien qui puisse justifier la dénomination de magnétisme animal, pour signifier l'action d'endormir et de procurer un bien-être aux malades. Le mot *magnétisme* explique l'action de l'aimant sur le fer, et, avec l'addition *animal*, il ne peut signifier qu'un aimantisme entre les êtres animés, c'est-à-dire une attraction par laquelle un animal est attiré vers un autre. Y a-t-il quelque chose de semblable entre ces effets et l'action, qui, dit-on, provoque le sommeil et procure un bien-être aux malades ? Le mot magnétisme animal aurait plus techniquement pu signaler le penchant qui existe entre les deux sexes, que ce que trop gratuitement on veut exprimer. L'observation faite sur une personne qui étant dans le sommeil lucide, suivrait, à une distance précise, tous les mouvements de son directeur, n'est pas suffisante pour justifier une adoption pareille et par là dépourvue de tout droit à fixer une dénomination spéciale. »

Faria ne faisait pas de différence entre le sommeil lucide ou somnambulisme provoqué, et le sommeil naturel. « Je ne puis, dit-il, dans son livre (p. 40 et suiv.), concevoir comment l'espèce humaine fut assez bizarre pour aller chercher la cause de ce phénomène dans un baquet, dans une volonté externe, dans un

1. *De la cause du sommeil lucide* ou étude de la nature de l'homme. Paris, 1819.

fluide magnétique, dans une chaleur animale[1] et dans mille autres extravagances ridicules de ce genre, tandis que cette espèce de sommeil est commune à toute la nature humaine, et à tous les individus qui se lèvent, qui marchent et qui parlent en dormant. »

Se fondant sur les doctrines humorales en honneur à l'époque où il écrivait, l'abbé leur demande l'explication des phénomènes du somnambulisme. « Les sommeils, selon lui, ont leurs nuances et leurs degrés; celui qui est le plus profond est celui que nous appelons le sommeil lucide. Ce sommeil n'existe qu'avec une extrême liquidité du sang, et cette liquidité ayant ses degrés particuliers, le sommeil lucide a aussi son échelle de perfection. La liquidité dans le sang contribue, non seulement à la profondeur du sommeil, mais aussi à sa promptitude. Cette liquidité du sang est une marque de sa faiblesse, et l'expérience m'a fait voir que l'extraction d'une certaine dose de ce fluide rendait épointes ceux qui n'y avaient aucune disposition antérieure. Voilà la véritable cause de ce qu'on appelle le somnambulisme naturel. »

Dupotet, en citant cette théorie de l'abbé Faria, la trouve absurde et met au défi de prouver qu'une ou plusieurs saignées favorisent l'action magnétique ; mais les médecins, sachant que ce sont surtout les femmes *anémiques* et ayant, de ce chef, une certaine liquidité du sang, qui sont sensibles à l'action dite magnétique, sont moins éloignés d'admettre, dans une certaine mesure, l'opinion de Faria. C'est un fait

---

1. Allusion à la théorie proposée par Laurent de Jussieu, qui, membre de la commission déléguée par la Société royale de médecine pour étudier la doctrine du magnétisme, refusa de signer le rapport négatif de ses collègues, et, dans un mémoire publié à part, rapporta à la chaleur animale tous les effets qu'il avait été à même d'observer.

connu et exprimé par le vieil adage : *Sanguis* /\
nervos (le sang régit les nerfs), que la compositii:
liquide sanguin a une influence certaine sur le :
tionnement du système nerveux. Quand ce lii[
manque de plasticité, rien d'étonnant qu'il favs
l'*hypnose*, seul synonyme admissible, nous le veus
du mot magnétisme.

Quels étaient les procédés de Faria pour endol
ses époptes? Nous allons lui en emprunter à lui-m-
la description ;

« Les procédés que j'emploie, dit-il (p. 192) (
endormir sont très simples. C'est une vérité dé:è
trée pour moi qu'on ne fait point d'époptes de e
qui ne le sont pas naturellement; on ne chei
donc qu'à développer ceux qui le sont déjà, to]
les fois qu'ils s'y prêtent de bonne foi. Je m'as:a
d'avance, d'après les signes qui seront indii[
en temps et lieu, de ceux qui ont les dispositi:
requises à la « concentration occasionnelle », et, e:e
plaçant commodément sur un siège, je pron·n
énergiquement le mot : *dormez!* ou je leur monc
à quelque distance, ma main ouverte, en leur rec>c
mandant de la regarder fixement, sans en détou:u
les yeux et sans entraver la liberté de leur cligi.
tement.

« Dans le premier cas, je leur dis de fermer·e
yeux, et je remarque toujours que, lorsque je] :
intime avec force l'ordre de dormir, ils éprouvent]r
frémissement dans tous leurs membres et s'enc>r
ment. Cette secousse est une preuve certaine, r
seulement des dispositions requises, mais aussi i:
leur bonne volonté à s'abandonner franchement à:
concentration.

« Dans le second cas, si je m'aperçois qu'ils ne e
gnent pas des yeux, je rapproche graduellement :
main ouverte, à quelques doigts de distance, et, J

je vois qu'ils ne ferment pas naturellement les paupières, je les soumets à une autre épreuve que je dirai tout à l'heure.

« Mais, avant de développer les nouveaux époptes, je prends toujours la précaution d'endormir, dans mes séances, des époptes déjà habitués au sommeil. Le but de cette mesure ne tend qu'à encourager ceux qui, ayant les dispositions requises, désirent en faire l'épreuve, parce qu'en voyant le calme dont les anciens époptes jouissent, ils ne peuvent plus s'inquiéter sur le sommeil auquel il se préparent. Une crainte panique accompagne d'ordinaire la complexion de ces personnes, et, malgré toute leur bonne volonté de se prêter à la concentration occasionnelle, elles éprouvent des spasmes, des crispations, des convulsions et des suffocations. C'est de ces préventions que proviennent ces crises mal à propos appelées *salutaires* et non du prétendu magnétisme. Si le concentrateur n'est pas sur ses gardes pour en arrêter le cours à temps, en rappelant aussitôt le patient à l'état naturel, elles laissent quelquefois sur lui des traces pénibles qui demandent ensuite des soins particuliers.

« Lorsque les procédés que je viens d'exposer ne produisent pas les effets attendus, je touche légèrement les personnes aptes au sommet de la tête, aux deux coins du front, au nez, sur la descente de l'os frontal, au diaphragme, au cœur, aux deux genoux et aux deux pieds. L'expérience m'a démontré qu'une légère pression sur ces parties, *où le sang est extraordinairement liquide*, provoque, presque toujours, une concentration suffisante à l'abstraction des sens, quand il n'y a pas d'opposition de la volonté, destruction de l'entendement, et que quelques-unes des parties mentionnées recèlent toujours cette condition nécessaire à la conservation de la vie. »

Comme le fait observer avec raison M. Giles de la

4.

Tourette[1], l'un des plus brillants élèves de M. Charcot tout est remarquable dans cette exposition doctrinale, à part, bien entendu, ce qui a trait à la liquidité plus grande du sang dans certaines parties. C'est la condamnation définitive du fluide magnétique et des *passes*, qui ont la prétention, si goûtée du public, de faire passer ce fluide du magnétiseur au magnétisé. C'est aussi l'antécédent logique de la découverte à qui Braïd, le chirurgien anglais, doit sa réputation et qui a rendu son nom synonyme de l'état provoqué par la fixation du regard, état qui n'est autre que le magnétisme et qu'on désigne indifféremment sous le nom de *braïdisme* ou *d'hypnotisme*.

Faria est, d'ailleurs, un excellent observateur; chez ses époptes, qui ne diffèrent pas des somnambules de Puységur, il avait parfaitement noté l'oubli si caractéristique du réveil, et les deux espèces de somnambules : ceux qui ont les yeux ouverts et ceux qui les ont fermés. « Le sommeil lucide, dit-il, se développe ordinairement les yeux fermés; mais il est des personnes qui dorment les yeux ouverts, et mes observations m'annoncent que tous ceux qui dorment de la sorte sont des époptes naturels. Les yeux ouverts, chez eux, sont toujours immobiles; ils ont l'apparence d'être cristallisés et ne jouissent pas de la vision. Toutefois, il y en a qui les meuvent et voient ce qui se passe devant eux, mais sans en garder la mémoire à leur réveil. Leur nombre est si petit qu'ils peuvent être regardés comme une merveille dans cette espèce de phénomène. »

Chose singulière, que Dupotet[2] ne paraît pas avoir relevée, et que seul, si je ne m'abuse, M. Giles de la Tourette a signalée : Faria avait constaté que le som-

---

1. *L'hypnotisme et les états analogues au point de vue médico-légal.* Paris, 1887.

2. *Le magnétisme opposé à la médecine,* etc. 1 vol. in-8°, 1840.

meil *époptique* peut se prolonger fort longtemps, constituant cet état de double vie où de dédoublement de la personnalité dont M. Azam a donné, dans l'histoire de *Felida*, une démonstration restée célèbre, et sur laquelle nous aurons à revenir. « Il est aussi, écrit Faria, dans cette catégorie, des personnes qui, sans être cataleptiques, dorment pendant des années entières en remplissant toutes les fonctions qui conviennent à leur âge, à leur état et à leur sexe, au point qu'ils ont de la peine à croire qu'ils ne sont pas dans leur état parfait de sensations. Étant éveillés au commandement, ils décèlent un état d'imbécillité, ne connaissant rien de ce qui les entoure, et rapportant tout à l'époque qui a précédé leur sommeil. Dans les réveils intermédiaires, ils ne se remettent que ce qu'ils avaient vu dans le temps de leur état habituel de veille. »

Faria ne s'abusait pas, d'ailleurs, sur les dangers que pouvaient courir les magnétisés, quand on n'employait pas les procédés qu'il préconisait. « Nous apprécierons, disait-il, à sa juste valeur, cet imprudent aphorisme qui dit *que le magnétisme ne peut procurer que du bien-être;* on y sentira que souvent, avec les meilleures intentions, on se rend coupable de suites funestes, en établissant des règles où des principes sur cet art, dont on avoue ingénument ignorer la profondeur. »

Toutes ces perles que M. Giles de la Tourette a déterrées dans le livre fastidieux de l'abbé Faria, — livre écrit dans un style incorrect et dépourvu de charmes et pour lequel l'auteur, en sa qualité d'étranger, réclame l'indulgence, — tous ces préceptes sont fondés en raison. A part la gangue épaisse dans laquelle ils sont noyés, et si l'on ne tient pas compte de la théorie obscure par laquelle l'abbé prétend expliquer le fonctionnement de l'âme humaine, toutes ces prescriptions et observations relatives aux phénomènes magnétiques sont telles qu'on est forcé de les reconnaître aujourd'hui comme conformes à la vérité des faits. Elles contiennent la formule explicite de la *suggestion,* et la constation du pouvoir qui réside dans la fixation du regard. Nous verrons plus loin que ces deux influences sont celles qui partagent, de nos jours, en deux camps, les personnes vouées à l'étude scientifique du magnétisme.

Bien plus, Faria est le premier qui ait institué l'expérience, si souvent répétée depuis, de faire boire aux magnétisés de l'eau pure qu'ils prennent pour diverses liqueurs délicieuses. Il ajoute même qu'en persuadant aux malades que cette eau est de l'eau-de-vie, un vomitif ou un purgatif, on arrive à produire soit de l'ivresse, soit des vomissements, soit une véritable purgation. Il avait ainsi devancé et réalisé les surprises les plus étranges de la suggestion, autour desquelles on fait aujourd'hui tant de tapage.

Cet expérimentateur n'était, du reste, pas le premier venu, et son existence, qui fut un peu celle d'un aventurier, mérite d'être relatée. Il naquit à Goa (Indes Orientales), d'un nègre idolâtre, vers 1755. Amené en Portugal, il y fut élevé dans la religion catholique, et après quelques mésaventures politiques, qui lui valurent d'être mis en prison, il vint à Rome, où il prit les ordres. Il se rendit ensuite à Paris, et s'y trouvait au moment de la Révolution, à laquelle il prit une certaine part. Il se réfugia, plus tard, dans le midi de la France, où il devint professeur de philosophie. Après la chute de l'Empire, il revint à Paris, où il ouvrit des conférences sur le magnétisme, qui le rendirent un moment célèbre.

L'originalité de sa physionomie, la couleur sombre de sa peau, son accent étranger, son regard vif, pénétrant, scrutateur, la facilité de sa diction, son imperturbable assurance, les expériences qu'il faisait en public sur ses époptes, tout, chez lui, se prêtait à souhait au rôle d'illuminé qu'il cherchait à jouer, et qu'il appuyait du titre, qu'il se donnait, de *brahmine initié dès l'enfance aux mystères du culte indien.*

Le succès de Faria était complet; la foule, à la fois charmée et terrifiée, se pressait à ses séances, lorsqu'il vint misérablement échouer sur l'écueil inexorable du ridicule. Un acteur du temps, Potier, avait feint de devenir son adepte, et, après avoir capté la confiance de prêtre portugais, il déclara publiquement par quelle supercherie il avait abusé de sa crédulité. Les rieurs se mirent du côté de l'acteur, qui, dans un vaudeville intitulé *la Magnétisomanie*, contrefaisait à merveille la voix, les gestes et l'attitude de l'abbé. Ce dernier dut, à l'exemple de Mesmer, se retirer devant les quolibets qui pleuvaient sur lui de tous côtés. Il survécut peu à sa déconfiture et mourut à Paris, en 1819, sans avoir pu terminer son curieux ouvrage, dont le premier volume, dédié au marquis de Puységur, a seul paru, avec l'épigraphe caractéristique de : *Connais-toi toi-même.*

Il paraît piquant de remarquer que l'abbé Faria a eu, depuis, cette fortune de figurer, sous son nom, dans le roman célèbre d'Alexandre Dumas, intitulé le *comte de Monte-Cristo*. Le Brahmine y est représenté comme un être doué d'une science profonde, en possession de mystérieux et puissants secrets. On sait que le romancier fait mourir Faria à l'île d'If.

CHAPITRE V

— · —

LE MAGNÉTISME APRÈS L'EMPIRE

Une nouvelle Commission académique. — Le rapport de Husson. — Le prix Burdin. — Mademoiselle Pigeaire. — Le docteur Teste.

Le magnétisme, comme nous l'avons vu, reprit une faveur nouvelle à la Restauration. La Société de l'*Harmonie* s'était réorganisée à Paris, sous la présidence de Puységur, et avait jeté de nombreuses ramifications en province. Strasbourg, Bordeaux et surtout Lyon comptaient de nombreux adhérents. Dans cette dernière ville, persistait le souvenir du chevalier de Barbarin, qui magnétisait par la prière, et celui du docteur Petetin. Celui-ci, homme considérable et qui a laissé d'estimables écrits médicaux, s'était déclaré, tout d'abord, ennemi des nouvelles doctrines. Plus tard, ayant observé un cataleptique qui voyait et entendait par le creux de l'estomac, et ayant encore rencontré sept malades doués de cette troublante particularité, il attribua tous ces faits à l'accumulation de l'électricité animale dans certaines parties du corps. Cette théorie le conduisit à l'idée de soutirer ce fluide en excès chez ces malades, dont il aspirait le nez pendant plus ou moins longtemps. Cette pratique bizarre lui survécut, et Dechambre raconte[1] que pendant son internat à la Salpêtrière, on se rappelait avoir vu Georget, — l'un des médecins connus de cet hôpital, — passer une partie de la nuit avec le nez d'une somnambule entre ses lèvres.

La propagande ne s'arrêta pas à la France et se répandit sur toute l'Europe, à la suite, et peut-être à cause du séjour que les alliés firent à Paris en 1815. Toujours est-il que le magnétisme reçut un brevet sur le rapport favorable d'une commission nommée à cet effet par l'empereur Alexandre, lequel, dès lors, en autorisa l'usage dans tout son empire. Le comte Panin convertit une de ses terres, près de Moscou, en établissement de traitement magnétique.

Le roi de Prusse, suivant l'exemple de l'empereur de Russie, autorisa l'Académie des sciences de Berlin à proposer la question du magnétisme pour sujet de prix. Il se fonda même, sous la direction de Wolfart, une clinique où l'on faisait de la médecine pratique à l'aide de somnambules. Des savants distingués, des médecins connus, comme Hufeland et Sprengel, se convertirent à cette doctrine.

En Danemark, en Suède, le magnétisme fut compris dans les programmes d'enseignement de la médecine.

On était ainsi allé, à l'étranger, plus loin qu'en France, où le magnétisme était resté, aux yeux des savants, sous le coup de la double sentence académique formulée en 1784. Les adeptes de la nouvelle doctrine, à la tête desquels figurait le baron Dupotet, se sentant appuyés par la faveur publique, résolurent d'en appeler de l'arrêt rigoureux qu'avait en grande partie inspiré Bailly. Le docteur Foissac se chargea de rédiger la requête qui tenait au cœur des partisans de la doctrine nouvelle, et le 11 octobre 1825 il écrivit la

1. Article Mesmérisme du *Dictionnaire encyclopédique des sciences médicales.*

lettre suivante à MM. les membres de l'Académie royale de médecine :

« Messieurs,

« Vous connaissez tous les expériences qui furent faites, il y a quarante ans, sur le magnétisme animal, par les commissaires de la Société royale de médecine ; leur rapport, vous le savez, ne fut pas favorable au magnétisme ; mais un des membres, M. de Jussieu, s'isola de la commission et fit un rapport contradictoire. Depuis, malgré la réprobation dont il fut frappé, le magnétisme donna lieu à de laborieuses recherches, à des observations multipliées ; assez récemment encore, des membres de l'Académie actuelle de médecine s'en occupèrent spécialement, et le résultat de leurs expériences fait vivement désirer qu'elles soient continuées avec la même sagesse et la même impartialité.

« L'Académie royale de médecine, qui s'occupe avec tant de zèle et d'éclat de tout ce qui est relatif à l'avancement de la science et au soulagement de l'humanité, ne croirait-elle pas qu'il est dans ses attributions de recommencer l'examen du magnétisme animal ? Si elle se décide pour l'affirmative, j'ai l'honneur de la prévenir que j'ai actuellement, à ma disposition, une somnambule, et j'offre à MM. les commissaires qu'il lui plaira de nommer, de faire sur elle les expériences qu'ils jugeront convenables.

« Je suis, avec respect, etc.

« Foissac, D. M. P. »

Après de longs débats, l'Académie se décida à nommer une commission chargée d'étudier la question de savoir « s'il convenait que l'Académie s'occupât du magnétisme animal. » Le rapporteur de cette commission fut Husson, médecin de l'Hôtel-Dieu, et déjà gagné à la cause du magnétisme par Dupotet, dont il était l'ami. Il déposa des conclusions favorables, et après d'orageuses et longues discussions, l'Académie, par 35 voix contre 25, se résolut de nommer une nouvelle commission, chargée, cette fois, d'étudier les allégations des magnétiseurs.

La nouvelle commission, instituée le 28 février 1826, et qui prit encore Husson comme rapporteur, voulut d'abord expérimenter dans les hôpitaux, mais le Conseil général des hospices s'y opposa par un arrêté, en date du 19 octobre 1826, défendant l'usage de tout remède nouveau qui n'aurait pas été approuvé par une commission nommée par le Conseil. Les commissaires furent, dès lors, réduits à chercher des renseignements près des médecins connus pour s'occuper ou s'être occupés de magnétisme.

Au demeurant, la commission poursuivit ses travaux pendant cinq ans, et ce ne fut qu'en 1831 qu'elle déposa son rapport, par l'organe de Husson, qui avait été chargé de l'établir. La lecture de ce volumineux mémoire occupa les séances des 21 et 28 juin.

Nous croyons devoir faire d'assez nombreux emprunts à ce travail remarquable à bien des égards, et qui nous donne, en excellents termes, l'état de la science et les procédés du magnétisme, aussi bien que les prétentions et les aspirations des magnétiseurs, il y a plus d'un demi-siècle.

Le rapporteur établit, d'abord, la nécessité, qui s'impose, de revoir l'arrêt négatif rendu en 1784. La science a marché depuis, les procédés du magnétisme ont changé, un fait nouveau, inconnu à ses anciens juges, le somnambulisme est intervenu. Quand l'Europe entière s'occupe sérieusement de la nouvelle doctrine, pourquoi la France, seule, resterait-elle en arrière dans cette voie d'un examen impartial?

Il expose les conditions de scrupuleuse impartialité

et de complète indépendance dans lesquelles la commission a opéré, traçant elle-même les plans et les modes d'expérimentation, en surveillant le cours, leur imprimant sa direction, et étant toujours présente.

Pour ce qui est d'une idée préconçue quelconque, les commissaires s'en sont soigneusement défendus. « Nous n'admettons, dit le rapport, ni ne rejetons l'existence d'un fluide, parce que nous ne l'avons pas constatée; nous ne parlons ni du baquet, ni de la baguette, ni de la chaîne que l'on établissait en faisant communiquer tous les magnétisés par les mains, ni des pressions prolongées pendant longtemps, et quelquefois pendant plusieurs heures, sur les hypocondres et sur le ventre, ni du chant, ni de la musique instrumentale, ni de la réunion d'un grand nombre de personnes qui se faisaient magnétiser en présence d'une foule de témoins, parce que toutes nos expériences ont eu lieu dans le calme le plus absolu, sans aucun moyen accessoire, jamais par contact immédiat, et toujours sur une seule personne à la fois...

« Voici ce que nous avons vu : La personne qui devait être magnétisée a été placée assise, soit sur un fauteuil commode, soit sur un canapé, quelquefois même sur une chaise.

« Le magnétiseur, assis sur un siège un peu plus élevé, en face et à un pied de distance d'elle, paraît se recueillir quelques moments pendant lesquels il prend les pouces de la personne magnétisée, et reste dans cette position jusqu'à ce qu'il sente qu'il s'est établi, entre les pouces de cette personne et les siens, le même degré de chaleur. Alors, il retire ses mains en les tournant en dehors, il les place sur les épaules environ une minute, et les ramène lentement, par une sorte de friction très légère, le long des bras jusqu'à l'extrémité des doigts; il recommence cinq ou six fois ce mouvement, que les ma-

gnétiseurs appellent *passes;* puis il pose ses mains
au-dessus de la tête, les y tient un moment, les
descend, en passant devant le visage, à la distance
d'un ou deux pouces, jusqu'à l'épigastre, où il s'arrête encore, tantôt en appuyant, tantôt sans appuyer
ses doigts sur cette partie; et il descend lentement
le long du corps, jusqu'aux pieds. Ces passes se
répètent la plus grande partie de la séance, et *lorsqu'il veut la terminer, il les prolonge au delà de
l'extrémité des mains et des pieds, en secouant
ses doigts à chaque fois;* enfin il fait, devant le
visage et la poitrine, des passes transversales, à la
distance de trois à quatre pouces en présentant les
deux mains rapprochées, et en les écartant brusquement.

« D'autres fois, il rapproche les doigts de chaque
main et les présente à trois ou quatre pouces de
distance de la tête ou de l'estomac, en les laissant
dans cette position pendant une à deux minutes ;
puis les éloignant et les rapprochant alternative-
ment de ces parties, avec plus ou moins de promptitude, il simule le mouvement tout naturel qu'on
exécute lorsqu'on veut se débarrasser d'un liquide
qui aurait humecté l'extrémité des doigts. Ces divers
modes ont été suivis dans toutes nos expériences,
sans nous attacher à l'un plutôt qu'à l'autre, souvent n'en employant qu'un, quelquefois nous servant
des deux, et nous n'avons jamais été dirigés, dans le
choix que nous en avons fait, par l'idée qu'un mode
produirait un effet plus prompt et plus marqué que
l'autre. »

Il est facile de voir que les procédés décrits si minutieusement par le rapporteur sont inspirés par cette
idée, que partageaient, à l'exception de Faria, tous
les magnétiseurs de l'époque, à savoir que les individus qui ont le pouvoir de magnétiser le doivent au
fluide dont ils disposent et qu'ils ont la faculté de

transmettre à autrui, de manière à l'accumuler chez lui, sauf à le débarrasser ensuite au moyen de passes libératrices.

Quant aux passes, elles reposent manifestement sur ce qu'on appelle en physique *le pouvoir des pointes,* en vertu duquel les objets terminés en pointe laissent s'échapper indéfiniment l'électricité, principe sur lequel, pour le rappeler en passant, est fondé le paratonnerre. L'hypothèse invraisemblable — nous le verrons — du fluide en question une fois admise, on s'explique la prétention de ceux qui croient le posséder. Avec leurs doigts réunis en faisceau, ils inondent les sujets, qu'ils délivrent par des passes transversales où dépassant les extrémités, tandis que les passes dirigées de la tête vers les extrémités régularisent et étendent la couche fluidique.

Mais revenons au rapport de Husson ; il distingue quatre ordres d'effets : 1° Les effets nuls ; 2° les effets peu marqués ; 3° les effets produits par l'ennui, la monotonie et l'imagination ; 4° les effets résultant très probablement du magnétisme animal.

Le rapport glisse rapidement sur les trois premiers ordres de faits et réserve toute son attention aux faits présumés magnétiques. Parmi ces derniers figurent :

1° *Le Somnambulisme :* plusieurs sujets sont endormis, et, durant leur sommeil, on les pince très fortement, on enfonce des épingles à une profondeur de trois lignes dans leur corps, on débouche, sous leur nez, des flacons d'ammoniaque ; on les chatouille sur les narines et les lèvres avec des barbes de plume ; rien ne les réveille, rien ne semble les affecter. Ils se montrent complètement insensibles et, au réveil, ne se rappellent rien de ce qui s'est passé pendant leur sommeil.

« Quand, dit textuellement le rapport, l'individu soumis à l'action magnétique est en somnambulisme, les magnétiseurs nous assurent qu'il n'entend ordinairement que la personne qui le magnétise et celle que l'on met en communication avec lui par le moyen de la jonction des mains ou d'un contact immédiat quelconque. Selon eux, les organes extérieurs des sens du somnambule sont tous, ou presque tous assoupis, et, cependant, il éprouve des sensations. Ils ajoutent que l'on dirait qu'il se réveille en lui un *sens intérieur, une sorte d'instinct qui l'éclaire*, tantôt sur sa conservation, tantôt sur celle des personnes avec lesquelles il est en rapport. Pendant tout le temps que dure le somnambulisme, il est, disent-ils, soumis à l'influence de celui qui le magnétise et paraît lui obéir avec une docilité sans réserve, sans même que sa volonté, fortement prononcée à l'intérieur, soit manifestée ni par un geste, ni par une parole. »

Cette citation nous fait voir que la prétention de guérir les malades a été toujours l'objectif des magnétiseurs. C'est elle qui, de nos jours encore, alimente les cabinets des somnambules si fréquentés, et dont le nombre, à Paris seulement, dépasse cinq cents. C'est là ce qui constitue l'utilité du magnétisme aux yeux du monde, tandis qu'on ne saurait s'illusionner, nous le démontrerons, sur le danger très sérieux de ces pratiques.

Mais, outre que cette prétention de *guérir* les maladies ne peut manquer de faire *sourire* un médecin sérieux, l'expérience prouve surabondamment que le magnétisme a constamment échoué. Les somnambules qu'on voit dans les hôpitaux y finissent généralement leur vie, et, loin que leur affection, — l'hystérie, — s'amende, au fond, celle-ci devient, au contraire, d'autant plus marquée que les expériences qu'on fait sur elles se multiplient davantage, si bien que ces malheureuses constituent une catégorie d'incurables de plus.

2° *L'intuition de la pensée du magnétiseur et la soumission absolue du magnétisé à la volonté du premier.* Sur ce point, les commissaires constatèrent

beaucoup d'expériences contraires et dans lesquelles
des sujets, présentés comme merveilleux en ce genre,
ne firent que des bévues. L'un d'eux, cependant,
ébranla le scepticisme bien naturel et bien fondé assurément de la commission. Ce sujet exceptionnel se
nommait Petit, avait 32 ans, et était instituteur à Athis.
Voici en quels termes en parle le rapport.

« M. Dupotet le présenta — ledit Petit — à la
commission, le 10 août 1826, en lui annonçant que cet
homme était très susceptible d'entrer en somnambulisme, et que dans cet état, lui, M. Dupotet, pouvait à
sa volonté, et sans le secours de la parole, déterminer,
dans les parties que la commission aurait désignées,
des mouvements convulsifs apparents, par la seule
approche de ses doigts. Il fut endormi très promptement, et c'est alors que la commission, pour prévenir
tout soupçon d'intelligence, remit à M. Dupotet une
note, rédigée en silence à l'instant même, et dans
laquelle elle avait désigné, par écrit, les parties qu'elle
désirait voir entrer en convulsion. Muni de cette instruction, il dirigea d'abord la main vers le poignet
droit, qui entra en convulsion; il se plaça ensuite
derrière le magnétisé, et dirigeant son doigt en premier lieu vers la cuisse gauche, puis vers le coude
gauche, et enfin, vers la tête : ces trois parties furent
presque aussitôt prises de mouvements convulsifs...
Un des commissaires, M. Marc, dans l'intention de
prévenir davantage encore toute espèce de supercherie,
mit un bandeau sur les yeux (de Petit), et les expériences précédentes furent répétées avec une légère
différence dans les résultats... MM. Marc et Thillaye, —
un autre membre de la commission — dirigèrent les
doigts sur diverses parties du corps et provoquèrent
quelques mouvements convulsifs. »

« Malgré cette preuve vérifiée, les commissaires
avouent qu'ils ont besoin « de nouveaux faits. »

3° *La clairvoyance ou la faculté de lire les yeux*

fermés : A côté d'épreuves négatives, la commission releva des faits singuliers, attestés avec force par le rapport. C'est d'abord un somnambule, — Petit, toujours, — dont les yeux sont si bien fermés, que les cils s'entrecroisent, et qui lit ce qui lui est offert, et joue, avec succès, plusieurs parties de piquet.

Voici mieux encore : « En présence de M. de Las Cases, député, de M. de Rumigny, aide-de-camp du roi, et de M. Segalas, membre de l'Académie, Paul Villagrand, étudiant en droit, pendant que ses paupières sont tenues fermées constamment, tour à tour par MM. Marc, Itard et Husson, montre une étonnante clairvoyance. Il devine des cartes neuves, il lit des mots et des lignes. « On lui présente, ayant les paupières tenues fermées par M. Segalas, un volume dont le rapporteur s'était muni. Il lit sur le titre : *Histoire de France,* il ne peut lire les deux lignes intermédiaires, et il lit sur la cinquième, le nom seul *d'Anquetil,* qui y est précédé de la préposition *par.* On ouvre le livre à la page 89, il lit à la première ligne : *le nombre des* : il passe le mot *troupes,* et continue : *Au moment où on le croyait le plus occupé des plaisirs du carnaval...* Il lit également le titre courant, *Louis,* mais ne peut lire le chiffre romain qui le suit... Enfin, on lui présente le procès-verbal de cette séance ; il en lit assez distinctement la date et quelques mots plus lisiblement écrits que les autres. »

Dans une autre séance, le même somnambule essaya vainement de reconnaître des cartes qu'on lui appliqua sur l'épigastre, mais il lut ces mots : *Maximilien Robespierre,* que le rapporteur avait tracés lui-même sur un morceau de papier. Cette fois, c'était M. Jules Cloquet qui lui bouchait les paupières. Le rapport constate que, chez Paul comme chez Petit, le globe oculaire était dans un mouvement continu de rotation et tendait manifestement à se diriger vers l'objet qui lui était soumis.

3° *Vision intérieure, prévision, instinct des remèdes :* Paul Villagrand, paralysé de tout le côté gauche du corps, indique, pendant le sommeil magnétique, le traitement qu'il faut lui appliquer, et annonce qu'en le suivant, il sera guéri le troisième jour, ce qui se vérifia.

Un autre somnambule, Cazot, qui était épileptique, prédit l'heure et la minute des attaques auxquelles il est sujet. Une demoiselle Céline décrit à M. Marc les souffrances qu'elle éprouve, et reconnaît l'état de maladie de plusieurs personnes auxquelles elle indique le traitement qui peut les guérir.

Voici les conclusions *in extenso* qui furent soumises à l'Académie :

1. « Le contact des pouces ou des mains, les frictions ou certains gestes que l'on fait, à peu de distance du corps, et appelés *passes,* sont les moyens employés pour se mettre en rapport, où, en d'autres termes, pour transmettre l'action du magnétiseur au magnétisé. »

2. « Les moyens qui sont extérieurs et visibles ne sont pas toujours nécessaires, puisque dans plusieurs occasions, la volonté, la fixité du regard ont suffi pour produire les phénomènes magnétiques, même à l'insu des magnétisés.

3. « Le magnétisme a agi sur des personnes de sexe et d'âge différents.

4. « Le temps nécessaire pour transmettre et faire éprouver l'action magnétique a varié depuis une demi-heure jusqu'à une minute.

5. « Le magnétisme n'agit pas, en général, sur les personnes bien portantes.

6. « Il n'agit pas non plus sur tous les malades.

7. « Il se déclare quelquefois, pendant qu'on magnétise, des effets insignifiants ou fugaces que nous n'attribuons pas au magnétisme seul, tels qu'un peu d'oppression, de chaleur ou de froid, et quelques autres

phénomènes nerveux dont on peut se rendre compte sans l'intervention d'un agent particulier; savoir : par l'espérance ou la crainte, la prévention et l'attente d'une chose inconnue et nouvelle, l'ennui qui résulte de la monotonie des gestes, le silence et le repos observés dans les expériences, enfin, par l'imagination, qui exerce un si grand empire sur certains esprits et sur certaines organisations.

8. « Un certain nombre des effets observés nous ont paru dépendre du magnétisme seul, et ne se sont pas reproduits sans lui; ce sont des phénomènes physiologiques et thérapeutiques bien constatés.

9. « Les effets réels produits par le magnétisme sont très variés : il agite les uns, calme les autres; le plus ordinairement, il cause l'accélération momentanée de la respiration et de la circulation, des mouvements convulsifs fibrillaires, passagers, ressemblant à des secousses électriques, un engourdissement plus ou moins profond, de l'assoupissement, de la somnolence, et dans un petit nombre de cas, ce que les magnétiseurs appellent *somnambulisme*.

10. « L'existence d'un caractère unique, propre à faire reconnaître dans tous les cas la réalité de l'état de somnambulisme, n'a pas été constatée.

11. « Cependant, on peut conclure avec certitude que cet état existe, quand il donne lieu au développement des facultés nouvelles qui ont été désignées sous les noms de *clairvoyance*, *d'intuition*, de *prévision intérieure*, ou qu'il produit de grands changements dans l'état physiologique, comme *l'insensibilité*, un *accroissement subit et considérable de forces*, et quand cet effet ne peut être rapporté à une autre cause.

12. « Comme parmi les effets attribués au somnambulisme, il en est qui peuvent être simulés; le somnambulisme, lui-même, peut quelquefois être simulé, et fournir au charlatanisme des moyens de déception. ·

« Aussi, dans l'observation de ces phénomènes qui se présentent encore que comme des faits isolés qu'on ne peut rattacher à aucune théorie, ce n'est que par l'examen le plus attentif, les précautions les plus sévères, et par des épreuves nombreuses et variées qu'on peut échapper à l'illusion.

13. « Le sommeil provoqué avec plus ou moins de promptitude, et établi à un degré plus ou moins profond est un effet réel, mais non constant du magnétisme.

14. « Il nous est démontré qu'il a été provoqué dans des circonstances où les magnétisés n'ont pu voir, et ont ignoré les moyens employés pour le déterminer.

15. « Lorsqu'on a fait tomber une fois une personne dans le sommeil magnétique, on n'a pas toujours besoin de recourir au contact et aux passes pour la magnétiser de nouveau. Le regard du magnétiseur, sa volonté seule, ont sur elle la même influence. Dans ce cas, on peut, non seulement agir sur le magnétisé, mais encore le mettre complètement en somnambulisme, et l'en faire sortir à son insu, hors de sa vue, à une certaine distance, et au travers des portes fermées.

16. « Il s'opère ordinairement des changements plus ou moins remarquables dans les perceptions et les facultés des individus qui tombent en somnambulisme par l'effet du magnétisme.

A. « Quelques-uns, au milieu du bruit de conversations confuses, n'entendent que la voix de leur magnétiseur ; plusieurs répondent d'une manière précise aux questions que celui-ci, ou que les personnes avec lesquelles on les a mis en rapport leur adressent ; d'autres entretiennent des conversations avec toutes les personnes qui les entourent, toutefois il est rare qu'ils entendent ce qui se passe autour d'eux. La plupart du temps, ils sont complètement étrangers au bruit extérieur et inopiné fait à leur oreille, tel que le retentissement de vases de cuivre vivement frappés près d'eux, la chute d'un meuble, etc.

B. « Les yeux sont fermés, les paupières cèdent difficilement aux efforts qu'on fait avec la main pour les ouvrir ; cette opération, qui n'est pas sans douleur, laisse voir le globe de l'œil convulsé et porté vers le haut, et quelquefois vers le bas de l'orbite.

C. « Quelquefois l'odorat est comme anéanti ; on peut leur faire respirer l'acide muriatique ou l'ammoniaque, sans qu'ils en soient incommodés, sans même qu'ils s'en doutent. Le contraire a lieu dans certains cas et ils sont sensibles aux odeurs.

D. « La plupart des somnambules que nous avons vus étaient complètement insensibles ; on a pu leur chatouiller les pieds, les narines et l'angle des yeux par l'approche d'une plume, leur pincer la peau de manière à l'ecchymoser, les piquer sous l'ongle avec des épingles enfoncées à l'improviste à une assez grande profondeur, sans qu'ils aient témoigné de la douleur, sans qu'ils s'en soient aperçus ; enfin, on en a vu une qui a été insensible à une des opérations les plus douloureuses de la chirurgie, et dont la figure, ni le pouls, ni la respiration n'ont pas dénoté la plus légère émotion [1].

17. « Le magnétisme a la même intensité, il est aussi promptement ressenti à une distance de six pieds que de six pouces, et les phénomènes qu'il développe sont les mêmes dans ces deux cas.

18. « L'action à distance ne paraît pouvoir s'exercer avec succès que sur des individus qui ont été déjà soumis au magnétisme.

19. « Nous n'avons pas vu qu'une personne magnétisée pour la première fois, tombât en somnambulisme ; ce n'a été quelquefois qu'à la huitième ou dixième séance que le somnambulisme s'est déclaré.

1. Allusion à une amputation du sein, pratiquée par J. Cloquet, chez une femme endormie magnétiquement.

20. « Nous avons constamment vu le sommeil ordinaire, qui est le repos des organes des sens, des facultés intellectuelles et des mouvements volontaires, précéder et terminer l'état de somnambulisme.

21. « Pendant qu'ils sont en somnambulisme, les magnétisés que nous avons observés conservent l'exercice des facultés qu'ils ont pendant la veille. Leur mémoire même paraît plus fidèle et plus étendue, puisqu'ils se souviennent de ce qui s'est passé pendant tout le temps et toutes les fois qu'ils ont été en somnambulisme.

22. « A leur réveil, ils disent avoir oublié totalement toutes les circonstances de l'état de somnambulisme, et ne s'en ressouvenir jamais. Nous ne pouvons avoir, à cet égard, d'autres garanties que leurs déclarations.

23. « Les forces musculaires des somnambules sont quelquefois engourdies et paralysées; d'autres fois, les mouvements ne sont que gênés, et les somnambules marchent ou chancellent à la manière des hommes ivres, et sans éviter, quelquefois aussi en évitant les obstacles qu'ils rencontrent sur leur passage. Il y a des somnambules qui conservent intact l'exercice de leurs mouvements; on en voit même qui sont plus forts et plus agiles que dans l'état de veille.

24. « Nous avons vu deux somnambules distinguer, les yeux fermés, les objets que l'on a placés devant eux; ils ont désigné, sans les toucher, la couleur et la valeur des cartes; ils ont lu des mots tracés à la main, ou quelques lignes de livres que l'on a ouverts au hasard. Ce phénomène a eu lieu alors même qu'avec les doigts on fermait exactement l'ouverture des paupières.

25. « Nous avons rencontré, chez deux somnambules, la faculté de prévoir des actes de l'organisme plus ou moins éloignés, plus ou moins compliqués. L'un deux a annoncé plusieurs jours, plusieurs mois d'avance, le jour, l'heure et la minute de l'invasion et du retour

d'accès épileptiques. L'autre a indiqué l'époque de sa guérison. Leurs prévisions se sont réalisées avec une exactitude remarquable, elles ne nous ont paru s'appliquer qu'à des actes ou des lésions de leur organisme.

26. « Nous n'avons rencontré qu'une seule somnambule qui ait indiqué les symptômes de la maladie de trois personnes avec lesquelles on l'avait mise en rapport; nous avions, cependant, fait des recherches sur un assez grand nombre.

27. « Pour établir avec quelque justesse les rapports du magnétisme avec la thérapeutique, il faudrait en avoir observé les effets sur un grand nombre d'individus, et avoir fait longtemps et tous les jours des expériences sur les mêmes malades : cela n'ayant pas eu lieu, la commission a dû se borner à dire ce qu'elle a vu dans un trop petit nombre de cas pour oser rien prononcer.

28. « Quelques-uns des malades magnétisés n'ont ressenti aucun bien. D'autres ont éprouvé un soulagement plus ou moins marqué, savoir: l'un, la suspension de douleurs habituelles, l'autre, le retour des forces, un troisième, un retard de plusieurs mois dans l'apparition des accès épileptiques, et un quatrième, la guérison complète d'une paralysie grave et ancienne.

29. « Considéré comme agent de phénomènes physiologiques ou comme moyen thérapeutique, le magnétisme devrait trouver sa place dans le cadre des connaissances médicales, et par conséquent les médecins seuls devraient en faire ou en surveiller l'emploi, ainsi que cela se pratique dans les pays du nord.

30. « La commission n'a pu vérifier, parce qu'elle n'en a pas eu l'occasion, d'autres facultés que les magnétiseurs avaient annoncé exister chez les somnambules, mais elle a recueilli et elle communique des faits assez importants pour qu'elle pense que *l'Académie devrait encourager les recherches sur le ma-*

gnétisme comme une branche *très curieuse de psychologie et d'histoire naturelle.*

Ont signé : Bourdois de La Motte, Président, Fouquier, de Mussy, Guersant, Itard, Leroux, Marc, Thillaye, Husson, rapporteur.

Ce rapport de Husson est la reconnaissance formelle du magnétisme, nié jusqu'ici par toutes les commissions d'étude ; aussi a-t-il, depuis, été toujours comme le drapeau victorieux des magnétiseurs. Il contient une description exacte du somnambulisme, ainsi qu'un certain nombre d'observations reconnues justes par la critique moderne. Les commissaires avaient bien vu que les sujets magnétisés, et qui vont s'endormir, présentent une accélération du pouls et de la respiration, des sortes de secousses rappelant celles que produit l'électricité, puis un engourdissement avec insensibilité générale à la douleur. Ils avaient sagement noté que la plupart des somnambules ont les yeux fermés et convulsés en haut et en dedans, et la singularité saillante de cette espèce de sommeil, pendant lequel les sujets endormis parlent et répondent aux questions, ne leur avait pas échappé. Mais il faut convenir qu'ils admettent avec une facilité étrange quelques-uns des phénomènes que l'expérience nous a appris être uniquement le résultat de la supercherie où de l'illusion. De ce nombre sont la transposition des sens, la vue à travers un bandeau ou les yeux bandés, la lecture par l'épigastre et l'intuition des organes intérieurs du corps. On se demande avec stupéfaction comment des hommes éclairés et judicieux ont pu accepter comme démontrés des faits aussi invraisemblables, à la suite d'expériences aussi naïvement instituées. N'est-ce pas, en vérité, un comble de crédulité d'admettre qu'il suffisait à Petit d'avoir les cils croisés pour que ses yeux fussent clos au point de ne pouvoir lire à travers les paupières rapprochées ?

Et Villagrand, dont on sentait les yeux sans cesse en mouvement, se diriger obstinément vers l'objet qu'on lui présentait, comment n'éveillait-il pas la défiance des commissaires ? Ces derniers justifiaient à l'avance la boutade que rapporte[1] M. Peter, d'un professeur de médecine qui s'est, de nos jours, beaucoup occupé de l'hypnotisme et auquel on demandait ce qu'il faut penser de celui-ci « *Dans l'hypnotisme, dit-il, il faut deux choses: 1° un malade ; 2° un médecin crédule qui en arrive à croire jusqu'au contraire de la vérité.* »

Nous verrons plus tard dans quelle mesure cette piquante réponse s'applique à la réalité des faits. En attendant, disons que l'Académie, étonnée par les conclusions du rapport, se refusa à une discussion publique et à l'impression de celui-ci, qui fut simplement autographié. La question restée indécise donna naturellement lieu à une grande agitation dans le camp des partisans du magnétisme.

A l'occasion de l'arrachement sans douleur d'une dent, par M. Oudet, membre de l'Académie de médecine, celle-ci fut de nouveau saisie, en 1837, du litige toujours pendant. Un jeune magnétiseur, le docteur Berna, sollicita l'examen de deux somnambules qui, entre autres phénomènes remarquables, pouvaient, disait-il, lire par l'occiput, et présentaient une docilité absolue aux ordres de leur magnétiseur, même quand les ordres n'étaient formulés que mentalement.

Une commission fut nommée, le 14 février 1837. Elle se composait de : MM. Roux, Bouillaud, H. Cloquet, Émery, Pelletier, Caventon, Cornac, Oudet et Dubois (d'Amiens), qui fut chargé d'établir le rapport. Ce dernier, lu dans les séances des 12 et 17 août, traita sans ménagement le magnétisme. D'après ce document que je résume, le sommeil magnétique n'est nullement prouvé. L'insensibilité n'a pas paru plus

---

1. *Gazette des Hôpitaux,* numéro du 6 mars, 1888.

prononcée après qu'avant le sommeil prétendu magnétique. Sur la question de savoir si le magnétiseur pouvait, par sa seule volonté, rendre ou retirer la sensibilité au sujet, elle a été insoluble par le fait qu'on ne
pouvait pas connaître s'il y avait eu perte préalable de
cette propriété physiologique.

Les expériences faites en vue de savoir si le sujet
obéissait à l'ordre mental du magnétiseur, ont complètement échoué, les actions exécutées ayant toujours
été en opposition avec les commandements. Sur le
transport de la vue, sur la clairvoyance à travers les
corps opaques, même insuccès. « Que conclure, à l'é-
gard de la somnambule, de la description minutieuse
d'objets autres que ceux qu'on lui présentait ? Que
conclure d'une somnambule qui décrit un valet de
trèfle dans une carte toute blanche ? Qui, dans un
jeton d'Académie, voit une montre d'or, cadran blanc
et lettres noires, et qui, si l'on eut insisté, aurait
peut-être fini par nous dire l'heure que marquait
cette montre ? »

Contre ces conclusions négatives et qui mettaient en
doute jusqu'au somnambulisme, Husson, qui se sentait
mis en jeu, protesta vivement ; néanmoins elles furent
adoptées à une immense majorité. Burdin, aîné, l'un
des membres de l'Académie, alla même jusqu'à proposer à l'Assemblée, qui accepta, d'établir un prix de
trois mille francs, à prendre sur sa fortune personnelle et à décerner à la personne qui pourrait lire,
sans le secours des yeux et sans lumière, un écrit
quelconque placé hors de la portée de la vue.

L'année suivante, le docteur Pigeaire, de Montpellier, se rendit à Paris avec sa fille, qui prétendait
pouvoir faire avec succès l'épreuve demandée par
l'Académie, à la condition toutefois, condition qu'accepta Burdin, que l'expérience se ferait dans un lieu
bien éclairé. Mais on ne parvint pas à se mettre d'accord sur le bandeau qu'on poserait sur les yeux de la

jeune somnambule, le docteur Pigeaire n'admettant pas qu'on se servit d'un autre appareil que celui auquel sa fille était habituée, et l'Académie s'obstinant à imposer un masque inventé par la commission qu'elle avait désignée. Pigeaire et sa fille retournèrent, dès lors, dans leur pays.

Mlle Pigeaire avait eu pourtant d'assez jolis succès à Paris, dans l'intimité. Précédée par une réputation que sa compétition du prix Burdin avait encore amplifiée, elle avait, en attendant la suprême décision de l'Académie, donné des représentations à domicile. Elle avait eu l'honneur d'avoir pour témoins plusieurs médecins célèbres, tels que MM. Adelon, Gueneau de Mussy, J. Cloquet, Réveillé-Parise, des savants, tels que Arago, des littérateurs, tels que Georges Sand, des personnages connus, tels que M. Léon Faucher. Des procès-verbaux on ne peut plus favorables avaient été rédigés, mais non sans quelques opposants. M. Cornac, entre autres, avait protesté et parlé des contorsions de la jeune fille au cours de l'expérience. Velpeau, en les imitant, réussit à lire, bien qu'il eût les yeux fermés par le bandeau qu'employait Mlle Pigeaire. Cet appareil, sur lequel Gerdy nous a laissé une note, se composait d'une bande de calicot, d'une pelote de coton et, enfin, d'un bandeau de velours noir et opaque. Le bord inférieur de celui-ci était collé à la peau au moyen de petites bandelettes de taffetas gommé.

Plusieurs signes avaient paru suspects aux sceptiques : c'étaient, d'abord, les mouvements extraordinaires de la jeune fille ; elle s'efforçait sans cesse de relever le bandeau sous prétexte qu'il la gênait, ce qui l'autorisait à se frotter les yeux, et dérangeait forcément les bandelettes. Elle s'obstinait aussi à placer en bas le livre à lire. On constata, dans le bandeau, plusieurs petits trous, et des décollements de l'appareil assez considérables pour que M. Gerdy put glisser, entre le bandeau et la peau, des morceaux de cartes de trois à quatre millimètres d'épaisseur. Enfin, des expériences entièrement semblables furent, sans succès, répétées chez M. Gerdy, en présence de partisans déclarés du magnétisme. En somme, quand la jeune Pigeaire quitta Paris, elle avait beaucoup perdu de son prestige aux yeux des gens sensés, et ne comptait plus guère d'admirateurs que parmi les esprits crédules auxquels il faut du merveilleux à tout prix.

Ce serait pourtant une erreur de croire que l'échec de la jeune Pigeaire découragea les compétiteurs du prix Burdin. Ce prix, qui devait être retiré en 1839, avait été prorogé jusqu'en 1840, et les conditions en avaient même été changées par son fondateur. « Amenez-moi, disait celui-ci, une personne magnétisée ou non magnétisée, endormie ou éveillée ; que cette personne lise, les yeux ouverts et au grand jour, à travers un corps opaque, tel qu'un tissu de coton, de fil ou de soie, placé à six pouces de la figure, qu'elle lise même à travers une simple feuille de papier, cette personne aura les trois mille francs. »

Les délais, fixés au 1er octobre, touchaient à leur terme quand le docteur Teste se présenta, avec une somnambule qui avait, disait-il, la faculté de lire des fragments imprimés placés dans l'intérieur d'une boîte fermée. L'expérience se fit à cinq heures du soir, selon le choix de la somnambule. Celle-ci s'était engagée à lire, au bout de dix minutes au plus, le contenu de la boîte ; au bout d'une heure, malgré tous ses efforts et bien qu'elle eût tourné et retourné la boîte dans tous les sens, elle n'avait rien trouvé. Le docteur Teste lui demanda alors combien il y avait de lignes dans le papier à déchiffrer : *deux*, répondit-elle. Il la pressa de lire ; elle prononça successivement, et après un long intervalle, les deux mots, *nous... sommes...* Enfin, elle déclara ne pouvoir en lire davantage et se retira.

La boîte, ouverte devant M. Teste, renfermait six vers, dans lesquels ne figurait ni *nous*, ni *sommes*.

L'Académie déclara alors le concours clos, et sur la proposition de Double, qui comparait la chimère de la clairvoyance magnétique à l'insoluble problème du mouvement perpétuel ou de la quadrature du cercle, la savante Assemblée s'engagea, par un vote solennel, à ne plus s'occuper du magnétisme et à ne plus répondre aux questions qui lui seraient adressées de ce chef.

Remarquons que dans ce tournoi académique, où les magnétiseurs et leurs juges s'étaient obstinés à rechercher des propriétés miraculeuses et surnaturelles, absolument improbables, et que l'expérience a depuis démontré n'être que le fait de l'illusion et de la supercherie, la réalité du magnétisme et celle de l'insensibilité qui en résultent restèrent à peu près prouvées, même pour les détracteurs les plus obstinés des nouvelles doctrines. Il était réservé à l'expérimentation moderne, inaugurée par Braïd et poursuivie par Charcot, qui ont depuis rencontré tant de sectateurs, de lever les derniers doutes, comme aussi de dissiper les plus épaisses ténèbres à ce sujet.

Abordons donc la période contemporaine du magnétisme, à laquelle la plus grande part de ce livre est naturellement réservée. Les détails, un peu longs peut-être, dans lesquels nous sommes entrés nous rendront plus facile la tâche que nous nous sommes imposée de faire comprendre au public les procédés et, disons-le d'avance, les dangers suprêmes de ces pratiques magnétiques que tant de gens regardent comme une simple curiosité et un inoffensif passe-temps.

CHAPITRE VI

LE MAGNÉTISME CONTEMPORAIN AVANT M. CHARCOT

Braid et l'hypnotisme. — Sa doctrine, ses expériences contraires
à l'hypothèse du fluide magnétique. — Azam, Broca, Verneuil,
Giraud-Teulon et Demarquai. — Applications à la chirurgie.
— Charcot.

Le magnétisme, jusques vers 1860, était resté sous
le coup du dernier verdict académique, et n'était plus
guère qu'un sujet d'exploitation pour les adeptes de la
doctrine mesmérienne. Il faut, pourtant, faire une
exception pour le baron Dupotet qui était manifestement un homme honorable et qui professait
des cours publics où il avait surtout pour objectif la
guérison des maladies. Les savants et les médecins
sérieux considéraient même cet objectif comme chi-
mérique, et en cela, comme nous le démontrerons
plus loin, ils n'étaient pas éloignés de la vérité.

Pour ce qui est de ces propriétés surnaturelles
qu'on avait voulu, et que bien des gens inclinent
encore à prêter au magnétisme, à savoir: la clairvoyance, la transposition des sens, l'intuition des faits
et la prévision, elles ne s'étaient pas relevées du jugement de Dubois (d'Amiens), qui les avait déclarées
absolument controuvées. Ce n'est qu'en 1860 que
la question fut remise à l'ordre du jour du monde
scientifique, par le professeur Azam, de Bordeaux.

Ce médecin distingué avait eu occasion de lire, dans l'encyclopédie anglaise de Tuod, à l'article sommeil, une analyse élogieuse, faite par le célèbre physiologiste Carpenter, du livre de Braïd, intitulé la *Neuryp-nologie*. Azam se trouvait alors avoir à soigner une malade qui présentait plus d'une analogie avec les cas publiés par Braïd, et il résolut de chercher ce qu'il pouvait y avoir de fondé dans les assertions du chirurgien anglais.

Braïd, chirurgien à Manchester, avait été témoin des représentations de magnétisme, données par un français, nommé Lafontaine, qui attribuait les effets qu'il obtenait à une influence de sa personne sur les sujets magnétisés, et à l'action du fluide mesmérique. Cette action personnelle n'était pas du goût de Braïd, qui entreprit de démasquer la supercherie de l'opérateur d'outre-Manche.

« Je commençais donc, dit-il [1], une série d'expériences qui m'apprirent bientôt que les patients pouvaient eux-mêmes se plonger dans un état semblable, par leur seule manière d'être personnelle, état, par conséquent, de nature subjective et indépendant d'une influence extérieure quelconque provenant de la personne de l'opérateur. En faisant regarder par les patients un petit objet brillant, n'étant pas par lui-même de nature excitante, objet maintenu un peu au-dessus de la direction ordinaire de la vision, en les priant de concentrer leur attention, pendant que le reste du corps est dans le repos, je remarquai qu'un grand nombre d'entre eux tombait plus ou moins promptement dans un sommeil profond et présentant tous les phénomènes habituels du magnétisme ou du mesmérisme,

---

1. *Traité de sommeil nerveux ou hypnotisme*, par James Braïd, traduction française du docteur Jules Simon, Paris, 1883.

tels qu'on les décrit dans les livres classiques du genre.

« Chez quelques individus, le sommeil, plus ou moins profond, était accompagné d'une perte de connaissance et de volonté à un point tel que l'oreille n'était pas affectée par le son le plus bruyant ; que le patient ne s'apercevait point de la présence de l'ammoniaque très forte tenue sous ses narines ; que les piqûres et les pincements de la peau n'attiraient point son attention ; on pouvait faire passer de forts courants par les bras, sans qu'il accusât de douleurs ; des opérations chirurgicales avaient même été faites tout à fait à son insu ; il n'en conservait pas le moindre souvenir, une fois sorti de son sommeil anormal. Chose étonnante ! plongé dans un second sommeil, mais à un degré un peu plus prononcé, le patient se rappelait parfaitement ce qui s'était passé pendant le premier sommeil. Ces faits furent reproduits à plusieurs reprises : oubli au réveil, souvenir au second sommeil, c'est ce qu'on a appelé le *dédoublement de la conscience*.

« Dans certains cas, les muscles restaient à l'état de relâchement, la respiration et la circulation étaient paisibles ; dans d'autres cas, il y avait catalepsie avec respiration laborieuse et accélération considérable du pouls. Mais, circonstance remarquable, un courant d'air dirigé sur la face ou sur les oreilles faisait disparaître la catalepsie et l'anesthésie [1], et rendait au patient conscience et volonté ; un état de sensibilité excessive de tous les organes des sens s'établissait, et si on renouvelait le courant d'air avec la main, au moyen d'un soufflet, ou autrement, le patient s'éveillait rapidement.

« Les symptômes les plus variables peuvent se développer dans différentes périodes de l'état hypno-

---

1. Insensibilité.

tique [1], depuis l'insensibilité extrème et la catalepsie jusqu'à la sensibilité la plus vive et la plus grande excitabilité. Quelques-uns de ces changements peuvent être provoqués immédiatement, dans la phase voulue de l'hypnotisme, par des suggestions auditives ou tactiles, car les patients montrent une sensibilité exagérée ou de l'insensibilité, une puissance musculaire incroyable ou la perte complète de volonté, selon les impressions que l'on crée chez eux sur le moment. Ces impressions se produisent à la suite de suggestions auditives, c'est-à-dire provenant d'une personne en qui le patient a confiance, ou à la suite de quelque impression physique à laquelle il avait précédemment associé la même idée, ou bien encore par suite de la position, de l'activité ou du repos que l'on a communiqué à la personne hypnotisée et à certains groupes de muscles. En effet, on peut jouer avec de semblables patients, dans la phase appropriée du sommeil, comme sur un instrument musical et leur faire prendre les rêves de leur imagination pour la réalité actuelle. Leur jugement et leur volonté sont tellement obscurcis, ils sont tellement soumis à leur enchanteur momentané et leur imagination est excitée à un tel point, qu'ils voient, sentent et agissent comme si toutes les impressions qui leur passent par la tête étaient la réalité : ils sont pleins de ces idées; ils en sont possédés et agissent en conséquence, quelque folles qu'elles soient. »

On voit, par les lignes qui précèdent, que Braïd confirme la découverte oubliée, et dont il ne paraît pas avoir eu connaissance, de Faria sur la puissance hypnotique de la fixation du regard. C'est la réduction à néant de ce fluide prétendu, si cher encore aujour-

1. Braïd avait nommé *hypnotisme*, du mot grec *hupnos*, — sommeil — l'état produit par la fixation d'un objet brillant.

d'hui aux magnétiseurs d'estrade, et qui, selon eux, se porterait de l'expérimentateur au sujet d'expérience. Cette constatation remarquable, qui ôtait au magnétisme la qualité de merveilleux qu'on se plaisait à lui octroyer, était corroborée par celle de l'influence qu'ont les attitudes données aux membres de l'hypnotisé, sur l'expression que revêt sa physionomie ; c'était là, en somme, l'affirmation positive des propriétés les plus caractéristiques de l'état magnétique, de celles que l'observation ultérieure a le mieux confirmées.

Braïd fait aussi leur part aux suggestions qui jouent, dans l'espèce, un rôle capital, au point que de nos jours toute une école, celle de Nancy, notamment, qui compte, comme nous le verrons en son lieu, de nombreux adeptes dans le monde des savants vouées à l'étude de ces singulières manifestations, incline à leur attribuer l'action prépondérante, sinon unique, dans la provocation de l'hypnose.

Braïd ne s'en tient pas là, et dans un appendice joint à son traité de neurypnologie, il ajoute les réflexions les plus judicieuses, dont je citerai quelques-unes.

« Les phénomènes en cause sont de nature aussi bien psychologique que physiologique, et l'expression qui comprendrait tous les phénomènes que nous avons la puissance de provoquer par nos procédés et nos suggestions serait celle de *psychophysiologiques*.

« Les différentes méthodes dont on use pour produire l'hypnotisation favorisent la production de cet état d'abstraction ou de fixité d'attention, dans lequel l'esprit est absorbé par une idée unique. Dans cet état, son imagination devient si vive que toute idée agréable développée spontanément ou suggérée par une personne à laquelle il accorde sa confiance, prend chez lui la forme de l'actualité, de la réalité. Plus on provoque ces phénomènes fréquemment,

plus il devient facile et simple de les provoquer ;
telle est la loi de l'association et de l'habitude.

« Quand à la prétention qu'ont certains opérateurs
d'influencer les sujets de près ou de loin, par la
seule force de la volonté, j'affirme que je n'ai
jamais réussi à exercer la moindre influence sur les
patients par ma seule volonté, mais les patients
semblaient comprendre rapidement et subtilement
les manières, la voix, le regard, les gestes même de
l'observateur, et devenaient affectés dans le sens
qu'ils leur prêtaient. L'opérateur, cependant, pouvait
avoir voulu absolument le contraire.

« Je soutiens que l'opérateur agit comme un méca-
nicien qui mettrait en action les forces dans l'organisme même du patient, les contrôlant et les
dirigeant d'après les lois qui gouvernent le commerce de l'esprit et de la matière pendant notre
existence actuelle.

« La vraie cause de ces phénomènes de veille —
illusions et hallucinations — n'est pas une influence
extérieure : c'est une illusion interne et intellectuelle,
qui survient souvent à la suite d'affirmations positives que fait une autre personne. »

C'est là une conception du magnétisme, une esquisse
de théorie, qui tend manifestement à faire rentrer tous
les phénomènes qui s'y rapportent dans le domaine
naturel de la psycho-physiologie.

Mais Braïd, qui était évidemment un expérimentateur
habile et un observateur sagace, fut moins heureux
dans sa tentative de différencier l'hypnotisme et le
magnétisme, qui sont une seule et même chose, puisque les procédés hypnotiques et les procédés dits
magnétiques aboutissent au même résultat et produisent des états identiques.

Quoi qu'il en soit, le livre de Braïd, assez confus au
fond, était à peu près inconnu en France lorsque
l'attention de M. Azam fut appelée sur lui. Les pre-

mières applications que fit ce dernier de la méthode
du chirurgien de Manchester sont exactement résu-
mées dans l'observation suivante, qui fut publiée dans
les *Archives générales de médecine*, en 1860 :

« Marie X..., âgée de 23 ans, ouvrière en orfèvrerie,
est grande et bien constituée, d'un tempérament
nerveux, mais n'a jamais eu d'attaques de nerfs ; sa
santé a toujours été bonne ; elle porte sur le visage
les traces peu apparentes d'une ancienne paralysie
faciale. Assise sur une chaise ordinaire, je la prie de
regarder une clef, un lancetier, un objet brillant
quelconque placé à 15 ou 20 centimètres au-dessus
de ses yeux. Après un temps qui varie d'une minute
et demie à trois minutes, jamais plus, ses pupilles
ont des mouvements oscillatoires, son pouls s'abaisse,
ses yeux se ferment, son visage exprime le repos :
immédiatement après ses membres gardent la position donnée, et cela avec une extrême facilité, pendant un temps que j'ai fait durer jusqu'à vingt
minutes, sans la moindre fatigue. Elle a gardé plusieurs fois les bras en avant, les pieds élevés au-
dessus du sol, assise seulement sur le bord de la
chaise, et je ne cessais l'expérience que lorsque j'y
étais engagé par l'extrême accroissement du pouls.
Chez elle, l'anesthésie[1] dura de quatre à cinq minutes ; j'ai rarement vu, chez les autres sujets, cette
période aussi courte.

« Voici les moyens que j'ai employés pour m'assurer de l'insensibilité : pincements violents, ammoniaque sous le nez, barbes de plume dans les narines,
chatouillement de la plante des pieds, transpersion
d'un pli de la peau avec une aiguille, piqûre subite
dans les épaules, etc.

« Pendant la période d'*anesthésie,* survient celle

1. Ou insensibilité.

d'*hypéresthésie* [1]. Je m'aperçois de son invasion par
ceci : Mlle X... se rejette la tête en arrière, son visage
exprime la douleur. Interrogée, elle répond que
l'odeur du tabac que je porte sur moi lui est insupportable. Le bruit de ma voix ou de celle des assistants, celui de la rue, le moindre son, enfin, paraît
affecter cruellement la sensibilité de l'ouïe ; un
contact ordinaire amène une certaine douleur, puis
deux doigts placés l'un sur la tête, l'autre sur la
main, amènent comme une forte commotion très
douloureuse ; ma montre est entendue à une distance
de huit à neuf mètres, ainsi qu'une conversation à
voix très basse.

« Quelquefois, la parole est impossible; une simple
friction sur le larynx la rappelle immédiatement, et
Mlle X... parle, mais seulement quand elle est interrogée, et d'une voix plus faible qu'à l'état naturel
et comme voilée. Une main nue est-elle placée à
quarante centimètres derrière son dos, Mlle X... se
penche en avant et se plaint de la chaleur qu'elle
éprouve; de même pour un objet froid et à même
distance, et tout cela sans que je lui eusse jamais
parlé de ces phénomènes décrits par Braïd.

« Un souffle d'air, une friction, font cesser la catalepsie sur un membre, sur un doigt; cet état revient
en replaçant doucement le membre à sa place. Si,
pendant la résolution, je l'invite à me serrer la
main, et si, en même temps, je malaxe les muscles de
l'avant-bras, ceux-ci se contractent, se durcissent,
et la force développée est au moins d'un tiers plus
considérable qu'à l'état ordinaire.

« Mlle X... enfile rapidement une aiguille très fine,
et écrit très correctement, un gros livre étant placé
entre ses yeux fermés et l'objet. Elle marche dans sa

1. Exaltation de la sensibilité.

chambre sans se heurter. En un mot, le sens d'activité musculaire est hyperesthésié.

« Si, pendant la période de catalepsie, je place les bras de Mlle X... dans la position de la prière et les y laisse pendant un certain temps, elle répond qu'elle ne pense qu'à prier, qu'elle se croit dans une cérémonie religieuse ; la tête penchée en avant, les bras fléchis, elle sent son esprit envahi par toute une série d'idées d'humilité, de contrition ; la tête haute, ce sont des idées d'orgueil ; en un mot, je suis témoin des principaux phénomènes de suggestion racontés par Braïd, et attestés par l'éminent physiologiste Carpenter.

« Ces expériences répétées un grand nombre de fois et sur d'autres personnes, arrivent ordinairement au même résultat. »

Dans cette observation remarquable, que l'on sera mieux à même d'apprécier plus tard à sa juste valeur, la production du somnambulisme, celles de l'insensibilité, de l'exaltation des sens et de la catalepsie sont parfaitement notées, ainsi que l'influence des suggestions.

La communication d'Azam, bien que contrôlée et soutenue par MM. Broca et Verneuil, et quoique le premier de ces deux chirurgiens eût fait avec succès une douloureuse opération — ouverture d'un abcès à la marge de l'anus — chez une femme rendue insensible par l'hypnotisation, cette communication n'eut qu'un faible retentissement. On fit bien quelques opérations chez des hypnotiques ; Broca, aidé de Follin, pratiqua ainsi une amputation qui rappela celle que Cloquet avait exécutée, en 1829, chez une magnétisée de Dupotet ; Guérineau (de Poitiers), amputa même une cuisse ; Velpeau, lui-même, consentit à présenter à l'Académie des sciences, une note de M. Azam, intitulée : *De l'anesthésie chirurgicale hypnotique*. Néanmoins, le mouvement fut passager. Bientôt les chirurgiens s'aperçurent que le sommeil hypnotique ne se produit pas à volonté et sur-le-champ chez tout le monde, et l'insensibilité qu'on peut obtenir par l'hypnotisme céda la place à celle que procurent invariablement les inhalations de chloroforme ou d'éther.

La tentative d'Azam eut, du moins, ce résultat que la question du magnétisme, proscrite par l'Académie de médecine en 1835, se trouva remise à l'ordre du jour; on ne niait plus la réalité du sommeil nerveux et l'on savait les moyens de le produire. Des médecins distingués se mirent à l'étude et ne craignirent plus, cette fois, d'encourir l'épithète malsonnante de charlatans, en se livrant à des recherches sur l'hypnotisme. On délaissa, pourtant, comme une étiquette de mauvais aloi, l'appellation de *magnétisme*, qui fut remplacée par celle, moins compromise, d'*hypnotisme,* et c'est sous ce dernier titre que deux hommes considérables, les docteurs Demarquai et Giraud-Teulon[1], reprirent les expériences de Braïd. Ces deux expérimentateurs, pour écarter l'influence complexe du regard, et la dégager de toute suggestion éventuelle, se servaient d'une boule brillante en acier, fixée dans un diadème que le patient portait sur sa tête. Gigot-Suard[2] constata même bientôt qu'un objet brillant n'est pas nécessaire et qu'un point de mire quelconque, placé de manière à faire converger en haut et en dedans les yeux du sujet d'expérience, suffit pour amener l'hypnose. On parvient même à ce résultat en recommandant au sujet de regarder fixement son nez, ce qui rappelle et explique les agissements de ces moines du Mont Athos, qui se mettaient dans l'extase en regardant quelque temps leur nombril, et qu'on appelait, de ce fait, *omphalo-psychiens.*

Cependant, et malgré tant d'efforts, la question

1. *Recherches sur l'hypnotisme.* — *Gaz. méd. de Paris*, 1860.
2. *Le magnétisme dévoilé par l'hypnotisme.* — Paris, 1860.

restait obscure et l'on n'arrivait pas à trouver le fil capable de nous conduire dans le labyrinthe des faits qui s'accumulaient et s'emmêlaient confusément. Les mystères de l'hypnotisme restaient impénétrables, comme on peut s'en assurer en lisant l'article, d'ailleurs fort remarquable, qu'un savant de premier ordre et d'une clarté d'esprit tout à fait supérieure, M. Mathias Duval, aujourd'hui professeur à la Faculté de médecine de Paris, publia, en 1874, dans le dictionnaire de Jaccoud. Il faut arriver à M. Charcot pour trouver une conception claire et satisfaisante des phénomènes déterminés par l'hypnotisme, et un exposé méthodique des conditions qui gouvernent ceux-ci. Nous allons donc faire connaître en détail l'enseignement, devenu classique, de ce maître éminent, qui a placé véritablement la question du somnambulisme provoqué sur le terrain de l'observation et de la critique scientifique.

CHAPITRE VII

M. CHARCOT ET L'ÉTUDE DE L'HYSTÉRIE

Caractères principaux de cette maladie. — Les *stigmates*. — Les zones *hystérogènes*. — L'hystérie *grande* et *petite*. — Les convulsions et leur classement. — Le *transfert* effectué par le magnétisme.

Avant tout, il est nécessaire de dire un mot de l'*hystérie*, cette grande névrose dont les connexions avec l'hypnose sont on ne peut pas plus étroites et ont été mises hors de doute à la Salpêtrière même.

C'est dans l'hiver de 1879-1880, que, pour la première fois, M. Charcot aborda publiquement la question du magnétisme animal dans des conférences qui firent beaucoup de bruit en leur temps, et qui sont restées justement célèbres. Ces conférences, auxquelles le professeur conviait les hommes de lettres et les gens du monde aussi bien que les médecins, avaient lieu le dimanche matin, à la Salpêtrière. Ayant eu la bonne fortune d'y assister, nous demandons la permission de reproduire les impressions qu'elles nous ont laissées, et que nous avons autrefois exposées. dans un journal médical [1] :

« Nous voici à la Salpêtrière : on n'y pénètre qu'après avoir montré *patte blanche*, sous forme de sa carte de médecin, ou d'une autorisation personnelle délivrée par M. Charcot.

1. *Gazette Médicale de l'Algérie*, 1886.

« Après avoir franchi les voûtes Mazarin, Montyon et Hemey, et traversé trois immenses préaux, on parvient au local où le professeur tient ses grandes assises. C'est une vaste salle, plus longue que large, au plafond formé de poutres en saillie, et qu'éclaire, sur ses deux faces les plus étendues, une double rangée de fenêtres surmontées d'impostes. Des couvertures de laine brune, doublées de toile noire et que manœuvrent, avec des cordages, des infirmières assises sur le rebord intérieur des fenêtres, garnissent celles-ci.

« Au fond de la salle est disposée une immense estrade qui en occupe toute la largeur. Bien étrange cette estrade, qui a de trois à quatre mètres de côté et qui est élevée de deux ou trois marches au-dessus du sol! A l'une de ses extrémités, on remarque un grand tableau de bois noir; l'extrémité opposée est coupée obliquement par un vaste écran en toile blanche, faisant face à un appareil à projections optiques, qui ressemble assez bien à une lanterne magique.

« La séance est annoncée pour neuf heures et demie, mais, depuis longtemps déjà, la salle est comble et bondée d'auditeurs des deux sexes. J'ai compté dans le nombre une douzaine de femmes, des *étudiantes,* sans doute, la plupart fort laides, il faut l'avouer, et paraissant appartenir à une troisième et nouvelle variété du genre humain, ce qui leur permet, à ces dames étranges et presque toutes étrangères, d'entendre sans sourciller ces leçons où sont abordés sans déguisement les détails les plus réalistes et les sujets les plus scabreux.

« L'attente est longue dans cette salle bizarrement machinée, où les pieds se gèlent au contact des briques froides et nues.

« Enfin, voici le professeur. Il monte sur l'estrade par le côté opposé à l'assistance. Il entraîne après lui, en outre de ses aides et de ses invités, toute une cour des miracles, composée de vieilles femmes, dont les

unes projettent à droite et à gauche leurs jambes
ataxiques, tandis que d'autres, agitées de trémulations
incessantes, marchent en sautillant comme si elles
étaient mues par des ressorts cachés ; on y voit aussi de
pauvres infirmes, qui traînent leurs pieds sur les planches, comme il convient à des paraplégiques avérées.
Enfin, un groupe de jeunes hystériques complète le
cortège, où le professeur va puiser les sujets de ses
démonstrations vivantes.

« Quant au professeur, que je vois pour la première
fois, c'est un homme d'une cinquantaine d'années,
d'une taille à peine au-dessus de la moyenne et d'un
embonpoint modéré; sa figure, à l'ovale allongé, complètement rasée jusqu'en haut sur les tempes, avec
ses traits fermes, son nez prononcé, sa bouche aux
coins abaissés, son menton vigoureusement accusé et
dénotant la fermeté du caractère, sa figure, dis-je,
avec ses longs cheveux bruns rejetés par derrière les
oreilles, sur le collet de l'habit où ils s'étalent en carré,
est empreinte d'un cachet saisissant. L'œil noir et profond, surmonté de sourcils bien dessinés, décèle un
penseur, et tout cet ensemble rappelle, à s'y méprendre,
le *masque napoléonien*.

« Le costume est tout noir : jaquette, pantalon, gilet
et cravate. Sur la poitrine flotte un lorgnon, avec
lequel le professeur joue incessamment, quand il ne le
pose pas devant ses yeux.

« La voix est bien timbrée, avec ces poses traî-
nantes sur les diphtongues, qui sont comme le cachet
de l'accent parisien. Le débit est lent, clair, correct ;
l'élocution facile, imagée, familière et piquante. La
main, aux longs doigts effilés, est fort belle, ce qui ne
nuit jamais à un professeur.

« Je ne m'arrêterai pas à l'exhibition, du reste fort
intéressante, des tabétiques, trembleurs et myélitiques
de toute sorte, qui forment, à la Salpêtrière, comme
un musée vivant : je ne retiendrai que les épileptiques

et les hystériques qui sont, après tout, la grande attraction de cet enseignement.

« Un mot, en attendant, sur cette mise en scène que je viens d'esquisser ; je n'ignore pas qu'elle a, en son temps, trouvé plus d'un détracteur, et qu'on a chuchoté à son adresse plus d'une épithète désobligeante. Pour moi, je ne partage en rien cette façon de voir *ultra-puriste*. L'enseignement imagé de la Salpêtrière, où de véritables et palpitantes leçons de choses se donnaient avec éclat, m'a toujours paru bien inspiré. Il avait l'avantage de parler aux yeux, de forcer les convictions et de se graver profondément dans la mémoire. Que n'en est-il toujours et partout ainsi ! »

Tel était le cadre pittoresque dans lequel M. Charcot développait son remarquable enseignement. Le professeur s'occupait spécialement, à cette époque, de l'étude de l'hystérie, cette grande névrose si longtemps peu ou point connue, et dont les manifestations bizarres et souvent terrifiantes règnent parfois à l'état épidémique, chez les hommes comme chez les femmes.

Ainsi que nous l'avons vu pour les possédées de Loudun, les convulsionnaires de Saint-Médard, où les trembleurs des Cévennes, les manifestations convulsives étaient considérées jadis comme l'œuvre du diable ou celle de Dieu, et naguère encore on les regardait comme échappant, dans leur développement chaotique, à toute espèce de classification. M. Charcot, avec cet esprit généralisateur qui est la caractéristique de son grand talent, a su, disons-le en passant, trouver le fil d'Ariane dans ce labyrinthe de convulsions en apparence désordonnées, et découvrir les lois auxquelles elles sont soumises. Il a, de plus, au cours de ses recherches, constaté la parenté et le lien intime autant que puissant qui rattachent ensemble l'hystérie et le magnétisme animal, au point que si tous les hystériques ne sont pas hypnotisables, on est presque autorisé à dire que tous les hypnotiques sont des hystériques.

Voilà pourquoi, avant de décrire les phénomènes de l'hypnose, il nous semble indispensable de dire, en quelques mots, ce qu'on doit entendre par hystérie. C'est à nos souvenirs personnels de 1878-1879, et aux publications nombreuses inspirées par le maître de la Salpêtrière, que nous emprunterons les traits caractéristiques de cet état pathologique dont les rapports avec le magnétisme sont indiscutables.

L'hystérie caractérisée, c'est cette névrose, vieille comme le monde, qu'on nomme vulgairement les *attaques de nerfs*. Sous cette forme, elle a de grandes ressemblances, comme aspect du moins, avec l'épilepsie, et voilà pourquoi M. Charcot, qui a tracé, de main de maître, les signes distinctifs entre ces deux affections, a nommé la grande hystérie : *hystéro-épilepsie*.

L'hystérie n'est pas, d'ailleurs, comme on le croit communément, constituée par la prédominance irrésistible des appétits sexuels, car elle peut se rencontrer chez les personnes les plus chastes par tempérament. Mais, en revanche, immense est son domaine. Sous ce rapport, il y a lieu de distinguer la *grande* et la *petite* hystérie, qui ne sont, au fond, que des degrés l'une de l'autre.

La première est marquée par la tendance aux crises convulsives, *aux attaques de nerfs ;* la seconde comprend l'universalité des *névropathes*, de ces gens dont on dit qu'ils sont *nerveux*. De ce chef, celle-ci revendique, non seulement les personnes asservies à cette bizarre sensation d'une boule qui, du ventre, vous monte à la gorge, mais encore les émotifs, tous ceux qu'un bruit soudain, un cri fait tressaillir, les somnambules naturels, ceux qui parlent pendant leur sommeil, les gens atteints de tics invétérés ou de la danse de Saint-Guy, les dormeurs involontaires et les excentriques de toute sorte.

Pour peu que l'hystérie soit accusée, elle a ses *stigmates* caractéristiques, dont les plus habituels sont des points anesthésiques — insensibles — épars sur la surface du corps ou la recouvrant en plus ou moins grande partie. L'insensibilité s'étend ordinairement jusqu'au fond de la gorge, qu'on peut toucher en y enfonçant les doigts sans éveiller la moindre nausée.

Une des manifestations les plus fréquentes de l'hystérie, c'est encore l'obnulation d'un ou de plusieurs sens : goût, odorat, ouïe, et surtout de la vue. Les cécités partielles ne sont point rares, et le rétrécissement du champ visuel est de règle [1].

Une autre altération très commune, c'est *l'achromatopsie* ou perte de la perception des couleurs. Celles-ci disparaissent dans un ordre déterminé : le violet s'efface le premier, l'indigo ensuite, puis le bleu, le vert, l'orangé, le jaune, jusqu'au rouge, qui persiste le plus longtemps et le dernier.

De plus, la plupart des tributaires de la grande hystérie ont ce que M. Charcot a nommé des *zones hystérogènes*, placées sur divers points du corps et qui sont telles que la moindre excitation pratiquée sur elles, un simple frottement même, suffit à provoquer une crise. Une pression de l'ovaire chez la femme ou du testicule chez les hommes hystériques, quand l'individu est en imminence de crise, c'est-à-dire proche du moment, qu'il sent bien venir, où celle-ci va éclater, suffit aussi à en hâter le développement. Par contre, la convulsion une fois apparue, la même pression continuée quelque temps réussit presque toujours

1. On mesure le champ visuel de la façon suivante, entre autres : on recommande au sujet en expérience, l'un de ses yeux étant fermé, de regarder fixement un point blanc dessiné sur un tableau noir. On marque d'un trait à la craie la limite extrême où le sujet distingue encore un objet quelconque que l'expérimentateur promène circulairement sur le tableau. On obtient ainsi une sorte d'ovale qui donne la mesure cherchée.

à enrayer la phénoménisation convulsive. C'est dans ce but que l'on emploie, à la Salpêtrière, une ceinture dite *ovarienne*, qu'on s'empresse d'appliquer aux malheureuses qui sont prises d'attaques.

Quant à ces crises convulsives, qu'on a longtemps regardées comme l'image du désordre le plus complet, M. Charcot a démontré qu'elles sont soumises à des lois générales presque invariables et présentent quatre périodes.

Tout d'abord, c'est la période *convulsive* qui apparaît. Elle débute par un cri perçant poussé par la malade, dont les bras se raidissent tandis que les poignets tordus se renversent sur la partie postérieure du bras. Bientôt les bras se lèvent au-dessus de la tête, en exécutant une sorte de moulinet vertigineux. Ils viennent ensuite, raidis, contracturés, se placer le long du corps, qui entre, lui, dans une succession de convulsions persistantes — *toniques* — d'abord, puis, intermittentes — *cloniques* — pour aboutir, enfin, à une résolution ou détente complète du corps et des membres, avec production d'un peu d'écume à la bouche.

Mais la résolution musculaire n'est pas de longue durée, et voici la *période des contorsions* qui débute par des attitudes étranges. La malade [1], s'arcboutant en arc de cercle, en voûte de pont, sur la tête et sur les pieds, met ses bras en croix, les ramène ensuite vivement vers elle pour les projeter immédiatement de tous côtés comme si elle voulait se défendre d'un agresseur qu'elle déteste. Elle se livre ainsi à une véritable débauche de mouvements violents et désordonnés.

Bientôt la scène change, et voici la période *des attitudes passionnelles*.

---

1. N'oublions pas qu'il s'agit ici des femmes hystéro-épileptiques de la Salpêtrière.

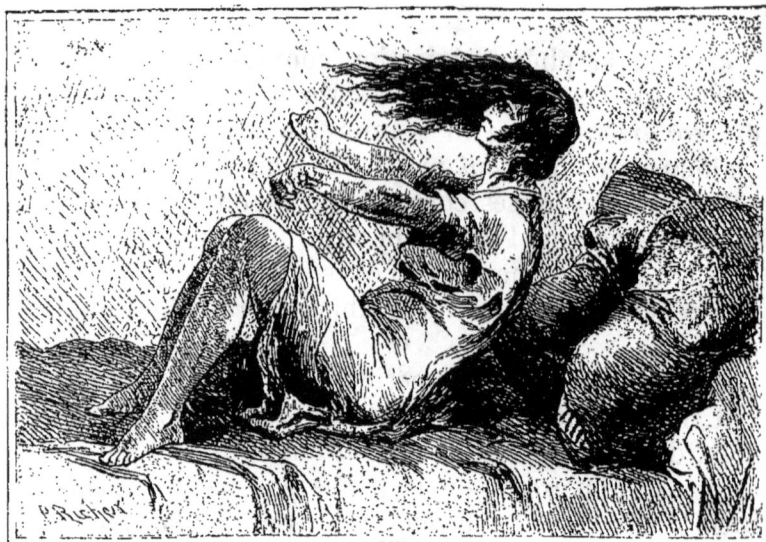

Période des convulsions.

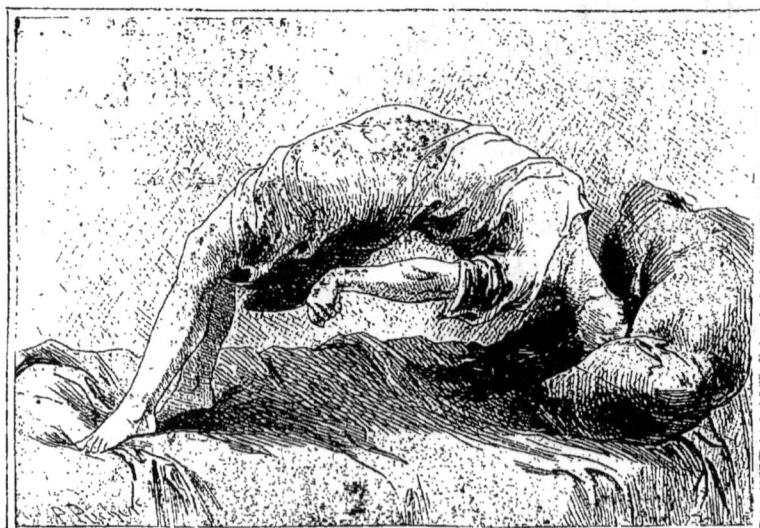

Période des contorsions : phase de l'arc de cercle.

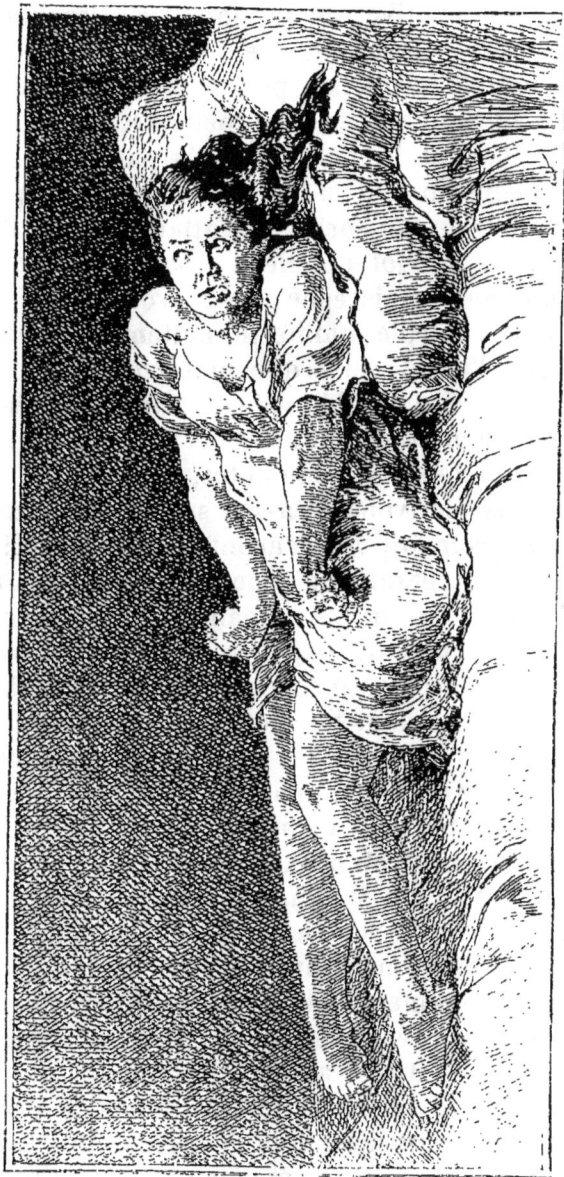

Période des contorsionnées.

La malade s'assied sur son lit et sa figure prend une expression significative, en rapport avec les hallucinations qui hantent sa mémoire, et qui se rapportent presque toujours à un fait précis de sa vie passée. Chaque convulsionnaire de la Salpêtrière, où nous prenons naturellement les types utilisés par M. Charcot, chacune, disons-nous, a sa légende expressive, qu'elle révèle, d'habitude, au sortir de l'attaque. Chez l'une, c'est une scène de viol qu'elle n'a pas oubliée ; chez l'autre, c'est une réminiscence plus gaie où le plaisir et la volupté jouent un rôle manifeste, nettement objectivé. « Alfred, disait l'une de celles que nous avons eu occasion de voir aux conférences déjà citées, Alfred, allons-y ! » et elle se démenait de manière à ne laisser aucun doute sur ses intentions. Une autre, étant dans la période que nous décrivons, et assise sur son lit, semblait évidemment avoir fait une rencontre agréable. Elle se croyait au bal et paraissait écouter la musique avec délices. Bientôt les suites ordinaires de ces sortes de rencontres s'accentuent, et sur le lit, où la jeune fille s'étend sur le dos, commence une scène tout à fait significative et que nous ne décrirons point.

Il est à remarquer que les antécédents érotiques se rencontrent très fréquemment dans le passé de ces pauvres filles, et c'est ce qui fait qu'elles se prêtent volontiers à la provocation expérimentale des attaques, telle que la pratiquait M. Charcot dans un but de démonstration scientifique. Ces malheureuses prennent même goût à cette manœuvre et nous avons entendu l'une d'elles, au moment où l'on venait d'interrompre la crise par la compression de l'ovaire, s'écrier avec une conviction bien sentie: « ah ! quel dommage ! »

Mais tout prend fin en ce monde, même la période des attitudes passionnelles, dont la durée, selon M. Paul Richer [1] l'un des plus distingués disciples de M. Charcot,

1. *Études cliniques sur la grande hystérie ou hystéro-épilepsie.* Paris, 1885.

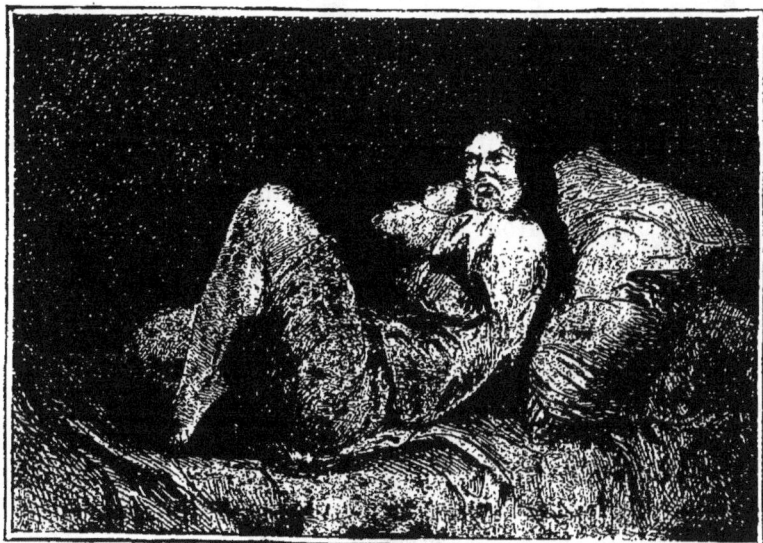

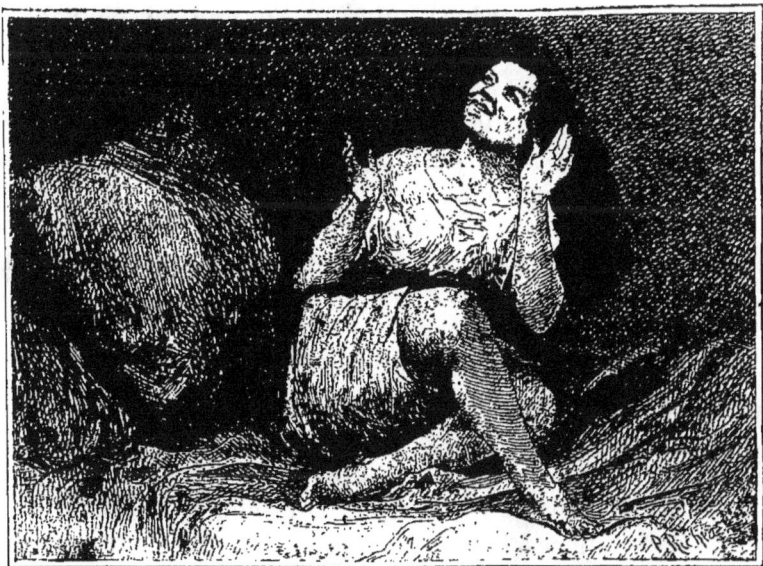

Période des attitudes passionnelles.

est de cinq à quinze minutes. On passe alors à la période *de délire* pendant laquelle la malade croit à la réalité des illusions qu'elle vient d'éprouver, et prononce presque toujours des paroles qui prouvent qu'elle se suppose, en plus, entourée d'animaux divers, qui ont l'air de défiler autour d'elle, à partir de l'ovaire hyperesthésié, en se dirigeant vers l'ovaire du côté opposé. *Cochons de rats!* s'écriait l'une de celles que nous avons observées; *maudits crapauds!* disait une autre.

C'est là ce que M. Charcot appelle la *zoopsie*.

La période de délire est généralement très courte, et après quelques secondes, quelques minutes au plus, la convulsionnaire revient à elle.

Au réveil, les malades se souviennent de ce qu'elles viennent de ressentir ; elles le racontent, et c'est pourquoi l'on est au courant de leur histoire et du fait précis auquel se rapportent leurs attitudes passionnelles. Il n'est pas rare qu'à l'attaque convulsive succède une contracture, c'est-à-dire une contraction permanente des muscles telle que ceux-ci ne peuvent ni se fléchir, ni s'étendre. Quelquefois la contracture fait place à la paralysie, qui peut envahir soit la moitié du corps, — forme *hémiplégique*, — soit un seul membre, — forme *monoplégique* — soit les deux membres inférieurs, — forme *paraplégique*. Mais il arrive aussi que la paralysie précède la contracture.

En somme, l'hystérie, qui peut revêtir le masque de la plupart des maladies dont l'espèce humaine est affligée, a pour caractère fondamental d'être soit contracturante, soit paralysante.

On sait, depuis les recherches, en 1880, de MM. Brissaud et Paul Richer, qu'il suffit souvent, chez une hystérique, d'une simple excitation pour provoquer une contracture. Si, par exemple, on tend fortement le bras de manière à tirer sur le tendon du muscle triceps, qui s'insère, par son extrémité inférieure à l'os qui fait saillie en arrière du coude, on voit ce muscle se contracturer aussitôt et ne plus pouvoir se relâcher par l'influence de la volonté.

Le nom d'hystérie vient du mot grec *hysteron* qui veut dire matrice. Il semblerait, dès lors, que, comme on l'a cru longtemps, la maladie ainsi désignée ne sévirait que sur le sexe féminin. Mais il est bien connu aujourd'hui qu'elle se rencontre aussi chez les hommes. Le fait est si commun de nos jours, qu'un médecin de l'armée, M. le docteur Lanoaille de la Chaise, a publié un mémoire sur l'hystérie des soldats, parmi lesquels elle est fréquente, et qu'il propose d'appeler *tarassis* — d'un mot grec qui signifie désordre. — Un autre médecin militaire, le docteur Duponchel, s'applique à vulgariser cette notion de l'hystérie mâle et à prévenir ses collègues de la possibilité de confondre la maladie en question avec l'épilepsie, dont la gravité est autrement démontrée au point de vue de la réforme ou de l'exemption du service militaire. D'ailleurs, les personnes qui suivent les consultations que donne M. Charcot tous les mardis, à la Salpêtrière, ont de nombreuses occasions de voir là des hommes manifestement hystériques. « J'ai voulu, disait dernièrement le maître éminent, vous montrer que l'hystérie *mâle*, même l'hystérie grave, n'est pas, en France du moins, une maladie rare ; qu'elle peut, par conséquent, se présenter çà et là dans la clinique vulgaire, où, seuls, les préjugés d'un autre âge pourraient la faire méconnaître. »

Pour notre part, nous avons vu naguère, à la consultation de M. Charcot, un employé de chemin de fer qui était resté paralysé du bras droit à la suite d'une contusion de l'épaule, et qui présentait tous les stigmates de l'hystérie. C'est, d'ailleurs, une remarque souvent faite que le traumatisme le plus léger, un simple coup de poing par exemple, suffit parfois, chez un sujet hystérique, pour déterminer soit des contractures, soit des paralysies qui peuvent aussi bien durer indéfiniment que guérir subitement sous l'influence, le plus souvent, d'une émotion vive. C'est que l'hystérie est avant tout, une maladie à *miracles* et c'est elle exclusivement qui alimente le stock des cures miraculeuses qui s'effectuent à Lourdes, notamment.

Ajoutons que l'hystérie, comme toutes les névroses, ne se rattache pas à une lésion matérielle quelconque, et que les personnes, quel que soit leur sexe, que cette maladie frappe, ont pour caractère dominant d'être fantasques, poseuses, théâtrales, vaniteuses, portées au mensonge, et avides d'exciter l'intérêt et de piquer la curiosité. Elles aiment, par dessus tout, qu'on s'occupe d'elles.

Disons, enfin, — et c'est ce qui justifiera les longs détails dans lesquels nous venons d'entrer, — disons que c'est l'étude si complète qu'il a faite de l'hystérie à la Salpêtrière, qui a conduit M. Charcot à l'expérimentation du magnétisme animal. C'est en recherchant les conditions dans lesquelles se produit le phénomène du *transfert* qu'il fût amené à essayer les procédés du Braïdisme, qu'Azam venait de signaler à l'attention du monde savant.

Le transfert[1], c'est la translation de la contracture ou de la paralysie d'un membre sur le membre opposé, de telle sorte que celui-ci est pris du symptôme que présentait son congénère, qui se trouve ainsi délivré aussi longtemps que se fait sentir l'agent de ce déplacement. Or, on avait constaté, à la Salpêtrière, que ce déplacement peut se faire, par la méthode du docteur Burcq, à l'aide de métaux. Il suffit de placer une plaque d'un métal approprié sur le bras gauche, si le bras droit est contracturé, pour dégager celui-ci et

1. Je saisis avec plaisir cette occasion de signaler que le transfert a été, de la part de M. le docteur Babinski, l'ancien et très sympathique chef de clinique de M. Charcot, l'objet de communications intéressantes à la Société de biologie, en 1886.

contracturer son congénère, et ce résultat persiste
tant que dure le contact. On peut remplacer le métal
par un aimant placé près du membre sur lequel on
veut effectuer le transfert, et celui-ci s'obtient également.

On nous avait rendus souvent témoins de ce double
procédé aux conférences de 1878-1879, quand un jour
le professeur nous confia qu'il avait un autre moyen
d'opérer le transfert, et ce moyen, qu'il avait, disait-il,
longtemps hésité à divulguer, c'était justement le *magnétisme animal*, sur lequel il fit alors une série de
leçons restées célèbres et que nous allons exposer.

CHAPITRE VIII

L'ÉCOLE DE LA SALPÊTRIÈRE

Le magnétisme animal selon M. Charcot.— Les trois états : Catalepsie, Léthargie, Somnambulisme. — Différenciation fondée
sur la manière de provoquer et de combattre la contracture
dans les deux derniers états. — Somnambules aux yeux ouverts
et aux yeux fermés. — Différences qu'ils présentent. — Appréciation critique des trois états.

Après avoir tracé, d'une main si sûre et si habile, le
tableau saisissant de l'hystérie aux quatre périodes,
M. Charcot entreprit, avec non moins de succès, de
systématiser les phénomènes singuliers de l'hypnotisme, qu'il démontra comme étant représentés par
trois états successifs, à savoir : 1° la *catalepsie* ; 2° la
léthargie; 3° le *somnambulisme.*

Ces trois états, autour desquels ont roulé et roulent
encore les nombreuses controverses auxquelles donne
lieu le magnétisme animal, méritent une description
détaillée, que nous allons aborder. Nous ferons connaître ensuite les objections qu'on leur a opposées et
nous en discuterons la valeur.

« Toutes les fois, disait en substance M. Charcot,
dans ces mémorables conférences dont il a été parlé
dans le précédent chapitre, toutes les fois qu'en regardant fixement une personne pendant quelques instants,
vous voyez celle-ci se troubler visiblement, ouvrir et
fermer convulsivement les yeux, *battre,* en un mot,

des *paupières*, vous pouvez être assuré que vous avez affaire à un sujet hypnotisable. »

Cette citation rétrospective permet de préjuger que c'est aux procédés de Braïd, à la fixation du regard, que le professeur de la Salpêtrière avait eu recours dans ses expériences d'étude, et c'est ainsi, en effet, qu'il était arrivé à la notion des trois états, qu'il exposa dans une note communiquée à l'Académie des sciences, le 13 janvier 1882.

Au lieu de s'égarer dans la poursuite des faits extra-ordinaires et dépassant la raison humaine, M. Charcot s'attacha à déterminer les lignes physiques et facile-ment appréciables des diverses phases de l'hypnose. Se bornant, d'abord, uniquement aux faits les plus simples, procédant lentement mais sûrement, le pro-fesseur ne quittait l'étude d'un phénomène qu'après avoir trouvé le lien qui le rattachait à ceux qu'il avait précédemment interprétés. C'est dans les phénomènes *neuro-musculaires*, dans l'appréciation du fonction-nement des muscles et des nerfs, que M. Charcot prit sa base d'opérations, qu'il importe avant tout de faire connaître.

A l'état normal, les muscles et les nerfs, sous l'ac-tion de la volonté, combinent leurs effets pour réaliser les divers mouvements que l'homme accomplit. Mais il ne suffit nullement de presser sur un nerf pour le mettre en action et déterminer l'entrée en jeu des muscles auxquels ce nerf se distribue : Il faut un exci-tant d'une énergie plus puissante, celle de l'électricité, par exemple, sauf, pourtant, en ce qui concerne les hystériques, qui présentent, comme nous l'avons dit, une grande tendance aux contractures, une véritable *diathèse contracturale*, comme parlent les médecins. A l'état de veille, en effet, les hystériques, sous l'in-fluence d'un effort fait pour exécuter un mouvement, peuvent, nous l'avons dit, rester contracturées des mus-cles qui ont servi à l'accomplir. C'est ainsi que nous

avons vu dernièrement, aux consultations de la Salpêtrière, une jeune femme, notoirement hystérique, rester
contracturée du bras droit à la suite d'une tentative
qu'elle avait faite, avec une brusque énergie, pour
donner un soufflet à son enfant, qui se déroba et qu'elle
ne put atteindre. Mais, même chez les hystériques,
cette contracture, ainsi provoquée, n'est pas commune.
Or, il en est tout différemment chez les sujets hypnotisés, et c'est précisément cette faculté nouvelle, qui
se produit sous l'influence de l'hypnotisme, que
M. Charcot a mise à profit pour différencier les trois
états du magnétisme animal que nous allons décrire.

Mais avant d'aller plus loin, et pour l'intelligence plus
complète des phénomènes que nous aurons à énumérer,
précisons nettement l'état de la question. Rappelons,
à cet effet, que normalement les muscles et les centres
nerveux sont reliés par : 1° des nerfs *sensitifs* qui, partant du muscle, vont transmettre au cerveau certaines notions relatives à l'état de ce muscle ; 2° par
des nerfs *moteurs,* qui transmettent au muscle les
ordres du cerveau et président aux mouvements. On
admet qu'un courant d'échanges, constitué par une
série d'impressions réciproques, extrêmement faibles,
et passant par la moelle épinière, règne constamment
entre le cerveau et les muscles. Ce courant incessant,
réalisant une véritable circulation continue, constitue
ce qu'on appelle *l'arc sensitivo-moteur.* Mais une impression ressentie par le muscle peut agir instantanément sur la moelle épinière et provoquer brusquement, de la part de celle-ci, sans l'intervention du cerveau, un ordre de mouvement qui s'exécute, dans ces
conditions, par *action réflexe.*

En un mot, et pour se bien entendre sur cette expression qui est fréquemment usitée en physiologie, l'action réflexe est un mouvement involontaire qui succède
instantanément à l'excitation périphérique d'un nerf
sensible. Une mouche entrant dans l'œil, par exemple,

provoque un mouvement de la main vers l'organe envahi, et ce mouvement se produit avant que le cerveau ait donné l'ordre d'agir. C'est un mouvement involontaire qui s'est manifesté en dehors et sans le concours du cerveau, c'est un type de mouvement réflexe. Mais l'action réflexe, dans les conditions ordinaires de la vie, n'a qu'un rôle assez restreint. De nombreuses expériences, faites sur les animaux, et quelques phénomènes observés chez l'homme, induisent à croire que les parties supérieures du cerveau exercent une action d'arrêt, une *inhibition*, comme on dit avec Brown-Sequard, sur l'action de la moelle, de manière à réduire au minimum les mouvements réflexes, qui ont le centre médullaire pour origine.

En l'état normal, grâce à cette circulation ininterrompue entre le système nerveux et le système musculaire, ce dernier se trouve dans un certain état de contraction insensible, ou, comme on dit, de *tonicité*, en vertu duquel un muscle n'est jamais, tant que les nerfs qui l'animent sont instacts, dans un complet relâchement. Mais que les centres supérieurs viennent à être paralysés pour un motif quelconque, il s'en suivra forcément qu'ils ne pourront plus modérer l'action de la moelle, et que celle-ci, incessamment provoquée par les excitations venues du dehors, réagira énergiquement et sans frein sur les muscles, qui seront forcés de se contracter d'une façon permanente, c'est-à-dire de se *contracturer*. C'est donc à un défaut de fonctionnement du cerveau qu'il faut penser dans la contracture hystérique et aussi dans celle que nous rencontrerons au cours des trois états en question et que nous allons étudier.

α. — CATALEPSIE

(Du mot grec *catalambanein,* surprendre.)

La catalepsie est la première des manifestations

hypnotiques qui s'obtiennent par la fixation d'un
objet brillant, et même par les divers procédés au
moyen desquels on détermine l'hynose. Qu'un jet de
lumière électrique ou venant, par exemple, d'un appareil à projections optiques, soit brusquement projeté
sur les yeux d'un sujet hypnotisable placé dans l'obscurité, et l'on verra celui-ci tomber immédiatement en
catalepsie. Il demeurera là, immobile et comme
pétrifié, les yeux grands ouverts, les paupières fixes, la
physionomie impassible ; il sera comme figé sur place.

Chose remarquable, et qui constitue le caractère
distinctif de cet état, les membres devenus, semble-t-il,
d'une légèreté extraordinaire, *gardent indéfiniment
la position qu'on leur donne,* si fatigante qu'elle
puisse être. On peut faire, notamment, asseoir le sujet
sur un siège quelconque, et l'y laisser indéfiniment, les
bras et les jambes en l'air, ou bien le placer la tête
reposant sur une chaise et les talons sur une autre,
sans que son corps se fléchisse ou semble éprouver la
moindre fatigue. L'individu est véritablement comme
une barre de fer inflexible ; les poses les plus para-
doxales deviennent possibles. Le sujet pourra, si
l'on veut, se tenir sur un seul pied, dans l'attitude classique d'une Renommée, pendant plus de vingt minutes ;
il restera fort longtemps le corps renversé en arrière,
la tête inclinée vers les reins, les pieds seuls touchant
le sol, etc.

Un mouvement imprimé aux membres se poursuit
aussi indéfiniment : faites tourner le bras du patient,
par exemple, et celui-ci continue automatiquement ce
mouvement de rotation.

C'est la catalepsie qu'exploitent avec un si grand
succès de curiosité, devant un public ébahi, les magnétiseurs en tréteaux, qui donnent ces représentations
publiques sur le danger et l'*immoralité* — c'est bien
le mot — desquelles nous aurons à nous expliquer
plus loin.

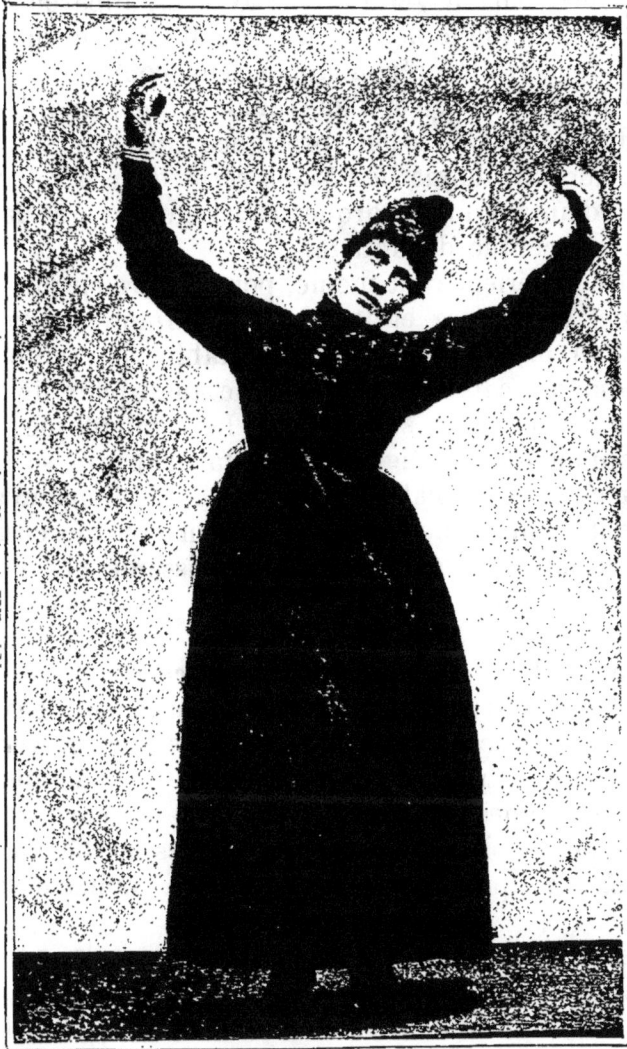

Catalepsie.

Il semble que, chez les cataleptiques, les muscles aient acquis la propriété d'échapper à la lassitude. Si on les met, en effet, en rapport avec un appareil enregistreur, tel que le *myographe* de Marey, on obtient, comme inscription répondant à leur contraction, une ligne à peine brisée et d'une régularité parfaite, tandis que la même opération, pratiquée chez des sujets à l'état normal, donne lieu à une série de crocrets inégaux, d'autant plus marqués et irréguliers que la fatigue s'accentue davantage.

Cette expérience est même, pour le dire en passant, une des meilleures et des plus péremptoires preuves que l'on puisse invoquer pour établir la réalité des phénomènes cataleptiques, comme aussi pour déjouer la simulation et la supercherie. Le cataleptique, lui, ne connaît pas la fatigue, qui ne tarde pas à se faire sentir chez le simulateur, dont les contractions musculaires deviennent de plus en plus heurtées et forcées, et qui, en outre, trahit sa lassitude croissante par l'irrégularité et le défaut de rythme dans ses mouvements respiratoires.

L'insensibilité de la peau, chez les cataleptiques, est complète; c'est ainsi qu'on peut approcher d'eux un corps incandescent, au point même de faire de véritables brûlures, transpercer profondément les téguments avec de longues épingles, chatouiller les narines, les lèvres ou le blanc des yeux avec les barbes d'une plume, sans que le sujet témoigne la moindre souffrance.

Les sens spéciaux, et particulièrement la vue et l'ouïe, sont à peu près intacts, et l'on peut, par leur intermédiaire, influencer diversement le sujet, et lui suggérer toute sorte d'hallucinations. Qu'on figure devant lui le vol d'un oiseau imaginaire, et le sujet suit des yeux cette course supposée, et il regarde constamment dans la direction qu'on lui a indiquée, jusqu'à ce qu'une nouvelle hallucination le détourne de la

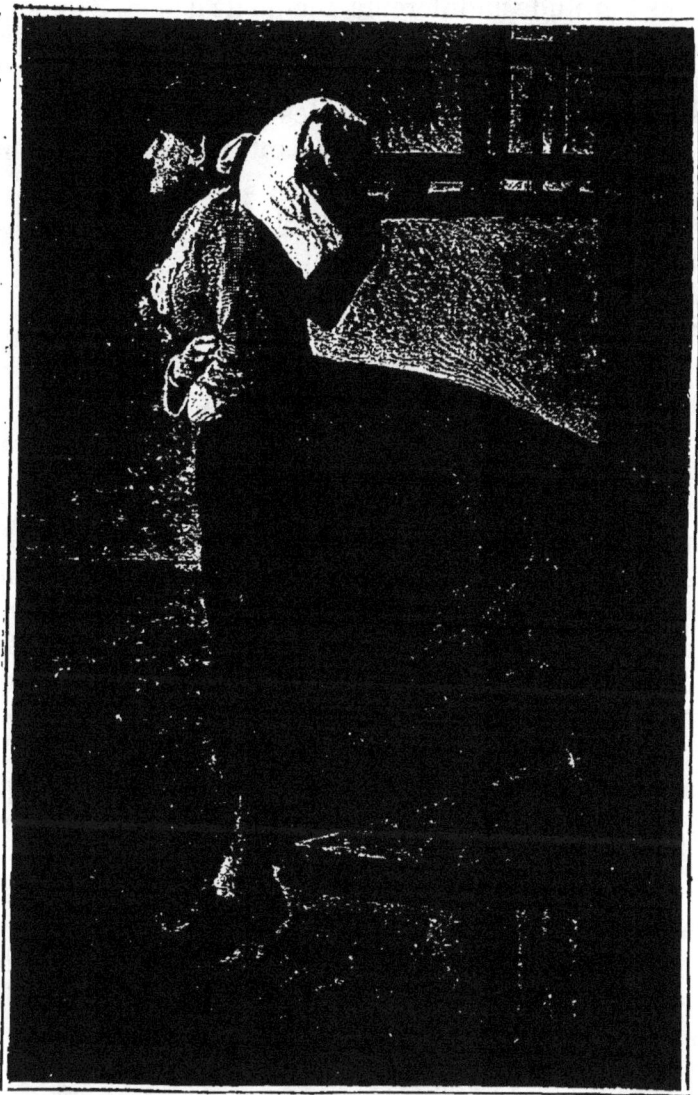

Cataleptique placée entre deux chaises.

première, ou qu'on le replace, par suggestion formelle, dans l'attitude indifférente à laquelle il tend, d'ailleurs, toujours à revenir.

On peut varier à l'infini les effets de cette passivité des cataleptiques pour les idées suggérées.

Si, après les avoir un instant regardés fixement, l'expérimentateur se déplace, les sujets le suivent avec acharnement et le poursuivent avec une obstination que rien n'arrête, cherchant toujours à tenir leurs yeux rivés à ceux de la personne qui les a influencés. Si celle-ci dirige son doigt vers quelqu'un de l'assistance, le sujet se précipite aussitôt sur l'individu qu'on lui a désigné et cherche, avec une invincible énergie, à mettre, pour ainsi dire, ses yeux dans les siens.

Ceux qui ont assisté aux séances de Donato ont vu souvent se répéter cette expérience, qui est d'un effet saisissant. Donato, qui est un habile metteur en scène, et qui opère, à la fois, sur une dizaine de personnes réunies sur son estrade, les lance tout à coup dans toutes les directions à travers la salle. Les spectateurs, impressionnés malgré eux, se pressent, ahuris, les uns contre les autres, pendant que les cataleptiques, haletants et comme poussés par une irrésistible autant que mystérieuse impulsion, se dirigent impétueusement vers les personnes qu'on leur a indiquées.

C'est là un truc d'un effet immanquable, et incessamment exploité.

Une particularité bien intéressante à noter chez les cataleptiques, c'est l'influence du geste sur la physionomie. L'attitude donnée au sujet se reflète sur son visage, et il semble que la position qu'on a assignée aux muscles, dont la notion constitue ce que M. Charcot appelle le *sens musculaire,* agisse sur le cerveau pour lui faire ressentir les impressions correspondant à cette attitude.

Mettez, par exemple, les mains du sujet au devant

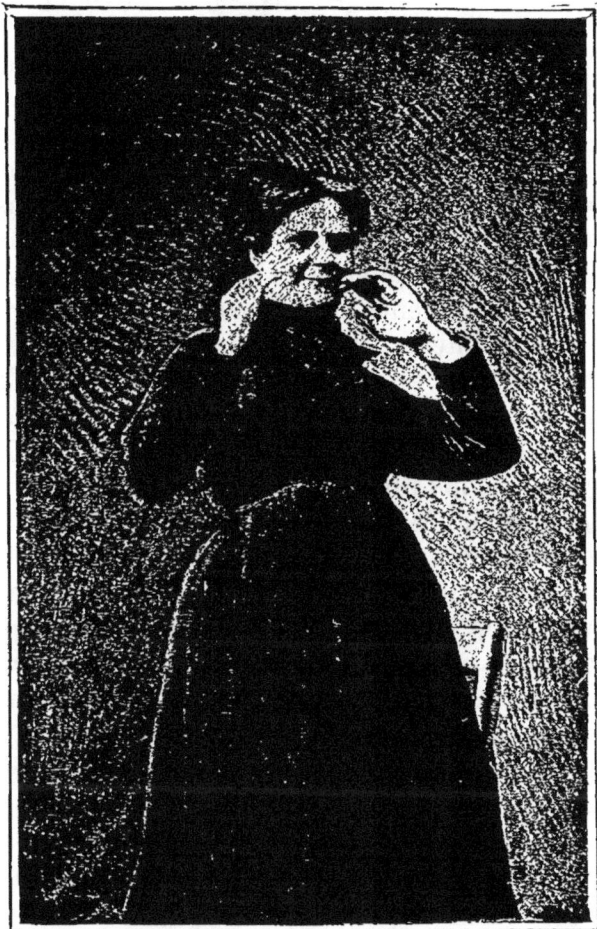

Cataleptique mise, par le geste, dans l'attitude
du baiser.

de ses lèvres, comme il les disposerait s'il voulait envoyer un baiser, et aussitôt la figure prendra une
expression souriante. Mettez-le les poings fermés,
comme pour l'attaque ou la défensive, et, incontinent,
il aura l'air furieux et menaçant ; ses sourcils se fron-
ceront, sa tête s'inclinera légèrement et ses yeux
lanceront des éclairs de haine et de colère.

On peut, du reste, varier à l'infini ces expériences et
provoquer les attitudes de la prière, de l'extase, de
l'orgueil, de l'humilité, etc., comme on le voit faire si
souvent par les magnétiseurs d'aventure.

On peut également, en agissant sur les muscles de
la face, faire intervenir l'influence inverse de la physionomie sur le geste. Provoquez, par exemple, par
l'électricité, la contraction des muscles zygomatiques
qui s'attachent aux pommettes et qui, comme l'a démontré Duchenne (de Boulogne), président au rire, et
l'on verra la figure du sujet s'épanouir et revêtir l'attitude gaie qu'on lui a suggérée extérieurement. Fait-on
contracter faradiquement l'élévateur commun de l'aile
du nez et de la lèvre supérieure (muscle du mépris et
du dédain), l'air que prend alors la figure s'accompagne
d'un mouvement de tout le corps, qui se tourne de
côté, et quelquefois même le sujet lève la main
comme pour accentuer nettement la situation. Si c'est
le triangulaire des lèvres (muscle de la tristesse) qui
est mis en contraction, le sujet penche la tête, laisse
tomber ses bras le long du corps et prend l'attitude de
l'affaissement.

Les sens étant conservés, comme nous l'avons dit,
on peut s'en servir pour multiplier les hallucinations
par leur intermédiaire. Dites à haute voix, devant le
cataleptique : *Ah! la belle musique!* et vous pourrez
le voir prêter attentivement l'oreille et vous répondre,
au bout d'un instant : *Oh! certes, je n'en ai jamais
entendu de si délicieuse!* Et le visage prend une
expression de contentement.

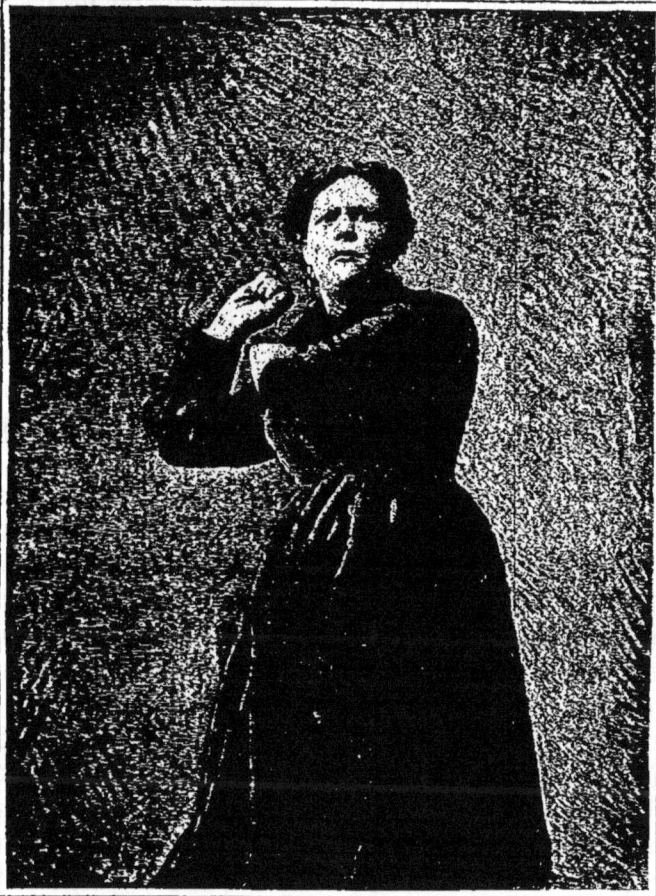

Cataleptique mise, par le geste, dans l'attitude
de la défensive.

Il y a aussi la suggestion par imitation. Si l'expérimentateur lève les bras, tire la langue, fait un pied de nez, tous ces gestes seront fidèlement imités par le sujet d'expérience; on peut lui faire répéter les propos les plus étranges, les plus bizarres, les plus disparates.

Il est possible aussi de procéder au moyen de la mémoire : mettez entre les mains du sujet un outil quelconque, dont il ait l'habitude, ou dont il connaisse l'usage, et vous le verrez immédiatement accomplir une série d'actes en rapport avec l'emploi de l'objet qu'on lui a donné. Si c'est un couteau, il s'en servira comme pour couper du pain, par exemple; si c'est un chapeau, il s'en couvrira la tête. Et toujours, lorsque l'hallucination cesse ou dès qu'on retire l'objet qui la détermine, le sujet revient à l'impassibilité cataleptique.

Rien de plus aisé, d'ailleurs, que de causer avec le cataleptique et de lui imposer des suggestions verbales. On peut ainsi le paralyser d'un ou de plusieurs membres : Il suffit de lui dire d'une voix impérieuse : vous êtes paralysé de tel ou tel membre ; vous ne pouvez plus vous en servir ! Et de fait, il se trouve aussitôt dans l'impossibilité de le remuer. Il en est de même pour les contractures qu'on lui impose à volonté et qu'on dissipe ensuite par suggestion, soit immédiatement, soit à heure fixe après le réveil. On peut aussi lui suggérer le moment où il devra s'éveiller et un acte à accomplir lorsqu'il sera revenu à son état normal, ce qui constitue la suggestion *post-hypnotique* sur laquelle nous reviendrons.

On le voit, le cataleptique est passé à l'état de véritable automate entre les mains du magnétiseur, qui dispose, à son gré, de la volonté du sujet catalepsié. Ce dernier a vraiment perdu toute liberté d'action et de mouvements. Il ne marche, entend, parle et pense que sur l'ordre et d'après la suggestion de l'opérateur, qui

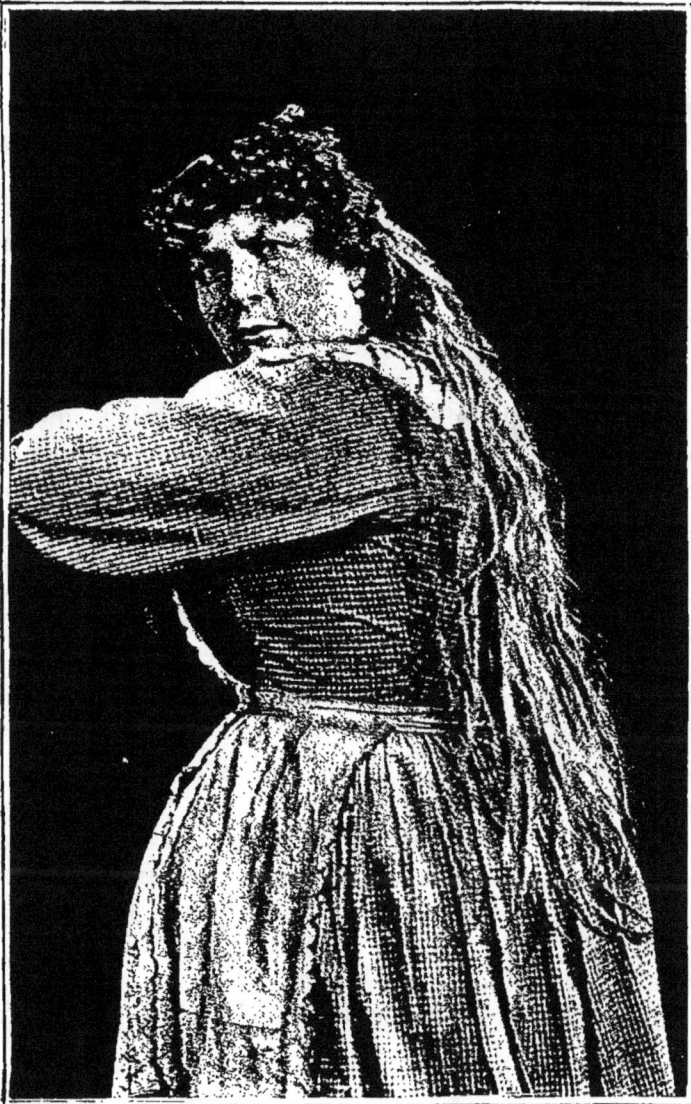

Cataleptique mise, par suggestion, dans l'attitude du défi
et de la colère.

est libre de le faire chanter, rire, discourir à sa volonté et sans avoir à craindre la moindre résistance.

Il faut retenir qu'on ne saurait prolonger au delà
d'un certain temps l'état cataleptique, sous peine de
faire tomber le sujet dans une attaque de nerfs ou
dans une contracture généralisée souvent difficile à
dissiper. Par suite même de l'émotivité du cataleptique, il faut éviter de lui parler trop durement, et toujours se méfier, soit d'une crise convulsive, soit de la
contracture.

Il n'est pas inutile de rapprocher des faits ci-dessus,
certains effets produits par la foudre. Celle-ci détermine fréquemment un véritable état cataleptique. On
a vu des hystériques tomber en catalepsie dans les
cours de la Salpêtrière en entendant un coup de tonnerre, ou en voyant un éclair d'orage. Boudin, qui a
réuni dans un mémoire publié, en 1854[1], dans les
Annales d'hygiène et de médecine légale, un grand
nombre d'observations relatives à des gens foudroyés,
raconte que l'abbé Thomas, âgé de 70 ans, fut frappé
par la foudre pendant qu'il célébrait la messe, au mois
de juin 1851, dans l'église de Montmorillon (Vienne);
on le rapporta au presbytère dans un état de catalepsie complète.

La femme d'un vigneron de Nancy fut foudroyée au
moment où elle se baissait pour cueillir un coquelicot,
et son cadavre fut retrouvé penché vers le sol, dans
l'attitude qu'elle avait dû prendre pour saisir la fleur
qu'elle tenait encore à la main.

Un prêtre, frappé pendant qu'il était à cheval, fut

---

1. Boudin, que nous avons connu dans notre jeunesse, soutenait n'avoir, dans les nombreuses recherches qu'il avait faites
en vue de la rédaction de ce mémoire, jamais rencontré d'exemple
de juifs frappés par la foudre. Comme on lui demandait de
quelle manière il s'expliquait cette bizarre immunité : « Ah !
répondit-il, le diable a bien d'autres moyens de les prendre ! »

rapporté chez lui, immobile sur les étriers, par sa monture qui avait continué son chemin.

Tout récemment, rapporte M. le docteur Bottey, un homme de la commune de Savigny (Vienne) fut trouvé debout auprès d'un arbre, sous lequel il avait cherché un abri pendant un orage, et où la foudre l'avait mortellement frappé.

Le moyen le plus simple et le plus aisé pour réveiller un cataleptique, c'est de lui souffler légèrement sur les yeux.

M. Dumontpallier a l'habitude de se servir, dans ce but, d'un vulgaire soufflet de cuisine. Nous avons vu naguère cet habile expérimentateur réveiller ainsi une de ses malades catalepsiée, et remettre cette femme en catalepsie rien qu'en laissant tomber bruyamment l'instrument qui avait provoqué le réveil : preuve singulière — et sur laquelle nous nous appesantirons longuement à son heure — du détraquement absolu auquel aboutissent fatalement les personnes vouées aux fréquentes pratiques du magnétisme. C'est parmi ces dernières qu'on rencontre ces déséquilibrés qu'un bruit inattendu, un coup de gong ou de tam-tam, la simple vibration d'un diapason, l'apparition soudaine d'un éclair d'orage ou celle d'un flambeau qu'on allume à l'improviste, suffisent à jeter en catalepsie.

Quoi qu'il en soit, le sujet, au réveil, ne garde, selon l'école de la Salpêtrière, aucun souvenir de ce qui s'est passé pendant qu'il était en catalepsie. Cet oubli complet n'est pourtant pas admis par tous les magnétiseurs, et l'on comprend que si cette mise en suspicion était fondée, il laisserait planer bien des doutes sur l'ensemble des phénomènes que nous venons de décrire, et le système tout entier de la Salpêtrière en éprouverait une forte secousse. C'est là, d'ailleurs, un point de doctrine que nous discuterons à loisir, quand nous en serons à formuler nos conclusions.

On peut résumer ainsi, sous forme de propositions

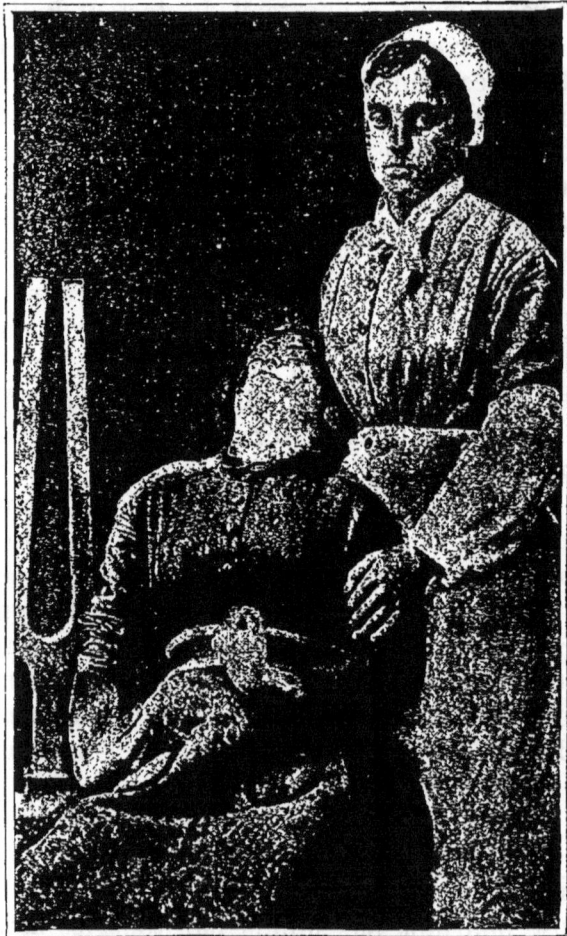

Catalepsie provoquée par la mise en vibrations inopinées
d'un diapason.

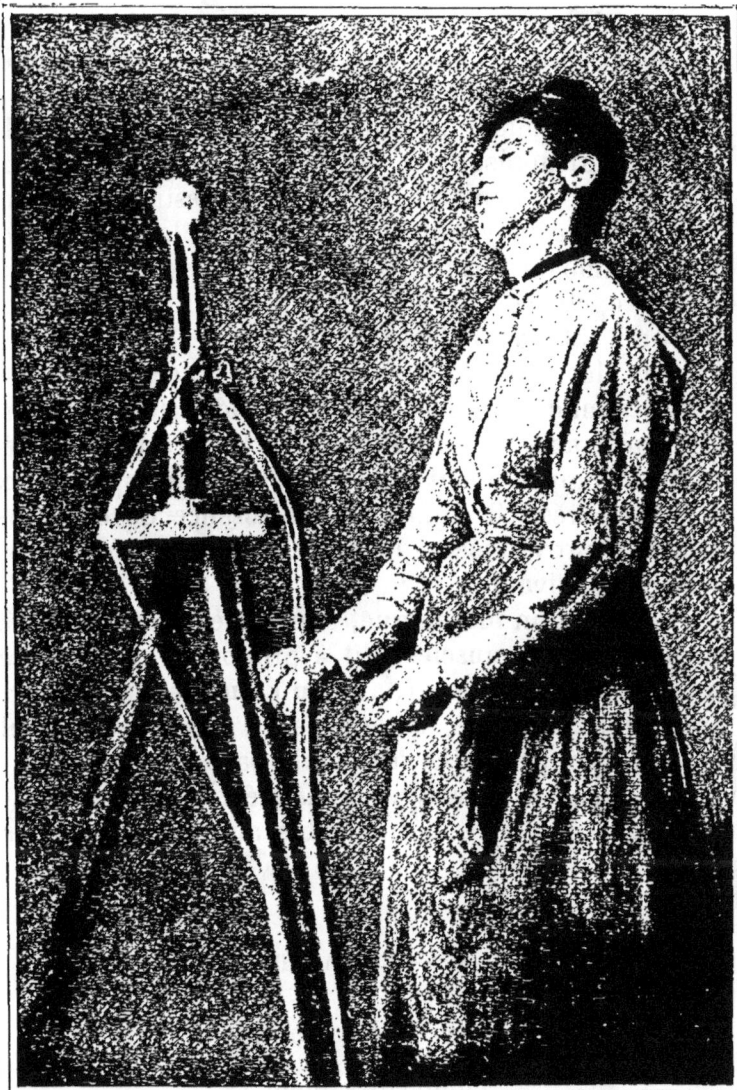

Catalepsie déterminée par l'allumage imprévu
d'un flambeau.

numérotées, l'enseignement de la Salpêtrière au sujet de la catalepsie : 1° le corps est insensible ; 2° les membres gardent très longtemps et sans raideur les positions qu'on leur donne ; 3° les mouvements commencés continuent indéfiniment ; 4° l'expression du visage s'harmonise avec les mouvements ou l'attitude imposés aux membres ; 5° des suggestions peuvent être faites au moyen de la vue, et alors le sujet reproduit, comme un miroir, les mouvements exécutés devant lui, ou répète, comme un écho fidèle, les paroles ou les sons qu'il entend ; 6° des suggestions, par l'intermédiaire du sens du toucher, sont possibles ; une brosse mise entre les mains du sujet lui donne l'idée de s'en servir, et il brosse aussitôt sans se lasser ; 7° la sensibilité générale est complètement abolie, mais les sens spéciaux sont conservés ; 8° enfin, il y a absence de ces contractures provoquées qui sont le cachet propre des deux états suivants :

« L'excitation mécanique, superficielle ou profonde des nerfs ou des muscles, dit à propos de ce huitième paragraphe M. P. Richer, au lieu d'amener la contracture de ces derniers, détermine un état d'épuisement variable qui peut aller depuis la parésie (affaiblissement) jusqu'à la paralysie confirmée. Quant au tégument externe, il reste insensible aux excitations les plus vives. »

b. — LÉTHARGIE

(des mots grecs *lethé*, oubli, et *argia*,

engourdissement.)

Le sujet en léthargie offre un aspect tout particulier et caractéristique. La tête, tombant sur la poitrine, roule d'une épaule à l'autre, pendant que les yeux,

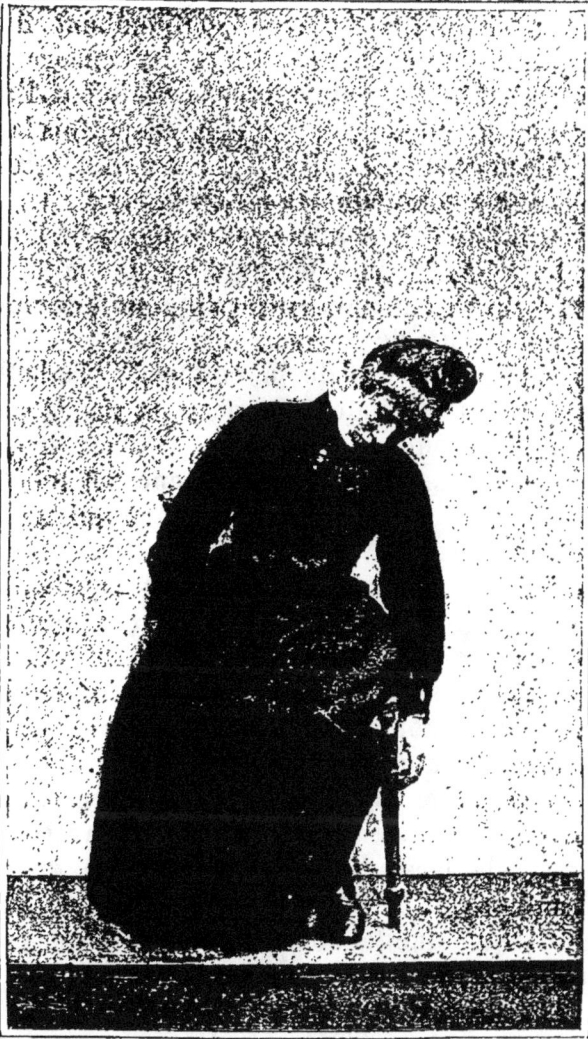

Léthargie.

8.

fermés ou demi-clos, ont leurs globes convulsés en haut et en dedans. Les bras pendent inertes le long du corps ; si on les soulève, ils retombent flasques comme ceux d'un cadavre qui n'est pas encore atteint par la rigidité. Le léthargique a vraiment l'air de dormir d'un sommeil profond, bien que parfois la respiration soit un peu irrégulière, et chez lui la résolution musculaire est complète.

L'insensibilité à la douleur est absolue, et l'on peut piquer le sujet, le transpercer avec des aiguilles, le frapper, le brûler même, sans qu'il manifeste une sensation quelconque de douleur.

Mais à la différence de la catalepsie, la léthargie peut se prolonger indéfiniment, sans risque pour la santé de l'individu en expérience, qui est là comme une masse inerte, et dont l'intelligence est totalement supprimée, ainsi que la conscience, et qui ne parle, n'agit et ne pense.

Ce qui distingue essentiellement la léthargie. et constitue son cachet propre, c'est l'*hyperexcitabilité neuro-musculaire*, phénomène bien étudié à la Salpêtrière, et qui se traduit par l'exquise impressionnabilité des nerfs moteurs, d'une part, et, de l'autre, par la tendance des muscles à se contracturer.

Si l'on comprime avec le doigt, par exemple, le nerf cubital qu'on trouve dans la rainure rétro-épitrochléenne, à la face interne et postérieure du coude, on constatera que la main se contracture en dedans, en même temps que les deux derniers doigts de celle-ci, (l'annulaire et l'auriculaire ou petit doigt) se fléchiront, tandis que les autres doigts resteront étendus: c'est là ce qui constitue la *griffe cubitale*.

Si l'on malaxe le muscle biceps, qui occupe la partie antérieure du bras, l'avant-bras se fléchira sur le bras ; si la malaxation porte sur les muscles antérieurs de l'avant-bras, c'est la contracture, la flexion forcée des doigts dans la paume de la main, qui se montrera.

La percussion des tendons, qui sont si apparents à la partie antérieure du poignet, produira le même résultat.

Ces contractions par excitation neuro-musculaire sont permanentes, et ne sauraient être rompues quelque effort qu'on fasse dans ce but ; il faut, pour les réduire, recourir à l'excitation des muscles antagonistes, à celle des extenseurs pour vaincre, le cas échéant, les fléchisseurs contracturés, et *vice versa*. Une légère malaxation, de petits tapotements suffisent, pratiqués sur les antagonistes, pour avoir raison de contractures résistant aux efforts directs les plus énergiques.

Toutes ces contractures persistent, en général, lorsque la léthargie fait place à un autre état hypnotique, mais au réveil, elles cèdent d'elles-mêmes, à l'inverse de ce qui se passe chez les somnambules.

La léthargie s'obtient aisément de la catalepsie, et de différentes manières ; il suffit de maintenir baissées un instant, et de façon à fermer les yeux, les paupières d'un cataleptique pour le faire passer à l'état de léthargique. La fermeture d'un seul œil, amène la léthargie du côté correspondant du corps (hémiléthargie) tandis que le côté opposé reste cataleptique (hémi-catalepsie).

Nous avons assisté, autrefois, à la Salpêtrière, à l'expérience que voici :

Plusieurs hystériques étaient assises, côte à côte, sur un banc, dans la salle des conférences. Tout à coup et à l'improviste, un aide fit vibrer avec force derrière les jeunes filles un énorme diapason : subitement, toutes furent figées en catalepsie, debout, les bras contracturés et les jambes tendues, comme si elles avaient été arrêtées au moment où elles se disposaient à s'enfuir. Mais voici qu'en comprimant l'instrument, l'opérateur en arrête brusquement les vibrations, et tout aussi vite on voit les cataleptiques passer à la léthargie et retomber, inertes, sur le banc.

On peut arriver d'emblée à la léthargie, en restrei-
gnant à une durée presque imperceptible la période
de catalepsie : il suffit, pour cela, de prolonger un
peu la fixation du regard, ou l'action d'un objet
brillant.

On y parvient aussi par l'occlusion primitive, avec
compression légère des paupières, ou par la pression
avec un ou plusieurs doigts sur le sommet de la tête
ou *vertex*, comme aussi par la suggestion directe.

La léthargie peut cesser par le retour à l'état normal, que l'on obtient en soufflant légèrement sur les
yeux. Habituellement, le réveil est brusque ; quelquefois pourtant le sujet semble un peu ahuri pendant
quelques secondes ; il se frotte les yeux, paraît surpris
d'avoir dormi, et semble chercher à se rendre compte
de ce qui vient d'arriver. Il n'a, d'ailleurs, aucun souvenir de ce qui s'est passé pendant qu'il était en
léthargie.

Enfin une légère friction, ou même une simple pression du doigt sur le vertex, fait passer le léthargique
à l'état de somnambulisme, que nous allons étudier à
son tour. Mais auparavant, il importe de retenir que
les caractères spécifiques de la contracture léthargique
sont, comme on l'a vu : 1° la disposition à la contraction spasmodique des muscles, — à la *contracture,* en
un mot, — qu'on provoque par la pression sur les
nerfs appropriés ou par la malaxation profonde des
muscles ; 2° l'impossibilité de combattre ces contractures et de les faire disparaître autrement qu'en agissant sur les muscles antagonistes par les mêmes procédés qui ont servi à contracturer les muscles atteints ;
3° la disparition de tout phénomène moral, d'où s'ensuit l'absence de toute suggestion.

Ajoutons que les contractures sont susceptibles du
phénomène du *transfert,* c'est-à-dire que le bras droit
étant contracturé, par exemple, si l'on approche un
aimant du bras gauche, c'est sur ce dernier que se

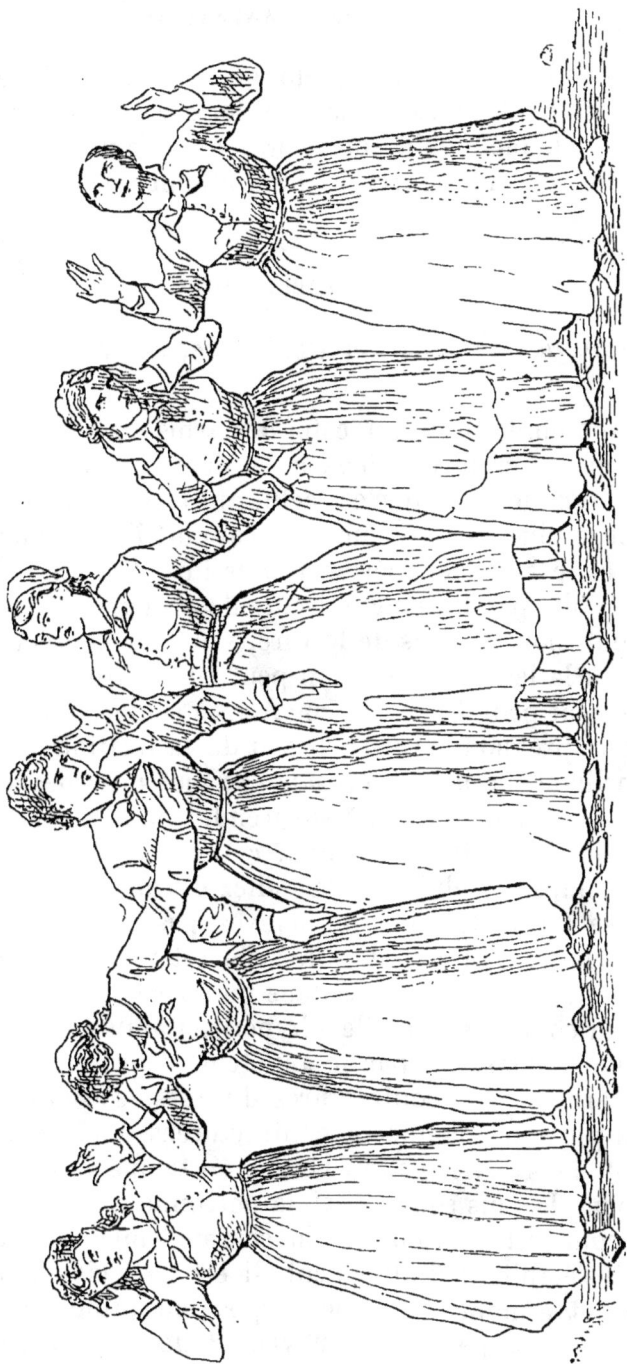

Jeunes filles mises simultanément en catalepsie, par les vibrations inopinées d'un diapason.

porte la contracture qui abandonne le bras primitivement atteint. Et, chose remarquable, c'est néanmoins
sur celui-ci, bien qu'il soit libre, qu'il faut souvent
agir pour décontracturer le bras atteint secondaire-
ment.

c. — SOMNAMBULISME

(de *somnus*, sommeil, et *ambulare*, se promener.)

Le somnambulisme est celui des trois états hypnotiques qui se prête le mieux à la démonstration des
effets magnétiques, car c'est celui qui met le plus aisément et le plus complètement en rapport l'expérimentateur et le sujet d'expérience. Aussi cet état est-il le
plus exploité par les magnétiseurs de profession.

Il peut, nous venons de le dire, s'obtenir consécuti-
vement à la léthargie, mais il peut aussi être obtenu
comme état primitif par la suggestion seule ou aidée,
soit de la pression du vertex, soit de la fixation d'un
objet brillant, ou même des *passes* : tous procédés qui
reviennent, en définitive, à surprendre ou à lasser, en
l'énervant, l'attention du sujet. « Dormez, dit-on, en
même temps, à celui-ci; vous allez dormir, vos paupières se ferment, vous ne pouvez pas les ouvrir ;
vous dormez ! » Et de fait, si le sujet est hypnotisable,
on le voit, d'abord, tomber dans une sorte de somnolence, au cours de laquelle l'hyperexcitabilité neuro-
musculaire, constatée par le tapotement des poignets
qui détermine des contractures diverses, s'accuse de
plus en plus ; les paupières, contracturées, à leur tour,
refusent de s'ouvrir, et au bout d'un temps variable,
fort court le plus souvent, si la personne qu'il s'agit
d'endormir est coutumière du sommeil magnétique,
celui-ci s'établit définitivement. Il est précédé, d'ordinaire, et annoncé par une inspiration profonde et
suspirieuse, ou par un bruit venant de la gorge, et

parfois semblable à celui que fait un chat sur la patte duquel on marche inopinément.

Les sujets exercés, ceux qui ont été souvent soumis à l'expérimentation hypnotique, entrent en somnambulisme à la moindre injonction. Quelques-unes des hystéro-épileptiques de la Salpêtrière sont dans ce cas : Il suffit de les faire asseoir brusquement, en les saisissant par le bras et en leur intimant l'ordre de dormir, pour qu'aussitôt le sommeil se produise chez elles. Blanche Wit..., l'une des plus célèbres, et dont l'image se trouve souvent reproduite avec les attitudes les plus diverses, dans l'*iconographie photographique* de la Salpêtrière, est remarquable sous ce rapport. Cette fille, que nous avons eu occasion de voir dans le service de M. Dumontpallier, entre en somnambulisme dès qu'on lui abaisse les paupières.

Le sommeil une fois produit, n'importe par quel procédé, le somnambule, au premier abord, surtout s'il a les yeux fermés, ressemble beaucoup au léthargique. Il a, comme celui-ci, la tête inclinée, les bras pendants, mais toutefois moins relâchés, moins flasques, et incapables de conserver longtemps l'attitude donnée, comme dans la catalepsie.

Le somnambule a l'air de dormir véritablement, tant qu'on le laisse en repos, quoique ce sommeil s'accompagne d'un clignotement plus ou moins accusé des paupières et qu'il y ait toujours un certain degré de contracture généralisée, dont témoigne une inclinaison prononcée ou renversement de la tête en arrière. Mais si on adresse la parole à ce singulier dormeur, il répond, redresse la tête, se lève, marche, si on lui en donne l'ordre, et accomplit tout ce qu'on lui commande.

De même que dans les deux états précédemment décrits, l'insensibilité à la douleur, dans celui-ci, est complète, et se prête à toutes les démonstrations que nous avons énumérées.

L'excitabilité neuro-musculaire qui fait, on le sait, défaut dans la catalepsie, se trouve ici plus vive encore que dans la léthargie. Dans celle-ci, la contracture ne s'obtient que par la malaxation des muscles, ou la pression énergique sur les nerfs accessibles et isolables; dans le somnambulisme, un frôlement léger, la simple excitation de la peau à l'aide de la main faisant office d'éventail, et sans qu'il s'établisse le moindre contact, suffisent pour mettre les muscles sous-jacents en contracture. Mais, et — c'est encore un caractère distinctif de l'état que nous décrivons, — cette contracture n'est pas justiciable, comme celle de la léthargie, de l'excitation des muscles antagonistes : Il faut, dans le somnambulisme, agir sur les muscles contracturés eux-mêmes, et par les mêmes moyens de douceur qui ont provoqué la contracture. Ici, comme l'a dit M. Dumontpallier, l'un des maîtres en la matière, *l'agent qui fait, défait.*

Une autre particularité frappante chez le somnambule, c'est l'augmentation incroyable de sa force musculaire. On est surpris de voir parfois une femme grêle et anémiée déployer une vigueur extraordinaire et qu'on ne lui soupçonnait pas, dès qu'il s'agit de vaincre un obstacle s'opposant à l'exécution d'un ordre donné. On peut la voir, alors, repousser, avec une irrésistible énergie, des hommes vigoureux placés sur son passage, s'ils tentent de lui résister.

Les sens spéciaux, la vue, l'ouïe et l'odorat surtout, acquièrent une acuité extraordinaire.

Il suffit, au somnambule, d'un écartement imperceptible des paupières, pour lire les caractères les plus fins et distinguer des objets qui échappent aux regards de tout l'entourage. M. le docteur Bottey [1] rapporte, à ce sujet, l'expérience suivante qu'il a maintes fois répétée et qui est, du reste, entrée depuis longtemps

1. Le *Magnétisme animal*, etc.

dans la pratique courante des expérimentateurs :
« On prépare plusieurs petits carrés de papier blanc,
huit ou dix, par exemple, et l'on marque l'un d'eux
à l'aide d'un signe imperceptible, seul reconnaissable
pour l'expérimentateur. On donne ce carré au sujet,
en lui suggérant que c'est une photographie, et on le
mélange, ensuite, avec les autres morceaux de papier ;
malgré tout ce qu'on pourra faire pour dérouter le
somnambule, celui-ci saura toujours distinguer le
premier, ou portrait imaginaire, des autres. Ce fait ne
peut s'expliquer que par une excitabilité de la vue,
telle que le sujet reconnaîtra certains défauts du papier
absolument inappréciables pour un œil normal et
qui, pour lui, deviendront des points de repère facilement reconnaissables. »

Le sens de l'ouïe est également surexcité. Le somnambule perçoit le tic-tac d'une montre à deux ou
trois mètres de distance. Dans une conférence faite, il y
a deux ans, au cercle Saint-Simon, M. le docteur Brémaud (de Brest) a raconté l'histoire d'un somnambule
qui, de son cabinet, à travers les vitres fermées, entendait parfaitement un dialogue à voix basse qui
avait lieu, de l'autre côté de la rue, entre une femme
et un ouvrier du port.

Il est vrai qu'il faut ici tenir compte des dispositions individuelles, et nous connaissons des personnes qui, à l'état normal, possèdent une acuité auditive assez comparable à celle du somnambule de
M. Brémaud.

La sensibilité olfactive est susceptible de la même
exagération. M. Bottey a fait reconnaître à certains
sujets les odeurs de plusieurs parfums, rien qu'en leur
donnant à flairer une feuille de papier qu'il avait
exposée, pendant moins d'une seconde, au-dessus du
flacon.

De leur côté, les facultés cérébrales sont le plus souvent singulièrement activées, et il semble que l'intelli-

gence se soit accrue chez le somnambule. C'est là une
particularité incontestable chez certains sujets, mais
dont on a étrangement exagéré la portée, de manière
à la faire servir à d'incessantes mystifications. C'est
elle que les magnétiseurs sur tréteaux exploitent abu-
sivement sous le nom troublant de *lucidité*, bien que
celle-ci, chez les sujets les mieux doués, ne dépasse
pas, après tout, d'une façon démesurée, le niveau fondamental de la clairvoyance propre à ces sujets. Le
somnambule, en effet, si aiguisé que soit son esprit,
n'atteint jamais, — comme on voudrait le faire croire
aux naïfs, — à la faculté de déplacer ses sens, de lire
par le dos ou par l'estomac, de deviner le passé, de
prévoir l'avenir, de retrouver un objet perdu, et
encore moins de découvrir le remède qui guérit. Qu'on
cite donc quelqu'un ayant fait des séries de coups de
bourse heureux, sur les indications d'un somnambule?
Si cette éventualité était susceptible de se réaliser, les
exploiteurs de sujets lucides se hâteraient assurément
d'en profiter pour faire fortune.

Il faut donc que la crédulité du public, qui est si
enclin à donner créance à ces prétendus miracles
qu'on se raconte en frissonnant, en prenne définitivement son parti : il n'y a, dans tout cela, qu'illusion,
hasard ou supercherie intéressée.

Tous ces faits de lucidité prétendue ne dépassent,
d'ailleurs, pas ceux qu'on a pu observer dans le somnambulisme naturel, au cours duquel les exemples
abondent de savants qui ont résolu des problèmes,
d'écoliers qui ont rédigé leurs devoirs et d'ouvriers
qui ont accompli leur tâche avec une supériorité qu'ils
étaient loin d'avoir à l'état de veille.

Au reste, les faits extraordinaires, tant du somnambulisme naturel que du somnambulisme provoqué,
s'expliqueraient peut-être par l'hyperacuité de la mémoire, qu'on constate chez les somnambules. On peut,
en effet, si l'on interroge ceux-ci, leur faire raconter,

sur leur existence, des détails dont ils n'ont pas le moindre souvenir à l'état de veille. Il semble que les cellules cérébrales où s'emmagasinent les souvenirs et les pensées subissent, du fait de l'hypnose, une stimulation spéciale. Braïd, dans son livre déjà souvent mentionné, parle d'une femme qui, pendant l'état de somnambulisme, récitait, sans hésiter, de longs chapitres de la Bible hébraïque, alors qu'à l'état de veille elle ne savait pas un mot d'hébreu. On finit par découvrir qu'elle répétait simplement ce qu'elle avait entendu chez un ecclésiastique qu'elle avait servi dans sa jeunesse, et qui avait l'habitude de lire sa Bible à haute voix. M. Ch. Richet rapporte également le cas d'une femme qui chantait, dans l'état de somnambulisme, des airs entiers de l'*Africaine,* bien qu'elle n'eût entendu cet opéra qu'une seule fois, et qu'à l'état de veille elle fut incapable d'en chanter le moindre morceau.

Le fait suivant, relaté par M. Bottey, témoigne aussi d'une remarquable activité de la mémoire dans l'état hypnotique :

« On met sous les yeux du sujet (en somnambulisme) une série de feuilles de papier superposées, et on lui commande d'écrire sous la dictée. Lorsqu'il a écrit quelques lignes sur la première feuille, on la retire subitement : celui-ci continue sur la seconde feuille, sans remarquer l'enlèvement de la première. On lui enlève de même la seconde, puis la troisième et la quatrième lorsqu'une série de lignes a été écrite sur chacune de ces feuilles, à chaque fois le sujet reprenant son écriture au point exact où il en est resté sur la feuille précédente. Enfin, la quatrième feuille étant épuisée, on lui remet la cinquième entre les mains, en lui disant de relire à haute voix tout ce qu'il a écrit, et de ponctuer aux endroits nécessaires : c'est ce qu'il fait avec une exactitude et une régularité vraiment surprenantes, aucun mot n'étant omis, et chaque correction correspondant exactement aux points divers des quatre feuilles successivement enlevées. »

Dans tous ces faits singuliers, il va sans dire qu'il faut se méfier de la simulation et de la supercherie. L'état hypnotique, quel qu'il soit, augmente considérablement la suggestibilité du sujet et met ainsi ce dernier à la disposition de l'expérimentateur, au point qu'il obéit à celui-ci au moindre signe, au plus petit geste, à une imperceptible manifestation du désir ou de la volonté. N'oublions pas que l'hypnotisé a une telle hyperacuité des sens qu'il peut voir à travers un écartement insaisissable des paupières et entendre les bruits les moins distincts. Beaucoup de faits, qu'on serait tenté de rapporter à cette lucidité exceptionnelle sur laquelle tablent avec tant d'insistance les magnétiseurs de parade, s'expliquent par l'exaltation passagère des sens, de ceux de la vue et de l'ouïe, notamment.

« Un de mes somnambules, dit M. Bernheim [1], endormi en présence de M. Charpentier, imitait mes mouvements sans les voir, alors que je me plaçais derrière lui pour les faire. Je tournais les bras; au bout d'un certain temps il se mettait à les tourner aussi. Je remuais les pieds d'une certaine façon, au bout d'un certain temps, il se mettait à les remuer aussi, toutefois sans arriver à réaliser l'imitation parfaite. Y avait-il là quelque influence fluidique? je me le demandais; mais nous ne tardâmes pas à nous convaincre que notre somnambule entendait le mouvement de mes bras, celui de mes pieds, et que l'idée du mouvement à exécuter était transmise à son cerveau par le sens auditif; car si j'exécutais le mouvement sans bruit, de manière à éviter tout frottement de mes vêtements sur moi pendant cette opération, il restait immobile et me laissait seul me mouvementer. »

1. *La Suggestion*. 2ᵉ édition 1888.

Il y a des somnambules qui ont les yeux ouverts. Parfois ils ont alors le regard comme égaré; mais souvent aussi la physionomie n'est aucunement changée, et l'on pourrait se demander si l'on ne se trouve pas en présence de l'état de veille. Les symptômes sont, d'ailleurs, les mêmes que dans le somnambulisme yeux fermés. L'hyperesthésie des sens, l'insensibilité de la peau, les contractures par excitations superficielles, la facilité aux suggestions de l'expérimentateur se rencontrent dans les deux formes. Il y a pourtant quelques différences entre celles-ci. Dans l'une comme dans l'autre, il est très facile de se mettre en communication avec le sujet, qui entend tout ce qu'on lui dit, répond aux questions et exécute les ordres qu'on lui donne, lorsqu'ils viennent de la personne qui l'a hypnotisé, et même parfois de toutes celles qui l'entourent. L'hypnotisé est alors un véritable automate, à la merci du premier venu, et n'ayant ni initiative, ni conscience, ni volonté, d'une manière générale.

Dans le somnambulisme yeux fermés, le sujet ne sait ni où il se trouve, ni ce qu'il fait.

Dans le somnambulisme yeux ouverts, le sujet doit à cette particularité de recevoir, par le sens de la vue, les hallucinations les plus bizarres; il se croit tantôt dans une vaste salle brillamment illuminée, tantôt dans une forêt ombreuse, tantôt sur les bords d'une rivière, etc. Ces illusions varient selon les individus et tiennent peut-être à la différence de l'éducation, des habitudes ou des lieux qu'ils ont habités autrefois.

Le somnambule yeux fermés n'agit que lorsqu'on l'y pousse. Il se plaint souvent d'être fatigué, et, livré à lui-même, il tend à se reposer et retombe dans un état voisin de la catalepsie. Les yeux ouverts, il est, au contraire, animé d'une activité singulière et d'un besoin incessant de mouvement. Il se lève sans cesse, quand il n'est sous le coup d'aucune suggestion; il va, vient, met tous ses sens en jeu, et n'est pas sans opposer une certaine résistance aux injonctions qu'on lui donne. Nous avons vu, à la Salpêtrière, notamment, et chez M. Dumontpallier, des somnambules de cette catégorie discuter les ordres qu'on leur donnait, et ne se rendre qu'à la dernière extrémité et devant une injonction formelle.

M. Bottey, qui a bien étudié ce qui est propre à chacune de ces deux variétés de somnambulisme, cite le fait suivant, qui donne une excellente idée des illusions dont le somnambulisme yeux ouverts peut offrir le spectacle :

« Deux sujets, Marie G... et A. L... sont mises en somnambulisme et abandonnées à elles-mêmes. La première se croit aussitôt dans un parterre, car elle s'écrie spontanément : Ah ! Les belles fleurs ! et elle se baisse pour en cueillir et faire un bouquet. Pendant ce temps, L... se promène et croit marcher dans la boue, car elle relève sa robe comme une personne qui craint de se salir.

« A un moment donné les deux somnambules viennent à se rencontrer, un dialogue s'engage entre elles ; elles font connaissance réciproquement, et continuent leur promenade ensemble. Chemin faisant, elles arrivent sur le bord d'un ruisseau. L'une d'elles aperçoit un serpent et veut s'enfuir, mais sa compagne, beaucoup plus brave, s'avance, quoique en tremblant, vers le reptile, et l'écrase avec son pied. Tout en causant de choses et autres, et admirant les beaux arbres et les oiseaux, elles se plaignent d'être fatiguées et s'assoient sur l'herbe au bord du ruisseau ; M. G..., y prend même un bain.

« A ce moment, l'un des assistants de cette petite scène s'avance vers les deux jeunes filles et veut leur parler. A. L... aussitôt a une illusion ; elle voit dans cette personne un gendarme qui vient leur dire qu'il est défendu de séjourner dans cette propriété où elles sont assises et qui les menace de leur faire un procès-verbal. Remplie de frayeur, ainsi que sa camarade, elle devient toute pâle, et toutes les deux se mettent à fuir et vont se blottir dans un coin de la salle. J'interviens alors, et m'avançant vers elles, je leur suggère que je suis le propriétaire de ces lieux ; je les rassure et les invite à venir se rafraîchir chez moi. Après l'ingestion de nombreuses liqueurs imaginaires, elles sont prises de sommeil, se couchent dans un hamac et s'endorment elles-mêmes dans un sommeil léthargique, d'où on les réveille ensuite en leur soufflant sur les yeux. »

L'oubli au réveil, et la suggestibilité complète sont, d'ailleurs, de règle dans les deux sortes de somnambulisme.

Nous traiterons à part, et avec les détails qu'elle comporte, la question majeure de la suggestion. Disons, pour le moment, que le réveil, qui peut se produire spontanément, au bout d'un temps qui peut être fort long et durer plusieurs jours et peut-être plusieurs mois, s'obtient généralement par un souffle léger sur les yeux. Il peut aussi se produire immédiatement, ou à un moment déterminé, par la suggestion. « Éveillez-vous ! dit-on au sujet, ou: « vous vous éveillerez dans tant de temps », et il en est fait comme on le prescrit.

On fait passer du somnambulisme yeux ouverts à celui où les yeux sont fermés, en fermant simplement les paupières, et inversement, en ouvrant celles-ci chez le somnambule yeux fermés, on le jette dans l'autre variété de sommeil magnétique.

On remarquera que le mot *sommeil*, et le nom *d'hypnotisme*, qui signifie également sommeil, sont, au fond, absolument impropres, puisque l'état qu'ils représentent diffère sensiblement du sommeil tel qu'on l'entend généralement.

Le mot de sommeil nerveux, et même celui de sommeil magnétique — magnétisme, en somme, signifiant *attraction* — répondent mieux à la réalité des faits.

Ajoutons que les différences, toutes à l'avantage du somnambulisme les yeux ouverts, que nous avons signalées, d'après M. Bottey, ne se vérifient pas toujours ; chez Mme B..., sujet d'élite qui a servi aux nombreuses expériences de M. Pierre Janet (du Havre), les différences dans les deux variétés de somnambulisme s'accusaient d'une manière presque diamétralement opposée à celle qu'a décrite M. Bottey. Les yeux fermés, Mme B... avait la conscience, l'intelligence et la volonté à peu près aussi complètes qu'à l'état de veille. Elle pouvait soutenir une conversation avec une personne quelconque, comprenait tout, et gardait un souvenir net de tout ce qui se passait, tant pendant son somnambulisme que pendant l'état de veille.

Elle avait sa volonté et ses caprices : elle résistait aux suggestions et n'obéissait à l'ordre de se lever et de marcher que lorsqu'elle le voulait bien. Elle agissait, en un mot, non comme une masse inerte et docile, mais comme une personne intelligente et raisonnable.

Ouvrait-on les yeux du sujet, la modification qui s'ensuivait était frappante : L'intelligence avait disparu ; on n'obtenait, pour réponse aux questions, que quelques mots toujours les mêmes. Bientôt, même, Mme B... tombait dans un mutisme complet, et n'avait plus de volonté ; toutes les hallucinations devenaient possibles, tous les commandements étaient exécutés. « Voilà un mouton ! » lui disait-on ; aussitôt elle l'apercevait, l'entendait bêler, imitait son cri et caressait sa toison, qu'elle sentait sous la main.

On avait remarqué que pendant le sommeil somnambulique une pièce d'or appliquée sur le front amenait une contracture générale : une pièce d'or imaginaire, dès qu'on affirme au sujet qu'elle est appliquée, produit la même contracture. L'ongle du pouce est hyperesthésié au point qu'il suffit de le frapper légèrement pour déterminer de petites convulsions et des contractures ; un coup de bec donné sur cet ongle, par un oiseau supposé, amène les mêmes résultats.

Dans cet état — yeux ouverts — les mouvements commencés continuent à se produire automatiquement pendant quelques instants, et le visage prend momentanément l'expression qui leur correspond. Aussi M. P. Janet incline-t-il à dénommer l'état en question *somnambulisme cataleptique*, dans la nomenclature qu'il propose.

C'en est assez pour prouver que les distinctions admises souffrent de nombreuses exceptions.

Au demeurant, il est utile de remarquer qu'il y a des somnambules qui sont complètement sous la domination de leur hypnotiseur, auquel seul ils obéissent, repoussant impitoyablement toute autre personne qui leur adresse la parole et s'efforce de les toucher où de leur donner des idées. Ce sont des *électifs*, selon le mot en usage.

D'autres, au contraire, sont calmes, paisibles ; ils causent avec tout le monde, et reproduisent, au gré de la personne qui leur parle, les phénomènes de contracture et de paralysie dont ils ont l'habitude : ce sont les *indifférents*.

On admet généralement que les procédés employés pour produire l'hypnose entrent pour une part très grande, sinon exclusive, dans cette diversité des effets obtenus. Lorsque la pression du vertex est faite avec le doigt, il s'ensuit, selon Binet et Féré [1], le *Somnambulisme électif*.

Lorsque cette pression est faite par l'intermédiaire d'un objet inanimé, crayon, couteau à papier, etc. On a le *somnambulisme indifférent*.

Les passes produisent aussi le somnambulisme électif. La suggestion agit dans le même sens. Si pendant le somnambulisme passif ou indifférent, une per-

1. *Le magnétisme animal.* Paris 1887.

9.

sonne touche à une partie quelconque du corps du
sujet, celui-ci présente aussitôt de l'électivité pour
cette personne. Bref, la personnalité de l'opérateur
jouerait, selon l'idée des anciens magnétiseurs, un rôle
en cette affaire. Quant à nous, nous pensons qu'il
s'agit simplement ici du caractère propre à chaque
somnambule, dont la personnalité ne s'efface jamais
entièrement et imprime son cachet aux manifestations
et aux réactions hypnotiques en cause. Nous répéte-
rons, encore une fois, que le fait incontestable qu'un
hypnotique peut s'endormir lui-même, suffit pour éloigner l'idée d'une action personnelle de l'opérateur.
L'utilité, encore douteuse, du contact, ne serait pas,
fut-elle réelle, un argument contre cette manière de
voir ; elle impliquerait seulement une sorte d'électivité
instinctive du sujet pour l'opérateur, électivité qui se
rencontre à chaque instant dans la vie réelle, entre
personnes n'ayant aucun rapport hypnotique.

Tout le monde peut, et c'est l'avis de M. Dumontpallier, entre autres, provoquer l'hypnose chez un sujet
hypnotisable, de même que tout le monde peut scier
un morceau de bois. Mais dans l'un comme dans
l'autre cas, tout le monde ne réussit pas également
bien. Les personnes naturellement adroites, celles qui
se sont perfectionnées par l'usage, par la répétion fréquente des mêmes manœuvres, celles-là font néces-
sairement mieux que les individus novices et inexpé-
rimentés. Pour hypnotiser, d'ailleurs, il faut certaines
qualités de conviction, de volonté, de persévérance et
de patience qui sont assez rares. C'est, pensons-nous,
dans ce sens restreint qu'il faut entendre l'influence de
l'opérateur. Au fond, la grande affaire, le nœud de
la question, c'est l'aptitude du sujet à être influencé,
comme nous le verrons en son lieu et place.

Il est pourtant inadmissible que l'électivité qu'on
rencontre si souvent entre personnes d'un sexe différent, et qui les pousse l'une vers l'autre, ne doive pas

être prise jusqu'à un certain point en considération et n'ait pas sa part dans la production de l'hypnose. Il est avéré, en effet, et facile à comprendre, que la plupart des sujets préfèrent être hypnotisés par un opérateur plutôt que par un autre. Dans ces conditions, le *contact* passe, comme moyen d'action, à un rang élevé, « car, comme le remarque M. Bain[1] le contact, le plaisir de l'embrassement, est le commencement et la fin de toutes les émotions tendres. »

Voici, à ce sujet, une expérience curieuse de M. Richer[2] qui témoigne en faveur de l'action du contact :

« Pendant que la malade est plongée dans le somnambulisme par friction du vertex, au moyen d'un objet quelconque, deux observateurs se présentent qui, sans résistance aucune de sa part, s'emparent chacun d'une de ses mains. Que va-t-il se passer ? Bientôt la malade, de chaque main, presse celle de chacun des observateurs et ne veut pas les abandonner. L'état spécial d'attraction existe à la fois pour les deux ; mais la malade se trouve en quelque sorte divisée par moitié. Chacun des observateurs ne possède la sympathie que d'une moitié de la malade, et celle-ci oppose la même résistance à l'observateur de gauche lorsqu'il veut saisir la main droite, qu'à l'observateur de droite lorsqu'il veut saisir la main gauche. »

RÉCAPITULATION ET APPRÉCIATION DES TROIS ÉTATS

La description si parfaitement systématisée des trois états magnétiques a le mérite d'être on ne peut plus claire et méthodique.

1. *Revue philosophique,* 1884.
2. *Études cliniques sur la grande hystérie,* Paris, 1885.

La catalepsie est essentiellement caractérisée par la faculté que possède le sujet, qui présente cet état, de pouvoir, presque indéfiniment, et sans fatigue apparente, conserver l'attitude qu'on lui a donnée; de plus, les mouvements communiqués continuent sans cesse, jusqu'à ce qu'on remette les membres au repos ou qu'on leur imprime d'autres mouvements. Des suggestions peuvent être faites par la vue, comme par le sens musculaire, et le sujet imite, avec une fidélité ponctuelle, les gestes effectués devant lui. Il entend ce qu'on lui dit et obéit, mais très lentement, aux ordres qu'on lui donne. On peut lui suggérer, par la position imprimée aux membres, des attitudes qui correspondent à celle-ci, et par l'excitation des muscles *expressifs,* de ceux qui se contractent pour exprimer le rire, la colère ou le dédain, par exemple, provoquer la mise en action corrélative des membres. On peut agir aussi par le toucher : quand on met, notamment entre les mains du sujet un objet dont il connaît l'usage, un soufflet ou une aiguille entre autres, on arrive à le faire souffler ou coudre sans relâche : c'est un automate sans égal.

En revanche, il est soustrait aux contractures provoquées, et les réflexes sont abolis, ou du moins très notablement affaiblis, en même temps qu'il y a insensibilité complète des téguments à la douleur.

Ce qui distingue la léthargie, c'est, au contraire, le phénomène déjà décrit de l'hyperexcitabilité neuro-musculaire qu'on provoque, celle des muscles, par la malaxation profonde de ceux-ci, celle des nerfs, par la compression. La contracture qui en résulte doit être combattue par des actions semblables, exercées sur les muscles et les nerfs antagonistes.

Dans l'état somnambulique, enfin, la contracture est produite par une excitation superficielle de la peau et combattue par le même moyen, appliqué sur place, c'est-à-dire sur les muscles contracturés eux-mêmes.

Mais ces lois, qui se vérifient sur les cas types offerts par les hystéro-épileptiques de la Salpêtrière, n'ont pas réuni tous les suffrages. Elles sont niées intégralement par l'école de Nancy tout entière, qui n'admet, d'ailleurs, point les trois états classiques, et ne reconnaît, comme nous le verrons, que des degrés divers dans l'hypnotisme. De plus, M. Dumontpallier et ses élèves, MM. Magnin et Bérillon, bien que leurs expériences aient été faites sur des hystériques, contestent que les cataleptiques soient incapables de contacture, ce que nie également M. Bottey, au moins pour les sujets sains qu'il a étudiés, ainsi que pour les hystériques qu'il a pu observer en grand nombre à la Salpêtrière même. Tous ces auteurs, et bien d'autres non moins expérimentés et compétents, admettent la présence constante des contractures, par excitation tant profonde que superficielle, dans les trois états hypnotiques.

Les caractères distinctifs assignés par l'école de Charcot aux trois états ne sont donc pas absolus. Les trois états eux-mêmes sont déclarés insuffisants, même par ceux qui en reconnaissent l'existence pour certains cas types. M. Bottey, lui, range les sujets hypnotisables en trois groupes.

Dans le premier, on note la série complète : catalepsie, léthargie et somnambulisme.

Dans le second, on n'obtient que la léthargie et le somnambulisme.

Dans le troisième, on n'a que le somnambulisme seulement.

D'autre part, M. Pierre Janet, dans un mémoire publié par la *Revue Scientifique* (n° du 8 mars 1886), et qui dénote une connaissance approfondie du sujet, admet la classification suivante :

1° Catalepsie ; 2° catalepsie léthargique ; 3° catalepsie somnambulique ; 4° léthargie cataleptique ; 5° léthargie ; 6° léthargie somnambulique ; 7° somnambulisme ;

8° somnambulisme cataleptique; 9° somnambulisme léthargique.

Cette nomenclature, dans le détail de laquelle le plan de cette ouvrage nous interdit d'entrer, suffit à indiquer les nuances sur lesquelles elle se fonde.

Enfin les partisans des trois états, comme MM. Dumontpallier et ses élèves, n'hésitent pas à admettre des états mixtes, intermédiaires entre les trois états fondamentaux. Pour ces observateurs, l'hypnotisme doit être regardé comme une névrose expérimentale à plusieurs degrés, et susceptible de variations dues soit au procédé employé, soit aux dispositions congénitales ou accidentelles du sujet d'expérience.

Inutile, pensons-nous, de pousser plus loin cette analyse des objections faites à la doctrine de la Salpêtrière. Il est bien évident que celle-ci a eu surtout pour objectif de tracer un grand cadre dans lequel les phénomènes variés de l'hypnose viennent se ranger méthodiquement. La conception qui en est résultée n'est, sans doute, pas à l'abri de toute critique, mais cette conception n'en a pas moins le grand mérite d'offrir à toutes les opinions une base sûre, un point de départ fixe pour la discussion.

Au fond, et s'il nous est permis de donner notre opinion personnelle, nous dirons que toutes ces classifications ont une importance physiologique bien inférieure à leur importance taxinomique. Dans l'état hystéro-épileptique, les trois états caractéristiques sont incontestables, mais n'en sont pas moins, dans le détail des manifestations distinctives, sous l'influence toute puissante de l'éducation.

Chaque expérimentateur a des sujets façonnés à sa guise, et qui diffèrent de ceux qui ont été dressés par un autre. Nous pensons avec M. Richet, — *Revue Scientifique*, n° du 12 juin 1886 — qu'étant donné un individu sensible à l'hypnotisme, mais qui n'a pas encore été hypnotisé, on peut, par *l'éducation magné-*

tique, développer chez lui les phénomènes dans le sens
que l'on veut. « Veut-on avoir trois états? on en obser-
vera trois, pourvu qu'on ait soin d'insister. Veut-on
avoir des contractures? on aura des contractures; des
hallucinations? on aura des hallucinations. Le tout
sera d'y mettre quelque patience, et même beaucoup de
patience. »

Nous ajouterons que chez un sujet vierge de toute
manœuvre antérieure, et si hypnotisable qu'il puisse
être, on n'arrive jamais ou, tout au moins, presque
jamais à produire d'emblée les manifestations de l'hyperexcitabilité neuro-musculaire, soit les griffes diverses, par exemple. Ainsi que nous l'avons maintes
fois constaté en pareil cas, vous aurez beau presser sur
les nerfs ou tapoter sur les tendons : vous n'obtiendrez
rien. Mais si en même temps que vous comprimez le
nerf, vous fléchissez les doigts ou le membre, vous
arriverez à vous faire comprendre du sujet, qui alors
s'empressera de vous obéir. Par contre, s'il a déjà vu
des expériences, s'il sait d'avance ce que vous attendez
de lui, s'il a bénéficié de l'exemple et de l'enseignement mutuel qui en résulte, vous réussirez du
premier coup, mais ce sera toujours là un succès d'éducation.

Voilà sans doute la raison des divergences qui sépa-
rent les observateurs, et ce qui donne la mesure fondamentale des diverses classifications qui ne sont, au
fond, que des moyens d'étude. Mais ces moyens sont,
sans contredit, très utiles, qu'on partage ou qu'on
rejette la conception formulée par M. Charcot ; et la
meilleure preuve, c'est que toute la discussion scientifique de l'hypnose repose sur les principes posés par
le maître de la Salpêtrière.

Avant d'aller plus loin et d'aborder la question des
suggestions, celle des états mixtes et le problème compliqué des applications pratiques du magnétisme, il
nous faut comparer les trois états à ceux que le cadre

normal de la pathologie nous offre sous les mêmes noms et avec une phénoménisation identique, à la différence près que ces derniers états se développent spontanément et en dehors de toute provocation artificielle.

CHAPITRE IX

Les analogues des trois états magnétiques se rencontrent spontanément dans le cadre de la pathologie
humaine, où il importe de les suivre pour les comparer à ceux que nous venons de décrire ; ils se rencontrent surtout dans les anomalies du sommeil
naturel.

Remarquons, tout d'abord, que si nous savons bien
ce que c'est que dormir, et que si tout le monde s'entend sur l'expression du mot sommeil, nous ne connaissons guère, au fond, la cause qui produit ce dernier à l'état naturel. Sans doute, nous n'ignorons pas
qu'il succède à la fatigue, et qu'il sert à réparer nos
forces épuisées ; mais les physiologistes ne sont pas

d'accord sur la question de décider s'il y a anémie ou congestion du cerveau. Ce dernier, pourtant, est évidemment l'organe essentiel, dans l'espèce, celui dont le fonctionnement, chez le dormeur, est le plus atteint, puisque l'encéphale est l'agent initial de la vie de relation, et que celle-ci est suspendue pendant le vrai sommeil.

Mais pourquoi le cerveau cesse-t-il de fonctionner?

La réponse n'est pas facile. Selon les uns, c'est parce qu'il manque de matières oxydables, dont il reconstitue l'approvisionnement pendant le sommeil, aux dépens du courant sanguin ralenti.

D'après d'autres, la fatigue nerveuse, cause du sommeil, serait due, au contraire, à l'accumulation, dans les cellules cérébrales, de matières toxiques provenant des déchets de la nutrition, et dont la présence empêcherait les échanges, les *processus* d'oxydation nécessaires au jeu de l'activité cérébrale.

Sans entrer dans la discussion compliquée de ces opinions diverses, nous nous bornerons à faire observer que les fonctions de la vie organique : respiration, circulation, digestion, ne subissent que peu de changements, et même à peine un peu de ralentissement pendant le sommeil. Les modifications portent surtout sur les fonctions de relation, comme nous l'avons dit plus haut. Les muscles volontaires sont au repos, la sensibilité générale devient obtuse et ne réagit qu'à une excitation un peu vive ; les sens sont également moins aiguisés.

Quant aux facultés cérébrales proprement dites, elles sont très inégalement modifiées. La volonté, le raisonnement et le jugement font presque entièrement défaut, mais la mémoire et l'imagination sont souvent très surexcitées. Qui n'a gardé le souvenir de rêves au cours desquels on a repassé, dans des détails infinis et depuis longtemps perdus de vue, tout ou partie de son existence, récité des pages oubliées pendant l'état de veille, fait des discours avec une facilité, ou résolu des problèmes avec une lucidité dont on n'est pas capable en temps ordinaire ? Au réveil, malheureusement, on n'a plus qu'un souvenir confus de ces rêves souvent si brillants, et c'est là un rapprochement qui s'impose avec l'amnésie qui succède, comme on sait, aux manifestations hypnotiques.

Mais parfois cette suractivité cérébrale fait place à une inertie voisine de l'anéantissement complet, qui peut aller, du sommeil profond et sans rêves, jusqu'au ralentissement des fontions organiques et à la mort apparente, constituant ainsi une véritable léthargie spontanée. Au degré le plus élevé de cet état singulier, la vie végétative ne s'accomplit plus que d'une façon obscure, les échanges nutritifs sont réduits au minimum. C'est ce qui arrive à certains hystériques, qu'on voit parfois dormir pendant des semaines et des mois, sans boire ni manger, et qui s'éveillent, un beau jour, sans avoir à peine maigri et n'éprouvent qu'un peu de lassitude.

Il peut arriver aussi que les fonctions cérébrales soient seules frappées de stupeur, tandis que les muscles, incapables de tout mouvement volontaire, acquièrent une tonicité telle qu'ils gardent indéfiniment les positions qu'on leur donne, revêtant ainsi le caractère prédominant de la catalepsie.

Il y a aussi des gens qui se lèvent, marchent, agissent et vaquent à leurs occupations habituelles, pendant leur sommeil : ce sont les *somnambules naturels*.

Étudions, avec le soin qu'ils méritent, ces divers états et voyons quelles particularités ils présentent lorsqu'ils se manifestent spontanément.

I

SOMNAMBULISME NATUREL

Et d'abord, le somnambulisme, qui a eu de tout temps le privilège de piquer vivement la curiosité publique et dont chacun sait que Shakespeare a tiré un si merveilleux parti, dans la fameuse scène où lady Macbeth endormie s'efforce de laver, sur sa main, la tache de sang que le meurtre de Duncan y a laissée et qu'elle voit dans son rêve :

Les personnes sujettes aux accès de somnambulisme sont, quand ceux-ci se déclarent, prises, au milieu d'un sommeil profond, d'une agitation d'abord légère et qui va s'accentuant. Après avoir poussé quelques soupirs et prononcé quelques paroles plus ou moins intelligibles, on voit le dormeur se lever, s'habiller et, comme poussé par une impulsion intérieure qui le domine, marcher et se diriger, dans la chambre et même au dehors, à travers les obstacles qu'il excelle à tourner ; il reconnaît merveilleusement les objets dont il a besoin, sait s'en servir à propos, enfiler des aiguilles et coudre, par exemple, ou bien écrire, feuilleter des dictionnaires, traduire des livres de langue étrangère : en un mot, accomplir les actes les plus minutieux, parfois avec infiniment plus d'adresse qu'il ne pourrait le faire s'il était éveillé. Si l'on s'approche, on constate que ses yeux sont fermés, ou, s'ils sont ouverts, que le regard est hagard et comme glacé. La physionomie est impassible ; ni les excitations cutanées, ni les piqûres, ni la brûlure même ou le chatouillement ne parviennent à la troubler. Le sujet est insensible à tout, il ne voit ni n'entend. Rien ne peut le distraire du rêve qui l'obsède évidemment tout entier.

Cherchez à l'interpeller, faites briller une lumière à ses yeux, il n'a pas l'air de s'en occuper. Les obstacles qu'on dresse sous ses pas, il les tourne avec une adresse extraordinaire. Essaye-t-on de l'arrêter de force ? il se défend avec une vigueur surprenante, et, après s'être dégagé, reprend son idée et poursuit ses occupations au point où il les avait laissées. Au bout d'un temps plus ou moins long, la crise est passée, et le sujet retourne à son lit où il s'endort paisiblement. Il s'éveille à son heure habituelle, se lève et ne conserve aucun souvenir de ce qui s'est passé.

Il semble que le somnambule ne perçoive, parmi les impressions extérieures, que celles qui se rapportent à l'objet de son rêve.

Le sens de la vue présente au plus haut degré cette dissociation fonctionnelle. Le somnambule, même les yeux ouverts, ne voit pas une lumière qu'on approche de lui. Une malade de M. Mesnet, qui était sujette à des accès de somnambulisme pendant lesquels elle essayait de se suicider, ne distinguait pas le gardien que le médecin avait chargé de la surveiller et qui la suivait partout. Le fait suivant, rapporté par Fodéré [1], et que nous reproduisons en entier, nous offre, sous ce rapport un exemple curieux d'obnubilation de la vue :

« Dom Dubaguet était d'une très bonne famille de Gascogne, et avait servi avec distinction ; il avait été vingt ans capitaine d'infanterie et était chevalier de Saint-Louis. Je n'ai connu personne d'une piété plus douce et d'une conversation plus aimable. Nous avions, me disait-il, à ..., où j'ai été prieur avant de venir à Pierre-Châtel, un religieux d'une humeur mélancolique, d'un caractère sombre et qui était connu pour être somnambule. Quelquefois, dans ses accès, il sortait de sa cellule et y rentrait seul ; d'autre fois, il s'égarait, et l'on était obligé de l'y reconduire. On avait

1. *Traité de médecine légale et d'hygiène publique,* Paris, 1813

consulté et fait quelques remèdes ; ensuite les rechutes
étant devenues plus rares, on avait cessé de s'en
occuper.

« Un soir que je ne m'étais point couché à l'heure
ordinaire, occupé à mon bureau à examiner quelques
papiers, j'entendis ouvrir la porte de mon appartement
dont je ne retirais presque jamais la clef, et bientôt je
vis entrer ce religieux dans un état absolu de somnambulisme. Il avait les yeux ouverts, mais fixes, n'était
vêtu que de la tunique avec laquelle il avait dû se coucher, et tenait un grand couteau à la main. Il alla
droit à mon lit, dont il connaissait la position, eut
l'air de vérifier, en tâtant avec la main, si je m'y trouvais effectivement ; après quoi, il frappa trois grands
coups tellement fournis, qu'après avoir percé les couvertures, la lame entra profondément dans le matelas,
ou plutôt dans la natte qui m'en tenait lieu.

« Lorsqu'il avait passé devant moi, il avait la figure
contractée et les sourcils froncés. Quand il eut frappé, il
se retourna, et j'observais que son visage était détendu
et qu'il y régnait un air de satisfaction. L'éclat des deux
lampes qui étaient sur mon bureau ne fit aucune impression sur ses yeux, et il s'en retourna comme il
était venu, ouvrant et fermant avec discrétion deux
portes qui conduisaient à ma cellule ; et bientôt je
m'assurais qu'il se retirait paisiblement dans la sienne.
Vous pouvez juger, continua le prieur, de l'état où je
me trouvais pendant cette terrible apparition ; je frémis
d'horreur à la vue du danger auquel je venais d'é-
chapper, et je remerciais la Providence. Mais mon émotion était telle, qu'il me fut impossible de fermer les
yeux le reste de la nuit.

« Le lendemain, je fis appeler le somnambule, et je lui
demandais avec affectation à quoi il avait rêvé la nuit
précédente. A cette question il se troubla. « Mon père,
me répondit-il, j'ai fait un rêve si étrange que j'ai
véritablement quelque peine à vous le découvrir ; c'est

peut-être l'œuvre du démon, et... » je vous l'ordonne, lui répliquais-je ; un rêve est toujours involontaire, ce n'est qu'une illusion. Parlez avec sincérité.

« Mon père, dit-il alors, à peine étais-je couché, que j'ai rêvé que vous aviez tué ma mère, que son ombre sanglante m'était apparue pour demander vengeance. A cette vue, j'ai été transporté d'une telle fureur, que j'ai couru comme un forcené à votre appartement, et vous y ayant trouvé, je vous ai poignardé. Puis, après, je me suis réveillé tout en sueur en détestant mon attentat, et bientôt j'ai béni Dieu qu'un si grand crime n'ait pas été commis... » il a été plus commis que vous ne pensez, lui dis-je avec un air sérieux et tranquille ». Alors je lui raconte ce qui s'était passé et je lui montrais la trace des coups qu'il avait cru m'adresser.

« A cette vue, il se jeta à mes pieds, tout en larmes, gémissant du malheur qui avait pensé arriver, et implorant telle pénitence que je croyais devoir lui infliger. Non, non, m'écriai-je, je ne vous punirai point d'un fait indépendant de votre volonté ; mais, désormais, je vous dispense d'assister aux offices de la nuit, et je vous préviens que votre cellule sera fermée au dehors après le repas du soir, et ne s'ouvrira que pour vous donner la facilité de venir à la messe de famille, qui se dit à la pointe du jour. »

Dans ce fait remarquable, la vue a été manifestement en défaut, puisque le religieux n'a pas distingué les deux lampes qui brûlaient sur la table de dom Dubaguet, ni reconnu l'absence de ce dernier dans le lit où il couchait d'habitude.

Il n'est pas rare, pourtant, que la vue, chez le somnambule, témoigne d'une acuité surprenante au point de pouvoir lire les heures d'un cadran à d'énormes distances que la vision ordinaire ne saurait franchir.

On ne sait guère comment se comportent l'odorat et

le goût, qui sont exclusivement subjectifs et paraissent fort obtus. On peut, par exemple, placer un flacon d'ammoniaque sous le nez du dormeur, sans que celui-ci en paraisse le moindrement affecté; mais qui sait si ce sens de l'odorat, comme aussi celui du goût, au cas où son intervention serait nécessaire à l'accomplissement des desseins poursuivis par le rêveur, ne manifesterait pas aussi un surcroît d'acuité?

Il y a exagération du tact, puisque l'individu peut reconnaître, en les touchant, les plus menus objets, et deviner les obstacles rien qu'à la plus grande résistance de l'air dans leur voisinage. Et cependant l'insensibilité, tant de la peau que des muqueuses, paraît complète. Le somnambule ne sent, en effet, ni la piqûre, ni la chaleur, ni le froid. On en a vu traverser à la nage des rivières en plein hiver, et se plonger sans hésiter dans l'eau glacée. On a, d'autre part, cité le fait d'une jeune fille — observé en 1833, par M. le docteur Moulinié, de Bordeaux — qui, descendue au bûcher pour couper du bois, se hacha, avec sa serpe, l'avant-bras et la main, jusqu'à ce que l'abondance de l'hémorrhagie la fit tomber en syncope.

Cette opposition entre l'acuité tactile et l'insensibilité générale, l'obnubilation partielle des sens, coïncidant, à l'occasion, avec leur hyperacuité éventuelle, tous ces phénomènes induisent à penser que le somnambule, absorbé par son idée fixe, devient étranger, de corps et d'esprit, à tout ce qui ne se rattache pas à l'objet de son rêve. Les sens sont, de ce chef, suspendus, mais non abolis. Ils existent en puissance telle que leur fonctionnement peut, au besoin, s'exécuter avec une précision et une finesse étonnantes.

La mémoire, l'imagination et le jugement semblent participer de l'état de dissociation qui se révèle dans les sens, mais comme l'oubli au réveil est de règle dans le somnambulisme et même dans le simple rêve, on manque ici d'informations précises et l'on est forcé de juger par induction. Les faits capables de nous éclairer sous ce rapport ne font pas défaut, d'ailleurs.

Un malade de M. Mesnet écrivait des lettres pendant ses accès de somnambulisme. On pouvait lui retirer successivement les feuilles sur lesquelles il écrivait, et ne paraissait pas s'apercevoir de la soustraction, continuant d'écrire sur celle qui restait devant lui ; sur le dernier feuillet, qui ne portait que sa signature, il relisait sa lettre entière, la corrigeait et la ponctuait sur cette page blanche absolument comme s'il avait eu sa copie sous les yeux : c'était la réalisation spontanée de l'expérience déjà citée de M. Bottey.

Certains somnambules accomplissent, nous l'avons indiqué, des besognes exigeant le concours simultané de la mémoire, du jugement, de l'imagination, et des diverses facultés de l'entendement. C'est par l'inspection de l'œuvre ainsi accomplie qu'on juge de la qualité des agents employés à l'exécuter. Or, souvent, l'œuvre est supérieure à ce que le sujet pourrait faire à l'état de veille. Les exemples de faits semblables existent dans la science et ne laissent pas de doute sur ce point.

Weinhole rapporte l'histoire d'un ecclésiastique qui, pendant son sommeil, composait des sermons excellents, qu'il relisait soigneusement pour en corriger le style et l'orthographe, et qu'il était toujours surpris de trouver, au réveil, sur sa table de travail.

M. H. Barth [1] a observé personnellement un élève de philosophie que ses camarades virent se lever la nuit, passer dans la salle d'études, composer une pièce de vers latins, et qui, le lendemain ignorait si bien ce qu'il avait fait, qu'il vint s'excuser près du professeur, en alléguant qu'il n'avait, faute de temps, pu accomplir sa tâche.

C'est une opinion généralement répandue parmi les

---

1. *Du Sommeil non naturel*. Paris, 1886.

gens du monde, que les somnambules, à quelque
manœuvre qu'ils se livrent, ne courent aucun danger,
aucun risque d'accident. C'est là une erreur trop
prouvée par des faits aujourd'hui bien connus. Hack
Tuke, un médecin anglais qui a publié, en 1884, les
résultats d'une vaste enquête qu'il avait entreprise au
sujet du somnambulisme naturel, rapporte l'histoire
d'une dame chez laquelle on avait déjà observé quelques accès de somnambulisme : « Une nuit, elle se leva
en déshabillé, alluma une chandelle et s'enfuit dans le
jardin. Son mari, étonné de ne plus la voir à ses côtés,
se leva vers trois heures du matin, s'en fut à sa recherche et la trouva inanimée au bas de l'escalier qui
conduisait à la cuisine. Elle avait à la tête une large
blessure qui saignait abondamment. Lorsqu'elle fût
revenue à elle, elle dit : « Je ne sais comment cela est
arrivé, je devais être endormie, et je serais tombée. » On
trouva une chandelle éteinte au bas de l'escalier ; d'ailleurs, le chandelier était encore dans sa main. »

Il n'est pas moins certain cependant, qu'on a vu
des somnambules marcher sur le rebord d'une fenêtre,
et même sur les gouttières le long d'un toit, sans
tomber, ce qui ne s'explique que par une exagération
singulière du sens musculaire, ou plutôt par une concentration telle de la pensée que celle-ci ne s'applique
qu'à l'entreprise en cours d'exécution. Le somnambule ne voit que la gouttière étroite sur laquelle il
s'avance, et voilà pourquoi il n'a pas le vertige et ne
commet aucun faux pas ; il ne voit et n'entend que ce
qui a trait au rêve qui le hante, et ses sens sont fermés
à toute autre impression. L'observation suivante, rapportée, d'après Sove, par M. Gilles de la Tourette, est
significative sous ce rapport :

« Un étudiant en pharmacie, nommé Castelli, sujet
à des accès de somnambulisme, fut un jour surpris au
moment où, étant dans cet état, il s'occupait à traduire de l'italien en français. Il cherchait les mots

dans le dictionnaire comme il eut pu le faire éveillé, et paraissait se servir d'une lumière placée auprès de lui. Ceux qui l'observaient éteignirent cette lumière, et aussitôt il parut se trouver dans l'obscurité, chercha en tâtonnant sa chandelle sur la table, et fut la rallumer à la cuisine. Or, au moment où il se croyait ainsi dans l'obscurité, il était réellement dans une chambre éclairée, mais éclairée par des chandelles différentes de celle qu'il avait allumée, et qui ne lui servaient de rien parce qu'il ne les savait pas là. »

L'oubli au réveil est de règle, ainsi qu'en offre un exemple l'observation suivante rapportée par M. Despine[1] :

« Un somnambule se dérobait chaque nuit une pièce d'or, qu'il déposait dans le même endroit. Voyant disparaître son or, il soupçonna sa fille, la seule personne qui habitait avec lui. Après lui avoir fait des remontrances réitérées et infructueuses, il la chassa de chez lui. Les pièces d'or continuèrent à disparaître. Une nuit, il se réveille ayant une vive douleur à la plante d'un de ses pieds ; il allume sa lampe, il voit qu'il est blessé et trouve un morceau de verre dans la blessure. Dès lors le mystère s'explique. Des fragments de verre cassé étaient sur la table : il y était donc monté pendant son sommeil? C'est de là qu'il déposait, sur une étagère, toutes ses pièces, qu'il retrouva. »

Ce fait prouve à la fois l'oubli au réveil et l'insensibilité à la douleur pendant le somnambulisme. Cet oubli, constaté le plus souvent, fait pourtant quelquefois défaut. Il manquait notamment, chez le moine de dom Dubaguet, qui se souvenait comme d'un mauvais rêve de la tentative d'assassinat qu'il avait commise sur le prieur. Le même fait se présente exceptionnellement dans quelques cas de somnambulisme provoqué, et surtout dans certaines formes de ce dernier état,

1. *Le Somnambulisme.* Paris, 1880.

formes que nous décrirons plus loin. La première malade observée par M. Azam, dont nous avons rapporté l'histoire, se souvenait de ce qui s'était passé pendant son sommeil hypnotique.

II

FORMES ET DEGRÉS DU SOMNAMBULISME SPONTANÉ

a). — Rêves hallucinatoires et noctambulisme

Le somnambulisme est loin de se présenter toujours sous la forme que nous venons d'exposer, et avec la même intensité. Il est évidemment influencé, sous ce double rapport, par les dispositions natives, héréditaires de l'individu et aussi par la tournure habituelle des idées de celui-ci ou, et c'est le cas le plus fréquent, par le souci continu des occupations professionnelles. Ce sont là, d'ailleurs, des circonstances qui agissent même sur les rêves du sommeil ordinaire, ceux-ci étant manifestement influencés par l'état de notre esprit au moment où nous nous couchons. A qui n'est-il pas arrivé de rêver la nuit de ce qui l'a préoccupé le jour?

La position dans le lit, la pression supportée anormalement par certains organes ou certaines parties de notre corps ont aussi leur part d'action.

Bien des personnes ne peuvent s'endormir sur le flanc gauche, qui est le côté du cœur, sans éprouver de pénibles cauchemars. Il semble, de plus, que les sens mal endormis nous transmettent des impressions énormément exagérées : un pli que le drap de lit forme autour de votre cou, vous paraît un garrot qui vous étrangle, ou vous fait songer à la guillotine, une épingle qui vous pique, à un coup d'épée, une couverture qui vous presse, à un poids de cinq cents livres, l'engourdissement d'un membre, à la perte de ce

membre ou à sa paralysie complète. Ce sont là des phénomènes bien étudiés sur lui-même par M. Alfred
Maury, dans son remarquable livre sur le *Sommeil et
les rêves*[1].

Dans ces conditions, où la raison engourdie ne contrôle plus l'apport des sens, l'incohérence la plus complète s'empare de nos idées. Il arrive, parfois, pendant
cette période de concentration vague qui prélude au
sommeil, que les choses les plus fantastiques nous semblent parvenues au point de revêtir les apparences
extérieures de la réalité, et constituent de véritables
hallucinations bien étudiées encore par M. Maury, qui
les appelle *hypnagogiques*.

« Mes hallucinations, dit-il, sont plus nombreuses et
surtout plus vives quand j'ai, ce qui est fréquent chez
moi, une disposition à la congestion cérébrale. Dès que
je souffre de céphalalgie, dès que j'éprouve des douleurs nerveuses dans les yeux, les oreilles, le nez, les
hallucinations m'assiègent, à peine la paupière close.
Lorsque dans la soirée, je me suis livré à un travail
opiniâtre, les hallucinations ne manquent jamais de
se présenter. Ayant passé deux jours consécutifs à traduire un long passage grec assez difficile, je vis, à
peine au lit, des images si multipliées, et qui se succédaient avec tant de promptitude, que, en proie à une
véritable frayeur, je me levais sur mon séant pour les
dissiper.

« Il n'est pas nécessaire que l'absence d'attention
soit de longue durée pour que l'hallucination hypnago-
gique se produise : Il suffit qu'elle ait lieu une seconde,
moins peut-être. C'est ce que j'ai souvent constaté par
moi-même. Je me couchais ; au bout de quelques minutes
mon attention, qui avait été jusques-là éveillée, se
retirait ; aussitôt les images s'offraient à mes yeux fermés. L'apparition de ces hallucinations me rappelait

. Paris, 1878.

10.

alors à moi, et je reprenais le cours de ma pensée, pour retomber bientôt dans de nouvelles visions, et cela plusieurs fois de suite jusqu'à ce que je fusse totalement endormi. Un jour, j'ai pu observer ces alternatives singulières. Je lisais à haute voix un voyage dans la Russie méridionale. A peine avais-je fini un alinéa, que je fermais les yeux instinctivement. Dans un de ces courts instants de somnolence, je vis hypnagogiquement, mais avec la rapidité de l'éclair, l'image d'un homme vêtu d'une robe brune et coiffé d'un capuchon comme un moine des tableaux de Zurbaran. Cette image me rappela aussitôt que j'avais fermé les yeux et cessé de lire ; je rouvris subitement les paupières, et je repris le cours de ma lecture. L'interruption fut si courte que la personne à laquelle je lisais ne s'en aperçut pas. »

Cette observation personnelle, excellemment prise et exprimée, nous donne une description on ne peut plus exacte de ce trouble singulier, qui, sans aller toutefois jusqu'à l'hallucination, s'empare de toute personne qui va s'endormir. Mais, sous ce rapport encore, le sommeil offre de nombreuses variations individuelles. Si les hallucinations hypnagogiques sont rares, les personnes qui s'endorment rapidement, dès que leur tête repose sur l'oreiller, ne sont pas plus communes. Le plus souvent, le sommeil est précédé d'une période plus ou moins longue, pendant laquelle la pensée reste indécise et flottante. Les idées se brouillent et s'accumulent ; des images, des sensations étrangères viennent se confondre avec celles qui occupent actuellement notre cerveau. Si on lisait, les lettres enjambent les unes sur les autres ; on ne peut plus suivre l'idée contenue dans les pages ouvertes sous les yeux. En un mot, on cesse d'être maître de son attention et l'on devient le jouet des actions réflexes qui s'exagèrent.

Le sommeil, une fois réalisé, offre aussi de nombreuses variétés. Tantôt il est calme, paisible, profond ;

tantôt, au contraire, il est agité et hanté par des rêves. Ceux-ci se traduisent, parfois, uniquement par des troubles à peine sensibles, comme l'accélération des mouvements respiratoires; mais, d'autres fois, ils s'accompagnent de gestes plus ou moins accentués et même de paroles émises à haute voix, et dénonçant l'objet des préoccupations qui obsèdent l'esprit du dormeur. Dans ces cas-là, il est même possible, en entrant dans l'ordre d'idées poursuivi par la personne endormie, de suivre avec celle-ci, qui répond aux questions qu'on lui adresse dans ce sens, et sans qu'elle s'éveille, une véritable conversation. Eh bien! ce sommeil loquace, qui peut d'un moment à l'autre passer à l'action et faire sortir le sujet de son lit, c'est une ébauche, un premier degré du somnambulisme, et ce que M. Barth appelle le *noctambulisme*.

Sous la pression du rêve qui l'absorbe, le noctambule peut se livrer aux actes les plus déplorables. Legrand du Saulle [1] a cité le cas d'un nommé Bernard Schedmaizig qui, rêvant de fantômes, prit sa hache, frappa avec fureur sans se réveiller et tua sa femme endormie à ses côtés. A. Maury a rapporté l'histoire d'une dame que son mari, rêvant d'incendie, voulut jeter par la fenêtre, et qui eut beaucoup de peine à se soustraire à ce sort funeste. Plus récemment, Yellowlees, un médecin anglais qui a publié, en 1878, une étude sur le *Somnambulisme et l'homicide*, a fait connaître le fait d'un homme de 28 ans, de souche névropathique, lequel, dans un accès de noctambulisme, rêvant d'une bête malfaisante, saisit son petit enfant endormi à côté de lui et le lança contre la muraille où il s'écrasa.

Supposons une intensité plus grande de l'impulsion inconsciente qui domine le noctambule, et celui-ci passera au somnambulisme, c'est-à-dire à la mise en

1. *Annales d'hygiène et de médecine légale,* janvier 1848.

œuvre, pendant le sommeil, des actes apparents de la vie réelle, comme dans les faits précipités.

Remarquons, avant d'aller plus loin, que personne n'échappe entièrement aux manifestations du noctambulisme ; c'est aux incitations de ce dernier qu'obéit l'homme endormi qui retire sa main quand on la pique, qui chasse une mouche posée sur son visage et répond inconsciemment à l'appel de son nom prononcé à haute voix.

Les noctambules se réveillent fréquemment d'eux-mêmes ou sur l'interpellation qui leur est faite avec une certaine force de cesser leur rêve délirant. Quand on en vient à les secouer un peu fortement, ils sortent de leur sommeil hanté, et, après avoir promené autour d'eux des yeux étonnés et hagards, ils reprennent conscience, en conservant le souvenir du rêve qui les oppressait; mais ce souvenir est très fugace et s'évanouit rapidement, d'habitude.

b.) — Somnambulisme proprement dit.

Cette forme supérieure, et déjà étudiée précédemment, de l'état que nous décrivons, bien que rattachée à la forme noctambulique par d'insensibles gradations, s'en différencie par la coordination plus parfaite des actes accomplis pendant l'accès et par l'*amnésie,* — oubli — à peu près constante au réveil.

Cherchons d'abord les mobiles qui font agir les somnambules.

Il est naturellement difficile de les connaître exactement, vu que ces mobiles sont absolument subjectifs et que l'absence de souvenir au réveil met le sujet qui les subit, dans l'impossibilité de les faire connaître. On en est réduit à les préjuger d'après la nature des actes accomplis sous leur impulsion. Quand on voit un sujet se livrer à ses occupations habituelles ou professionnelles, ce qui est le plus fréquent, on est en droit de croire qu'il a obéi à des suggestions provenant de celles-ci.

Un matelot observé par Bourgarel [1] se levait la nuit de son hamac, circulait sur le vaisseau, grimpait aux mâts et se livrait aux travaux ordinaires des gabiers.

Une jeune fille de 18 ans, vue par Claret, de Vannes [2], sortait de son lit après une heure de sommeil, s'habillait, disait ses prières, et, après avoir mangé une tartine de beurre, se mettait à coudre. Ses mouvements étaient précis et assurés, mais elle ne paraissait voir personne, bien qu'elle eût les yeux ouverts, et recherchait les coins obscurs, loin de la lumière. Elle ne répondait pas quand on l'interpellait, mais parfois elle parlait d'elle-même, et si, alors, on lui donnait la réplique, on pouvait engager avec elle une conversation sur la question qui la préoccupait. L'accès durait cinq à six heures, au bout desquelles la jeune fille se déshabillait, se remettait au lit et dormait paisiblement ; au réveil elle ne se souvenait de rien.

Nous tenons d'un joaillier digne de foi, qu'à l'époque où il était en apprentissage à Paris, il avait pour compagnon de chambre un ouvrier qui se levait parfois la nuit, sans s'éveiller, allumait sa lampe, et terminait très habilement l'ouvrage commencé la veille. Il se recouchait ensuite, et ne s'expliquait pas, à son réveil, comment et par qui sa besogne avait été faite.

En dehors des mobiles professionnels, pour ainsi dire, dont nous venons de donner des exemples, quelles peuvent être les incitations qui président à l'ecclosion des accès de somnambulisme ?

Indépendamment d'une prédisposition naturelle et maladive, mais indispensable, nous voyons les somnambules dominés par une idée fixe, qui, les ayant

---

1 *Union médicinale*, n° 6, 1861.
2. *Archives générales de médecine*, 1831.

préoccupés pendant la veille, hante encore leur cerveau pendant le sommeil. Le plus souvent, par suite de l'éclipse plus ou moins complète du raisonnement, il s'en suit une conception confuse, incohérente et bizarre, qui constitue d'habitude le *rêve* ; mais parfois, il semble que la raison acquiert une acuité, une pénétration, une justesse plus grandes, et l'on voit alors des artistes achever des œuvres remarquables, des orateurs écrire des discours, des savants résoudre des problèmes, mieux encore qu'ils n'auraient pu le faire en état de veille.

Il est des cas où les actes du somnambule se rapportent à un fait réel et précis de son existence. Une jeune fille citée par M. Paul Richer, et qui avait subi un attentat avec violence à la pudeur, reproduisait, pendant ses accès, avec une vérité et une précision déchirantes, les phases diverses de la lutte horrible qu'elle avait eue à soutenir.

c.) — Somnambulisme à l'état de veille.

Le somnambulisme peut aussi succéder à un traumatisme cérébral, mais il s'agit alors le plus ordinairement du somnambulisme *éveillé*, dont le fait suivant que nous empruntons en le résumant, à M. Mesnet[1], est un exemple frappant :

« Un homme de 27 ans, nommé F... reçut, à Sedan une balle qui lui fractura le pariétal gauche. Il s'ensuivit une hémiplégie gauche (une paralysie de la moitié du corps) qui dura une année et se dissipa ensuite presque complètement.

Emmené à Mayence, comme prisonnier de guerre,

---

1. *De l'automatisme de la mémoire et du souvenir dans le somnambulisme.* — Brochure in-18. Paris 1874.

cet homme présenta, dès lors, des troubles de l'intelligence, revenant par accès périodiques et caractérisés principalement par une obnubilation partielle des sens et par une activité cérébrale différente de celle de l'état de veille. C'étaient de véritables accès de somnambulisme spontané, qui ont persisté même après la guérison de l'hémiplégie, et n'ont cessé de se reproduire toujours semblables à eux-mêmes. Ils variaient seulement comme durée de la périodicité qui pouvait aller de quinze à trente jours, et comme longueur de l'accès, qui était de quinze à trente heures.

Au moment où M. Mesnet observa F... pour la première fois, la vie de cet homme se partageait, depuis quatre ans, en deux phases distinctes : l'une normale, l'autre pathologique.

Dans son état ordinaire, F... est intelligent, serviable et bon. Sa santé est passable, bien que, depuis quatre ou cinq mois, il soit syphilitique.

Quant à l'état pathologique, nous en empruntons la description textuelle à M. Mesnet.

« La transition de l'état normal à l'état pathologique se fait en un instant et d'une manière insensible. Les sens se ferment aux relations du dehors ; le monde extérieur cesse d'exister pour lui ; il ne vit plus que de sa vie exclusivement personnelle ; il n'agit plus qu'avec ses propres excitations, qu'avec le mouvement automatique de son cerveau. Bien qu'il ne reçoive plus rien du dehors et que sa personnalité soit complètement isolée du milieu dans lequel il est placé, on le voit aller venir, faire, agir, comme s'il avait ses sens et son intelligence en plein exercice ; à tel point qu'une personne non prévenue de son état, le croiserait dans sa promenade, se rencontrerait sur son passage, sans se douter des singuliers phénomènes que présente ce malade.

« Sa démarche est facile, son attitude calme, sa physionomie paisible ; il a les yeux largement ouverts,

la pupille dilatée, le front et les sourcils contractés
avec un mouvement incessant de nystagmus (clignotement spasmodique et continu des paupières), accu-
sant un état de malaise, de souffrance vers la tête, et
un mâchonnement continu. S'il marche, se promène
dans le milieu qu'il habite et dont il connaît les dispositions locales, il agit avec toute la liberté d'allures
qu'il a dans sa vie habituelle ; mais si on le place dans
un milieu dont il ne connaît pas les êtres, si on se plaît
à lui barrer le passage en lui créant des obstacles, il
heurte légèrement chaque chose, s'arrête au moindre
contact, et, promenant les mains sur l'objet, il en
cherche les contours et les trouve facilement. Il n'offre
aucune résistance aux mouvements qu'on lui imprime ;
soit qu'on l'arrête, soit qu'on le fasse changer de direction, soit qu'on précipite sa marche, soit qu'on la ra-
lentisse, il se laisse diriger comme un automate et
continue son mouvement dans la direction qu'on a
voulu lui donner. Pendant toute la durée de ces crises
les fonctions instinctives et les appétits s'accomplissent
comme à l'état de santé : il boit, il mange, il fume, se
promène le jour, se déshabille le soir, se couche aux
heures où il a l'habitude de le faire. »

Tous ces actes, d'après M. Mesnet, s'accomplissent
automatiquement, et comme le résultat des habitudes
de la veille continuées pendant le sommeil. Le malade
mangeait avec gloutonnerie, sans discernement, mâ-
chant à peine les aliments, avalant tout ce qu'il avait
sous la main, sans arriver jamais à la satiété. Il buvait
tout ce qu'on lui présentait : vin, vin de quinquina,
eau, assa-fœtida, sans paraître s'en apercevoir, sans
témoigner d'aucune impression agréable, pénible ou
indifférente.

« L'examen de la sensibilité générale et de la sensibilité spéciale des organes des sens, accuse une perturbation profonde. La sensibilité générale de la peau,
des muscles, est absolument éteinte ; on peut piquer

impunément la peau des différentes parties du corps,
aux mains, aux bras, aux pieds, aux jambes, à la poitrine, à la face. Le malade n'éprouve également aucune
sensation, si, prenant une épingle ou une broche, on
traverse le derme et l'on pénètre dans la profondeur
des muscles. Il en est de même des expériences faites
avec une forte pile électrique : le malade est insensible
à l'action des plus forts courants portés sur les bras, la
poitrine, la face, bien que l'excitation électrique se
révèle par la saillie et la contraction la plus énergique
des muscles. La sensibilité générale est donc réduite à
néant, la sensibilité musculaire est conservée.

« *Ouïe* complètement fermée. Il ne reçoit aucune
impression des bruits qui se font autour de lui. Le
conduit auditif est, dans toute sa profondeur, insensible
aux chatouillements et aux piqûres.

« Le *goût* n'existe plus. Il boit indifféremment eau,
vin, vinaigre, assa-fœtida. Les muqueuses de la bouche
et de la langue sont insensibles à la piqûre.

« *Odorat* nul ; insensibilité de la muqueuse olfactive.

« *Vue*, fermée, comme les autres sens, aux impressions extérieures, mais peut-être d'une façon moins
complète. Le malade nous a semblé, à diverses reprises,
n'être point insensible aux reflets des objets brillants,
mais la sensation qu'ils déterminent en lui ne lui donne
que des notions si vagues et si confuses qu'il appelle
aussitôt le toucher à son aide pour arriver à la connaissance de la forme du volume, des contours, etc.

« Le *toucher* est, de tous les sens, le seul qui persiste et mette le malade en rapport avec le monde
extérieur. La délicatesse avec laquelle il promène ses
mains sur les objets, l'usage qu'il a su faire du toucher
dans mille occasions auxquelles nous avons assisté,
témoignent d'une finesse, d'une subtilité de ce sens
supérieure à la moyenne de son exercice dans les conditions normales de la santé.

11

« La transition de la santé à la maladie se fait rapidement, en quelques minutes, d'une manière insensible, sans convultions, sans cris ; il saute de l'une à l'autre sans passer par les demi-teintes de jour et de raison qu'on retrouve à l'heure où le sommeil va venir, et l'activité inconsciente de son cerveau n'est pas douteuse. Il se meut avec des apparences de liberté qu'il n'a pas ; il semble vouloir et il n'a qu'une volonté inconsciente et impuissante à le débarrasser des plus minces obstacles qu'on oppose à ses mouvements.

« Tous les actes auxquels il se livre, toute l'activité qu'il montre dans sa crise ne sont que la répétition de ses habitudes de la veille. Il est incapable de concevoir aussi bien que d'imaginer, et, cependant, il est un acte étrange — que nous étudierons plus tard isolément — et qui s'est montré à la première crise, alors qu'il était encore soldat, qui, chaque fois se reproduit dans les mêmes conditions et semble le but spécial de son activité maladive : c'est l'entraînement au vol, ou plutôt à la soustraction de tous les objets qui lui tombent sous la main, et qu'il cache indistinctement là où il se trouve. Le besoin de soustraire et de cacher est un fait tellement dominant chez ce malade, qu'apparu dès la première crise il n'a pas cessé de se montrer dans tous les accès ultérieurs. Tout lui est bon à prendre, même les choses les plus insignifiantes ; et, s'il ne trouve rien sur la table de son voisin, il cache, avec les apparences du mystère, alors qu'une assistance l'entoure et le surveille, les différents objets qui lui appartiennent, montre, couteau, etc. Tout le temps que dure l'accès est une phase de son existence, dont le souvenir n'existe pas pour lui au réveil ; l'oubli est tellement complet qu'il exprime la plus grande surprise lorsqu'on lui relate ce qu'il a fait ; il n'a pas la notion, même la plus obscure, du temps, du lieu, du mouvement, des investigations dont il a été l'objet, ni des différentes personnes qui l'ont assisté.

La séparation entre les deux phases de sa vie, santé et maladie, est absolue.

« L'activité de F... pendant sa crise, est presque la même que dans son état normal, à cela près que le mouvement est moins rapide ; il marche l'œil ouvert, le regard fixe ; si on le dirige sur un obstacle, il le heurte légèrement et le tourne, que ce soit un arbre, une chaise, un banc, un homme : ce n'est pour lui qu'un obstacle dont il ne connaît pas les différences. L'expression de sa physionomie est, le plus souvent, immobile, impassible, et, cependant elle reflète parfois les idées qui se présentent spontanément à son esprit, ou que les impressions du toucher réveillent dans sa mémoire. Ses expressions, son geste, sa mimique qui ont cessé d'être en rapport avec le monde extérieur, sont exclusivement au service de sa personnalité ou, mieux encore, de sa mémoire. C'est ainsi que nous assistâmes à la scène suivante :

« Il se promenait dans le jardin, sous un massif d'arbres ; on lui remet sa canne qu'il avait laissée tomber quelques minutes auparavant. Il la palpe, promène à plusieurs reprises la main sur la poignée coudée de la canne, devient attentif, semble prêter l'oreille et tout à coup appelle : « Henri ! » puis : « les voilà ils sont au moins une vingtaine, à nous deux nous en viendrons à bout ! » Et alors, portant la main derrière son dos comme pour prendre une cartouche, il fait le mouvement de charger son arme, se couche dans l'herbe à plat ventre, la tête cachée par un arbre, dans la position d'un tirailleur, et suit, l'arme épaulée, tous les mouvements de l'ennemi, qu'il croit voir à courte distance. Cette scène, pleine de péripéties en rapport avec le danger imaginaire que le menace, a été, pour chacun de nous *l'expression la plus complète d'une hallucination provoquée par une illusion du tact qui, donnant à une canne les attributs d'un fusil, a réveillé, chez cet homme, les souvenirs de sa dernière campagne et reproduit la lutte dans laquelle il a été si gravement blessé.* J'ai voulu, dans la crise survenue quinze jours plus tard, chercher la confirmation de cette idée et je ne crois pas possible de mettre en doute l'interprétation, puisque le malade ayant été de nouveau placé dans les mêmes conditions, j'ai vu la même scène se reproduire à l'occasion du même objet. Il m'a donc été possible de diriger l'activité de mon malade dans un ordre d'idées que je voulais faire naître, en mettant en jeu les impressions du tact, alors que tous les autres sens ne me permettaient aucune communication avec lui.

« Tous les actes, toutes les expressions de F... sont la répétition de tout ce qu'il fait chaque jour, ou sont provoqués par les impressions que les objets produisent sur le tact. Il suffit d'observer ce malade pendant quelques heures pour se faire, à ce sujet, une conviction bien assise. »

M. Mesnet a constaté qu'on pouvait, chez son malade, éveiller tour à tour les sens, au moyen d'excitations tactiles. La vue d'une plume qu'on lui met entre les doigts lui suggère l'idée d'écrire ; mais ce sens de la vue ne s'éveille qu'à l'occasion du toucher, et ne s'exerce que sur les objets avec lesquels le malade est actuellement en rapport par le contact. « L'exercice automatique de la mémoire, ajoute le savant auteur de cette curieuse observation, est, dans tous les cas, le point de départ du rêve et du mouvement ; mais le rêveur n'est point indépendant des influences extérieures ; on peut l'influencer, changer son rêve, lui donner une autre direction ; on peut, en piquant légèrement la peau avec une épingle, lui faire rêver duel ; on peut, en éclairant sa chambre, lui faire rêver flamme, incendie. L'action cérébrale provoquée chez lui est toujours en rapport avec le sens sur lequel l'excitation aura été portée.

« Chez F..., un seul sens, le tact, a conservé son extériorité. Tout aussi bien que chez le dormeur ordinaire, les impressions de ce sens éveillent en lui des mouvements du cerveau correspondant aux influences du dehors ; mais, une fois la pensée en activité, F... la poursuit et l'exécute sans que rien ne l'en détourne ; on lui crée des obstacles, il passe outre ; on l'arrête sur son chemin, on le déshabille, il refait sa toilette et marche à son but. Au moment où il va sortir, je lui barre le passage, je le change de direction, qu'importe où il aille ; il se rend au concert, un vitrage brillant lui crée une illusion en rapport avec son idée ; il se croit au théâtre, et il chante. Singulier mélange de sensations obscures, d'illusions des sens, d'hallucinations au service d'une idée aveugle et dépourvue de spontanéité.

« Poursuivons la comparaison, et nous voyons les différences s'accuser de plus en plus.

« Le rêve s'évanouit au moindre éveil des sens engourdis ; il cesse même spontanément par le simple effet des sensations pénibles ou douloureuses que parfois il provoque. Chez F..., la vie de relation est suspendue à *tel point que le réveil est impossible, quelque tentative que l'on fasse pour le provoquer.* Les stimulations portées sur la peau la trouvent insensible ; les courants électriques d'une pile. énergique ne produisent aucune douleur, soit qu'on se serve d'éponges ou de conducteurs métalliques. Pendant une de ces crises, j'ai saisi F... par les épaules et je l'ai jeté violemment par terre, sur une pelouse de gazon ou nous marchions ensemble : il n'a témoigné aucune émotion, a porté la main sur le sol pour prendre connaissance du lieu et s'est relevé impassible et calme. Ce sont là des caractères propres à une certaine classe de névroses cérébrales dont la science ne possède que de rares exemples, mais dont l'étude offre un grand intérêt en raison des singularités de leurs expressions et des impulsions instinctives que présentent parfois ces maladies.

« Le trouble que ces perversions fonctionnelles du système nerveux apportent dans l'exercice de la vie de relation s'étend non seulement aux organes des sens et aux actes intellectuels proprement dits, mais il réveille aussi parfois des excitations instinctives qui livrent l'homme sans défense, privé de discernement et de raison, aux entraînements les plus déplorables. Il agit avec des apparences de liberté qu'il n'a pas ; il semble préparer et combiner certains actes, alors qu'il n'est, en réalité, qu'un instrument aveugle, obéissant aux impulsions irrésistibles d'une volonté inconsciente.

« Dans chacune de ces crises, nous voyons F... dominé par le besoin du vol ; il dérobe tous les objets qui tombent sous sa main et les cache avec dextérité.

« Tel autre combine le suicide et prépare mystérieusement, au milieu d'une nombreuse assistance, les moyens de se détruire. J'ai assisté à deux tentatives de suicide, l'une par empoisonnement, l'autre par pendaison, que j'ai laissées se poursuivre jusqu'à la dernière limite de l'expérimentation. J'ai coupé la corde au moment ou l'asphyxie commençait.

« Tel autre est homicide, tel autre incendiaire, et après l'accomplissement de ces actes malheureux la crise cesse, le malade se réveille, reprend les habitudes de sa vie normale, sans garder aucun souvenir de la période pathologique qu'il vient de traverser. Conduit devant la justice, il nie le fait accompli, qu'il ignore réellement alors que sa participation est évidente pour tous.

« C'est envisagée à ce point de vue que l'étude du somnambulisme dans ses rapports avec les intervalles lucides et la responsabilité légale peut offrir des aperçus nouveaux et intéressants. »

Nous avons cru devoir rapporter presque intégralement le fait si curieux de M. Mesnet. Il nous offre, en effet, la plupart des caractères qui distinguent le som-

nambulisme magnétique, c'est-à-dire le somnambulisme provoqué artificiellement : l'insensibilité, la facilité à subir les suggestions des sens, l'oubli au réveil
sont les mêmes. Une lésion cérébrale a suffi, dans ce
cas, pour créer l'état singulier que présentait F...,
mais un traumatisme — coup ou blessure — n'est pourtant
pas indispensable, et l'on a vu le somnambulisme
spontané succéder, comme M. Despine en rapporte
des exemples, à la variole, à la fièvre typhoïde, à des
intoxications par l'acide carbonique et le protoxyde
d'azote. Mais, dans toutes ces éventualités, il est loisible
d'admettre, comme cause fondamentale des manifestations somnambuliques, soit une modification du cerveau
organique, c'est-à-dire avec une lésion persistante et
appréciable à nos sens de la pulpe cérébrale, soit une
modification purement *fonctionnelle*, n'atteignant pas
la trame du cerveau, mais troublant son fonctionnement.

Dans la forme que nous décrivons, les sujets entrent
en somnambulisme sans sommeil préalable. Il suffit
d'une secousse quelconque, souvent inaperçue, pour
faire perdre à l'individu sa conscience et le transformer
en *automate intelligent*, s'il peut se dire. Les somnambules de ce genre semblent jouir du plein exercice
de leurs facultés, mais le frein de la conscience, ce
que les Anglais nomment le *self-control*, ils ne le possèdent plus. Ils s'avancent ainsi, dominés et absorbés
par des impulsions passionnelles ; ils s'engagent dans
les voies les plus dangereuses et les plus coupables
avec une insouciance et une désinvolture égales à celles
du somnambule ordinaire marchant sur le rebord
d'un toit.

Cette éclipse momentanée de la conscience est
comparable à cette forme d'épilepsie qu'on nomme
le *petit mal*, et qui est caractérisée par quelques
manifestations anormales et essentiellement fugaces.
« L'individu qui en est atteint, dit M. Charcot, cause

avec vous, il pâlit un peu, s'arrête, devient inconscient un instant. S'il a quelque objet à la main, il peut
le laisser tomber ; au bout de peu temps, il revient
à lui et continue sa conversation tant bien que mal :
c'est ce que nous appelons *l'absence*. Après cela vient
le *vertige*. On emploie cette expression parce que les
malades ont, à l'origine, la sensation de quelque
chose qui tourne autour d'eux ou qui les fait tourner
eux-mêmes. Cela ne suffit que jusqu'à un certain
point pour justifier ce mot de vertige. Il peut survenir quelques mouvements des lèvres, qui représentent les caractères convulsifs qui sont, pour ainsi dire,
le caractère initial de l'accès épileptique. On se représente volontiers, quand on parle d'épilepsie, un individu
qui a des convulsions dans les membres : Eh bien, cette
partie manque dans le vertige.

« On se sert, dis-je, à tort, ajoute M. Charcot, de ce mot
de vertige pour caractériser l'état de certains individus
atteints de petit mal, et chez lesquels celui-ci se révèle
par la perte momentanée et fugace de la connaissance,
sans qu'il y ait vertige, mais simplement de petites
secousses convulsives. »

Quoi qu'il en soit, ce *petit mal*, qui a le triste privilège d'activer énergiquement la destruction de l'intelligence, a, en attendant, des conséquences psychiques
étranges. On voit parfois, à la suite de l'attaque, l'individu se dresser sur ses pieds, faire quelques pas,
prononcer des paroles singulières, toujours les mêmes
pour chaque cas, puis rentrer dans son état naturel.
Quelquefois, l'individu commet des actes de violence
ou bien il se livre à des agissements scandaleux, se
déshabillant dans la rue, ou urinant devant le public.
D'autres fois, tout se borne à une course inconsciente
plus ou moins prolongée, et alors la manifestation rentre
dans la catégorie de celles que nous étudions ici. Les
exemples abondent, dans les livres, de personnes qui,
parties pour une destination, dépassent le but sans

s'en apercevoir, sous l'influence de ces *absences* dont nous parlons. Rien, dans leur extérieur, n'attire l'attention sur leur personne. Seul, un observateur très attentif pourrait être frappé de l'étrangeté de leur expression et du caractère nerveux, saccadé, de leur parole et de leurs gestes. Au bout d'un temps fort court d'habitude, ces individus reprennent possession d'eux-même, mais ils n'ont pas souvenance de ce qui vient de leur arriver: il y a une lacune dans leur mémoire. Quelquefois, pourtant, ils arrivent à retrouver, par association d'idées, un souvenir vague de leurs actes. Il serait facile de multiplier les citations de faits constatés à ce sujet. Un docteur en droit, dont parle Herpin[1] était souvent pris de vertige dans la rue; il perdait alors le sentiment de son existence et ne se reconnaissait qu'après un certain temps, ayant parcouru un long chemin à pied sans s'en apercevoir et sans se heurter aux obstacles, ou pris l'omnibus dans une direction opposée à celle où il voulait aller. Le même personnage, saisi par son accès en chemin de fer, descend à une station bien avant son point d'arrivée, et se réveille quelques minutes après le départ du train qu'il a manqué. Les employés lui apprirent qu'ils n'avaient pu le décider à monter en voiture.

Ces faits qui ressortissent manifestement au somnambulisme éveillé peuvent survenir sous l'influence de l'alcoolisme et durer plusieurs jours. Un avocat américain, qui avait été blessé à la tête pendant la guerre de la Sécession, et dont Crothery[2] a rapporté l'observation, avait contracté l'habitude de l'alcool dans les périodes de travail excessif auxquelles sa profession l'exposait. Il était alors sujet à des absences dont sa femme seule s'apercevait. Un matin, au moment de se rendre au tribunal pour y plaider dans un

1. *Des accès incomplets d'épilepsie.* Paris, 1867.
2. Cité par M. H. Barth. *Du sommeil non naturel*, page 36-37.

procès compliqué, dont l'étude avait exigé plusieurs nuits de travail, notre avocat but, coup sur coup, plusieurs verres de whisky. Il perd aussitôt conscience de lui-même et ne revient à lui que trente heures après, sans le moindre souvenir de ce qui s'était passé dans cet intervalle. « Or, pendant ce temps, dit M. Barth, il avait dirigé les débats avec beaucoup de présence d'esprit, reçu le serment des jurés, plaidé avec sang-froid, puis rentré chez lui, avait écrit un long mémoire en vue de l'appel, avait dormi et s'était levé, le lendemain matin, pour travailler encore avant le déjeuner. Et tout cela était une page blanche dans son existence!... »

De pareilles absences se rencontrent aussi chez les gens *distraits*, chez ceux qui se laissent absorber par leurs préoccupations mentales. Les distractions du célèbre mathématicien Ampère sont bien connues. On raconte de Stuart Mill qu'il lui arrivait souvent, quand il était plongé dans ses méditations sur quelque problème philosophique, de se perdre dans une rue de Londres, ne voyant plus les passants et complètement étranger à la vie extérieure; et cependant il se promenait de la façon la plus naturelle, évitant les passants, les obstacles, les voitures et n'attirant aucunement l'attention sur lui.

Le docteur Prosper Despine raconte, d'après un journal de 1835, le fait suivant relatif à Lamenais : « un domestique ouvre la chambre où ce dernier se trouvait, l'aborde, lui parle. Lamenais n'entend pas et reste immobile. Le domestique, étonné, lui pousse le coude, et voilà l'auteur des *Paroles d'un croyant* qui saute par la fenêtre, tombe sur ses pieds dans le jardin, où il se promène longtemps sans changer de visage, continue sa méditation et dit qu'on veut rire quand on lui raconte cette singulière anecdote. »

M. Despine cite encore le fait que voici :

« Mlle X..., âgée de 20 ans, appartenant à une famille

des plus honorables, s'était retirée dans sa chambre, à
10 heures du soir ; sa mère y entre peu après : sa fille
n'y était plus, elle avait disparu de la maison. La
domestique dit qu'elle l'a vue sortir de sa chambre
en négligé ; sa toilette du jour était pliée sur une
chaise. Elle avait dû sortir vêtue d'une vieille jupe
et d'une casaque de domestique et avec un serre-tête ;
elle avait dû emporter un peu d'argent. Toutes les
recherches dans la ville et dans les environs furent
inutiles.

« On sut pourtant qu'une jeune fille, prise pour une
coureuse, avait été vue, vers minuit, dans un quartier
éloigné de la ville, puis une femme déclara avoir vu le
matin, dans une ville distante de 24 kilomètres, une
jeune fille d'allures bizarres, qui était entrée dans un
petit café, où elle avait pris et payé une tasse de café
au lait ; puis, après avoir acheté une paire de bas et un
chapeau de paille, elle était partie. Le lendemain soir
de la disparition de Mlle X..., une couturière d'une ville
éloignée de 50 kilomètres environ du lieu de résidence
de Mlle X..., étant en prière dans une église, à la tombée
de la nuit, aperçut une jeune fille pauvrement vêtue
qui semblait plongée dans la plus profonde méditation
et ne rien distinguer de ce qui se passait autour
d'elle. La couturière s'en approche, lui fait remarquer
qu'on allait fermer l'église et qu'il fallait sortir. La
jeune fille répondit qu'elle était venue dans cette ville
pour servir, et que, ne connaissant personne, elle ne
savait où aller. La couturière lui offrit l'hospitalité, ce
que la jeune fille accepta. Le lendemain matin, la couturière entra tenant un journal à la main, qui racontait,
en termes navrants, les angoisses que causait aux parents de Mlle X... sa disparition. En entendant son nom,
cette jeune fille sembla s'éveiller en sursaut et s'écria :
Mais, Mlle X..., c'est moi ! Elle n'avait aucune connaissance de ce qu'elle avait fait pendant cet accès de somnambulisme, qui avait duré plus de trente-six heures,

et elle était, par conséquent, on ne peut plus étonnée de se trouver hors de chez elle. »

Cette impulsion inconsciente qui pousse certains individus en état d'absence à marcher devant eux sans savoir où ils vont, M. Charcot l'appelle *automatisme ambulatoire*. Nous avons eu l'occasion de voir, à sa consultation, un homme dont l'histoire, rapportée dans la neuvième livraison *des leçons du mardi à la Salpêtrière*, est singulièrement instructive et curieuse.

Cet homme, âgé de 37 ans, sans antécédents morbides personnels ou héréditaires, est garçon *livreur* chez un marchand d'appareils d'éclairage, rue Amelot. Le 15 mai 1887, il part à 8 heures du matin, en omnibus, pour aller faire une commission, avenue de Villiers. Arrivé en face de la maison où il se rendait, il descend, remarque que le client a fait mettre son adresse sur son magasin, mais il ne monte pas ; ses souvenirs s'arrêtent là, et ce n'est que le soir, à 10 heures, qu'il reprend possession de lui-même, sur la place de la Concorde, où il remarque qu'il est couvert de poussière et que ses souliers sont usés. Il se rappelle alors vaguement être passé sous le Mont-Valérien et avoir traversé la Seine au pont de Saint-Cloud.

Le 30 juillet, deuxième fugue : il était allé à Passy porter des candélabres ; sa commission faite, il s'en revient vers le Trocadéro avec l'intention de prendre l'omnibus au passage. Tout à coup la fantaisie lui vient d'aller voir la Tour Eiffel, dont il se rappelle avoir examiné les premières assises, mais ses souvenirs se bornent là ; ils offrent une lacune de 48 heures. Il reste deux jours et deux nuits dans un état d'oubli complet, et il ne reprend ses sens que dans la Seine, où il s'était jeté du haut du pont National, à Bercy, à 9 heures et demie du matin. La sensation de l'eau le réveille et il gagne à la nage la rive, où des sergents de ville, témoins de son saut périlleux, le reçoivent et le conduisent à un poste de secours. C'est là qu'un employé du chemin de fer de ceinture, qui l'avait vu sauter, est venu lui réclamer un supplément, parce qu'au lieu de s'arrêter à Bercy pour lequel, en quittant la tour Eiffel, notre homme avait pris un billet, il était allé jusqu'au pont National, où, du haut de l'impériale d'un wagon, il avait sauté, à pieds joints, dans la Seine. Au reste, ses vêtements, à part qu'ils étaient mouillés, n'étaient pas autrement souillés; sa montre était à l'heure, et il retrouva, dans sa poche, son tabac et l'argent qu'il avait à son départ, sauf la somme employée à payer son billet de chemin de fer.

Il rentre alors chez lui, où il déclare ne rien comprendre à ce qui lui est arrivé.

Le 23 août, il se met en route pour faire des courses dans le quartier du Marais, et il les fait toutes sauf deux. A 11 heures et demie, au lieu de rentrer chez lui, — il est marié et père de deux enfants, — pour déjeuner, il part à l'aventure et trois jours après il se retrouve, à 5 heures du soir, assis sur la berge de la Seine, sous le pont d'Asnières. Un pêcheur à la ligne, qui était là, voyant cet homme à l'air un peu drôle et qui devait être très sale, puisqu'il marchait depuis deux jours et deux nuits, l'interpelle, et alors notre homme reprend conscience de lui-même, demande l'heure, constate que, cette fois, sa montre s'est arrêtée, prend un tramway et rentre chez lui. Il ne sait trop où il est allé, mais il se souvient pourtant d'avoir lu, sur un poteau kilométrique : *Claye (près de Meaux) 14 kilomètres.* C'est un pays qu'il ne connaissait pas, d'ailleurs, et où rien ne l'attirait. Il a aussi le souvenir d'avoir commandé dans un cabaret, et payé 1 fr. 15, un beefsteak qu'il croit bien n'avoir pas mangé. Il a bu sans doute du café, puisqu'il avait, à son réveil, du sucre dans sa poche.

Il est bien évident que cet homme, au cours de ces étranges absences, doit avoir les yeux ouverts, et jouir de tous ses sens, puisqu'il circule sans qu'on l'arrête, prend des billets de chemin de fer, conclut des arrangements pour ses repas, son café, etc. La seule chose qui lui fasse défaut c'est la *conscience ;* il ne sait où il est, ni ce qu'il fait : Il agit comme un automate. Rien, au reste, chez lui n'annonce l'accès, à part un peu de mal à la tête, localisé sur la tempe gauche, d'ordinaire.

Disons, en terminant, que M. Charcot incline à voir, dans le cas de cet homme, une épilepsie larvée : c'est pourquoi il l'a soumis au bromure de potassium à haute dose. Le traitement semble bien justifier cette présomption, puisque depuis qu'il est suivi, il n'y a plus eu, en octobre dernier, qu'un court accès de trois heures.

Quoiqu'il en soit de la cause initiale, nous avons affaire ici, évidemment, à un somnambule à l'état de veille, et voilà pourquoi le sujet de cette bizarre aventure rentre dans le cadre de notre étude.

Remarquons cet attrait instinctif qui ramène cet homme incessamment vers l'eau, et qui rappelle celui qui poussait au suicide, dans ses accès de somnambulisme, la malade de M. Mesnet. Nous avons, en outre, ici un véritable cas spontané de ce *dédoublement de la personnalité,* dont nous aurons à nous occuper et dont M. Azam a publié un cas type, devenu célèbre.

d.) — Extase.

Il est encore une forme de somnambulisme qui semble plus particulièrement dominée et entretenue par la surexcitation religieuse : je veux parler de l'*extase,* si commune aux époques de foi vive et dont la vie des saints nous offre de nombreux exemples.

L'extase, en effet, revêt les caractères fondamentaux du somnambulisme tant spontané que provoqué, savoir l'exaltation de l'imagination et de la mémoire, qui transforme, en perceptions sensorielles, les images

engendrées par le souvenir, et donne ainsi lieu à des
hallucinations. La sensibilité générale est, d'ailleurs,
abolie ; les sens, fermés aux excitations habituelles,
n'ont conservé d'activité que pour les choses en rapport avec la vision qui produit l'extase. Celle-ci absorbe
tout à son profit, et paralyse, dès lors, toutes les fonctions de relations. Somnambulisme et extase sont des
rêves, avec cette différence que le premier est un rêve
actif, et la seconde un rêve passif. Il faut noter aussi
que l'extatique ne perd jamais entièrement le sentiment de sa personnalité, de sa conscience, et qu'au
réveil, le souvenir de ce qui s'est passé pendant l'accès
persiste plus ou moins net.

L'extase a joué, de tout temps, un rôle considérable
dans les annales religieuses. C'est à son intervention
qu'il faut rapporter la plupart des faits de visions et
d'apparitions miraculeuses, dans lesquelles on voyait
l'œuvre de la puissance divine, lorsque ces hallucinations prenaient la forme de l'extase, tandis qu'on y supposait la main du diable et des esprits mauvais, lorsque
les manifestations revêtaient la forme convulsive. On
brûlait, on martyrisait, on exorcisait, comme nous
l'avons vu, les convulsionnaires, tandis qu'on canoni-
sait les extatiques. C'est à la forme extatique de leur
névrose que Sainte-Thérèse et Saint-François d'Assise
doivent leur réputation de sainteté. La vie de Sainte-
Thérèse, notamment, écrite par elle-même [1] nous offre
des descriptions très réussies de l'extase. « Quelquefois,
dit-elle, au milieu d'une lecture, j'étais tout à coup
saisie du sentiment de la présence de Dieu. Il me
fut impossible de douter qu'il ne fût au dedans de
moi... Elle (la vision) suspend l'âme de telle sorte
qu'elle semble être tout entière hors d'elle-même.
La volonté aime, *la mémoire me paraît presque
perdue,* l'entendement n'agit pas, néanmoins *il ne*

---

1. Traduction du père Bouix.

se perd pas... puis, sans savoir comment, elle (la volonté) se rend captive, elle donne simplement à Dieu son consentement, afin qu'il l'emprisonne, sûre de tomber dans les fers de celui qu'elle aime... Je regarde comme un très grand avantage, lorsque j'écris, de me trouver actuellement dans l'oraison dont je traite, car je vois clairement alors que ni l'expression, ni la pensée ne viennent de moi, et quand c'est écrit, je ne puis plus comprendre comment j'ai pu le faire. »

On trouve, dans ces citations, la confirmation des caractères principaux de l'extase, à savoir : l'hallucination de plus en plus intense et captivante, la persistance d'une demi-conscience et l'oubli au réveil.

L'extatique de Fontès, Marie Bergudier, dont MM. Maurice et Verdalle ont (en 1875) rapporté l'observation, doit, au point de vue qui nous occupe, être rapprochée de sainte Thérèse. Cette fille avait des attaques d'extase, au début desquelles elle déclarait voir la passion de N.-S. Jésus-Christ. Le regard, alors, prenait une fixité singulière, la pupille se dilatait, les lèvres se remuaient comme dans la prière, et peu à peu les membres tombaient dans la raideur cataleptique. Au bout de quelques minutes — 4 ou 5 — la jeune extatique se levait et faisait le chemin de la croix, qui durait trente-cinq minutes. Elle tombait, ensuite, dans une posture qui rappelait celle du Christ sur la croix, et cette période de l'accès se prolongeait pendant plusieurs heures, au cours desquelles les yeux restaient fermés, avec les globes oculaires fortement convulsés en haut et en dedans. Il y avait insensibilité complète à la douleur, obtusion apparente des sens, incapacité de répondre aux questions, raideur des membres ; la respiration était bruyante, et comme entrecoupée par des pauses prolongées. A la fin, Marie Bergudier s'asseyait sur son lit, disant qu'elle voyait la Vierge, là, devant elle ; une crise de larmes abon-

dantes terminait la scène, après quoi, la patiente se
calmait, se recouchait, et s'éveillait au bout d'une
demi-heure de sommeil, sans aucun souvenir de ce
qui venait de se passer.

II

LA CATALEPSIE ET LA LÉTHARGIE SPONTANÉES

Ces deux états pathologiques ne sont pas rares. Les
annales de la science en renferment de nombreux
exemples, et comme les individus qui présentent ces
états offrent les particularités caractéristiques que l'on
a constatées chez les hypnotiques, le lien qui rattache
ces manifestations, tant spontanées que provoquées, se
trouve affirmé par cela même.

(a. — Catalepsie.

Pour les médecins, la catalepsie « est une affection
nerveuse, intermittente, apyrétique, caractérisée par
des accès de durée variable, pendant lesquels il y a
presque toujours suspension de l'entendement et toujours interruption des mouvements volontaires, avec
tension générale ou partielle du système musculaire et
aptitude des muscles à recevoir et à garder les divers
degrés de contraction que leur imprime une main
étrangère. »

Cette définition s'applique exactement à la catalepsie
spontanée. Dans celle-ci, de même que dans la forme
hypnotique ou provoquée, on voit la physionomie se
mettre en rapport avec l'attitude donnée aux membres,
ou bien avec la nature des suggestions imposées. Il se
rencontre fréquemment, chez les cataleptiques spontanés, que leur figure et leur pose reflètent la nature des

idées qui les dominent et expriment, selon le cas, l'extase, la colère, la terreur, etc. Ces idées dominantes, qu'elles soient imaginatives ou émotives, qu'elles tiennent aux passions diverses, aux affections morales, ou, ce qui est très commun, à l'exaltation religieuse, agissent sur le cerveau à la manière des suggestions, et dès lors il est naturel qu'elles produisent les mêmes effets.

Sans vouloir multiplier ici les exemples qui fourmillent dans l'histoire, je citerai pourtant, à ce propos, quelques faits choisis parmi les plus démonstratifs, en outre de ceux que nous avons déjà énumérés, et qui étaient dus à l'action de la foudre.

Lafaille[1] rapporte que : « l'an 1415, il arriva, dans l'église des Cordeliers de Toulouse, un accident digne de remarque. Un religieux disant la messe, après l'élévation du calice, comme il faisait la génuflexion ordinaire, demeure roide et immobile, les yeux ouverts et dirigés vers le ciel ; le frère qui servait la messe, le voyant trop longtemps en cet état, l'ayant secoué plusieurs fois par la chape, il n'en resta pas moins dans la même immobilité. Ceux qui entendaient la messe s'en étant aperçus, il se fit une grande rumeur dans l'église, tout le monde criait au miracle. Un médecin, nommé Natalis, s'approcha du religieux, lui tâta le pouls, et vit qu'il n'y avait aucun miracle à cela, que le religieux était sujet à une certaine maladie fort difficile à guérir. Cependant, on releva le religieux et un autre dut achever la messe, comme il est ordonné par le rituel. Mais à peine le second religieux eut-il achevé l'oraison dominale qu'il fût frappé du même saisissement, en sorte qu'il fallût aussi l'emporter.

« Cependant il fallut achever la messe, et tous les moines, effrayés, regardaient l'autel avec effroi ; on en

1. *Annales de Toulouse*, par C. de Lafaille, ancien capitaine.

choisit pourtant un des plus vigoureux et la messe s'acheva.

« L'opinion du médecin fut, à l'égard du premier religieux, qu'il avait été surpris dans le moment de la maladie appelée catalepsie ; à l'égard du second, que c'était l'effet de la peur et de son imagination frappée. »

Le médecin dont parle Lafaille avait sagement apprécié la situation, et fait la part de la catalepsie aussi bien que celle qui revient à la contagion de l'exemple, si puissante, si efficace chez les névropathes.

Nous savons que la foudre détermine souvent un état cataleptique mortel ; il n'est pas rare non plus de voir la catalepsie se produire à l'occasion d'une émotion vive.

« Une jeune fille de cinq ans, rapporte Tissot [1], ayant été un jour vivement choquée de ce que sa sœur avait enlevé, pendant le repas, un morceau choisi dont elle-même avait envie, devint raide tout à coup. La main qu'elle avait étendue vers le plat, avec sa cuiller, demeura dans cet état ; elle regardait sa sœur de travers avec des yeux d'indignation ; quoiqu'on l'appelât à haute voix et qu'on l'excitât vivement, elle n'entendait point ; elle ne remuait ni la bouche, ni les lèvres ; elle marchait lorsqu'on la poussait et qu'on la conduisait avec la main. Ses bras, lorsqu'on les tirait en haut, en bas ou transversalement, restaient dans la même situation ; vous eussiez cru voir une statue de cire. Cet accès cessa au bout d'une heure environ. »

Un soldat, dont parle le Dr Henry François, s'étant pris de querelle avec un de ses camarades, saisit une bouteille pour le frapper, quand tout à coup son bras resta raide et immobile, dans la position qu'il lui avait donnée pour lancer le projectile. En même temps, l'œil était ouvert, le regard furieux, le corps sans mouvement.

1. Œuvres complètes, 1883.

Les causes de la catalepsie sont diverses assurément, mais il est à croire que l'hystérie est le fond de la majeure partie de ces faits. C'est évidemment à elle qu'il faut rapporter les nombreux cas de catalepsie qu'on trouve dans l'histoire de ces épidémies de folie religieuse, qui ont été si fréquentes depuis la Renaissance jusqu'à nos jours.

La Menarday [1], l'un des historiens de l'épidémie qui sévit sur les Ursulines de Loudun (1632-1639), raconte que « dans leurs assoupissements, elles devenaient souples et maniables comme une lame de plomb, en sorte qu'on leur pliait le corps en tout sens, en avant, en arrière, sur les côtés, jusqu'à ce que la tête touchât par terre, et elles restaient dans la pose où en les laissait jusqu'à ce qu'on changeât leurs attitudes. »

Selon Bosroger, historien de l'épidémie névropathique des religieuses de Sainte-Élisabeth de Louviers, « la sœur Marie du Saint-Esprit fut trouvée couchée en travers sur l'ouverture d'un puits, soutenue seulement d'un côté par les pieds, et de l'autre, par la tête. Trois démoniaques, qui se disaient possédées par les diables *Incitif, Putiphar* et *Ramond*, et plusieurs autres religieuses, s'exerçaient quelquefois à se renverser au-dessus des margelles, se tenant seulement cramponnées avec les doigts aux angles de la pierre. »

Les exemples de catalepsie survenus autour du tombeau du diacre Pâris, dans le cimetière de Saint-Médard, ne sont pas rares dans Carré de Montgeron. Ils ne font pas défaut non plus de nos jours, et ils ont fourni, il y a quelques années, à Lassègue, le sujet d'un travail spécial fort remarqué, et dans lequel il expose, notamment, que chez les personnes *prédisposées,* il suffit de pratiquer l'occlusion des paupières pour provoquer une attaque de catalepsie.

Nous ne pouvons pas entrer, sous peine d'abuser des

1. Cité par M. Bottey.

anecdotes, dans le récit de ces faits modernes qui ne
sont, au reste, que le calque de ceux que nous connaissons, et dans lesquels le mobile, l'agent excitateur,
l'idée prédominante et causale, en un mot, est souvent
la même, brochant presque toujours, sinon toujours,
sur un fond d'hystérie. Nous nous bornerons à emprunter à M. Giles de la Tourette un passage d'une très curieuse observation, recueillie et communiquée par
M. Duchon-Doris, interne de M. le professeur Damaschino.

Il s'agit d'une fille Gabrielle L..., âgée de vingt-
quatre ans, entrée le 27 juin 1886 dans le service de ce
professeur, à l'hôpital Laënnec.

De souche névropathique, née à Paris d'une mère
somnambule, somnambule elle-même, ainsi qu'un de
ses frères, sujet comme elle à *des crises de nerfs*,
cette pauvre fille, qui s'est souvent placée, et est même
allée en Angleterre, comme bonne d'enfants, a toujours été forcée de quitter sa place à cause de son noctambulisme, dont ses maîtres ne s'accommodaient point.
C'est dans ces conditions qu'elle entre chez M. Damaschino, où l'on constate qu'elle présente, à un haut
degré, les stigmates de l'hystérie. Elle est hémi-anes-
thésique de tout le côté gauche, avec rétrécissement
du champ visuel de ce côté, ainsi que diminution de
l'audition, du goût, de l'odorat et perte de la notion de
plusieurs couleurs — *dyschromatopsie.* — De plus, elle
a toujours des accès fréquents de somnambulisme, qui
forcent à la faire surveiller toutes les nuits.

« Le dimanche 4 juillet, à la suite de nombreuses
visites qu'elle avait reçues dans la journée, et qui lui
avaient occasionné un certain malaise, elle se lève vers
une heure du matin. La surveillante de nuit, effrayée,
vint alors chercher l'interne de garde, « et c'est ainsi,
dit M. Duchon-Doris, qu'il nous a été donné d'assister
à de ses accès de somnambulisme.

« La malade, suivie d'une infirmière toute trem-

blante et qui n'ose l'approcher, se dirige vers l'escalier qui conduit aux logements des surveillantes, puis
elle fait brusquement volte-face et se dirige vers la
buanderie. Mais la grille est fermée ; elle tâtonne alors,
change de direction et va vers le dortoir des filles de
salle, où elle couchait précédemment (à une époque
où elle remplissait, à l'hôpital, les fonctions d'infirmière).
Elle monte jusqu'aux combles où est situé ce dortoir
et, arrivée sur le palier, elle ouvre la fenêtre qui donne
sur les toits, sort par la fenêtre, se promène dans la
gouttière, sous les yeux de l'infirmière épouvantée, qui
n'ose pas lui adresser la parole, rentre par une autre
fenêtre et redescend l'escalier. C'est à ce moment que
nous l'apercevons.

« *Elle marche sans bruit ; les gestes sont automatiques, les bras pendant le long du corps, un peu
fléchis ; la tête est droite et fixe, les cheveux sont
épars, les yeux grands ouverts ; elle ressemble tout
à fait à une apparition fantastique.*

« Elle marche très vite (on a peine à la suivre,) et
elle se dirige vers la porte de l'hôpital. Nous lui mettons alors la main sur l'épaule, et, à l'aide d'une légère
pression, nous réussissons à la faire changer de direction. Nous la reconduisons ainsi vers son lit. Nous lui
adressons la parole, elle ne répond pas d'abord, puis
elle dit qu'elle a des affaires, qu'il faut la laisser sortir,
parlant d'une façon lente et monotone, comme si elle
rêvait tout haut. Nous lui plaçons un livre entre les
mains en lui disant que la lecture en est très importante. Elle essaye et lit les très gros caractères qui forment le titre de l'ouvrage. C'est, du reste, la seule chose
qui soit lisible dans la demi-obscurité de la salle ; son
acuité visuelle n'est donc pas très développée.

« Nous lui donnons alors l'ordre de se coucher, elle
le fait, et, en lui plaçant la main sur les yeux (le sujet
est très hynoptisable et très familiarisé avec les manœuvres hypnotiques) que nous fermons, nous la mettons

en léthargie hypnotique; elle présente alors les contractures caractéristiques.

« Nous la réveillons en lui soufflant sur les yeux; elle est extrêmement surprise de voir des personnes autour de son lit à cette heure de la nuit. Elle ne comprend pas qu'on l'ait réveillée: elle est brisée, courbaturée et se plaint de la tête. Elle ne se souvient absolument de rien.

« Nous l'endormons à nouveau en somnambulisme. Elle répond alors à nos questions, nous raconte son excursion et nous apprend le mobile qui la guidait. Elle s'est levée pour aller voir une surveillante de ses amies, mais arrivée à l'escalier, sa mère l'a empêchée de monter (elle a eu évidemment une hallucination inspirée par les souvenirs de son enfance, au cours de laquelle sa mère la battait chaque fois qu'elle avait des accès de somnambulisme); elle est allée alors à la buanderie pour compter son linge, et ayant trouvé la grille fermée, elle s'est souvenue qu'il était l'heure de se coucher; elle s'est alors dirigée vers son ancien dortoir (avant d'entrer comme malade dans les salles de M. Damaschino, elle y était fille de service), et arrivée sur le palier, elle est sortie sur les toits pour s'assurer que sa mère ne la suivait pas; elle a voulu, ensuite, sortir en ville pour des occupations qu'elle ne pouvait remettre.

« Nous lui demandons comment elle a été arrêtée dans son excursion nocturne; elle ne répond pas. Nous lui demandons encore si elle n'a pas été saisie par l'épaule; elle répond affirmativement, mais elle ne peut dire ni qui l'a arrêtée, ni qui lui a parlé pendant son accès, bien qu'elle connaisse parfaitement les personnes qui l'entouraient alors. Elle ne paraît donc pas avoir remarqué ceux qui la suivaient, et, cependant, nous nous sommes trouvés presque directement en face d'elle, ne nous écartant qu'au moment où elle allait nous heurter.

« Après l'avoir interrogée, nous lui avons suggéré de dormir paisiblement jusqu'au lendemain matin, ce qu'elle a fait. A son réveil, elle ne se souvenait de rien. Elle a pleuré abondamment lorsqu'on lui a raconté son aventure, craignant qu'on ne voulut pas la garder comme infirmière. »

Cette observation nous offre la réunion des attitudes cataleptiques — spécifiées dans les lignes en italique, — et des phénomènes du somnambulisme ; elle témoigne du lien étroit de parenté qui rattache ces deux états, et de plus, grâce à la reviviscence hypnotique de la mémoire, en nous donnant l'explication complète des actes accomplis pendant l'accès, elle prouve bien que le somnambulisme n'est, au fond, qu'un rêve en action, où le présent et le passé, le regret et l'espoir, les faits accomplis et les éventualités redoutées se mêlent et se confondent inextricablement.

Pour en revenir à l'état cataleptique, nous emprunterons quelques lignes, qui le caractérisent excellemment, à une observation bien connue de M. Mesnet.

Il est question, dans cette relation, d'une dame X..., observée de concert avec M. Mottet[1], et qui était, pendant les accès de somnambulisme hystérique qu'elle présentait fréquemment, poursuivie par l'idée du suicide.

Les tentatives répétées dans ce sens, auxquelles elle se livrait alors, eussent infailliblement réussi, si les personnes chargées de la surveiller ne l'en avaient pas empêchée. Ce que nous voulons retenir de ce fait remarquable, c'est surtout les particularités suivantes :

« Nous avions, dit M. Mesnet, constaté son état cataleptique en la mettant en équilibre sur les ischions (la pointe des fesses), les bras levés en l'air, et les membres inférieurs pareillement. Elle resta environ dix minutes dans cette position, ne touchant le sol que par

---

1. *Archives générales de médecine*, février 1860.

une surface à peine égale à la paume des deux mains.
Le pouls était calme, régulier, battait quatre-vingt-
dix fois par minute; puis, nous vîmes sa physionomie
changer d'expression, la respiration devenir plus fréquente et plus bruyante, les yeux s'entr'ouvrir et se
diriger vers un point de la chambre qu'ils ne quittèrent
plus. Nous suivions attentivement toutes les nuances de
la pensée de Mme X...; elle avait bien évidemment une
hallucination de la vue... Elle ne revint pas à elle, et
sembla vouloir sortir de son lit.

« Nous la laissâmes faire ; elle s'habilla précipitam-
ment, et, sans dire un mot, le regard fixe, sans expression, elle se dirigea vers la porte et descendit dans le
jardin.

« Nous lui offrîmes le bras; elle accepta, et nous
commençâmes à nous promener. Arrivée à la porte du
jardin, elle voulut sortir, nous nous y opposâmes; elle
ne fit pas de résistance. Tout à coup, elle s'arrêta et
nous dit : « Y a-t-il bien loin de chez moi? — Pourquoi, madame? — C'est que je veux partir, mes enfants
m'attendent.

« Nous ne lui répondons pas et nous continuons à
marcher, lui faisant quelques questions auxquelles
elle ne répond pas et ne porte, du reste, aucune attention. Nous étions près d'un banc : elle monte dessus et
semble vouloir escalader le mur; elle descend, marche,
s'arrête encore : « Je vois mes enfants », dit-elle. » Elle
quitte mon bras, les mains étendues, l'œil fixe et dirigé
vers un point; elle avance lentement ses pieds l'un
après l'autre, semblant craindre de troubler, par le
moindre bruit, la vision qui l'occupait tout entière.
Bientôt elle ne fait plus aucun mouvement. Nous lui
levons les bras : ils gardent la position que nous venons de leur donner. Le pied gauche était resté en
arrière, appuyé par les orteils sur le sol; nous le sou-
levons aussi, et Mme X... resta debout, immobile, en
équilibre sur le pied droit, pendant au moins cinq

minutes. Ce n'était plus de l'extase pure, c'était en ce moment de la catalepsie, et ces deux phénomènes étaient survenues au milieu d'un véritable somnambulisme. Elle était complètement *insensible* et respirait à peine. Ses bras s'abaissent peu à peu, sa tête s'incline, la respiration devient plus fréquente, et un accès d'hystérie est la fin de cet état. Revenue à elle, nous lui demandons ce qu'elle avait, et elle nous répète encore : « On ne me les laisse que quelques instants, et on les emporte. C'est affreux ! » Un moment après, elle veut se remettre en marche pour les rejoindre; nous la suivons. Elle se croyait sur la route; et chaque pas, disait-elle, la rapprochait de ses enfants. Nous marchons un peu plus vite; elle court aussi, et nous sommes alors témoins d'un fait bien remarquable. J'avais quitté le bras de Mme X...; je lui avais dit, toujours courant près d'elle, qu'il fallait faire ainsi vingt fois le tour du jardin ; elle m'avait répondu machinalement qu'elle le voulait bien. Depuis quelques minutes, elle ne parlait plus, les traits de son visage n'avaient plus aucune mobilité, le regard était redevenu fixe, et cependant les mouvements se continuaient avec la même allure. Frappé de l'expression de Mme X..., je m'arrêtais; mais elle, semblable à une machine mue par un ressort, continua à accomplir seule le mouvement qui lui avait été imprimé, allant sans hésitation, mais aussi sans conscience, dans la route tracée devant elle; et cette femme, brisée par les accès antérieurs, fit ainsi, sans témoigner la moindre fatigue, sans proférer un seul mot, dix fois de suite le tour du jardin. Nous l'arrêtons...

« Les phénomènes que je viens de décrire se prolongèrent, sans rémission, tout le reste de la journée, singulier mélange d'hystérie, d'extase, de catalepsie et de somnambulisme !... Cinq fois de suite elle passa par les mêmes phases d'hystérie, d'extase et de catalepsie perdant à chaque accès le souvenir de ce que nous lui

avions montré, et revoyant chaque chose comme si
c'était la première fois... »

b. — Léthargie.

Les faits de léthargie sont assez communs; ils se
confondent généralement avec les cas de mort apparente, et ont, de ce chef, de tout temps préoccupé les
esprits. Dès l'antiquité, on s'est inquiété de la cruelle
éventualité d'être enterré vivant. Platon, Celse, Gallien
et surtout Pline, nous révèlent ce souci comme étant
habituel de leur temps; de nos jours, il existe encore
très puissant et très légitime, d'ailleurs, puisque malgré
tous ses efforts la science n'est pas encore parvenue à
découvrir un signe certain de la mort. Celle-ci n'est
incontestablement affirmée qu'alors que la putréfaction
se déclare. Voilà pourquoi, afin de conjurer cet l'affreux risque d'être enseveli vivant, on est enclin à souhaiter l'installation de chambres mortuaires, dans lesquelles les corps des décédés seraient déposés et sur-
veillés jusqu'a production des signes caractéristiques de
la décomposition organique.

L'histoire a enregistré un grand nombre de faits plus
ou moins authentiques de personnes ayant subi l'horrible sort dont nous parlons. Nous nous contenterons de
rappeler celui de l'abbé Prévost, l'auteur de *Manon
Lescaut*. Un coup de sang l'ayant frappé pendant qu'il
se promenait dans la forêt de Chantilly, on le crut
mort, et un chirurgien se mit en devoir de procéder à
son autopsie. Au premier coup de bistouri, le pauvre
abbé jeta un cri perçant et revint à lui, mais ce ne fut
que pour expirer après peu d'instants : la blessure
qu'on venait de lui faire l'avait mortellement atteint.
On sait aussi qu'André Vésale, le promoteur célèbre des
études anatomiques sur les cadavres humains, expia,
par dix ans de captivité, l'accusation plus ou moins

fondée, d'avoir ouvert le corps d'un gentilhomme encore vivant et qu'il croyait mort.

Dans ces cas de mort apparente, le pouls, les mouvements respiratoires et les battements de cœur sont tellement affaiblis et ralentis, qu'on est indécis de savoir s'ils existent encore. La face est d'une pâleur cadavérique, la peau froide et visqueuse; les pupilles, dilatées, ne réagissent plus à la lumière, et les cornées, recouvertes d'un enduit grisâtre, offrent l'aspect terne et louche qu'elles prennent après la mort. C'est dans ces conditions que les méprises sont possibles et que des inhumations prématurées ont assurément eu lieu. Il serait fastidieux de reproduire ici les histoires dramatiques, presque toujours dénuées d'authenticité, disons-le bien vite, qui ont cours à ce sujet. Nous nous bornerons à relater le fait suivant, où le contrôle de l'exhumation a eu lieu, et que M. le docteur Prosper Despine donne comme emprunté à la pratique de son oncle, le professeur A. Despine (de Genève).

Une jeune hystérique, qui avait été traitée de ce chef par A. Despine, « retourne dans son village, et plusieurs mois après, tombe en léthargie. On la crut morte, et elle fut enterrée. M. A. Despine, prévenu de cette prétendue mort et des circonstances dans lesquelles elle était survenue, soupçonna ce qui était arrivé. Il se rendit de suite dans ce village et fit procéder à l'exhumation. Mais, deux jours s'étant écoulés depuis l'ensevelissement, on ne trouva qu'un cadavre, et l'on acquit la preuve que la malheureuse s'était débattue dans son cercueil. »

L'état de mort apparente que nous venons d'esquisser peut durer plusieurs heures, plusieurs jours même, au bout desquels la respiration d'abord, les battements de cœur ensuite et le pouls reparaissent, précédant de près le retour complet du sujet à l'état normal.

La léthargie n'apparaît pas toujours sous ces traits; fréquemment, elle débute par des accès de sommeil,

qui sont généralement l'apanage des hystériques. Ces
accès débutent, même, rarement d'emblée; ils sont
précédés, d'ordinaire, d'une période variable en durée,
et pendant laquelle les sujets sont engourdis et som-
nolents. Enfin, survient le sommeil, qui peut se prolonger plus ou moins. M. Bottey a vu à la Salpêtrière,
une jeune fille qui était plongée dans le sommeil
depuis plus de neuf mois et qu'on nourrissait avec du
bouillon. Le même auteur cite une jeune fille de The-
nelle, dans l'Aisne, dont le sommeil léthargique a duré
plus de trois ans. Cet état avait été provoqué par une
descente de justice faite dans sa maison, c'est-à-dire
à la suite d'une émotion morale, comme il arrive souvent en pareille occurrence.

L'accès commence quelquefois par une attaque
d'hystérie; le plus souvent, il est, comme nous l'avons dit
plus haut, annoncé par des modifications de l'humeur,
de l'agacement, de la tristesse, ou bien par une gaieté
insolite et sans motif. La tête est lourde, les paupières
pesantes. Quelques malades ont de véritables hallucinations, comme celles que M. Maury nommé hypnagogiques. Quand le sommeil s'établit, il est irrésistible
et devient vite si profond que rien ne saurait le faire
cesser. Les dormeurs ont parfaitement conscience de
cet état avant-coureur, et prennent leurs précautions
en conséquence. L'un d'eux, que nous avons vu à la
clinique de la Salpêtrière, et dont les journaux ont
parlé l'an dernier, se trouvait à Londres au moment
où il ressentit les approches du sommeil. On le trouva
endormi sur les bancs d'une promenade publique,
ayant dans sa poche une note indiquant, avec son nom
et son adresse, cette particularité qu'il avait déjà été
traité par M. Charcot pour des attaques de sommeil.

Pendant ce sommeil léthargique, la figure est rouge,
chaude, parfois inondée de sueur; les paupières, fermées, sont agitées par des contractions incessantes et
très rapides. Quand on les écarte, ce qu'on ne peut

faire qu'en employant une certaine violence, on constate que les globes oculaires sont convulsés en haut et en dedans. Les pupilles, dilatées, sont pourtant sensibles à la lumière, et se resserrent quand on approche d'elles une bougie allumée. Quant aux membres, tantôt ils sont complètement rigides, et tantôt ils présentent des alternatives de souplesse et de rigidité. Il n'est pas rare que les lèvres soient contracturées, ainsi que les mâchoires, et qu'elles laissent s'échapper un peu d'écume.

Il y a des secousses musculaires, et même, parfois, de ces mouvements successifs et rapides, en arc de cercle, que M. Charcot a décrits sous le nom de *salutations*. L'excitabilité musculaire, celle qu'on provoque, notamment, au moyen de piqûres qui font que le membre attaqué se dérobe immédiatement et inconsciemment — par *action réflexe,* comme disent les médecins, — cette excitabilité est tantôt diminuée, tantôt exaltée. Presque jamais les membres ne conservent l'attitude qu'on leur a fait prendre, comme cela se voit dans la catalepsie vraie ; le plus ordinairement, quand on les a dérangés, ils reprennent lentement la position qu'on leur a fait quitter. Les dormeurs sont, d'ailleurs, insensibles à la douleur et aux changements de température. Une lumière vive, le chatouillement des pieds, l'action d'une barbe de plume sur les lèvres ou les narines, la piqûre, le pincement de la peau ne les affectent en rien. Un fort courant faradique réussit seul, parfois, à les tirer momentanément de leur sommeil.

Le pouls est régulier, la respiration calme, bien que sujette à de passagères agitations, la température normale. Celle-ci, pourtant, quand le sommeil se prolonge et que la nutrition n'est pas suffisamment entretenue, peut baisser d'un ou deux degrés.

Les malades, en général, refusent toute nourriture, et il faut les nourrir à l'aide d'une sonde, introduite dans l'estomac et par laquelle on fait pénétrer les aliments.

Quelquefois, néanmoins, l'introduction d'une cuiller entre les dents, qu'on écarte de force, suffit à provoquer des mouvements automatiques de déglutition, dont on profite pour faire avaler de la soupe ou d'autres aliments liquides. La digestion est toujours lente, difficile, accompagnée de bruits intestinaux et de gonflement du ventre. Il n'est pas rare de voir survenir des vomissements. Quant aux selles, elles ne se produisent guère que sous l'influence des lavements. Eh bien! malgré l'insuffisance forcée de l'alimentation, les dormeurs maigrissent peu, et il en est même qui conservent un certain embonpoint, si longue qu'ait été la période du sommeil. C'est là un fait remarquable, qui ne s'explique que par la réduction considérable des échanges organiques, et qui rappelle ce qui se passe chez les animaux hivernants.

La physionomie du dormeur n'est pas toujours la même : il y a des phases de calme et des phases d'agitation ; à la contracture plus ou moins généralisée, succède parfois une résolution absolue. Tantôt le sujet semble en proie à des cauchemars pénibles ; il s'agite comme pour se défendre contre des ennemis imaginaires ; il gémit, appelle à haute voix pour demander du secours : sa figure alors exprime la terreur qu'il ressent. D'autrefois, il survient de véritables attaques de nerfs.

Le réveil se fait parfois brusquement, annoncé soit par des rires, des pleurs, de l'excitation, du délire, soit par un accès de convulsions. Dans d'autres cas, le réveil s'effectue peu à peu : les yeux s'ouvrent, la parole revient, les membres recouvrent le mouvement, et l'état normal se rétablit progressivement.

Tels sont, d'une manière générale, les caractères du sommeil léthargique ; mais il va sans dire qu'ils sont susceptibles de nombreuses modifications. C'est au point qu'on peut affirmer qu'il en existe presque autant de variétés que de dormeurs. Un soldat, observé par le docteur Marduel[1], fut pris de sommeil à la suite d'un soufflet qu'il avait reçu. Ce premier accès dura soixante et onze heures, et se reproduisit dès lors deux ou trois fois par mois. Chez lui, le sommeil était paisible et comme naturel, bien que l'insensibilité à toute sorte d'excitations fut complète; il changeait lui-même de position, tout doucement, sans effort apparent ni brusquerie; mais si on tentait de le bouger le moindrement, immédiatement son corps tout entier devenait rigide comme une barre de fer. Cet accès tétaniforme durait quelques secondes, et faisait de nouveau place à la résolution.

Un malade de Ward-Cousins, cité par M. H. Barth, passait sa vie presque entière à dormir, depuis l'âge de vingt ans. Son sommeil était calme et semblait naturel, à part que les oreilles et la face étaient pâles; il durait de deux à cinq jours, et se terminait par un réveil brusque, pour recommencer après un intervalle d'une dizaine d'heures.

Une jeune fille de vingt-sept ans, observée par Jones, dormait presque sans discontinuer depuis dix-huit ans. Son sommeil était agité de frémissements presque continuels des muscles; sa respiration était fréquemment convulsive, et son anesthésie complète.

C'est encore à la léthargie qu'il faut rapporter ces histoires, dont fourmillent les documents relatifs à la vie monacale, et dans lesquelles il est question de religieuses qu'on trouvait raidies et inertes aux pieds des autels, ou bien plongées dans un état pareil à celui de la mort.

Carré de Montgeron rapporte plus d'un fait de ce genre, et entre autres celui de Madeleine de Pazzi, qui tombait à terre, auprès du tombeau de Pâris, et « y demeurait jusqu'à cinq et six heures, dans une espèce de léthargie. »

1. *Lyon Médical*, 1881.

Michaëlis, l'inquisiteur des possédées de Sainte-
Ursule d'Aix, en 1611, raconte de Madeleine Mandol
que « il arriva, un soir, quand on avait coutume de
la faire venir à la Sainte-Beaume pour l'exorciser,
qu'on la trouva toute roide comme une statue de
marbre et toute endormie, et qu'il la fallut porter à
quatre dans l'église, où elle fut fort longtemps sur le
marche pied du maître-autel... Le 2 avril, Belzébuth
assoupit Madeleine et la rendit immobile comme une
colonne d'airain. »

Dans la léthargie hystérique, à laquelle se rapportent les formes que nous venons de décrire, les sens
sont, comme dans la léthargie hypnotique, complètement abolis, et les sujets ne gardent, au réveil, aucun
souvenir de ce qui s'est passé au cours de l'attaque. Il
n'en est pas de même dans ce qu'on a appelé la
léthargie lucide, qui s'accompagne de la persistance
de certains sens, de l'ouïe, en particulier, avec survivance du souvenir.

Voici un cas type que nous empruntons à Pfendler [1] :
Une jeune fille, Mlle J. M... fut prise, à quinze ans,
d'attaques convulsives très violentes, qui durèrent trois
semaines, et firent place à de la chorée hystérique,
compliquée de contractures généralisées. L'état semblait très grave ; des médecins célèbres déclaraient que
la malade n'avait que peu de jours à vivre, lorsqu'elle
entra à l'hôpital où Pfendler put l'observer.

« Le soir suivant, dit-il, comme j'étais auprès de son
lit, elle fait un mouvement, se relève, se jette sur moi
comme pour m'embrasser, et retombe ensuite comme
frappée par la mort. Pendant quatre heures, je ne
pouvais observer aucun souffle d'existence, et je fis,
avec MM. Frank et Schofler, tous les efforts possibles
pour exciter en elle une étincelle de vie : ni miroir, ni

1. C. V. Pfendler (de Vienne). *Quelques observations pour
servir à l'histoire de la léthargie.* Thèses de Paris, 1853.

plume brûlée, ni ammoniaque, ni piqûres ne purent nous donner aucun signe de sensibilité; le galvanisme fut employé sans que la malade montrât quelque contractibilité. M. Frank même la jugea morte, mais en conseillant, toutefois, de la laisser dans son lit. Pendant vingt-huit heures, aucun changement; on croyait déjà sentir un peu l'odeur de la putréfaction; la cloche des morts était sonnée; des amies venaient de l'habiller en blanc et de la coiffer de couronnes de fleurs; tout se disposait autour d'elle pour l'enterrement. Pour me convaincre des progrès de la putréfaction, je revins auprès de Mlle M..., mais elle n'était pas plus avancée qu'auparavant, au contraire, quel fut mon étonnement, lorsque je crus apercevoir un faible mouvement de respiration! Je l'observai de nouveau, et je vis que je ne m'étais pas trompé. Je pratiquai tout de suite des frictions, des applications irritantes, et, après une demi-heure, la respiration augmente, la malade ouvre les yeux, et, frappée par l'appareil de la mort, elle revient à la connaissance et me dit en riant : « Je suis trop jeune pour mourir. » On la transporta tout de suite dans un autre appartement, où elle fut prise d'un sommeil qui dura dix heures. La convalescence marcha assez vite par l'emploi des bains aromatiques et des toniques, et la malade, dont le système nerveux était débarrassé entièrement de son état morbide, parut aussi fraîche et aussi bien portante qu'auparavant. Pendant son état léthargique, où toutes les fonctions paraissaient suspendues, les forces se concentraient sur l'ouïe, puisqu'elle entendit et eut connaissance de tout ce qui se disait autour d'elle, et me cita ensuite les mots latins de M. Frank; sa plus affreuse position était d'entendre les préparatifs de mort sans pouvoir sortir de son état. »

Cette observation, prise directement par celui qui l'a publiée, porte tous les caractères de l'authenticité.

Elle est un frappant exemple du danger, que peut
courir une hystérique, d'être enterrée vivante, et elle
nous prouve combien, sur de pareils sujets, il importe
de ne procéder à la sépulture qu'alors que tous les
signes de la mort réelle sont bien manifestes.

Le fait suivant, rapporté par le docteur Mabille [1], et
qui s'est présenté récemment devant la Cour d'assises
de la Charente-Inférieure, n'est pas moins instructif.

« Quatre jeunes gens, dit M. Mabille, âgés de vingt-
huit, de dix-sept, de dix-neuf et de seize ans, sont
accusés d'avoir violé la fille Madeleine. Les journaux
ont ainsi rendu compte de l'affaire :.

« Le 8 avril dernier, une servante, la fille Madeleine,
ayant obtenu de ses maîtres l'autorisation d'aller au
bal, y fit la rencontre du nommé C... qui dansa deux
fois avec elle et lui proposa de l'accompagner quand
elle partirait. Elle refusa ; mais C..., qui avait remarqué,
comme bien d'autres, la simplicité d'esprit de cette
fille, la suivit, accompagné par M..., à la sortie du
bal, et essaya de l'entraîner dans un chemin écarté.
Elle resta, cependant, sur la grande route et continua
son chemin accompagnée par C... et par M... qui
la soutenaient chacun par un bras en se livrant à de
grossières plaisanteries. Un de leurs camarades, G....
survint et, sans autre explication, renversa la jeune
fille vers le bord de la route, et alors se passa la scène
de débauche la plus odieuse, à laquelle prit part, en
dehors des trois accusés ci-dessus, le sieur B..., et qui
eut pour témoins plusieurs autres individus qui n'eurent
pas le courage de s'interposer.

« Nous devons dire que la victime de la brutalité des
accusés est une jeune fille de vingt-deux ans, mais
dénuée d'intelligence, et, en outre, atteinte d'une maladie nerveuse des plus graves et sujette à de fréquents
accès de léthargie, pendant lesquels elle perd con-

1. *Annales médico-psychologiques*, janvier, 1884.

naissance et reste complètement inerte, ce qui a facilité aux accusés l'accomplissement de leurs actes d'immoralité révoltante..... La scène se prolongea pendant près de deux heures.

« Interrogée par les magistrats, la fille Madeleine, dès le premier interrogatoire, s'endormit brusquement pendant près de six heures. A diverses reprises, soit au parquet, soit à l'hospice de La Rochelle, elle présenta les mêmes symptômes. »

Les médecins obtinrent que la pauvre fille fut envoyée à l'hospice de Laval, dans un local séparé des aliénés, pour y être soumise à un examen approfondi, duquel il résulta que Madeleine présentait, à un haut degré, les stigmates de l'hystérie ; hemi-anesthésie droite, boule ovarienne, vomissements sanglants, etc.

« Parfois, disent les experts, la scène change. Tout à coup, Madeleine pâlit : elle porte la main à sa gorge, elle étouffe, elle se sent mal à l'aise ; elle a le temps de s'asseoir ou même de prévenir qu'elle se trouve mal. Puis elle perd, ou semble perdre connaissance : elle dort. Pas de cris au moment de l'attaque, pas de convulsions, pas de morsure à la langue, pas d'écume à la bouche. Les membres sont dans la résolution la plus complète. Le pouls est lent, régulier, la respiration ralentie. Les paupières sont agitées par un mouvement fibrillaire incessant, les globes oculaires convulsés de bas en haut et en dedans. Les pupilles sont dilatées. A ce moment on peut piquer, brûler la malade, sans qu'elle ressente quoi que ce soit. Les pupilles, toutefois, ne perdent pas leur contractilité. Les organes spéciaux, tels que l'odorat ou le goût, ne paraissent pas impressionnés par les sensations même les plus vives ; elle paraît même n'avoir en aucune façon conscience des manifestations du monde extérieur. On ne provoque que peu ou pas les phénomènes connus sous le nom d'hyperexcitabité neuro-musculaire. »

A son réveil, Madeleine était comme hébétée et n'avait qu'un vague souvenir de ce qui s'était passé pendant la période de sommeil. Ce cas n'appartient donc pas entièrement à la léthargie lucide : nous n'en avons pas moins cru devoir le reproduire ici, ne fut-ce qu'à cause des phénomènes d'insensibilité et d'obtusion des sens, qui nous serviront quand nous aurons à apprécier les analogies qui rattachent tous ces faits spontanés aux manifestations similaires provoquées par l'hypnotisme.

Ajoutons, pour en finir avec l'histoire de Madeleine, que l'un des coupables fut condamné à 5 ans de réclusion et un autre à un an de prison. Les deux autres inculpés furent absous par le jury.

Nous ne saurions terminer ce qui se rapporte à la léthargie, sans faire remarquer que c'est sous l'étiquette de cette singulière modalité que doivent vraisemblablement être rangés ces faits étonnants de fakirs hindous[1] qu'on enterre, dit-on, vivants dans un cercueil scellé, d'où on les retire à peine un peu amaigris au bout de plusieurs mois. Ces cas étranges et absolument improbables, bien que quelques-uns semblent avoir été constatés par des procès-verbaux d'apparence authentique, sont en opposition avec tout ce que nous croyons savoir de la nécessité inéluctable de l'air atmosphérique pour l'entretien de la vie; ils constitueraient, en tout état de cause, de véritables exemples d'*hibernation humaine*, comparable à celle que présentent certains mammifères, tels que la marmotte, le hérisson, le loir, etc. Si, par impossible, on venait à prouver, par une enquête rigoureuse, scientifiquement conduite, la réalité de ces faits dans l'espèce humaine, il faut convenir qu'ils trouveraient une certaine analogie, quoique assurément fort éloignée, dans ces récits de mort apparente que nous

1. Voir, pour de plus amples renseignements sur ce sujet, un article publié dans le *Magasin pittoresque* en 1842, et un travail récent de M. R. Alexandre, dans la *Revue scientifique* du 8 décembre 1888.

avons rapportés et dans lesquels il survient un ralentissement si profond des échanges organiques, qui sont
l'indice du fonctionnement vital, que des hommes absolument compétents ont pu se poser la question de savoir
s'il y avait ou non mort réelle.

III

COMPARAISON DES ÉTATS SPONTANÉS ET DES ÉTATS PROVOQUÉS

Les détails dans lesquels nous avons cru devoir
entrer au sujet des états somnambuliques provoqués
nous semblent démontrer péremptoirement qu'entre
ceux-ci et les états de même nom qui se montrent
spontanément, il existe des analogies telles que l'identité de nature entre ces diverses manifestations en
découle forcément.

Dans tous les cas, il y a perte du souvenir au réveil,
insensibilité générale de la peau et sujétion complète
de la volonté du sujet, au magnétiseur dans l'hypnose,
à l'idée dominante du rêve dans le somnambulisme
spontané. L'hypnotisé devient un automate à la discrétion de l'expérimentateur, et le somnambule naturel est
dominé par une sorte de suggestion partant de son
cerveau, et qui est une véritable *auto-suggestion,*
pour employer un mot déjà consacré dans le langage
scientifique afférent à la matière en question. Il ne
voit, ce somnambule, que ce qui a trait au rêve qu'il
met inconsciemment en action ; il n'a d'intelligence et
de volonté que pour celui-ci, par lequel il est hanté,
dominé, possédé tout entier, et qui constitue, en définitive, une hallucination d'origine interne.

Que si l'on objectait cette hyperexcitabilité neuro-
musculaire et ces contractures si remarquables du somnambulisme provoqué, pour établir entre celui-ci et

le somnambulisme spontané, une démarcation profonde, eh bien! voici notre réponse.

Jusques à nos jours, le somnambulisme naturel a
été, en réalité, fort peu étudié méthodiquement. Les
actes auxquels il donne lieu, et par lesquels il se manifeste, ne se produisant guère que la nuit, ont, par cela
même, rarement pour spectateurs des hommes compétents et capables d'une observation scientifique. Il
n'est pas commun, en effet, que le médecin puisse en
être témoin. Il en résulte que, malgré l'enquête de
H. Tuke, nous sommes très mal renseignés sur le somnambulisme. Comme le faisait remarquer naguère,
dans une de ses leçons du mardi[1], M. le professeur
Charcot, nous sommes loin d'être fixés sur le point de
savoir si le somnambule a les yeux ouverts ou fermés.
Nous en sommes toujours, pour ainsi dire, à l'opinion
intuitive de Shakespeare qui prête à Macbeth « des
yeux ouverts». Comment, dès lors, serions-nous édifiés
sur l'existence des contractures somatiques dans un
sujet si mal élucidé et à propos duquel l'attention
n'était pas attirée sur le doute qui nous possède? fort
heureusement, pourtant, M. Pitres, le savant professeur
de Bordeaux, a eu la bonne idée de se livrer, sur une
de ses malades, à des investigations dont les résultats
positifs, que nous allons exposer, ont fait faire un
grand pas à la question.

Cette malade, nommé Albertine et sur laquelle le
professeur de Bordeaux a expérimenté, était une hystérique dont les attaques se terminaient par une phase
délirante.

« Jusqu'au mois de mars 1882, dit M. Pitres[2], nous
restâmes les témoins passifs de ce délire et nous ne
cherchâmes pas à nous rendre compte des phénomènes
musculaires ou phychiques qui l'accompagnaient. Un

1. Leçons du mardi à la Salpêtrière, neuvième leçon, 1888.
2. Leçons recueillies par Davezac. Bordeaux, 1885.

jour, cependant, nous eûmes l'idée de soulever le bras d'Albertine, pendant la phase délirante de l'attaque hystéro-épileptique, et nous remarquâmes que ses bras conservaient les attitudes cataleptiques. Ce fut pour nous une révélation. Nous parlâmes à la malade, et elle nous répondit ; nous lui suggérâmes des illusions et des hallucinations sensorielles qu'elle accepta sans aucune résistance. Bref, il devint tout à fait évident que, pendant la phase délirante de ses attaques convulsives, Albertine était dans un état semblable à celui qui est connu sous le nom d'état *hypnotique* ou de somnambulisme provoqué. Pendant le sommeil spontané, Albertine peut entretenir une conversation régulière et sensée ; elle peut faire mentalement un calcul correct. Enfin, elle peut, tout comme dans le sommeil provoqué, accepter toutes les suggestions. Que je parle de la Vierge, et aussitôt elle tombe à genoux dans l'attitude de l'extase ; que je lui dise de se méfier de la grosse araignée qui court auprès d'elle, et la voilà qui se lève, se gare, et tout à coup s'élance et fait le geste d'écraser un animal sur le sol. Je lui donne un flacon, en lui disant que c'est un parfum délicieux ; elle l'aspire avec délices et en verse quelques gouttes sur son mouchoir, bien que ce soit de l'ammoniaque. »

L'analogie, ici, est frappante, la suggestion parlée, celle qu'on inculque oralement dans le cerveau du sujet, et qui se traduit par une attitude et des gestes caractéristiques, est aussi manifeste, chez Albertine, quand cette fille se trouve en état de somnambulisme naturel, que n'importe quelle suggestion provoquée chez l'hypnotique le plus entraîné. Voici, d'ailleurs, des tentatives dont le succès complète la signification de celles dont il vient d'être question ; nous donnons encore la parole à M. Pitres :

« Je soulève le bras droit d'Albertine, et je l'abandonne à lui-même : au lieu de retomber inerte sur le lit, il reste en l'air, dans la position que je lui ai

donnée ; je soulève la jambe gauche, elle reste également en l'air, immobile, sans appui ; j'interpelle vivement la malade et voilà que, sans ouvrir les yeux, sans
se réveiller, sans rien changer de son attitude, elle
répond d'une voix tout à fait assurée aux questions
qu'on lui pose.

— « Albertine !

— Monsieur !

— Que faites-vous là, immobile comme une momie ?

— Rien du tout : Je m'ennuie.

— A quoi pensez-vous ?

— A rien.

— Savez-vous où vous êtes ?

— Oui, bien sûr, je suis à l'amphithéâtre des étudiants.

— Ouvrez les yeux et regardez-moi !

— Je ne peux pas ouvrir mes yeux ; vous voyez bien
que je suis endormie. Au lieu de me parler, vous feriez
bien mieux de me souffler dans les yeux pour me réveiller.

« Bref, il devint tout à fait évident que pendant la
phase délirante de ses attaques convulsives, Albertine
était dans un état semblable à celui qu'on nomme *état
hypnotique* ou somnambulisme provoqué. Depuis cette
époque, *nous avons pu nous assurer, sur un grand
nombre d'autres malades, que ce n'était pas là une
particularité exceptionnelle*, mais qu'au contraire,
dans la grande majorité des cas, pendant la phase
délirante qui termine les attaques convulsives et hystériques, les malades se trouvaient dans un état identique, ou tout au moins très analogue à l'état d'hypnotisme provoqué. »

On dirait vraiment d'une conversation avec l'une des
coryphées de la Salpêtrière : Rien n'y manque, et pour
compléter encore la ressemblance, M. Pitres s'est assuré
que les mêmes procédés qui amènent le réveil dans
l'hypnose, souffle sur les yeux, pressions prolongées

sur le vertex ou les zones hypnogènes, etc., agissent ici
avec le même succès que dans le somnambulisme provoqué. Aussi la conclusion de M. Pitres, qui est un élève
distingué de Charcot et un maître en matière de magnétisme animal, et de plus, un esprit très fin, très
judicieux, cette conclusion est-elle formelle, comme
on peut le' voir.

M. Pitres ajoute même un peu plus loin :

« Entre la phase du sommeil hypnotique que nous
avons étudiée chez Albertine sous le nom d'*état cata-
leptoïde les yeux fermés* et l'état dans lequel se
trouve aujourd'hui notre malade à la suite de son
attaque, nous ne constatons pas seulement des analogies, des ressemblances plus ou moins vagues :
l'identité est complète. Et nous avons, je pense,
poussé l'analyse assez loin pour qu'il nous soit, d'ores
et déjà, permis d'affirmer que le sommeil spontané est de
même nature que le sommeil artificiellement provoqué
par l'application des procédés hypnogènes connus. »

Voilà l'identité foncière du sommeil naturel et du
sommeil provoqué nettement établie par M. Pitres.
M. Chambard, de son côté [1] rapporte le cas d'une hystérique chez laquelle, au cours de l'accès, qui revêtait
la forme somnambulique, il était possible de provoquer
des suggestions semblables de tout point aux suggestions hypnotiques. D'autre part, M. Vizote, dans un travail cité par M. Giles de la Tourette, qui n'y contredit
pas, adhère à cette identité, qui gagne tous les jours
des partisans. Le sommeil physiologique est, d'ailleurs,
souvent accompagné de phénomènes convulsifs qui
donnent à croire, bien que l'expérience n'en ait pas
été faite, qu'il est possible aussi de ces contractures
provoquées, dont nous avons déjà prouvé qu'elles sont
le plus souvent, chez les hypnotiques, une affaire d'éducation, d'imitation et d'entraînement.

---

1. *Du Somnambulisme en général*. Thèse de Paris, 1880.

Enfin, il est infiniment probable, quoique cela soit nié systématiquement par l'école de Nancy, que le sommeil hypnotique est l'apanage exclusif des névropathes, comme on est en droit de soutenir que le somnambulisme naturel ne se rencontre, ainsi que le soutient M. Chambard, que chez des individus atteints d'une névrophatie avérée ou latente.

On est donc fondé à admettre que le somnambulisme, tant naturel que provoqué, quand on l'envisage au point de vue des manifestations auxquelles il donne lieu, est un trouble fonctionnel du système nerveux de la vie de relation, caractérisé essentiellement par la diminution ou la suppression de la conscience et la disparition des facultés qui nous mettent en rapport avec le monde extérieur. La seule différence, c'est que, chez l'hypnotisé, l'organisme est un automate à la merci de celui qui a provoqué l'hypnose, tandis que le somnambule naturel est un automate conduit par des excitations venant soit de son cerveau, soit du milieu ambiant. Le somnambule met en action son rêve, ou bien il obéit aux impressions perçues du dehors par ses sens souvent surexcités, et qui déterminent un véritable délire de sensations, de pensées et d'actions.

Remarquons, d'autre part, que tous ces phénomènes du sommeil naturel, dont nous avons parlé, rêves cauchemars et mouvements divers, sont absolument comparables aux attitudes expressives que la position donnée aux membres provoque chez les hypnotiques catalepsiés; les unes comme les autres de ces manifestations sont le résultat d'une véritable auto-suggestion consécutive à une sensation partant de la périphérie et retentissant sur un cerveau déséquilibré par l'éclipse momentanée du jugement et de la volonté. C'est une analogie de plus à noter entre le sommeil naturel et l'hypnotisme.

L'identité que nous constatons entre les deux espèces de somnambulisme n'est pas, sans doute, en mesure de

nous expliquer la nature du magnétisme animal, mais
elle sert à enlever à ce dernier ce caractère de merveilleux et de surnaturel qu'exploitent avec tant d'ef-
fronterie et de succès ceux qui font, de l'hypnotisme
provoqué, une industrie professionnelle. Ces individus,
qui se prétentent doués d'un pouvoir particulier, se
bornent, après tout, à réaliser, par des procédés dans
lesquels leur personnalité n'est pour rien, comme nous
le prouverons plus loin, une déséquilibration du système nerveux que la nature est, tout aussi bien qu'eux,
capable de déterminer, comme toute autre maladie.

CHAPITRE X

DES ÉTATS PROVOQUÉS INTERMÉDIAIRES

Opinions de divers auteurs à ce sujet. — L'état de *fascination*. — L'état de *charme*. — L'état de *crédulité*. — Le magnétisme chez les Égyptiens.— Faits de MM. Ch. Richet, Dumontpallier. Brémaud. — Les Derviches tourneurs. — Les miracles de l'Évangile. — Le magnétisme chez les Égyptiens.

Revenons, maintenant, à ces états mixtes qu'on ne peut que regarder comme des degrés entre les trois états fondamentaux décrits par l'École de la Salpêtrière, degrés que les meilleurs élèves de celle-ci ne se refusent, d'ailleurs, pas à admettre. « Il est, dit M. Gilles de la Tourette, le disciple et le chef de clinique de M. Charcot, un fait bien connu de ceux qui ont étudié l'hypnotisme : c'est que, même chez les individus qui deviendront plus tard les sujets les plus remarquables, on ne peut produire d'emblée, dès la première hypnotisation, les résultats auxquels on parviendra plus tard. Les différents états se confondent les uns avec les autres, et il est bien difficile de les classer, à ce moment, d'une façon précise. Ajoutons encore que certains sujets, même après un grand nombre d'expériences très bien conduites, ne présenteront toujours que des états dits *intermédiaires*. Ces états, ou tout au moins ceux qui s'offrent le plus souvent à l'observation, méritent donc d'être spécialement étudiés. »

13.

De leur côté, MM. Binet et Féré[1] disent (page 119) :
« Le nombre des états ou des périodes peut aussi varier pour chaque hypnotique ; en général, on en
compte trois : la léthargie, la catalepsie et le somnambulisme. Mais ce nombre n'a rien de fixe. Ainsi que
l'ont montré depuis longtemps M. Dumontpallier et ses
élèves, et comme chacun peut le vérifier, il existe,
entre chacune de ces périodes, des étapes de transition, véritables états mixtes que l'opérateur peut parvenir à rendre permanents par l'emploi de manœuvres
appropriées. On pourrait ainsi créer six, neuf états différents et même un plus grand nombre. »

Ces citations, empruntées à des auteurs qu'on ne
peut suspecter d'hostilité envers l'école de la Salpêtrière, suffisent à justifier les détails dans lesquels nous
allons entrer à propos de ces états intermédiaires, dont
quelques-uns sont fort usités parmi les magnétiseurs
en tréteaux.

Nous décrirons d'abord deux états qui, bien que différant par leurs manifestations extérieures, ont ce caractère commun de présenter, au réveil, le souvenir
de ce qui s'est passé pendant la période hypnotique.
Ces deux états sont la *léthargie lucide* et l'état de *fascination* ou de *charme*.

A.) La léthargie lucide est caractérisée par la suspension de l'action de la volonté sur les muscles, et la
persistance de la conscience. La résolution musculaire
est complète ; l'individu, dans cet état, ne saurait se
défendre, dût-on le mettre dans un cercueil et l'ensevelir vivant, mais il voit, entend et comprend tout ce
qui se fait, se dit où se passe autour de lui, bien, pourtant, que chez lui, souvent, l'insensibilité de la peau et
des muqueuses soit incontestable.

On peut se demander, avec M. Giles de la Tourette,
si tous les faits de cet ordre appartiennent bien à

---

1. *Le Magnétisme animal.* Paris, 1887.

l'hypnose, et si une forte secousse morale ou physique
ne suffit pas, fréquemment, pour leur donner naissance.
A ce propos, notre distingué confrère rapporte le trait
suivant de Livingstone :

L'intrépide Anglais venait de blesser un lion, qui se
précipita sur lui sans lui laisser le temps de recharger
son fusil, et le saisit à l'épaule.

« Rugissant à mon oreille d'une façon horrible, raconte le célèbre explorateur, il m'agita vivement,
comme un basset fait d'un rat; cette secousse me plon-
gea dans la stupeur que la souris paraît ressentir après
avoir été secouée par un chat, sorte d'engourdissement
où l'on n'éprouve ni le sentiment d'effroi, ni celui de la
douleur, bien qu'on ait parfaitement conscience de
tout ce qui arrive, un état pareil à celui des patients
qui, sous l'influence du chloroforme, voient tous les
détails de l'opération, mais ne sentent pas l'instrument
du chirurgien. Ceci n'est le résultat d'aucun effet moral; la secousse anéantit la crainte et paralyse tout
sentiment d'horreur, tandis qu'on regarde l'animal en
face. Cette condition particulière est, sans doute, produite chez tous les animaux qui servent de proie aux
carnivores ».

Cette dernière réflexion de Livingstone semble parfaitement fondée. Mais la léthargie lucide ne s'en produit pas moins à la suite des manœuvres hypnotiques.
Citons à preuve l'observation suivante empruntée au
travail de Giraud-Teulon et Demarquay[1] :

« Une dame du monde, très impressionnée et très
mpressionnable, témoin de quelques expériences
d'hypnotisme, en parle dans sa famille, à son retour
chez elle. Curieuse de vérifier sur elle-même les faits
dont elle a été témoin, elle se prête à un essai du
même genre. Un objet brillant est placé devant ses

1. *Recherches sur l'hypnotisme ou sommeil nerveux.* Paris,
1860.

yeux par un de ses parents, la chose se passant tout à
fait dans l'intimité et sans médecin présent. Au bout
de quelques minutes, la permanente fixité de son regard surprend ; on interrompt l'expérience et on l'appelle ; pas de réponse ; on prend un de ses bras qui,
soulevé, retombe. On se regarde ; l'effroi commence à
gagner autour d'elle. Que faire ? pas de médecin, pas
d'indication visible à remplir. Le mari, le fils, com-
mencent à s'effrayer ; ce dernier, les larmes aux yeux,
se précipite sur sa mère et couvre son front, ses yeux
de baisers. Mme de ... se réveille et tombe dans une
belle attaque de nerfs. Après une crise de larmes et la
détente obtenue, elle dit alors qu'elle a eu une dure
épreuve à subir : qu'elle avait toute sa connaissance,
voyait sa famille en larmes et dans l'effroi, sans pouvoir faire un signe qui mît un terme à cette situation
pénible. Un grand poids sur le creux épigastrique lui
semblait opprimer sa respiration et, quant à son système musculaire, elle était, c'est son expression, « enveloppée comme d'une chemise de plomb. »

« Mme de ... a été, pendant deux jours souffrante, à la
suite de cette petite expérience fantaisiste. Son caractère ne permet aucun doute quant à la parfaite réalité
de toutes les circonstances du récit.

« Mme de ..., comme tous les autres sujets, s'est
plainte de s'être trouvée, à son réveil, couverte d'une
sueur froide générale. »

A ce fait remarquable et démonstratif, nous join-
drons le suivant, que nous empruntons à M. Dumontpallier [1] :

« Une jeune malade de notre service, la nommée
Maria C..., nous a offert une observation de léthargie
remarquable par ce double fait, que la résolution musculaire était complète, ainsi que l'anesthésie, et que le

---

1. *Léthargie.* Comptes rendus de la Société de Biologie, 1880.

sens de l'ouïe était seul conservé en même temps que
la mémoire.

« Le 16 mai, à huit heures du matin, cette malade
paraissait endormie au moment de notre entrée dans
notre service d'hôpital. On attribuait son sommeil à
la fatigue que lui avait occasionnée l'agitation délirante d'une de ses voisines de salle.

« A onze heures, Maria C... dormait toujours ; le
décubitus dorsal n'avait pas varié, la tête et les membres avaient conservé la même position. Il n'était
guère vraisemblable que ce sommeil apparent fut naturel. La malade était-elle en état léthargique? La
piqûre en différents endroits du corps ne déterminait
aucun mouvement; les membres soulevés retombaient
sur le plan du lit. De plus, l'état léthargique était démontré par l'existence du réflexe cutano-musculaire,
déterminé par le frottement léger de la surface de la
peau de l'avant-bras, ou la pression légère sur le trajet
du nerf cubital. Cet état léthargique étant bien établi,
l'action du regard sur les paupières abaissées de la malade a suffi, après quelques secondes, pour déterminer
le réveil. La malade étant aphone, elle nous fit comprendre qu'elle voulait écrire. Alors elle nous apprit
que vers le milieu de la nuit, sa voisine, affectée de
délire, s'était approchée de son lit, ce qui l'avait
effrayée, et, aussitôt elle se sentit paralysée de tout le
corps. Depuis ce moment, il lui fut impossible de faire
un mouvement, mais elle entendait tout ce qui se passait autour d'elle, et, dans la narration qu'elle a rédigée le jour même, elle marquait qu'elle attendait
avec impatience notre arrivée à l'hôpital pour la réveiller. Aussi, fut-elle très émue, lorsque passant près
de son lit, elle nous entendit recommander aux élèves
de ne pas troubler son sommeil. Elle craignait de
rester dans cet état de paralysie ; elle était persuadée
qu'on eut pu l'ensevelir dans cet état sans qu'elle eût
eu aucun moyen de faire comprendre qu'elle n'était

pas morte. Elle ne pouvait remuer les lèvres ni la langue; elle ne pouvait ouvrir les yeux; ses membres étaient inertes et elle entendait tout ce qui se disait autour d'elle. Il est regrettable que, dans cet état, nous n'ayons pas compté les mouvements respiratoires et les battements du cœur, et que nous n'ayons pas pris la température du corps.

« Quoi qu'il en soit, cette observation, par l'insensibilité cutanée, la résolution musculaire et l'impossibilité absolue ou se trouvait la malade de faire comprendre qu'elle entendait, qu'elle ne dormait pas, rappelle certaines observations de mort apparente qui ont eu les plus graves conséquences.

« Cet état nerveux spécial, déterminé par la frayeur, a présenté les caractères de la léthargie provoquée expérimentalement, mais il en diffère par la conservation de l'ouïe et de la mémoire. »

Il faut noter que Maria C... était très sensible à l'hypnose.

Cette persistance de la conscience et du souvenir au réveil, avec résolution musculaire telle que tout mouvement est rendu impossible, sont également notés dans les intéressantes expériences de M. Charles Richet[1]. Dans la première période de l'hypnotisme, dans celle que cet observateur appelle la *période de torpeur*, après cinq à quinze minutes de *passes* sur la tête et le front de la personne qu'on veut endormir, pour peu que celle-ci soit sensible, on voit survenir dans la physionomie un changement très accusé. Le sujet cesse de rire et de plaisanter ; à peine s'il répond aux questions qu'on lui adresse. Ses traits se tirent, ses yeux se ferment et ses bras retombent alourdis le long du corps. Ce silence succédant à la loquacité ordinaire des personnes qu'on endort pour la première fois est caractéristique, selon M. Richet. Bientôt les

1. *L'homme et l'intelligence.* Paris, 1884.

paupières ne peuvent plus être écartées, les membres sont inertes, quoique agités de contractions fibrillaires qu'on sent très bien aux tendons du poignet, en prenant le pouls. La respiration, quoique régulière, est parfois un peu suspirieuse, comme si le sujet éprouvait de l'oppression.

L'impossibilité de relever les paupières est très remarquable et s'observe chez les individus dont les fonctions intellectuelles et volontaires sont conservées. « J'ai observé, dit l'auteur, deux ou trois fois ce phénomène, une fois, entre autres, chez mon ami R..., lorsque je n'avais pas encore réussi à l'endormir complètement. Il était parfaitement éveillé, pouvait se lever, aller et venir dans la chambre, mais ses paupières ne pouvaient plus s'entr'ouvrir. »

Mais le plus souvent, à l'occlusion obstinée et invincible des paupières, se joint la résolution musculaire ; quand l'impossibilité de parler s'y ajoute, on retombe dans le cas de la malade de M. Dumontpallier et on a la léthargie lucide dont nous parlons.

B. L'état de *fascination* décrit par M. Brémaud[1], chirurgien de marine, se distingue de la léthargie lucide par la conservation du mouvement, et par la docilité obligée aux suggestions de l'expérimentateur. Mais, ici encore, il y a persistance au réveil du souvenir et insensibilité générale.

Cet état s'obtient par ce qu'on appelle la *prise du regard,* c'est-à-dire sous l'influence d'un regard brillant et rapproché, dans un lieu vivement éclairé, à la condition que le sujet consente à fixer lui-même ses yeux sur ceux de l'opérateur.

« En ce faisant, dit M. Brémand, l'effet est foudroyant ; la figure s'est injectée, l'œil est grand ouvert, les pupilles dilatées ; les vaisseaux de la conjonctive ont subi une dilatation considérable ; le pouls, de 70 est passé à

---

1. *Bulletin de Société de Biologie.* avril 1884.

120; le regard du sujet est dorénavant fixé sur le mien.
Je recule : M. Z... me suit; sa démarche est singulière,
la tête projetée en avant, les épaules relevées, les bras
pendant le long du corps. Dans la course à laquelle
M. Z... se livre pour me suivre, ses bras restent immobiles; sa figure a pris une apparence particulière;
toute expression a disparu; les yeux sont fixes, les
traits figés; pas une fibre ne remue, pas une parole
ne sort de ses lèvres immobiles; le masque est comme
pétrifié. Il semble qu'il ne reste plus, dans ce cerveau,
qu'une idée fixe : ne point quitter le point lumineux
de mon œil.

« Parlez-lui, il ne vous répondra pas ; insultez-le,
pas une fibre de son visage ne tressaillira ; frappez-le,
il ne ressentira pas la douleur; l'analgésie est évidente;
les pincements, les chatouillements ne produisent aucune modification du mouvement. Et pourtant, M. Z...
a conscience de son état; il a entendu tout ce qui s'est
dit, et, revenu à son état normal, il rendra compte de
tout ce qu'il a éprouvé. Pour le faire sortir de cet état
de fascination, car c'est bien là, ce me semble, l'état
de l'oiseau devant le serpent, un souffle sur l'œil va
suffire. Je souffle, la scène change; la figure a repris
instantanément sa mobilité, la congestion a disparu ;
les bras, les épaules ont repris la liberté d'action ; la
sensibilité cutanée est maintenant normale et M. Z...,
qui semble soulagé et étonné, va nous dire qu'il a eu
conscience de toute cette scène, mais qu'il était incapable de manifester sa volonté, et se sentait lié à mon
regard par un lien plus fort que lui-même.

« Nous devons ajouter encore que chaque mouvement doit être sollicité. Le sujet ne suit pas une idée
qu'il élabore; il exécute machinalement, automatiquement le geste qu'on lui suggère, et resterait inerte au
milieu de l'accomplissement d'un acte, si une volonté
étrangère à la sienne n'en sollicitait la réalisation
complète. »

Cette imitation forcée des gestes de l'hypnotiseur et la facilité avec laquelle le sujet accepte les hallucinations, surtout celles qui sont insinuées par le geste, constituent, avec le souvenir au réveil, les caractéristiques de l'état de fascination. Il y a, de plus, une tendance exagérée aux contractures, et celles-ci peuvent aisément se généraliser.

Nous avons signalé l'aptitude aux contractures, *l'état contractural*, en un mot, comme un des caractères saillants et distinctifs de l'hystérie. Le même phénomène se rencontre chez les hypnotiques, et c'est un trait de ressemblance de plus, qui établit la parenté incontestable de l'hypnotisme et de l'hystérie. Chez les personnes atteintes de cette dernière affection, les divers muscles, comme l'ont si bien démontré MM. Richer et Brissaud[1], peuvent entrer en contracture à la moindre excitation. Qu'on tende fortement le bras d'un hystérique, de manière à tirer sur les tendons qui rattachent les os de l'avant-bras à ceux du bras, et aussitôt on verra les muscles dont ces tendons font partie se contracturer au point de ne pouvoir plus se relâcher sous l'influence de la volonté. Eh bien! cette disposition à la contracture peut, sous l'action des procédés magnétiques quels qu'ils soient, se montrer même avant la production du sommeil, et comme phénomène initial de l'influence ressentie ; parfois même l'état contractural est l'unique manifestation hypnotique qu'on puisse réaliser. « Telle personne que j'ai essayé d'endormir, dit à ce propos M. Ch. Richet qui a spécialement étudié ce côté de la question, n'a en apparence rien ressenti des passes pratiquées pendant dix minutes. Elle était complètement réveillée et raillait l'impuissance de mes efforts. Mais après que je lui eus tendu le bras, il lui fut impossible de le plier. De même, je pus contracturer le

1. *Progrès Médical*, mai-juin 1880.

sterno-mastoïdien, les muscles moteurs du globe oculaire, les fléchisseurs des doigts, etc. Elle se comparait à une *poupée articulée*, car ses membres raidis ne pouvaient accomplir que des mouvements saccadés. »

En revanche, si dans l'état de fascination on remarque l'aptitude à la contracture et à l'imitation des gestes, il y manque complètement la plasticité, la conservation forcée et indéfinie des attitudes imposées, qui est le trait distinctif de la catalepsie.

Pour M. Brémaud, la fascination représente l'hypnotisme à son début, à son degré le plus faible.

C'est, d'ailleurs, toujours d'après le même observateur, un état transitoire qu'on ne peut pas déterminer indifféremment chez tous les sujets, et qui ne dure pas même chez ceux qui l'ont présenté d'abord de la manière la plus réussie. A mesure que les expériences magnétiques se multiplient, et que, par suite, comme il arrive toujours, l'impressionnabilité du sujet augmente, celui-ci perd de son aptitude à la fascination ; il brûle bientôt cette première étape et arrive d'emblée à un degré supérieur de l'hypnose, à la catalepsie, pour passer ensuite à la léthargie et au somnambulisme.

Remarquons que la fascination est, après tout. très aisée à simuler, et s'il est vrai qu'elle n'ait qu'une durée très limitée chez le sujet susceptible de la présenter, que penser de ces magnétiseurs qui font salle pleine pendant des mois et des années avec des *fascinés*, toujours les mêmes, qu'ils exhibent sur les planches? La fascination, en effet, est fortement exploitée par les commerçants qui se sont fait une profession de l'industrie malsaine du magnétisme. C'est toujours un spectacle qui saisit vivement le public naïf, que celui d'un individu qui s'attache au regard d'un autre et qui renverse impétueusement, vigoureusement, et comme poussé par une force irrésistible, tous les obstacles qui l'empêchent de s'approcher du point lumineux qui l'attire invinciblement. Il suffit d'avoir, une seule fois, assisté à une de ces représentations magné-tiques si communes, et que, pour le dire en passant, on ne tolère guère plus qu'en France, pour s'être fait une idée de la stupéfaction où cette vue des agisse-ments convulsifs d'un fasciné plonge l'assistance. Le comble de l'ébahissement, c'est lorsque, obéissant à une suggestion du magnétiseur, le sujet se dirige avec la même obstination spasmodique vers le regard d'une personne qu'on lui a désignée dans la salle. Il se produit alors, chez les spectateurs, surtout quand les fascinés sont au nombre de plusieurs, ainsi qu'on le voit chez Donato et d'autres habiles metteurs en scène, une angoisse générale devant ces personnes égarées, à l'œil hagard, à la démarche raide et convulsive, à la figure étrange, qui se hâtent fièvreu-sement à travers les obstacles et les assistants pour arriver à se rapprocher du point lumineux, du regard en un mot, qu'on a signalé à leur empressement.

C. — La fascination n'est pas seule à défrayer le magnétisme de foire ; le *charme* lui fournit aussi son contingent, et contribue à alimenter cette surexcita-tion nerveuse qu'on constate chez les habitués des réunions magnétiques.

Au fond, l'état de charme se rapproche singulière-ment de l'état de fascination ; comme dans celui-ci, le sujet semble rivé à son hypnotiseur. La différence, c'est que, dans le charme, la prise du regard n'est pas né-cessaire, et que n'importe quel procédé d'hypnotisation peut donner lieu à cet état. De plus, bien que l'auto-matisme soit aussi complet que dans la fascination, la personnalité du sujet reste plus complète et exerce une certaine action dans l'accomplissement des actes commandés, qui pourront ainsi être plus com-plexes. Ici encore, il y a persistance du souvenir au réveil, et tendance obstinée du sujet à suivre, comme un chien fidèle, l'opérateur qui a amené l'hypnose.

Ainsi que nous l'avons fait observer précédemment avec M. Richet, chaque opérateur dresse les sujets à sa façon et peut arriver ainsi à créer des états hypnotiques qui se différencient plus ou moins de ceux qu'on obtient avec d'autres procédés. M. de Rochas[1] est arrivé, lui, à produire ce qu'il appelle *l'état de crédulité*, et qui nous paraît mériter une mention spéciale.

D. — L'état de crédulité est, comme le nom nous l'indique, une disposition d'esprit particulière et provoquée de diverses manières, rendant l'individu qui la présente apte à recevoir sans résistance les illusions et les hallucinations qu'on lui suggère ou qu'il se suggère lui-même. C'est là, d'après l'auteur que nous citons, un état intermédiaire entre la veille et l'état cataleptique. Les procédés qui peuvent le produire se divisent en trois groupes, savoir :

1° L'injonction brusque, qui réussit chez les personnes très impressionnables et qui ne sont pas susceptibles d'atteindre une phase plus avancée de l'hypnose. Un ordre bref, prononcé nettement et surprenant le sujet, suffit souvent. Un petit tressaillement, que l'habitude vous apprend à saisir, indique que la suggestion a pris. On peut alors rendre à volonté et par un simple commandement les sujets paralytiques, sourds, muets, etc., les empêcher de se servir de l'arme qu'ils tiennent à la main, leur faire imiter les cris des animaux, les faire reculer ou avancer, tomber à terre et se relever, dormir et se réveiller, les mettre dans l'impossibilité de sortir d'un cercle imaginaire dont on les entoure.

Chose singulière ! les expériences réussissent d'autant mieux qu'il y a plus de sujets réunis, sans doute, en vertu de la puissance bien connue de l'imitation et l'exemple.

La peur, qui produit les paniques, met, en réalité,

1. *Revue scientifique*, n° du 12 février 1887.

les masses qui la subissent en état de crédulité. Il
suffit alors du moindre incident, bruit soudain, jet de
lumière, etc., déterminant une illusion chez l'un des
assistants, pour qu'aussitôt cette illusion se propage et
entraîne la troupe entière dans une fuite désordonnée
ou dans un élan en avant irrésistible;

2° La fixation d'un point brillant donne aussi d'excellents résultats. M. de Rochas a pu faire voir, à ses
sujets d'expérience, tout un monde d'objets, de personnages et de faits dans le diamant de sa bague. Benoît,
l'un des sujets habituels de M. de Rochas, a pu y suivre
tour à tour, dans les détails les plus minutieux, une
séance du conseil de revision, et l'expulsion des religieuses d'un couvent.

L'impression de l'ouïe arrive au même résultat.
Qu'un sujet idoine écoute attentivement, pendant quelques instants, le *tic-tac* d'une montre, et bientôt sa
crédulité devient telle, qu'on peut lui faire entendre
tout ce que l'on veut.

Si l'on joue devant Benoît un air de piano, il l'entend
d'abord exactement; mais, au bout de quelques notes,
et sans changer d'air, on peut lui faire entendre tous
les airs qu'on lui indique, et, pour peu que ceux-ci
soient accentués, il tombe en extase.

Si on lui fait répéter, d'un ton bien rythmé : *ora
pro nobis, ora pro nobis,* il ne tarde pas à donner à
sa physionomie l'attitude de l'extase religieuse; si on
l'endort en lui faisant répéter : *que je suis triste!* sa
figure devient mélancolique, et souriante, si on lui fait
dire ; *que je suis content, que je suis content!*

3° Tout ce qui modifie le jeu du cœur et la circulation du sang peut amener l'état en question. Ainsi
agissent la compression de la gorge, l'approche brusque d'un corps froid ou d'un corps chaud, la rotation
même.

Quelques tours de valse suffisent pour mettre en crédulité tous les sujets de M. de Rochas, qui, dès lors,

voient et entendent tout ce qu'on leur dit de voir et
d'entendre, et restent cloués au sol si on leur affirme
qu'ils ne peuvent plus bouger.

Un coup subit, une secousse brusque amènent également la crédulité; ainsi fait aussi le souffle sur la nuque
ou la pression sur le vertex.

« Je dis à un sujet, écrit M. de Rochas : *Pensez que
vous allez avoir la jambe gauche paralysée,* ou bien *une
douleur au bras droit,* ou bien *les deux pouces contracturés;* il a beau (le sujet) y penser, rien ne se produit;
mais si, tout à coup, je détermine un choc en un point
quelconque de son corps, l'effet annoncé se réalise. »

En résumé, l'état de crédulité se traduit par la facilité avec laquelle les sujets acceptent les suggestions, et
nous verrons plus loin, quand nous traiterons de ces
dernières, qu'on peut leur en faire subir de fort extraordinaires. Mais avant de quitter ce sujet il n'est pas
sans intérêt de remarquer, avec M. de Rochas, que
plusieurs des procédés qu'il emploie semblent avoir été
connus de toute antiquité.

On sait comment, en Turquie, les *derviches tourneurs*
se servent de la rotation pour produire l'extase.

L'effet du souffle est manifeste dans cet aveugle de
Bethsaïde qu'on amène à Jésus et dont parle saint
Marc dans son évangile. Jésus lui impose d'abord les
mains, en même temps qu'il lui crache ou lui souffle
sur les yeux *(exspuens in oculos ejus);* l'aveugle commence à voir. Jésus lui posa alors la main sur les yeux,
et l'aveugle vit clairement tout ce qui l'entourait. Sa
guérison était complète.

M. de Rochas a relevé dans Origène répondant à
Celse, qui avait élevé des objections contre ce miracle,
le passage suivant, que nous croyons utile de reproduire :

« Vous raillez les guérisons opérées par Jésus-Christ.
Mais il a cela de commun avec les faiseurs de prestiges,
qui ne promettent point de miracles aussi imposants,

avec des charlatans instruits chez les Égyptiens qui,
pour quelques oboles, pratiquent les secrets les plus
merveilleux. Ne les voyez-vous pas chasser les démons
du corps des hommes, guérir les maladies par le
souffle ? »

On voit, pour le dire en passant, que les pratiques
du magnétisme sont bien antérieures à Mesmer.

CHAPITRE XI

DES DIVERS PROCÉDÉS POUR PRODUIRE L'HYPNOSE
ET AMENER LE RÉVEIL

Les excitations vives et soudaines, ou lentes mais continues sur
les différents sens. — L'action des objets lumineux et brillants.
Les passes. — La double action du souffle. — L'influence de
l'imitation et celle de l'imagination. — La suggestion. — Le
magnétisme appliqué aux animaux. — Les enchanteurs de
l'Égypte. — Les endormeurs de serpents. — Les dompteurs de
lièvres, en Perse. — Hansen, Donato, Brémaud. — Le réveil.

I

On n'a pas oublié qu'un bruit soudain, un coup de
gong ou de tam-tam, la mise en vibrations inopinée
d'un diapason suffisent, chez les hystériques de la Salpêtrière, pour déterminer la catalepsie. L'abaissement
prolongé quelques instants des paupières du cataleptique sur ses yeux, fait tomber le sujet en léthargie.
Enfin, une légère friction, ou même une simple pression du doigt sur le vertex (sommet de la tête), amène
le léthargique à l'état de somnambulisme.

Mais les excitations inopinées et vives, qui surpren-
nent les sens et paralysent brusquement la volonté, ne
sont pas indispensables : les excitations faibles, le tic-
tac d'une montre, la pression quelque temps continuée
sur les opercules des oreilles, le froissement d'un mor-

ceau de papier, le choc d'un verre, un son musical
faible mais persistant, le bruit du vent, la récitation
des oraisons, les mélopées monotones dont les nour-
rices bercent leurs poupons, ont, plus d'une fois, chez
les sujets prédisposés, provoqué le sommeil magnétique.

C'est le sens de la vue qui semble offrir le plus de
ressources sous ce rapport. Braïd nous a révélé le
pouvoir, souvent confirmé depuis, de la fixation du regard. Ce pouvoir est extrême sur les personnes livrées
depuis longtemps aux pratiques hypnotiques. Chez
elles, un éclair d'orage amène souvent l'hypnose,
comme on l'a fréquemment constaté à la Salpêtrière,
où il n'est pas rare qu'un certain nombre d'hystériques tombent dans les cours, en pareil cas, comme
foudroyées, au point qu'il faut les rapporter dans les
dortoirs.

Nous avons entendu M. Charcot parler d'une de ses
anciennes malades, à qui il arrive de tomber en hypnose lorsque, se trouvant dans la rue, à l'entrée de la
nuit, on allume brusquement un réverbère sous ses
yeux. Invariablement, alors, la pauvre femme est
conduite dans un poste de police, où l'on est, on le
comprend, assez embarrassé de savoir que lui faire.

Nous tenons de M. Dumontpallier qu'un homme,
traité déjà dans son service et qui était très hypnotisable, tomba un jour en catalepsie en voyant défiler un
régiment musique en tête, le cuivre des instruments et
celui des casques reluisant au soleil. Des agents de police voyant cet homme immobile, muet, et comme figé
sur place, avec une physionomie étrange, le conduisi-
rent à l'hôpital, où l'on reconnut sans peine à quoi
l'on avait affaire.

Nous avons déjà signalé le fait, découvert par La-
sègue, de la possibilité de provoquer l'hypnose, chez
certains sujets, en leur abaissant simplement les paupières.

Après la vue et l'ouïe, c'est l'odorat qui est le sens

le plus ouvert aux influences hypnotiques. On sait depuis longtemps que la respiration du chloroforme ou de l'éther peut provoquer l'hypnose ; MM. Binet et Féré sont arrivés au même résultat par l'impression prolongée du musc.

Tous ces procédés agissent, sans doute, par l'épuisement brusque ou prolongé des sens spéciaux. Ils sont d'autant plus efficaces, comme tous les autres, du reste, que les sujets ont reçu une éducation magnétique plus complète. Plus un individu est hypnotisé fréquemment, et plus il devient sensible à tous les procédés d'hypnotisation.

Parmi ces derniers, il ne faut pas oublier les *passes,* dont nous avons exposé longuement les détails d'application ; chères aux anciens magnétiseurs, elles sont encore aujourd'hui fort exploitées par les industriels qui donnent des représentations à prix d'argent. Cette hypothèse d'un fluide se dégageant de l'opérateur et agissant sur le sujet est, on le conçoit, on ne peut plus propre à stupéfier le public, en même temps qu'elle donne au magnétiseur le prestige de posséder un pouvoir mystérieux et incompréhensible. Bien que les procédés modernes : — fixation d'un objet brillant, friction sur le vertex ou le front, excitations cutanées fortes ou légères, etc., et surtout le fait, maintes fois constaté, d'individus s'endormant eux-mêmes, — aient, de fond en comble, ruiné la conception des fluidistes, on rencontre encore des expérimentateurs animés du seul désir de chercher la vérité et qui ont recours au procédé des passes. Ils ne s'expliquent pas sur la possibilité d'un fluide passant de l'opérateur au sujet, et se contentent de l'action incontestable du procédé qu'ils emploient. C'est, disent-ils en général, un moyen commode d'agir sur le sujet, et le seul qui puisse, sans fatigue, être prolongé presque indéfiniment. M. Pierre Janet, qui est un des sectateurs de ce procédé, y joint même le contact de ses pouces, par leur face interne, avec ceux de l'opéré. Ce contact, très usité aux débuts du magnétisme, est aujourd'hui justifié et son efficacité expliquée, par la découverte récente des *zones hypnogènes* dont nous allons parler incessamment.

MM. Heidenhaim, Grützner et Berger, en pratiquant des frictions faibles et très prolongées sur un des côtés de la tête de sujets en état de veille, sont parvenus à produire chez ces personnes une hypnose unilatérale, c'est-à-dire bornée à l'une des moitiés du corps, à celle qui est opposée au côté du crâne sur lequel on a agi : phénomène qui s'explique par l'entrecroisement des pyramides, et qui fait que l'hémisphère droit du cerveau commande au côté gauche du corps et réciproquement.

D'après M. Bottey, le souffle sur les yeux réveille, — et c'est un fait admis par tout le monde, — les sujets endormis hypnotiquement, tandis que le souffle à la nuque les plonge dans l'hypnose, ce qui est moins communément accepté.

On peut, chez la plupart des animaux, provoquer l'hypnotisme. Une expérience déjà faite par le père Kircher, en 1646, est souvent renouvelée dans les foires du midi de la France, par des bateleurs de profession ; elle consiste à fixer un coq sur un tableau noir, la tête immobile, au devant d'une raie tracée à la craie. L'animal ne tarde pas à être immobilisé en catalepsie. Les oies, les cygnes, les canards, les écrevisses, les lapins sont passibles de la même hypnotisation, ainsi, sans doute, que presque tous les animaux.

Les enchanteurs de la vieille Égypte et les magiciens de l'Orient arrivaient à rendre les serpents cataleptiques et raides comme des bâtons, en leur comprimant la région des ouïes.

Preyer (d'Iéna), a hypnotisé des salamandres et des grenouilles, en exerçant de légères frictions au niveau de la région qui correspond à la nuque, ou au niveau de l'abdomen.

Les chevaux sont également sensibles à l'hypnose et on peut, chez eux, la provoquer par la fixation du regard, par une lumière vive, par la musique, par les passes; c'est ainsi qu'un dresseur anglais, Rarey, agissait, dit-on, pour dompter les chevaux rétifs.

Les Indiens de l'Amérique du Nord, selon M. Bottey auquel j'emprunte ces détails, pour se faire suivre des jeunes bisons, saisissent la tête de l'animal, lui appliquent les mains sur les yeux et lui soufflent dans les narines; ils obtiennent ainsi des résultats étonnants.

Les dompteurs de lièvres, en Perse, les charmeurs de serpents, les éleveurs d'animaux féroces dans l'Inde, procèdent par des moyens analogues à ceux qu'emploie M. Brémaud, et arrivent à produire un véritable état de fascination dans lequel les animaux ne peuvent détacher leurs yeux du point brillant qui les a hypnotisés.

L'ébranlement de la masse encéphalique par une secousse brusque imprimée à la tête, produit aussi l'hypnose. Un magnétiseur suédois, Hansen, qui a fait quelque bruit en Allemagne, il y a quelques années, procédait de cette façon. Il faisait placer debout devant lui le sujet à hypnotiser, puis, après l'avoir regardé fixement dans les yeux, il prenait brusquement entre ses mains la tête du patient et la renversait en arrière. L'effet était presque immanquable. Mais ce procédé, connu sous le nom de *coup de Hansen*, donnait lieu si fréquemment aux accidents dont nous parlerons ultérieurement que l'autorité intervint pour interdire l'exercice du magnétisme à cet industriel, qui se vit contraint de passer en Suisse où nous le retrouverons.

Hansen, du reste, avant de recourir à son coup de théâtre, avait soin, au préalable, d'épuiser les forces des sujets qui se soumettaient à ses expériences, et de briser ainsi leur pouvoir de résistance. Il les faisait tourner en rond avec une vitesse qu'il accentuait du geste et de la voix. C'est après quelques instants de ce fatigant exercice qu'il les arrêtait brusquement et, fixant son regard sur le leur, les hypnotisait subitement, sans reculer, au besoin, devant la violence chez les personnes rebelles à s'endormir.

Ces manœuvres avaient évidemment pour résultat et pour but, en outre du brisement des forces, de modifier, avec le renversement plus ou moins violent de la tête en arrière, la circulation du sang dans le cerveau.

Les procédés du sieur Dhont, dit Donato, déjà nommé et qui donne chaque soir, à Paris, dans une salle de la galerie Vivienne, des représentations que nous croyons absolument condamnables, et qu'à notre avis on devrait interdire, ces procédés, disons-nous, se rapprochent beaucoup de ceux qu'employait Hansen.

Donato invite à monter sur son estrade ceux des spectateurs qui veulent se laisser magnétiser. Dans le nombre, se trouvent toujours des compères, familiarisés avec ces exercices, et dont on a eu soin de garnir à l'avance les bancs de l'enceinte. On reconnaît ces gens-là à leur mise souvent dépenaillée et contrastant avec le prix élevé des places qu'ils occupent. Ce sont eux, d'ailleurs, qui applaudissent et battent des mains, avec l'expérience consommée *de chevaliers du lustre*, pendant les scènes de ventriloquie ou autres qui précèdent les démonstrations magnétiques. Ces individus servent de parangon, de modèle aux novices qui subissent là l'influence de l'imitation et de l'exemple.

Quand les sujets sont réunis sur l'estrade, Donato en fait l'inspection, et renvoie ceux, qu'avec son flair affiné par l'habitude, il juge ne pas devoir être influencés suffisamment. Cette sélection accomplie, il place le sujet debout devant lui, et lui recommande de poser à plat ses mains sur ses mains à lui, qu'il tient ouvertes au bout de ses bras étendus. « Pressez fortement, dit-il ». Après quelques instants, et tandis que le sujet incline sa tête, de manière à la croiser avec celle du magnétiseur, ce dernier lâche brusquement les mains du premier et, lui saisissant vivement la tête, le fixe de ses yeux grands ouverts et menaçants. La victime est, dès lors, rivée aux yeux de l'expérimentateur, et offre tous les phénomènes de sujétion que nous avons attribuées à l'état de fascination.

Ce que Donato exploite surtout, c'est la faculté que, dans la plupart des états hypnotiques, possède l'expérimentateur de transmettre à son gré, à d'autres personnes, l'électivité que montre pour lui le sujet qu'il a hypnotisé. On peut ainsi transmettre le regard de ce dernier. Pour cela, l'opérateur place d'abord son doigt index au niveau de son œil, puis avec ce même doigt, il indique l'œil de la personne à laquelle il veut passer son pouvoir sur le sujet. Celui-ci, aussitôt, se dirige impétueusement vers le regard de l'individu qu'on lui a désigné, et franchit tous les obstacles qui s'opposent à son passage.

C'est là un truc qui ne manque jamais son effet. Quand on voit les hypnotisés se précipiter ensemble de l'estrade pour aller dans la salle, appréhender à l'œil, l'objet de leur convoitise, repoussant les gens qui leur barrent le chemin, regardant fixement devant eux de leurs yeux étranges, et comme en proie à une idée prédominante, absorbante; quand on les voit venir river leur regard à celui des personnes qu'on leur a signalées, c'est toujours, dans l'assistance, un sentiment d'émoi, de trouble, de stupéfaction, qui se trahit de mille manière, et qui contribue, pour une large part, au succès de la représentation.

Donato, il faut en convenir, est un habile metteur en scène. Sans parler des expériences classiques d'hallucinations des divers sens, après avoir, notamment fait suivre le vol d'oiseaux imaginaires, boire de l'huile de foie de morue pour du champagne, il fait, par exemple, chanter ensemble ou isolément ses sujets; il leur prescrit de valser; il leur donne les poses cataleptiques les plus variées, et met en œuvre toutes les ressources de l'hypnotisme.

Les sujets dressés par Donato sont, d'ailleurs, d'après M. Delbœuf [1], qui a eu souvent affaire à eux, intraitables, violents, désobéissants, brusques et ne se prêtant pas toujours aux suggestions qu'on veut leur inculquer. Il faut, pour venir à bout de leur résistance, employer fréquemment la force ou la surprise.

Nous verrons, à leur heure, les inconvénients de cette façon de procéder; pour le moment, nous tenons à faire observer que Donato fait, pour l'éducation de ses *acteurs*, une large part à l'imitation. Un nommé Ramon, qui le suit partout, sert de modèle pour le dressage de ceux-ci.

On peut donc affirmer que les manœuvres violentes, la secousse de la masse cérébrale et l'imitation sont la base de la méthode employée par le magnétiseur dont nous parlons.

Au reste, M. Brémaud lui-même, pour provoquer la fascination, ne procède pas différemment, et sa méthode est sensiblement celle de Donato. « La première fois, dit cet expérimentateur, qu'on cherche à provoquer le phénomène chez un nouveau sujet, il m'a paru très utile, pour faciliter l'apparition de l'état nerveux défini, de provoquer, tout d'abord, un certain degré de congestion encéphalique, soit en faisant tourner brusquement le sujet sur lui-même, soit en le faisant se baisser un certain temps, la tête rapprochée du sol, la fixation du point lumineux commençant au moment où la congestion a atteint son plus haut point d'intensité. »

M. Brémaud attribue les effets produits ainsi à l'imagination du sujet. La part de celle-ci est grande assurément, et les faits suivants, rapportés par cet auteur, nous paraissent déposer fortement en ce

1. *Revue philosophique*, 1880.

sens. Ils sont, d'ailleurs, assez curieux par eux-mêmes
pour trouver place ici, où nous avons la prétention de
donner une *leçon de choses*, plutôt que de nous
livrer à des dissertations théoriques, que l'état de la
science et les nombreuses lacunes et incertitudes que
présente notre connaissance du système nerveux, surtout au point de vue du fonctionnement, ne nous semblent pas autoriser pour le moment.

Voici les faits en question: nous laissons la parole
à l'auteur :

« M. B..., vingt-trois ans, étudiant, plusieurs fois
hypnotisé et présentant la série complète : fascination,
catalepsie, léthargie, somnambulisme. Il reconnaît
éprouver un certain sentiment de crainte toutes les
fois qu'il me rencontre, et n'être jamais complètement
à son aise vis-à-vis de moi, et éviter ma rencontre autant que possible, craignant toujours d'être hypnotisé
par accident.

« S'étant décidé à se prêter à une nouvelle série
d'expériences, il est invité à fermer les yeux. Sur l'affirmative qu'il ne peut plus les ouvrir, M. B... reste
les paupières closes, faisant des efforts musculaires se
transformant en grimaces, les paupières restant fermées, quoique légèrement frémissantes. Vivement sollicité, par les assistants de ne point prolonger une comédie ridicule, il redouble d'efforts grimaçants et ne
peut parvenir à ouvrir ses yeux. Sur la permission
solennellement formulée par l'expérimentateur, il les
rouvre immédiatement et proteste de sa bonne foi.

« Il est invité à étendre le bras droit horizontalement. On feint de lancer du fluide sur le bras étendu
et on le met au défi de plier le membre, qu'on lui dit
être paralysé : il reste immobile et ne peut arriver,
malgré des efforts évidents, à plier le bras. On reconnaît une contracture généralisée de tous les muscles
brachiaux ; les doigts sont convulsés, et le sujet déclare
bientôt éprouver une douleur intolérable. On l'avertit

que la liberté de ses mouvements lui sera rendue dès qu'un des assistants qu'on lui désigne feindra de se moucher. Cet assistant, le docteur Baude, retire son mouchoir de sa poche et le porte lentement à sa figure. Le sujet suit des yeux avec anxiété ; au moment précis où le docteur Baude se mouche, la contracture disparaît, le sujet plie le bras et le frictionne vivement pour calmer sa douleur.

« Pendant les expériences, le sujet n'a cessé de causer, de manifester son étonnement, et sollicite des explications qu'on lui promet s'il se prête à une dernière expérience.

« On lui fait découvrir le bras gauche tout entier ; la sensibilité cutanée est reconnue normale. On fait le simulacre de lancer du fluide sur le bras mis à nu, et on affirme qu'il est devenu insensible. Avec une forte épingle, on le pique et on transperce la peau, sans que le sujet donne des marques de sensibilité ; il regarde, stupéfait, les piqûres qu'on lui pratique en grande quantité et émet l'avis que ce procédé est bien supérieur à la chloroformisation. On retire enfin les six épingles avec lesquelles on a fait la transfixion complète d'un pli cutané ; les piqûres donnent fort peu de sang. On remarque que les téguments sont pâles, décolorés et légèrement refroidis. Le bras droit, examiné au même moment, offre la coloration et la température normales.

« Une passe le long du bras et l'affirmation de l'expérimentateur rendent la sensibilité au membre, et le sujet, quelques secondes après, dit ressentir vivement les piqûres qui lui ont été faites.

« Un autre étudiant, M. G... présentait des phénomènes analogues à ceux qu'offrent M. B...

« On remet à chacun de ces deux jeunes gens une boîte soigneusement enveloppée et on leur déclare, avec une grande apparence de conviction, comme pour prouver une action antimagnétique du contenu de ces boîtes, que tant qu'ils les auront sur eux, ils seront rebelles à toute influence magnétique, de quelque part qu'elle vienne. »

« A partir de ce moment, toutes les tentatives de contracture, de paralysie et d'analgésie restent sans résultat... A la sollicitation instante des sujets, les boîtes sont ouvertes et, au milieu de l'hilarité générale, on constate qu'elles sont en carton et ne renferment rien. »

Depuis, toutes les tentatives ont échoué, ce qui démontre bien la part qui revient à l'imagination, à l'idée préconçue, dans tous ces phénomènes de suggestion à l'état de veille. Voici encore une nouvelle expérience de M. Brémaud, qui dépose en faveur de cette manière de voir :

« Anna T..., quarante ans, plusieurs fois hypnotisée avec succès.

« En état de veille, à un moment donné, on lui annonce que par le pouvoir du fluide magnétique, elle va ressentir une vive sensation de froid, et l'expérimentateur se met en devoir de lui faire des passes embrassant tout le corps. Le sujet, très incrédule, rit à plusieurs reprises, en déclarant que, dans une atmosphère aussi chaude (l'appartement était fortement chauffé), avoir froid était impossible. Avec une grande apparence de conviction, je redouble l'énergie des passes; brusquement, le sujet annonce ressentir une sensation de fraîcheur naissant à la nuque et s'irradiant dans toutes les parties du corps. La sensation s'accentue de plus en plus et devient bientôt un froid intolérable. A ce moment, la face est devenue pâle, les mains décolorées; on remarque sur les avant-bras le phénomène connu sous le nom de *chair de poule;* les dents claquent avec violence, etc.; le sujet demande grâce.

« On fait alors des passes en sens inverse, destinées à ramener la chaleur; en quelques instants, tous les phénomènes signalés plus haut disparaissent.

« Quelques minutes après, une plaisanterie faite par un des assistants ayant provoqué le rire du sujet, l'expérimentateur déclare que celui-ci ne pourra pas cesser de rire, et, de fait, il rit sans pouvoir s'arrêter, pendant que la face s'empourpre et que la respiration s'embarrasse.

« Un geste de l'opérateur met fin à la scène.

« On demande au sujet de prêter son mouchoir, et on fait sur le tissu des passes en différents sens, et, le mouchoir remis au sujet, on lui annonce que la puissance magnétique conférée au mouchoir est telle qu'elle annihile momentanément le pouvoir de l'opérateur.

« Dès lors, toutes les tentatives échouent, et ne réussissent que si on lui enlève le mouchoir. »

Arrivons, maintenant, aux *zones hypnogènes*, dont on doit la description, sinon la découverte, à M. le Professeur Pitres (de Bordeaux).

Par zones hypnogènes, il faut entendre des régions circonscrites du corps, douloureuses ou non, et dont la pression a pour effet de déterminer brusquement l'entrée du sujet dans l'état hypnotique. Comme les zones hystérogènes que nous avons déjà décrites, elles peuvent se rencontrer sur presque tous les points du corps : à l'abdomen, à la région des ovaires, au pli de l'aine, à l'épigastre, autour ou sur les seins, près des clavicules, le long de la colonne vertébrale, sur les bras, au pli du coude, sur les poignets, sur les phalanges des doigts, sur le vertex ou sommet de la tête, etc.

La fréquence de la zone hypnogène du vertex peut expliquer pourquoi la friction ou la pression en ce point est un moyen si répandu et si efficace d'hypnotisation. La zone des doigts donne à comprendre pourquoi les anciens magnétiseurs prenaient entre leurs mains celles des sujets qu'ils voulaient endormir, procédé qui, nous l'avons dit, compte encore des sectateurs aujourd'hui.

L'existence de ces zones constitue, remarquons-le, un risque redoutable pour les personnes qui en sont affligées et qui se trouvent, de ce chef, à la merci de tout individu qui, même par hasard et sans s'en douter, vient à les toucher en ces points. Les attentats à la pudeur favorisés par cette particularité sont loin d'être rares, et nous en rapporterons plus d'un exemple quand nous traiterons des dangers du magnétisme.

Disons, au reste, qu'à côté des zones hypnogènes, il en existe qui ont le privilège, quand on les excite par pression, friction ou autrement, de provoquer le réveil et le retour à l'état normal. Chez une des malades de M. Pitres, la pression du genou droit amenait la catalepsie, et la pression du genou gauche dissipait cet état.

Ces zones d'arrêt sont nommées *frénatrices*. Enfin, et ce n'est pas le moins singulier, il existe aussi des zones *érogènes*, dont l'excitation a pour effet de provoquer les désirs vénériens. Mais cette excitation, pour être efficace, doit être pratiquée par une personne d'un sexe différent. Ces zones érogènes n'ont pas, plus que les autres, de siège précis. Blanche Wit..., une somnambule célèbre et souvent citée, en présente deux : l'une à la nuque, l'autre à la base et en dehors du sein droit.

Il est remarquable que, quel que soit le procédé d'hypnose employé, si l'on prolonge son action, on arrive, après avoir provoqué le sommeil, à amener le réveil. C'est là ce qui a motivé cet axiome formulé par M. Dumontpallier, à savoir que : *l'agent qui fait, défait.* Que de fois nous avons vu cet aimable et savant expérimentateur, endormir un sujet en le frictionnant sur le vertex, et le réveiller en prolongeant la friction ! Les zones hypnogènes sont régies par cette loi, et il n'est pas rare qu'après avoir déterminé l'hypnose par l'excitation de l'une d'elles, on obtienne le retour à l'état normal en insistant sans désemparer, sans changer de place, sur l'excitation.

Enfin, un autre moyen de provoquer l'hypnose, c'est la suggestion, le seul que reconnaisse l'école de Nancy et qui est peut-être au fond de tous les autres, comme nous allons le voir, agissant également pour produire le sommeil et le réveil.

Avant d'aller plus loin, disons que l'emploi du miroir à alouettes, bruyamment préconisé il y a peu de temps, ne nous paraît pas mériter tant d'honneur. En quoi diffère-t-il de ces objets lumineux et brillants, dont l'action a été si péremptoirement démontrée par Braïd et ses successeurs ?

Avant d'aborder l'étude de la suggestion, à laquelle nous consacrerons un chapitre spécial, disons un mot des moyens à l'aide desquels on peut provoquer le réveil. Le plus commun de ces moyens, celui qui est généralement employé, c'est le souffle sur les yeux, aidé ou non de la suggestion. « Réveillez-vous ! » dit-on au sujet qui résiste, « Je vous ordonne de vous réveiller ! » et cela réussit presque immanquablement, la plupart du temps. En cas d'échec, on peut recourir aux affusions froides, aux gouttes d'eau projetées sur la face, à un courant électrique, à l'insistance sur les moyens qui ont produit le sommeil, par application de l'adage formulé par M. Dumontpallier. Les passes inverses qu'emploient en pareil cas les adeptes de ce procédé n'agissent pas autrement que par l'ébranlement de l'air qu'elles provoquent, c'est-à-dire comme le souffle, réserve faite pour la suggestion qui se retrouve partout, peut être comme agent essentiel au fond de ces divers procédés.

CHAPITRE XII

LA SUGGESTION

I

EFFETS PSYCHIQUES

La suggestion, c'est, en définitive, l'imposition d'une idée par une personne à une autre. Son rôle est infini et son action s'exerce à chaque instant dans la pratique ordinaire de la vie. Les maris *menés*, comme il y en a tant, ceux qui subissent aveuglément les caprices de leur femme, ne voient que par ses yeux et en arrivent à penser et dire en toutes choses absolument comme elle, les vieux garçons captés par leur gouvernante, les amoureux esclaves de leur maîtresse, les disciples asservis à l'enseignement du maître, les dévots inféodés à leur directeur spirituel, les esprits faibles opprimés par des esprits mieux trempés, les assemblées qui se laissent convaincre et entraîner par l'éloquence d'un orateur : toutes ces catégories de personnes et bien d'autres, se trouvent, à des degrés divers, sous le coup de la suggestion, c'est-à-dire d'une idée ou d'un ensemble d'idées qu'on leur inculque et qui les domine. Quand vous obtenez, par persuasion ou par commandement, à la manière des hypnotiseurs, qu'un individu dorme, c'est encore de la suggestion que vous faites, et une suggestion qui ne diffère, de celles, si communes, dont nous venons de donner quelques exemples, que par ce qu'elle s'adresse à un individu dont l'état mental le prédispose à l'hypnose.

L'idée peut être provoquée par injonction brusque, formelle, ou par persuasion et insinuation, mais c'est toujours, aux termes même de Littré, une suggestion qui est en œuvre.

La suggestion est donc un procédé qui s'adresse au cerveau du sujet pour le convaincre et le déterminer à agir, c'est, en un mot, un moyen purement psychique.

M. Paul Janet définit ainsi la suggestion : « l'opération par laquelle, dans le cas d'hypnotisme, ou peut-être de certains états de veille à définir, on peut, à l'aide de certaines sensations, surtout à l'aide de la parole, provoquer dans un sujet nerveux bien disposé, une série de phénomènes plus ou moins automatiques, le faire parler, agir, sentir comme on le veut, en un mot, le transformer en machine.

Pour M. Gilles de la Tourette, la suggestion consiste en ce fait que, au cours de quelques états hypnotiques « l'expérimentateur peut, dans certaines conditions, faire accepter au sujet d'expérience des idées capables de se traduire, au réveil, par des actes qui, non seulement pourront être exécutés pendant le sommeil, mais encore s'accomplir fatalement au réveil. »

« A parler rigoureusement, disent MM. Binet et
Féré, la suggestion est une *opération qui produit un
effet quelconque sur un sujet, en passant par son
intelligence.* »

Ces citations, qu'il serait fastidieux de multiplier, ne
laissent aucun doute sur ce point que tous les expérimentateurs s'accordent pour considérer la suggestion
comme agissant primitivement sur la pensée du sujet.

La suggestion d'après l'école de Nancy, est le seul
moyen hypnotique efficace, le seul essentiel et toujours
indispensable. Les autres procédés employés pour produire l'hypnose ne seraient que des accessoires plus ou
moins utiles pour abattre la volonté et rompre la résistance du sujet : ils ne constitueraient que des moyens
adjuvants plus ou moins effectifs.

C'est là une vérité incontestable et que tous les
hommes occupés de l'étude du magnétisme animal
acceptent plus ou moins. « On peut même dire, écri-
vent MM. Binet et Féré, qu'on ne soupçonnera pas de
partialité dans l'espèce, que toutes les fois que le sujet
est averti qu'on va l'hypnotiser, son esprit concourt
au succès de l'opération et le sommeil résulte en partie
d'une action psychique. »

Or, nous savons que, de l'avis de presque tous les
expérimentateurs, depuis Braïd, qu'on n'endort pas un
individu contre sa volonté et sans qu'il soit averti.
Malgré quelques dissidences qui, nous pensons, ne sont
pas fondées, il y a lieu d'admettre qu'un sujet qu'on
hypnotise est toujours averti du but qu'on cherche à
atteindre sur lui. Et lorsque l'individu a été endormi
plusieurs fois, le moindre signe, le geste le moins
accentué, l'idée seule du sommeil suffisent à produire
ce dernier.

L'école de la Salpêtrière n'admet pas cette action
universelle de la suggestion ; elle s'efforce de distinguer les effets produits par l'idée suggérée, les effets
psychiques, de ceux qui résultent d'une action physique

dont le cerveau n'a pas conscience, « ainsi, disent MM. Binet et Féré, quand on contracture le bras d'une hystérique léthargique, en percutant les tendons ou en malaxant les masses musculaires, on ne fait pas de suggestion, parce que la contracture résulte d'une action physique à laquelle l'esprit du sujet semble rester étranger. Au contraire, quand on aborde l'hypnotique et qu'on lui dit, sans le toucher : « Votre bras se fléchit, il devient dur, vous ne pouvez plus l'étendre, » la contracture qui s'établit à la suite de ces paroles résulte d'une action psychique ; l'injonction de l'expérimentateur ne produit son effet qu'en passant à travers l'intelligence de l'opéré ; c'est l'idée de contracture qui, insinuée dans l'esprit de l'hypnotique, produit la contracture ; voilà bien la suggestion. »

Cette distinction aurait une réelle valeur, si la malaxation musculaire et la percussion des tendons produisaient leurs effets chez les sujets vierges de toute manœuvre hypnotique, ou n'ayant jamais été témoins de ces pratiques et ne cédant pas, dès lors, à l'influence si puissante de l'imitation. Or, nous l'avons dit, les choses ne se passent pas ainsi, et les manipulations les plus variées n'arrivent jamais, dans les conditions que nous précisons, à réaliser la contracture. Il faut, pour y parvenir, la répétition plus ou moins prolongée de ces tentatives, jusqu'au moment où l'hyperacuité, si commune, de l'intelligence chez les hypnotiques, a permis à ceux-ci de comprendre ce qu'on leur demande c'est-à-dire ce que l'on attend d'eux. Mais alors c'est la suggestion qui entre en jeu.

Le même raisonnement et la même conclusion s'appliquent à l'exemple suivant, que nous empruntons encore à MM. Binet et Féré. Ces derniers ont constaté que si on place sur certains points de la voûte crânienne, chez un hystérique, l'extrémité fixe d'un diapason en vibrations, on amène dans le bras du côté apposé, chez le sujet, une excitation passagère de la force motrice qui ne tarde pas à faire place à la paralysie complète et flaccide.

« Dans ce cas, disent les auteurs en question, la paralysie résulte directement du mouvement vibratoire transmis par le diapason à travers l'épaisseur du crâne, jusqu'au cerveau ; l'intelligence du sujet n'intervient pas ; l'expérience, bien que faite sur son corps, reste étrangère à son esprit ; il n'y a pas de suggestion. Au contraire, si on inculque au sujet l'idée que la paralysie frappe son bras, la paralysie qui s'ensuit est de nature phychique, car elle résulte uniquement de la conviction qu'a le sujet d'être paralysé ; elle est le résultat non d'un choc physique, d'un traumatisme, mais d'un phénomène d'idéation ; on a fait de la suggestion. »

La fin de non recevoir, qui s'oppose à la précédente expérience, s'applique évidemment encore à celle-ci : dans l'une comme dans l'autre, il n'est pas possible de mettre la suggestion hors de cause. Le rôle de celle-ci est donc presque sans bornes, ce que l'on n'aura pas de peine à comprendre si l'on songe qu'elle peut être provoquée par l'intermédiaire de tous les sens. C'est par la mise en action de ces derniers qu'on arrive à imposer au sujet, non seulement des actes qu'il accomplira pendant la durée de l'hypnose ou au réveil, mais encore des *hallucinations*, c'est-à-dire des perceptions de sensations sans aucun objet extérieur qui les fasse naître, ou des *illusions*, c'est-à-dire un trouble des sensations ayant pour point de départ l'impression produite par un objet qui existe réellement, mais dont la perception est défectueuse.

A. — *Suggestions extra-hypnotiques.*

La suggestion ayant pour caractère fondamental de s'adresser d'abord à l'intelligence du sujet, on comprend aisément qu'elle s'effectue par toutes les voies à l'aide desquelles les sensations parviennent au cerveau.

Il y a donc des suggestions par la vue: un hypnotique, auquel vous suggérez qu'il a devant lui un parc ravissant, dont il admire les arbres, les pièces d'eau, les massifs de fleurs, les allées ombrées, etc., subit une hallucination suggestive de la vue.

Celui auquel vous dites, en lui mettant entre les mains un couteau à papier, qu'il prend, sur votre affirmation, pour un poignard, dont il admire, à votre gré, la pointe affilée, le tranchant aigu, la lame damasquinée ou le manche finement ciselé, celui-là subit aussi une illusion suggestive par la vue.

L'individu auquel on fait entendre une musique imaginaire, qu'il trouve délicieuse et qui l'impressionne diversement selon qu'on lui nomme tel ou tel air qu'il connaît, cet individu subit une suggestion *auditive*, ou par l'oreille.

Celui auquel on fait avaler de l'huile de foie de morue, qu'il prend, au choix de l'expérimentateur, pour du malaga, de la chartreuse ou une liqueur quelconque, est victime d'une suggestion *gustative,* ou provenant du goût.

Les sujets à qui l'on fait respirer de l'ammoniaque, et qui lui trouvent l'odeur du musc ou de tout autre parfum, sont sous le coup d'une suggestion *olfactive,* ayant pris la voie de l'odorat pour se réaliser.

Il y a aussi des suggestions par le *sens musculaire,* et nous en avons cité déjà plusieurs exemples. On sait que si l'on donne à un sujet hypnotisé une attitude expressive, la physionomie de cet individu revêt un caractère en rapport avec cette attitude; si on ferme, par exemple, les poings, le sourcil se fronce et la figure prend l'expression de la colère; si l'on place les mains sur les lèvres, comme pour envoyer un baiser, la physionomie revêt une expression gracieuse et souriante; une plume mise entre les doigts fait naître l'idée d'écrire, et la mise en action de l'idée suit de près. En ramenant les mains d'une hypnotique sur ses seins, on éveille en elle l'idée de l'allaitement, et elle se met en devoir de donner à téter à un nourrisson fictif.

Inutile de pousser plus loin le détail de ces suggestions qui, toutes, sont passibles de la même formule, à savoir : que l'attitude imprimée aux membres s'accompagne d'impressions musculaires précises, qui éveillent dans le cerveau des idées en rapport avec elles.

L'impression peut être provoquée par un objet extérieur et sans l'intervention ou même en l'absence d'un expérimentateur. Bennet, cité par Binet et Féré, a rapporté le cas d'un boucher qui, voulant suspendre à un crochet au-dessus de sa porte un gros quartier de viande, glissa de telle sorte qu'il crût que le crochet était entré dans son bras, et, de fait, resta suspendu à cette pièce métallique acérée. On détache l'homme à demi-mort, on le rapporte chez lui et, vérification faite, on trouve que le bras est absolument intact : le crochet n'avait pénétré que dans la manche du vêtement. C'est bien là un cas de suggestion où l'expérimentateur n'entre pour rien, et où l'idée est née à l'occasion d'un fait de la vie réelle.

Mais cette idée causale peut naître sans participation visible d'une provocation extérieure ; elle peut se développer spontanément dans le cerveau, par le mécanisme obscur sur lequel on ne peut qu'argumenter à vide avec plus ou moins d'ingéniosité. L'idée, si elle détermine un acte, à la condition expresse qu'elle n'ait en rien été suggérée au sujet, donnera lieu alors à une suggestion d'origine interne et qui constituera ce qu'on nomme *l'auto-suggestion*. Prenons, comme exemple, les deux faits suivants racontés par Binet et Féré :

« Une malade, dans une vision imaginaire, avait lutté corps à corps contre l'hallucination de l'un de

nous, et lui avait appliqué un violent coup de poing
en pleine figure. Le lendemain matin, comme son prétendu adversaire entrait dans la salle, elle s'aperçut
qu'il portait une ecchymose à la joue. Cette hallucination, qui dérive d'une première hallucination, comme
une conclusion dérive de ses prémisses, est un exemple-
type d'auto-suggestion ; en effet, la malade a dû exécuter
sous une forme inconsciente, un raisonnement analogue à celui-ci : Je lui ai donné un coup de poing à
la joue : donc, il doit en porter la marque. »

« Une autre malade, au sortir d'une phase de léthargie profonde, qui n'avait duré que cinq ou six minutes, s'imaginait qu'elle avait dormi pendant plusieurs
heures. Nous favorisons cette illusion en lui affirmant
qu'il est deux heures de l'après-midi ; il était réellement neuf heures du matin. A cette nouvelle, la malade
ressent la faim la plus vive, et nous supplie de la laisser
partir pour aller manger. C'est là une sorte d'hallucination physiologique, l'hallucination de la faim, que
la malade s'est suggérée à elle-même. Elle a en quelque
sorte exécuté inconsciemment un raisonnement analogue à celui-ci : « Il est deux heures de l'après-midi,
je n'ai pas mangé depuis mon lever, donc, je meurs de
faim. » Ajoutons que cette faim imaginaire fut facilement apaisée par un repas également imaginaire.
On fit apparaître, par suggestion, sur un coin de la
table, une assiette de gâteaux que la malade a dévorés ;
au bout de cinq minutes elle n'avait plus ni faim, ni
appétit. »

L'esprit d'imitation, qui semble naturel à l'homme,
et dont la puissance est souvent si considérable, joue
aussi son rôle dans l'œuvre de la suggestion. Nous
avons vu, en effet, que certains hypnotiques accomplissent et copient exactement les mouvements exécutés
devant eux par l'expérimentateur. Si celui-ci se met à
imprimer à ses bras un mouvement de rotation, les

bras du sujet tournent aussi, sans trêve, jusqu'à ce qu'une injonction vienne changer le mouvement en un autre, ou y mettre fin.

On peut aussi suggérer des actes qui s'accomplissent pendant le sommeil hypnotique, ou après le réveil, c'est ce qui justifie la distinction classique entre les suggestions *intra* et *post* hypnotiques.

Citons, comme exemple de suggestion intra-hypnotiques, le fait suivant que nous empruntons à M. Gilles de la Tourette :

« Nous endormons C... en léthargie par la fixation du regard ; nous la faisons passer en somnambulisme par la friction du vertex : — Comment vous trouvez-vous? — Très bien. — Qu'y a-t-il de nouveau dans le service ? — Rien. — Ou bien elle nous raconte qu'elle a reçu des visites, etc. Car il faut bien savoir que, pendant cette période, les faits de la vie réelle sont entièrement présents à la mémoire du sujet. Il existe même, très fréquemment, une exaltation considérable du souvenir, et bien souvent nous nous sommes fait donner des détails nombreux, concernant des faits éloignés sur lesquels le sujet aurait pu avec peine nous renseigner au réveil.

« C... ayant été hypnotisée dans un laboratoire attenant à la salle des femmes, en présence de plusieurs personnes appartenant au service de M. Brouardel, une conversation variée s'engage, et notre sujet répond à toutes les questions avec la même justesse qu'à l'état de la veille. Bien plus, toutes les fonctions cérébrales étant surexcitées, elle trouve des mots spirituels, sarcastiques; elle est devenue, pour ainsi dire, son intelligent sosie. On comprend sans peine combien cette exaltation intellectuelle est favorable à la production des suggestions.

« Continuons l'expérience en allant du simple au composé. Nous disons à C... : « Vous devez avoir soif, « vous aimez beaucoup la bière ; en voici un verre pour

« vous désaltérer. » Elle avale un verre d'eau et nous remercie de lui avoir offert la meilleure bière qu'elle ait jamais bue. Un des assistants s'approche d'elle et tente de renouveler la même expérience. Elle veut bien continuer à s'entretenir avec lui, mais elle refuse toutes ses offres; en un mot, elle n'accepte que les suggestions qui viennent de nous qui l'avons endormie. D'autres fois même, elle ne voit que nous, n'entend que nous. Tout ce qui n'est pas nous, personnes et choses, à moins que nous ne dirigions la suggestion dans ce sens, lui est parfaitement étranger...

« Nous la faisons passer en léthargie par la pression des globes oculaires; elle est inerte, sans volonté. M. X... la ramène en somnambulisme par la pression du vertex; dès lors, elle est sa chose et elle lui obéira. Il a toutefois été nécessaire que nous la fassions passer nous-même en léthargie, état d'anéantissement, où nous ne sommes plus rien pour elle, car, de même qu'un moment auparavant, étant en somnambulisme, elle n'acceptait pas les suggestions de M. X..., de même elle n'aurait cédé à aucune des manœuvres venues de lui et qui auraient eu pour objet de transformer son état. Si M. X... s'approche d'elle pour lui comprimer légèrement les globes oculaires, elle se recule au moindre attouchement, se précipite vers nous comme vers un refuge naturel, mue par un sentiment instinctif d'effroi. Il faut véritablement que nous lui assurions que M. X... ne se livrera plus à aucune manœuvre, pour qu'elle consente à quitter notre bras, auquel elle est fortement cramponnée. Ce mode de résistance aux suggestions venues d'une personne autre que l'hypnotiseur n'est, du reste, pas le seul.

« Toutefois, comme il ne faut jamais oublier que tous les phénomènes, et surtout les phénomènes psychiques produits en hypnotisme, sont variables, nous devons ajouter que cette résistance n'est pas toujours aussi effective. La volonté de C... peut, pour ainsi dire,

être surprise et, tout en causant avec elle, M. X... lui
suggèrera une hallucination, lui fera voir, par exemple,
un oiseau sur le lit voisin ; mais difficilement pourra-t-
il lui faire accomplir un acte complexe. Encore, de-
vons-nous faire cette remarque qui a bien son intérêt.
M. X... est connu de C..., qu'il a déjà hypnotisée à plusieurs reprises ; elle acceptera bien, venant de lui, certaines suggestions, mais il n'en sera plus de même de
M. Y... qu'elle voit pour la première fois. En un mot,
elle se prêtera d'autant mieux aux suggestions étrangères, que les personnes qui les donneront lui seront
mieux connues, et, plus encore, que ces personnes
l'auront hypnotisée antérieurement. C'est ainsi que,
ayant l'habitude de l'hypnotiser fréquemment, elle ne
nous résiste que rarement, lorsque c'est M. X... qui
l'a endormie. »

Nous avons rapporté tout au long cette observation
qui, en outre d'être un type de suggestion intra-hypno-
tique, a l'avantage de résumer clairement et en excellents termes les conditions qui président au succès de
l'expérience. Ce fait de C... met surtout en relief cette
préférence exclusive ou, comme on dit, cette *électivité*
du sujet d'expérience pour l'expérimentateur, et qui est
presque de règle en matière d'hypnotisme. Nous savons
pourtant qu'il existe un certain nombre de somnambules qui entrent en conversation avec le premier venu,
mais c'est, en somme, un cas relativement rare et
comme une exception confirmant, après tout, l'avis,
sur ce point, des anciens magnétiseurs tels que Puységur, Deleuze, l'abbé Faria, etc.

B. — *Suggestions post-hypnotiques.*

Un intérêt autrement puissant, et de nature à troubler l'esprit, s'attache à la possibilité des suggestions
post-hypnotiques, de celles qui, imposées pendant le

sommeil, sont exécutées, par la personne qui les a reçues, plus ou moins longtemps après le réveil.

C'est là un sujet très émouvant, et qui a déjà tenté
plus d'un littérateur en quête d'effets dramatiques.
M. Clarctie, entre autres, partant de cette supposition
d'actes criminels accomplis par l'hypnotique et à son
insu, c'est-à-dire en ayant perdu le souvenir de la suggestion et de la personne qui a déterminé celle-ci, y a
puisé les éléments, à notre avis exagérés et inadmissi-
bles, de son roman intitulé *Jean Mornas*.

En attendant que nous discutions cette question de
l'accomplissement fatal des suggestions post-hypnotiques, citons-en un exemple, également emprunté à
M. G. de la Tourette :

« En juin 1884, nous nous réunissions, avec mes
collègues de la Salpêtrière, dans le laboratoire de
M. Charcot. W..., grande hystérique très facilement
hypnotisable et suggestible, fut priée de s'y rendre :

« A peine a-t-elle franchi la porte que nous la fixons
en catalepsie au moyen d'un coup de gong frappé auprès d'elle. Dès lors, elle nous appartient. Nous la mettons en somnambulisme par friction du vertex, car
elle n'est pas suggestible en catalepsie.

« La conversation s'engage : — « Où êtes-vous maintenant ? — Mais dans le laboratoire, en voilà une question ! — Très bien, mais nous allons nous transporter
ailleurs. Nous voici au bois de Boulogne, sous une
tonnelle ; nous sommes en partie de plaisir ; il fait
bon ici, il fait frais, asseyons-nous. Elle s'assied, se
réjouit à la vue des arbres, boit un verre d'eau que
nous lui disons être du sirop, etc. — Vous êtes bien
aimable, nous dit-elle, de m'avoir amenée ici, je
commençais à m'ennuyer à la Salpêtrière ; je vais
passer une excellente journée. — Entendu. Nous dî-
nerons à la campagne ; mais vous allez me faire une
promesse. — Laquelle ? — Quand vous serez réveillée.
— Mais je ne dors pas... (c'est là une réponse fré-

quente chez les somnambules et parfaitement en rapport avec la suggestion). — Je le sais bien, mais là
n'est pas la question; admettons que vous dormez.
Quand, donc, vous serez réveillée, vous empoison-
nerez M. G... — Taisez-vous! si l'on vous entendait!
— Il n'y a aucune crainte à avoir, nous sommes ici
parfaitement seuls. (Cette simple affirmation suffit
pour qu'elle n'entende plus, ne voie plus aucune des
personnes présentes à la scène.) — Mais pourquoi
voulez-vous que j'empoisonne M. G...? il ne m'a rien
fait; c'est un très aimable garçon. — Je veux que vous
l'empoisonniez. — Je ne l'empoisonnerai pas; après
tout, je ne suis pas une criminelle. »

« Désireux que la suggestion s'accomplisse sans entraves, nous lui disons alors : — Vous savez bien que
c'est lui qui est cause de votre brouille avec Mme R...
(pour laquelle elle a une vive affection). — Allons donc!
— Je vous l'affirme.

« Sa volonté faiblit de plus en plus, et elle nous déclare qu'elle est prête à exécuter notre ordre : « Je n'ai
« pas de poison, dit-elle; si je lui donnais un coup
« de couteau ou si je lui tirais un coup de pistolet? »

« Comme nous savons qu'elle s'endort au coup de
pistolet, et que nous sommes désireux de mettre en
jeu toute la spontanéité dont elle est capable, nous lui
disons : — Le pistolet fait trop de bruit; nous sommes
maintenant de retour au laboratoire de la Salpêtrière,
n'en soyez pas fâchée, nous irons ensuite dîner à la
campagne; voici un verre, j'y verse de la bière (fictive),
j'y ajoute le poison. Il s'agit maintenant de le faire
absorber à M. G..., lorsque vous serez réveillée. En
tout cas, et quoi qu'il arrive, vous ne vous souviendrez
nullement, si l'on vous interroge, que c'est moi qui
vous ai engagé à empoisonner M. G..., même si l'on
vous interrogeait *en vous endormant à nouveau*. —
Bien monsieur.

« Nous la réveillons par un léger souffle sur les yeux,

et alors se déroule la scène suivante, du plus haut tragique, telle que M. Jules Claretie, qui y assistait, écrivant, pièces en main, son *Jean Mornas*, nous dit n'en avoir jamais vue de mieux jouée au théâtre.

« Nous sommes sept ou huit dans le laboratoire, tous bien connus de W... A peine réveillée, elle va de l'un à l'autre, suivant ses sympathies, cause, dit un mot à chacun, se rappelle au souvenir de M. Claretie, qu'elle a déjà vu au *concert des folles*, le prie de remercier Mme Claretie qui, ce soir-là, eut la gracieuseté de lui donner son bouquet. Elle s'intéresse à une expérience de photographie médicale en cours d'exécution, et rien ne peut faire soupçonner les pensées qui l'agitent. Les assistants se regardent même avec une certaine inquiétude : la suggestion réussira-t-elle, le sujet ayant paru, d'ailleurs, on se le rappelle, lui opposer quelque résistance ?

« Cependant W... n'oublie rien, et nous la voyons se diriger, de l'air le plus dégagé du monde, vers M. G... — « Mon Dieu, qu'il fait chaud ici, lui dit-elle ; vous n'avez pas soif, vous ? moi, j'en meurs ; je suis sûre que vous devez avoir soif. Monsieur L..., n'avez-vous pas encore quelques bouteilles de bière ? offrez nous-en donc une, s'il vous plaît ? — Inutile, dit G..., je vous assure, mademoiselle, que je n'ai pas soif. — Par cette chaleur, c'est impossible, vous ne pouvez refuser ; d'ailleurs M. L... nous offrait de la bière il n'y a qu'un instant, et, tenez, voici un verre qui en est encore rempli, dit-elle en saisissant celui dans lequel nous avions fictivement versé du poison ; acceptez-le, je vous prie, de ma main, et buvez. — Merci, je n'ai pas soif ; toutefois, je veux bien le prendre, mais pas sans un baiser.

« Ici, W... a un mouvement de révolte ; elle est obligée de sourire à celui qu'elle doit empoisonner ; elle ne peut lui refuser un baiser, elle sacrifierait tout pour accomplir l'ordre fatal. Nous sommes convaincus qu'elle se livrerait tout entière si l'accomplissement de la suggestion acceptée était à ce prix. — Vous êtes exigeant, dit-elle, mais enfin... (elle l'embrasse) buvez maintenant. Craignez-vous donc que cette bière ne renferme quelque chose de nuisible? Voyez, j'en bois moi-même (elle fait le simulacre de boire, se gardant bien d'avaler une seule gorgée du liquide). Vous m'avez embrassée; j'ai bu dans votre verre, nous sommes quittes.

« G... boit alors lentement, sans cesser de regarder fixement W..., dont la figure a pâli singulièrement. Il a fini de boire et ne tombe pas mort! L'ordre ne s'accomplirait donc pas jusqu'au bout? Que faire? Nous pressentons une attaque. Mais G... ferme les yeux et roule sur le plancher. Ça y est, dit W... d'une façon presque imperceptible.

« Nous nous empressons auprès de G..., que l'on emporte rapidement dans une pièce voisine; puis nous rentrons. W... est visiblement agitée. — « Quel malheur, disent les assistants; pauvre garçon, il est mort si jeune, etc, il aura bu trop frais, une syncope... on ne sait pas... — « Mais, dit l'un de nous, s'il y avait eu du poison dans le verre? G... a des ennemis, qui sait? Qu'en pensez-vous, mademoiselle W...? — Moi, rien. — D'ailleurs, messieurs, disons-nous, voici justement M. F... (qui entrait fortuitement et que W... n'avait jamais vu) le juge d'instruction; il est de nos amis; nous allons le charger d'élucider cette affaire. Que personne ne sorte!

« M. F... interroge plusieurs personnes; on écrit leurs dépositions; puis vient le tour de W... — Mademoiselle, vous n'êtes certainement pour rien dans cette malheureuse affaire, mais n'avez-vous aucun soupçon? Ne croyez-vous pas, par exemple, qu'il y ait eu du poison dans ce verre? — Je puis vous affirmer, monsieur, qu'il n'y en n'avait pas, et la preuve, la voici : M. G... m'avait embrassée; j'ai pris la liberté de boire dans son verre, et vous voyez que je n'en suis pas incommodée.

« Elle avait ainsi, d'*elle-même*, inventée une contre-épreuve qui, comme on le voit, ne manquait pas de valeur. Il fut, en outre, impossible de lui arracher le moindre aveu, et lorsqu'on lui demanda si elle soupçonnait quels pouvaient être les auteurs du crime présumé, elle répondit avec la même netteté qu'elle ignorait tout à fait, non seulement qu'il y avait eu crime, mais encore quels en étaient les instigateurs, si tant est qu'il en existât. Toutefois, elle était fort surexcitée, et, dans la crainte où nous étions que la pièce ne se terminât par une crise d'hystérie, nous jugeâmes à propos d'endormir W... immédiatement, à l'aide d'un coup de tam-tam. Il nous fut, dès lors, facile de lui suggérer que cette scène, dont elle se souvenait parfaitement dans un nouveau somnambulisme, n'avait jamais existé, et de lui rendre, au réveil, le calme dont elle jouissait avant la première hypnotisation. »

Rarement, que nous sachions, on a réalisé une suggestion aussi complexe, aussi émouvante, et faisant ainsi honneur, tout à la fois, à l'intelligence du sujet et à l'habileté de l'expérimentateur. Mais les faits témoignant de la possibilité d'imposer aux hypnotisés des actes accomplis au réveil, abondent dans tous les livres, — et Dieu sait s'ils sont nombreux aujourd'hui! — Nous nous bornerons à relater sommairement l'expérience suivante, dont nous avons été témoins à la Salpêtrière, en 1887.

Une des hystériques de cet établissement ayant été mise en état de somnambulisme, M. Charcot lui ordonne de frapper d'un coup de poignard, quand elle sera réveillée, M. X..., un des élèves du service. — Mais pourquoi? dit la pauvre fille, visiblement révoltée. — Parce qu'il veut faire supprimer les aliments aux hystériques, sous prétexte qu'elles ne les méritent pas et n'en ont, d'ailleurs, pas besoin. — Ah! par exemple! le pauvre garçon nous donnerait bien plutôt à manger à ses frais! — Je vous dis que non. Il faut punir M. X...

de son mauvais procédé. Voilà un poignard. Vous ne
tuerez pas pour cette fois le coupable, vous lui ferez
seulement une bonne blessure dans le dos, pour
l'avertir qu'il n'ait plus désormais à s'occuper si mé-
chamment de vous.

Après une résistance qui céda au bout de quelques instants, mais non sans peine, la jeune fille
consent et se laisse vaincre par la suggestion qu'on
lui inculque. Elle prend, de guerre lasse, le prétendu poignard qu'on lui tend et qui n'était qu'une
feuille de papier pliée en plusieurs doubles, et
n'ayant que très vaguement l'apparence d'un couteau.
A peine réveillée, la malade se dirige vers M. X...,
qui est là présent. Elle le prie, en souriant, avec une
insistance gracieuse, de vouloir bien sortir un instant
avec elle. Elle a, dit-elle, un service à lui demander.
Elle entraîne en même temps le jeune homme, et le
pousse devant elle dans l'escalier qui conduit au
rez-de-chaussée. Toute l'assistance suit naturellement,
et nous voyons la jeune fille, sitôt parvenue au premier palier, plonger vivement le prétendu poignard
dans le dos de la victime, qui pousse un grand cri.
La pauvre fille tombe aussitôt en catalepsie et aurait
eu, sans aucun doute, une crise hystérique grave, si
M. Babinski, le chef de clinique de M. Charcot, n'était
bien vite accouru pour la conjurer en mettant, par la
friction du vertex, le sujet dans le somnambulisme.

On remarquera qu'ici le sujet n'a subi la suggestion
qu'à contre-cœur. Il a fallu insister pour vaincre sa
résistance; et les choses se passent habituellement
ainsi. Nous verrons plus loin ce qu'on doit inférer de
cette résistance, à propos de la réalisation post-hypnotique des suggestions criminelles qui ont déjà fourni
des situations très émouvantes, très dramatiques, à
plus d'un romancier, à commencer par M. J. Claretie.

Quelle est la durée des suggestions? Elle est très variable.

Lorsqu'on agit sur un sujet vierge de toute hypnotisation antérieure, les suggestions sont très fugitives et
durent à peine quelques secondes. Mais chez les sujets
entraînés par une éducation suffisante, et devenus ainsi
plus profondément suggestibles, la mémoire des ordres
donnés par suggestion est plus durable, surtout si l'on
a soin de bien spécifier, avant le réveil, à l'individu
auquel l'intimation s'adresse, qu'il faut absolument
qu'il se souvienne.

On trouve, dans les auteurs, de nombreux exemples
de la survivance prolongée de la mémoire en pareil
cas. M. Bottey a fait voir pendant trois jours consécutifs, à la nommée S. B... l'image de sa mère, et la
nuit, quand cette jeune fille se réveillait, l'image en
question était encore présente devant ses yeux.

« Nous disons à S. R..., pendant qu'elle est en somnambulisme, raconte le même auteur, que la première
fois qu'elle nous verrait, nous serions accompagné de
notre ami C..., qu'elle connaît parfaitement. Trois jours
après, nous nous avançons vers elle (inutile de dire que
nous étions seul), et elle s'écrie d'elle-même, en s'adres-
sant à une personne imaginaire qu'elle croyait à nos
côtés : « Comment allez-vous, monsieur C...? Voici longtemps que je ne vous avais vu. » Ces paroles ne sont pas
plutôt dites, que l'hallucination a disparu. Pendant
tout le temps qui s'était écoulé depuis le moment où la
suggestion avait été donnée, jusqu'à celui où elle s'était
accomplie, S. R... y avait constamment pensé. »

Les suggestions, en effet, agissent de deux façons.
Tantôt elles hantent obstinément le sujet, jusqu'à ce
qu'elles soient exécutées ; tantôt, au contraire, elles
restent inconscientes et endormies dans les cellules
cérébrales, où elles semblent avoir été emmagasinées,
pour s'éveiller, comme par une véritable action réflexe,
au moment où se réalisent les conditions assignées à
leur exécution.

Quel que soit le moment où la suggestion s'accomplit, on voit le sujet prendre l'aspect qu'il avait pendant l'hypnose. Ses yeux sont fixes et hagards; son masque est immobile. On dirait qu'il est retombé spontanément dans l'état provoqué où il se trouvait au moment où la suggestion lui a été inculquée. Tous les auteurs sont d'accord sur la réalité de ce singulier phénomène.

Mais revenons à notre sujet. Voici une observation que nous empruntons à M. le professeur Beaunis (de Nancy) et qui semble prouver que la durée des suggestions peut être presque indéfinie :

« Le 14 juillet 1884, l'après-midi, après avoir mis Mlle A. E... en état de sommeil hypnotique, je lui fais la suggestion suivante :

« Le 1er janvier 1885, à dix heures du matin, vous me verrez; je viendrai vous souhaiter la bonne année; puis, après vous l'avoir souhaitée, je disparaîtrai.

« Le 1er janvier 1885, j'étais à Paris (Mlle E. A... habite Nancy). Je n'avais parlé à personne de cette suggestion.

« Voici que le jour même elle raconta à une de ses amies, et, ce qu'elle me dit plus tard, ainsi qu'au docteur Liébault et à d'autres personnes : Le 1er janvier, à dix heures du matin, elle se trouvait dans sa chambre, quand elle entendit frapper à sa porte. Après avoir dit : « Ouvrez », elle me vit entrer, à sa grande surprise, et lui souhaiter de vive voix, la bonne année. Je repartis presque aussitôt, et quoiqu'elle se mît de suite à la fenêtre pour me voir passer, elle ne m'aperçut pas. Elle remarqua aussi, ce qui ne laissa pas de l'étonner à cette époque de l'année, que j'avais un habillement d'été (c'était le même que je portais le jour où je lui avais fait la suggestion).

« On eut beau lui faire observer que j'étais à Paris à cette date, et que je ne pouvais avoir été chez elle le 1er janvier, elle persista à soutenir qu'elle m'avait vu, aujourd'hui encore, *malgré mes affir-*

mations, elle est convaincue que je me suis présenté chez elle.

« Ainsi, après 172 jours d'intervalle, la suggestion que j'avais faite s'est réalisée dans les plus petits détails. Pour ma part, je ne mets pas en doute que les suggestions ne puissent réussir après un temps beaucoup plus long et peut-être même après plusieurs années. »

Il n'est pas, dit-on, d'illusions et d'hallucinations qu'on ne puisse provoquer par suggestion. « Quand on suggère pendant le sommeil hypnotique à M. H..., dit encore M. Beaunis, qu'à son réveil il verra un évêque dans l'angle de la salle, sitôt réveillé, en effet, le sujet regarde avec des yeux étonnés vers le côté de la pièce qu'on lui a désigné. — Que voyez-vous là, lui demande-t-on? — Je ne sais pas trop; quelqu'un. — Qui? — Je ne sais pas, et il continue à regarder d'un air surpris. — Comment est-il habillé? — Il a des habits en or. — Qui est-ce? — Il a une mitre: ah! c'est un évêque!

C. — *Suggestions positives et négatives.*

Les suggestions précédentes sont *positives* parce qu'elles s'adressent à un objet perceptible; mais il y a aussi des suggestions *négatives*, dans lesquelles on frappe, pour ainsi dire, d'interdit un objet ou une personne présente, de telle sorte que l'objet et la personne n'existent plus pour le sujet en cause.

On peut même faire disparaître une personne partiellement. Le sujet ne la verra pas, mais il l'entendra; il pourra la voir et l'entendre, mais il ne sentira pas son contact. On arrive ainsi à combiner les scènes les plus singulières et à réaliser les expériences les plus étranges. Citons la suivante, de M. Bernheim [1], l'un des chefs les plus connus de l'école de Nancy :

1. *De la suggestion*, etc. Paris, 1888.

« Un jour, dit-il, je me trouvais chez le docteur Liébault ; il suggère à une femme endormie, *nullement hystérique*, qu'à son réveil elle ne me verrait plus ; je serai
parti, ayant oublié mon chapeau. Avant de partir, elle
prendrait mon chapeau, le mettrait sur sa tête et l'ap-
porterait à mon domicile. — Quand elle se réveilla, je
me plaçai en face d'elle. On lui demande : Où est le
docteur Bernheim ? Elle répondit : « Il est parti, voici
son chapeau «. Je lui dis : « Me voici, madame, je ne
suis pas parti, vous me reconnaissez bien ». Elle ne
répondit rien. Au bout de cinq minutes, après avoir
laissé la première impression s'effacer, je m'assis à
côté d'elle et lui demandai : « Y a-t-il longtemps que vous
venez chez M. le docteur Liébault ? » Elle ne me répondit pas, comme si elle ne m'avait ni vu ni entendu.
Une autre personne lui fit la même question. Elle
répondit immédiatement : « Depuis quinze jours. »
Là-dessus, je continuai : « Et vous allez mieux, madame, depuis ce traitement ? Même silence. Réponse à
la personne voisine. Je mis mes mains devant ses
yeux pendant deux minutes ; elle ne sourcilla pas ; je
n'existais pas pour elle. Enfin, quand elle partit, elle
prit mon chapeau, s'en couvrit la tête et sortit. M. Liébault la suivit dans la rue et lui redemanda mon
chapeau, disant qu'il se chargeait lui-même de me l'envoyer. »

Mais reprenons les effets généraux de la suggestion.

On peut, par la suggestion, produire des contractures, des paralysies, la surdité, la cécité, la mutité, la
disparition des couleurs. Il suffit d'affirmer au sujet
qu'à son réveil, il sera paralysé, contracturé, sourd,
muet, aveugle, etc. On peut faire respirer ainsi des
parfums imaginaires de toute sorte, valser, accomplir
des promenades fantastitiques, donner au sujet soif et
faim, produire l'illusion de repas merveilleux, faire apparaître des bêtes féroces, etc. Le livre de M. Bernheim.
les écrits de M. Beaunis et de l'école de Nancy sont

pleins de faits de ce genre, qui, lorsqu'on les lit, vous donnent la plus triste idée du désarroi profond où peuvent vous jeter l'abus et même le simple usage quelque peu répété des pratiques hypnotiques. C'est là un point de vue de la plus haute importance, et nous consacrerons des pages spéciales à la mise en relief de ce fait capital.

Il n'est pas inutile de multiplier les exemples de ce détraquement de l'individu moral, dans les conditions dont je viens de parler.

« Mlle A. E... est endormie, dit M. Beaunis, au laboratoire de physiologie de la faculté, où je l'avais priée de venir pour prendre quelques tracés pendant le sommeil hypnotique. Pendant son sommeil, je lui suggère qu'à son réveil, elle verra M. X... (qui se trouve-là), avec un nez en argent long de 10 pouces, et que cela lui paraîtra très drôle. A son réveil, elle regarde M. X... et se met à éclater de rire. — Qu'y a-t-il ? — Vous le voyez bien, le nez! — C'est une suggestion que je vous ai donnée, ce n'est pas vrai. — Mais je le vois bien. — Eh bien ! je vais vous l'enlever cette suggestion. — Je le lui enlève par simple affirmation. — Regardez bien : M. X... n'a plus le nez d'argent; il est comme tout le monde. Regardez. — En effet. — Et de suite après je lui demande : — Vous rappelez-vous avoir vu tout à l'heure M. X... avec un nez d'argent? — Mais non, il a été toujours comme je le vois. »

Dans l'espace de quelques minutes on a donc pu faire à cette pauvre fille, qui sert souvent aux expériences de M. Beaunis, et dont il est fréquemment question dans l'ouvrage de ce professeur, on a pu, disons-nous, faire voir à la jeune fille en question les choses les plus disparates, le blanc et le noir, en quelque sorte, sur le même et unique objet, sans qu'elle s'en étonne et sans qu'elle en garde le souvenir.

Cet oubli au réveil, oubli qui peut se retrouver dans une hypnotisation nouvelle, si le sujet a reçu l'injonction formelle de ne pas se souvenir, serait de nature à favoriser bien des crimes et des méfaits, si les ordres donnés pendant le sommeil étaient inéluctablement exécutés au réveil.

Voici qui n'est pas moins significatif.

« Je prends, dit M. Bernheim, un pouce de l'hypnotisé. Je l'applique sur son nez; je mets le pouce de l'autre main contre le petit doigt de la première, de manière à figurer le pied de nez. L'hypnotisé se maintient dans cette attitude et sa physionomie reste impassible. Si je lui dis : le pouce est collé, vous ne pouvez l'enlever du nez, le petit doigt est collé contre l'autre pouce. Faites tout votre possible pour les décoller; vous n'arriverez pas. » Si je lui dis cela, il s'épuise en efforts infructueux, le pouce reste incrusté sur le nez, le nez le suit partout et ne peut s'en détacher. »

Un faible degré de sommeil suffit à la manifestation de cette passivité du sujet, qui le fait passer à l'état d'automate, n'ayant pas d'autre mobile que la fantaisie de l'expérimentateur.

« Je lui ferme une main (à l'hypnotique), continue M. Bernheim, et je dis : « Vous ne pouvez plus l'ouvrir, » elle reste contracturée quelquefois à un tel point qu'on ne peut plus l'ouvrir. Plus on insiste, plus on accentue l'injonction : « Votre main est fermée, personne ne peut plus l'ouvrir, » plus le sujet la contracte avec force en flexion et résiste aux efforts faits pour l'ouvrir.

« Si, au contraire, je l'ouvre et que je la maintienne fermée ouverte pendant quelques instants, si le sujet comprend que cet acte veut dire que la main doit rester ouverte, il la contracte spontanément en extension et résiste aux efforts faits pour la fermer. On peut tétaniser les muscles de la mâchoire, produire le trismus, maintenir les mâchoires écartées; on peut faire un torticolis, etc. Que les yeux soient ouverts ou fermés, que l'on fasse ou non des frictions sur les muscles à

contracter (selon le mode adopté, on s'en souvient, à
la Salpêtrière pour provoquer les contractures), le phénomène se produit par le seul effet de la suggestion,
c'est-à-dire de l'idée du phénomène introduite par la
parole ou un geste compris, dans le cerveau de l'individu...

« La production des mouvements automatiques
semble exiger un degré d'hypnotisation plus profond.
Chez beaucoup, cependant, on arrive à les produire,
soit à la première séance, soit à l'une des suivantes. On
lève les deux bras horizontalement, on les tourne l'un
autour de l'autre ; le sujet continue à les tourner spontanément ou après injonction ; les uns tournent lentement, avec une certaine hésitation trahissant un effort
infructueux pour les arrêter ; les autres, dormeurs plus
profonds, tournent vite, régulièrement, automatiquement. Je dis : « Faites tous vos efforts pour les arrêter. » Les uns ne peuvent faire aucun effort, les
autres s'escriment inutilement, rapprochant les mains,
les frottant l'une contre l'autre, incapables d'arrêter
ce mouvement perpétuel, irrésistible, supérieur à ce
qui leur reste de volonté ou de force de résistance. Si
j'arrête une des mains, l'autre peut continuer à tourner
seule ; si alors je lâche de nouveau la main arrêtée, ou
bien elle reste en place, le sujet croyant que mon intention est de l'arrêter, ou bien, chez d'autres, la main
retourne, comme un ressort, à côté de sa congénère et
se remet à tourner de plus belle...

« Chez quelques dormeurs profonds, ces mouvements automatiques ont lieu par imitation. Je me place
devant l'un d'eux : Je tourne mes bras autour l'un de
l'autre ; le sujet les tourne comme moi. J'intervertis le
sens du mouvement ; il l'intervertit aussi. Je fais un
pied de nez ; il fait comme moi. Je balance une jambe ;
il la balance. Je frappe du pied sur le sol ; il frappe
aussi. Le mouvement que je fais suggère à son cerveau l'idée du même mouvement. »

Ces phénomènes de mouvements répétés exactement, même quand le sujet semble avoir les yeux hermétiquement clos, ont été souvent exploités par les magnétiseurs industriels qui les donnent comme le résultat de ce fluide mystérieux émanant du corps de l'expérimentateur, par un acte de sa volonté, et allant directement, par des voies mystérieuses, intimer au magnétisé l'ordre d'imiter le maître. M. Bernheim, fondé sur sa grande expérience, est très formel sur ce point. « C'est, dit-il, parce que le sujet voit à travers ses paupières mal jointes, ou qu'il entend le mouvement que je fais, qu'il l'imite. Si je fais clore les yeux hermétiquement, les mouvements imités ne se réalisent pas... »

A preuve, M. Berheim cite le fait que voici :

« Un de mes somnambules, endormi en présence de mon collègue M. Charpentier, imitait cependant mes mouvements sans les voir, alors que je me plaçais derrière lui pour les faire. Je tournais les bras; au bout d'un certain temps, il se mettait à les remuer aussi, toutefois sans arriver à réaliser l'imitation parfaite du mouvement que je faisais. Y avait-il là quelque influence fluidique ? Je me le demandais; mais nous ne tardâmes pas à nous convaincre que le somnambule entendait le bruit de mes bras, celui de mes pieds, et que l'idée du mouvement à exécuter était transmise à son cerveau par le sens auditif; car si j'exécutais le mouvement sans bruit, de manière à éviter tout frottement de mes vêtements sur moi pendant cette opération, il restait immobile et me laissait seul me mouvementer. »

Dans ce fait surprenant, merveilleux même au premier aspect, le *truc* a été éventé par la sagacité de l'observateur. Mais que celui-ci eut été guidé par tout autre mobile que le désir de la vérité, cette divination des mouvements accomplis hors de la vue du sujet n'aurait pas manqué de passer pour un miracle troublant et de nature à accréditer le pouvoir occulte dont les magnétiseurs se prétendent doués.

On a souvent parlé de la faculté surnaturelle qu'ont les somnambules *lucides* de lire sans le secours des yeux, par le dos, le ventre ou toute autre partie du corps. On se souvient du sort qu'ont eu toutes ces prétentions, quand elles ont été soumises à un contrôle sévère. Nos lecteurs n'ont pas oublié, notamment, la mésaventure de Mⁱˡᵉ Pigeaire devant l'Académie de Médecine, et l'on se rappelle que cette jeune fille s'arrangeait pour lire à travers son bandeau.

De nos jours, M. Bergson, de Clermont-Ferrand, a donné une explication ingénieuse et positive de la manière dont peut s'accomplir la prétendue lecture par le dos. Les expériences de cet observateur distingué méritent d'être rapportées *in extenso*; c'est pourquoi nous lui laissons la parole :

« Il y a deux mois environ, dit-il[1], j'appris qu'un habitant de Clermont, M. V..., se livrait à des expériences d'hypnotisme sur des jeunes gens de quinze à dix-sept ans, avec lesquels il obtenait de remarquables effets de suggestion mentale. Ainsi, ouvrant devant leurs yeux un livre dont ils n'apercevaient que la couverture, il arrivait à leur faire deviner ou lire le numéro de la page qu'il regardait, voire même des mots, des lignes entières. Dans les cas, assez rares, d'ailleurs, ou la réponse était inexacte, il suffisait d'ordonner au sujet de lire, chiffre par chiffre ou lettre par lettre pour qu'il rectifiât son erreur. M. V... voulut bien me rendre témoin de ces expériences, auxquelles j'assistai en compagnie de M. Robinot, préparateur à la Faculté des Sciences de Clermont. Nous constatâmes que M. V... opérait avec une remarquable sûreté et une entière bonne foi; nous résolûmes, néanmoins, de répéter les expériences nous-mêmes. En conséquence,

1. *Revue philosophique*. 1886.

nous invitâmes les jeunes P..., P..., J... et L... à venir
chez l'un de nous. Tous les quatre jouissent d'une
excellente santé ; seul, le jeune L... a été, pendant
longtemps sujet à des céphalalgies qui ont, d'ailleurs,
disparu depuis un an environ. Dès la première séance,
nous réussîmes à les hypnotiser en les regardant à
l'improviste de très près et en maintenant fixés sur eux,
pendant sept ou huit secondes, nos yeux grands
ouverts ; aujourd'hui il nous suffit de poser brusquement une main sur leur tête et d'attirer ainsi leur
regard sur le nôtre, pour les plonger instantanément
dans l'hypnotisme le mieux prononcé ; leurs yeux
restent démesurément ouverts et fixes, la physionomie
perd toute expression intelligente, l'insensibilité est
générale, les mouvements cataleptiques très accusés.

« Un de nous deux, M. Robinet, par exemple, se met
devant une fenêtre, debout, le dos tourné à la lumière.
Il endort L... et le place vis-à-vis de lui ; puis il ouvre
un livre au hasard et le tient à peu près verticalement
à 10 centimètres environ de ses yeux, mais un peu au-
dessous, de manière à pouvoir fixer son regard sur le
sujet endormi. Il ordonne alors à celui-ci d'indiquer
le numéro de la page droite, par exemple ; a supposer
que L... se trompe la première fois, il rectifie son erreur
si l'on a soin de déplacer le livre de quelques centimètres, dans un sens ou dans un autre, jusqu'à ce
qu'il déclare lire distinctement. Même succès quand
on lui fait deviner les mots en tête de la page, les titres
de chapitre, par exemple, pourvu qu'ils se détachent
du reste du texte. Ils devinaient tous une fois sur deux.

« Si je demande à l'un quelconque des quatre sujets,
une fois endormi, comment il s'y prend pour deviner
le nombre ou le mot, il répond invariablement : « Je
le vois — où le voyez-vous ? — Là. Et passant un doigt
sous le livre, de manière à pouvoir toucher la page que
je regarde, il le pose avec une étonnante précision sur
le numéro ou le titre qu'il s'agissait de deviner. Je

m'étonne alors qu'il puisse lire à travers l'épaisseur du livre et de la couverture, et j'ajoute : « Montrez-moi donc la couverture du livre. — La voici. » Et, en même temps qu'il prononce ces mots, il passe la main sous le livre, la porte en avant de la page et m'indique, non pas la place réelle de la couverture, mais le plan symétrique de cette couverture par rapport à la page ouverte. Bref, à l'en croire, c'est devant ses yeux et non devant les miens que le livre est ouvert. Il s'imagine lire et place naturellement la couverture derrière la page ouverte.

« Ce fut pour nous un trait de lumière. Déjà nous avions remarqué que, si nos jeunes gens se trompaient sur le numéro de la page, l'erreur portait moins sur les chiffres même que sur leur ordre. Ils lisaient les nombres retournés 213 pour 312, 37 pour 73, etc. Bref, tout se passait comme si le sujet lisait pour tout de bon, mais lisait dans un miroir où il eût aperçu les images symétriques des objets réels. En présence de cette conjecture, il nous parut naturel de supposer que la lecture se faisait sur la cornée du magnétiseur, jouant le rôle de miroir convexe.

« Sans doute, l'image réfléchie était d'une petitesse extrême, étant donné que les lettres ou les chiffres réfléchis n'avaient guère plus de 3 millimètres de hauteur. En supposant alors à la cornée un rayon de courbure de 7 ^{m}/^{m} 8, un calcul fort simple montre que cette cornée, agissant comme un miroir convexe, présentera une image des chiffres et des lettres dont la hauteur sera un peu inférieure à 0^m/^{m}1. Mais cette hypothèse n'a rien d'invraisemblable, vu l'hyperestésie singulière que l'on a constatée dans l'état hypnotique, et que l'on provoque par suggestion dans bien des cas. En fermant les yeux, l'observateur fait constamment échouer l'expérience de la lecture à dos.

« Même résultat, en faisant varier l'éclairage de la page ouverte et de la cornée, de manière que l'image

16.

soit plus ou moins nette sur la cornée. Ainsi, la lecture se faisait distinctement : 1° quand on tournait le dos à la lumière, de manière que celle-ci éclairât le plus possible la page du livre, sans que, pour cela, la cornée fut dans l'obscurité; 2° lorsque l'image se formait sur la partie de la cornée qui fait face à la pupille : cette image, se détachant alors sur un fond noir, acquiert son maximum d'intensité.

« Il ne restait plus, pour s'assurer que la lecture pouvait bien se faire sur la cornée, qu'à vérifier si des chiffres ou des lettres dont la hauteur est inférieure ou égale à $0^{m}/^{m}1$, deviendraient distincts à la suite d'une suggestion pour un sujet endormi; et le plus simple eut été de lui présenter une page imprimée, réduite par la photographie à 1/33 environ de sa hauteur. Nous n'avions pas à notre disposition une photographie de ce genre; mais des expériences, au moins aussi concluantes qu'eut été celle-là, sont venues nous révéler, chez le jeune L... (le plus habile de nos sujets à deviner les nombres) une hyperesthésie de la vue si remarquable, que nous nous sommes décidés à la mettre à profit pour des expériences ultérieures. Nous lui avons montré d'abord une photographie microscopique, représentant les membres d'une Société savante d'Angleterre. Cette photographie a la forme d'un rectangle, dont le plus grand côté mesure 2 millimètres environ; une douzaine de personnes y figurent assises ou debout autour d'une table. L... a pu nous les décrire l'une après l'autre et même leurs attitudes; j'avais commencé par lui suggérer cette idée que la photographie en question avait les dimensions d'une feuille de papier ordinaire, et il la voyait très grande, en effet. Nous lui mettons ensuite entre les mains une préparation de tissu épidermique d'orchis, dont des cellules ont été colorées, ainsi que leurs noyaux, au rouge d'aniline. Le diamètre de ces cellules ne dépasse pas $0^{m}/^{m}6$; c'est-à-dire qu'elles ne sauraient devenir visi-

bles, ni surtout présenter une forme distincte, sans
un grossissement considérable. Nous nous abstenons,
naturellement, de fournir à notre sujet la moindre indication sur ce que porte la plaque de verre (sur laquelle
la préparation est disposée); nous nous bornons à lui
ordonner de regarder attentivement, de la voir très
grande et de la reproduire ensuite sur le feuille de papier. Après un examen minutieux, L... dessina des
cellules diagonales, telles qu'on les voit au micros-
cope, un peu plus régulières, cependant.

« Ces expériences ont démontré que la lecture d'un
chiffre, d'une hauteur inférieure à $0^m/^m1$, n'offre aucune difficulté pour L... dans le sommeil hypnotique.
Nous croyons donc avoir démontré que la prétendue
lecture du livre ou de la pensée se fait, en réalité, sur
la cornée de l'hypnotiseur. »

Que la lecture soit ainsi faite, les sujets ne l'avouent
pas et il semble bien qu'ils n'en ont pas conscience :
ce sont des simulateurs sans le savoir. Voici qui le
prouve mieux encore :

« Je me tiens debout, dit M. Bergson, et, après avoir
endormi P..., je le fais asseoir devant moi. Je l'amène
alors à croire qu'il est debout à ma place et que sa
personne ne fait qu'une avec la mienne; ainsi, dès que
j'éprouverai une sensation, il faudra qu'il l'éprouve à
son tour et en indique aussitôt l'endroit. Une personne
présente, M. B..., se place derrière moi et me pique
avec une épingle le cou, la tête, les épaules et surtout
la main gauche, que je tiens derrière le dos. Sur une
douzaine d'expériences de ce genre, P... ne s'est guère
trompé que deux fois, et légèrement. Quand la piqûre
se faisait à un doigt de la main, il indiquait, avec une
certaine précision, le doigt et même l'articulation où
il avait mal; c'était bien l'endroit où j'avais été piqué.
Nul doute, d'ailleurs, qu'il ne ressentît pour tout de bon
la douleur, puisque, dans quelques expériences, elle
fut assez intense pour le réveiller brusquement. Je

priai alors M. B... d'approcher l'épingle des diverses
parties de mon dos, comme s'il allait me piquer, mais
sans en rien faire. P... ne se laissa pas toujours prendre
à cette manœuvre, mais il annonça souvent une douleur, alors que je n'avais pas été touché.

« Nous recommençâmes les expériences, mais en
mettant, cette fois, le sujet devant une porte ouverte
derrière laquelle je me tenais; nous étions, lui et
moi, dans la même chambre, je lui tenais la main,
mais la porte servait de paravent et cachait entièrement, par conséquent, les mouvements de M. B...
Aucune des expériences ne réussit, et il me suffisait
de lui serrer imperceptiblement la main, alors qu'on
ne me touchait pas, pour qu'il annonçât aussitôt une
sensation de piqûre dont il précisait l'endroit. Il paraît donc démontré que, dans les premières expériences,
P... voyait les mouvements de M. B..., non pas ceux
de la main, sans doute, ni même peut-être ceux de
l'avant-bras, mais tout au moins ceux du coude et de
la partie supérieure du bras et du corps; avec ces éléments, il reconstituait la direction de la main, et
devinait avec une grande sagacité le point où elle allait
me toucher. Et pourtant, de ce travail intellectuel si
délicat, rien n'arrivait peut-être à la conscience, ou
plutôt cette opération se traduisait à la conscience du
sujet endormi sous forme de piqûre sentie au point
même où, selon ses calculs, l'épingle de M. B... avait
dû se poser. »

Voici une autre expérience toute aussi instructive :

« Le jeune P... étant endormi par moi, je lui prends
la main, j'approche mon front du sien, et je lui ordonne de deviner le mot sur lequel je vais fixer mon
attention. C'est M. B... qui doit chaque fois, écrire au
crayon, sur une feuille de papier, le mot auquel j'aurai
à penser; il écrit d'abord « livre ». Au bout de quelques instants, P... déclare, sans hésitation, que je pense

à un livre. Avec le mot « soufflet », pas de succès ;
avec le mot « chapeau », quelques hésitations.

« Nous recommençons l'expérience, mais, cette fois,
on se borne à me montrer du doigt, dans un livre ouvert au hasard, un mot simple auquel je dois penser :
P... n'a jamais pu deviner, malgré la multiplicité des
expériences. »

M. Bergson est convaincu, à bon droit, pensons-
nous, que P... suivait les mouvements du crayon de
M. B..., et qu'avec cette acuité d'induction qui distingue
la plupart des somnambules il en déduisait le mot
qu'on venait d'écrire.

Ces constatations sont fort instructives ; elles donnent
la conviction que tous les phénomènes d'aspect étrange
et, au premier abord, incompréhensibles, qu'on remarque chez certains somnambules, chez ceux que les
magnétiseurs se complaisent à appeler *lucides*, sont,
au fond, tous passibles d'une interprétation rentrant
dans les lois de la nature, de manière à éliminer toute
idée possible de miraculeux et de surnaturel. Quand
donc, en pareille occurrence, nous sommes témoins
d'une manifestation qui nous déconcerte, ne nous hâ-
tons pas de crier au miracle, et disons-nous que l'explication légitime se découvrira tôt ou tard.

La seule conclusion fondée qu'on puisse déduire de
ces agissements des somnambules, c'est que chez ceux-
ci, sous l'influence de manœuvres hypnotiques, les
sens et l'intelligence sont susceptibles d'acquérir une
acuité extraordinaire, et voilà tout. Nous consacrerons,
d'ailleurs, une étude spéciale à l'étude de l'état mental
des hypnotiques.

En attendant, et pour en revenir aux suggestions,
retenons que, de l'avis de toutes les personnes compétentes, la suggestion réussit d'autant mieux et d'autant
plus facilement que l'individu qui en est l'objet a été
plus souvent soumis à son action. C'est encore là une

affaire d'éducation, d'entraînement, comme il s'en produit dans toutes les manifestations hypnotiques.

Cette question des suggestions de toute sorte mérite d'être traitée avec les plus grands détails, car elle résume, dans ses applications et ses conséquences, le magnétisme tout entier; c'est sur elle, en effet, que nous nous appuierons pour motiver les conclusions que nous aurons à prendre, et qui éclaireront, — c'est notre espoir et le but de ce livre, — le public tout à la fois sur la portée et sur les dangers de l'hypnotisme.

D. — Suggestions rétroactives.

Ajoutons donc au tableau des suggestions celles qu'on a nommées *rétroactives,* parce qu'elles s'adressent à des faits qui se sont passés il y a plus ou moins longtemps. En voici un exemple qui nous est fourni par M. G. de la Tourette :

« Nous disons à C... : Il y a deux jours, M. X... est venu dans le service. — Tiens ! je ne l'ai pas vu. — Pardon, vous l'avez parfaitement vu, il était habillé de telle et telle façon ; il avait sous son bras la serviette qu'il porte habituellement; vous vous en souvenez bien ? — Il me semble, — il vous a parlé et, en ce faisant, il a regardé à sa montre l'heure qu'il était; vous avez même remarqué que sa montre était en argent, qu'il avait au doigt une bague en or, etc. — Je me souviens très bien. » Après ces préliminaires, nous ajoutons : « Il a tiré de sa poche une trousse garnie d'instruments de chirurgie. Vous vous rappelez que, l'année dernière, on m'en a dérobé une. Eh bien! cette trousse était la mienne, M. X... me l'avait prise. Aussitôt réveillée, vous verrez entrer M. le chef de service qui, pour la circonstance, aura pris les traits de M. B..., vous lui dénoncerez le voleur.

« Nous réveillons C... M. B... rentre. « A propos, dit-elle à M. B..., qui lui semble être le chef de service, vous devriez bien ne plus laisser venir ici M. X... ; c'est un voleur. — Comment cela ? — Certainement, il est venu, il y a deux jours, dans la salle, et j'ai parfaitement reconnu que sa trousse n'était autre que celle qui avait été dérobée, l'an passé, à M. l'interne, quand il était à la Salpêtrière. Je n'aime pas les voleurs, ajoute-t-elle, et je puis vous assurer que celui-là n'en est pas à son coup d'essai. »

On pourrait ainsi, par suggestion, fabriquer à volonté des faux témoins et des dénonciateurs. On arriverait de même à contraindre des innocents à se déclarer coupables de crimes qu'ils n'auraient pas commis. Voici une observation de M. Beaunis, qui semble en témoigner.

« Mlle E,.. a subi une suggestion rétroactive. Je lui suggère l'idée qu'elle a, dans un moment de colère, tué l'amie qui l'avait, quelques jours auparavant, amenée chez M. Liébault. Elle est ou semble être dans un état absolument normal ; rien ne décèlerait extérieurement une modification quelconque du cerveau ; en tout cas, il n'apparaît aucun trouble de cet organe. M. le juge d'instruction près le tribunal de M... se trouvait là par hasard. Je le fais connaître à Mlle E..., je la préviens qu'il va l'interroger en sa qualité de magistrat ; que ses réponses peuvent avoir pour elle les plus graves conséquences. — Pourquoi avez-vous tué votre amie ? — J'étais fâchée contre elle à la suite d'une querelle. — Avec quel instrument avez-vous commis le meurtre ? — Avec un couteau. — Où est le corps de la victime ? — On le trouvera chez elle. — Vous savez ce qui vous attend après un pareil crime ? — Parfaitement ; mais cela m'est égal. » Une fois la suggestion acceptée, le sujet la fait sienne et s'efforce toujours de la justifier. »

L'important, ici, c'est que l'on peut suggérer au sujet d'oublier à jamais, même dans les périodes ultérieures d'hypnotisme, le nom de la personne qui a opéré la suggestion. Tel est, du moins, l'avis général. C'est là une particularité qui ajoute considérablement à l'intensité du péril hypnotique et qui pourrait, le cas échéant, créer les plus sérieux obstacles aux investigations de la justice, par exemple.

E. — *Suggestions à l'état de veille.*

La suggestion n'étant, en somme, que l'action mentale exercée par un individu sur un autre, peut, si on l'envisage au point de vue de l'empire qu'une personne est susceptible de prendre sur une autre, se réaliser à l'état de veille, dans la mesure de ce qui arrive à tous ceux qui se laissent captiver, c'est-à-dire qui cèdent à la persuasion, sous quelque forme qu'elle soit pratiquée.

Mais, au point de vue qui nous occupe, la suggestion doit s'entendre de convictions instantanées, se réalisant avant la production du sommeil et qu'on impose d'emblée, qu'elles soient purement passives ou suivies d'actes exécutés sur-le-champ ou dans un laps de temps plus ou moins éloigné.

Eh bien ! nous pensons que chez un individu normal, jouissant de la plénitude de ses facultés, n'ayant pas été intoxiqué par des drogues hallucinatoires telles que l'opium, le haschich ou le chloroforme, et même chez les sujets hypnotisables, mais non déséquilibrés par des pratiques hypnotiques excessives, à moins, enfin, d'une prédisposition morbide à la suggestibilité, de semblables suggestions ne sont pas possibles.

Nous avons cité les curieuses expériences de M. Brémaud sur des sujets auxquels, en dehors de l'hypnose, il imposait les singulières hallucinations et illusions que l'on sait et qui établissent l'action dominante de l'imagination sur la production de ces manifestations. Mais il ne saurait être douteux pour personne que ces sujets ne fussent des névrosés, des êtres détraqués par

l'abus précoce des alcooliques et des excès vénériens.
M. Brémaud, dans les commémoratifs dont il accompagne ses observations, en fait l'aveu formel.

« Affirmez à une personne saine et en possession d'elle-même, disent MM. Binet et Féré, qu'elle a faim, elle vous répondra que vous vous trompez; essayez de lui suggérer une hallucination visuelle en lui affirmant qu'elle a un livre entre les mains, elle déclarera qu'elle ne le voit pas.»

La suggestion, chacun le comprendra sans peine, est incapable d'influencer une personne saine d'esprit et de corps, de même que l'occlusion des yeux chez celle-ci est impuissante à la mettre en catalepsie. Mais la suggestion aidée, soit par des passions aveuglantes, comme l'amour ou la jalousie, qui vous rendent crédule et même *aveugle*, comme on le dit communément, soit par l'abus antérieur des manœuvres hypnotiques qui prédisposent si efficacement à la suggestibilité, la suggestion, en pareille occurrence, peut assurément réussir à l'état de veille.

Tous les auteurs qui se sont occupés de cette matière sont d'accord pour admettre que les pratiques hypnotiques possèdent cette fâcheuse propriété de rendre les personnes qui s'y soumettent, — si toutefois elles sont hypnotisables, — aptes à recevoir, même à l'état de veille, toutes les suggestions imaginables. C'est là, d'ailleurs, une éventualité bien en rapport avec le rôle immense, et que nous avons déjà rappelé, de la suggestion dans la société.

Plus, dans le cas qui nous occupe, les suggestions sont rapprochées de la période où le sujet était placé dans l'hypnose, et plus elles sont promptement et efficacement réalisables, plus elles sont facilement subies par le patient.

« Il se produisait, dit le général Noizet[1] chez mon

1. Fameux adepte de Puységur, cité par M. G. de la Tourette.

somnambule prussien, bien qu'il fût éveillé, les mêmes illusions que pendant son sommeil. »

Ce terme d'*illusions* est absolument juste et tout à fait caractéristique, dans l'espèce, ainsi que nous allons l'établir par quelques exemples :

« C... vient d'être hypnotisée, dit M. G. de la Tourette, on la réveille et nous causons avec elle. — Prenez garde; il y a un gros chien à côté de vous. — Où donc? — Là, vous le voyez bien. — Oui; ah! il va me mordre! (et elle se réfugie à côté de nous). — Non, il est parti — heureusement. — Oui, et il est remplacé par un petit chat blanc avec un collier bleu. » Et elle se baisse, prend le chat (fictif) et le caresse jusqu'au moment où nous rompons la suggestion en faisant peur au chat. »

Un autre exemple bien typique et qui démontre supérieurement le résultat désastreux auquel aboutit presque fatalement l'abus de l'hypnotisme, c'est le suivant que nous fournit encore le même auteur :

« Un jour, nous rencontrâmes une hystérique que nous avions observée autrefois et qui servait, pour le moment, à des expériences commerciales. Tout en causant avec elle, nous lui dîmes, sans aucune intention et tout à fait par hasard : « Jeanne, regardez donc ce monsieur, il a un nez long d'une aune! » Il est vrai que la personne en question avait un nez très long; mais aussitôt, Jeanne s'écria : Quelle horreur! Ah! le malheureux! c'est le premier que je vois ainsi! etc. Il nous fut facile de nous assurer que, chez elle, tout était sujet à illusion. Comme nous lui suggérions encore quelque banalité : Tenez, laissez-moi, nous dit-elle; je suis trop fatiguée; on m'endort tous les soirs, et je ne sais plus ni ce que je fais, ni ce que je deviens; je crois tout ce que l'on me dit, je fais tout ce que l'on veut; je ne sais plus où j'en suis; je n'ai pas l'ombre de volonté. Je crois, ajouta-t-elle que je deviens folle. »

La possibilité d'agir à l'état de veille sur certaines personnes est, d'ailleurs suffisamment démontrée par la production si fréquente du sommeil par la seule action de la suggestion. « Dormez, dit-on à ces personnes, vous allez dormir, vous ne pouvez pas résister »; et elles dorment. Si elles entrent dans la période hallucinatoire avant de dormir, c'est la suggestion à l'état de veille qui se produit.

Sans doute, ainsi que nous l'avons déjà fait observer, l'expérience réussit d'autant plus sûrement qu'elle a été précédée d'un certain nombre d'hynotisations. Mais il suffit, pour le succès, pendant l'état de veille, que les sujets se trouvent dans une disposition physique et morale particulière, à laquelle l'hystérie prédispose particulièrement, si ce n'est exclusivement. Mais l'hystérie, sans hypnotisation antérieure réussie, et lors même que le sujet n'est pas hypnotisable, suffit seule : l'observation suivante de M. G. de la Tourette en fait foi.

« B..., dix-neuf ans, est depuis un an à la Salpêtrière, salle Rayer, lit n° 20, pour une paraplégie hystérique qui date de deux ans. En 1876, première paraplégie qui a duré trois ans. A la suite d'une attaque d'hystérie, au mois de novembre 1882, est survenue brusquement la paraplégie pour laquelle elle est encore à l'hospice. Depuis son entrée, la malade n'a pas eu d'attaques; elle ne présente pas de troubles de la sensibilité. De plus, elle n'est pas hypnotisable; tous les moyens, au moins, ont-ils échoué, y compris le gong et la lampe de magnésium. Au mois d'avril 1884, on essaye de produire sur B..., à l'état de veille, une paralysie par suggestion du membre supérieur gauche; on lui persuade que son bras est paralysé, et on joint à la suggestion quelques frictions sur l'avant-bras. Deux ou trois minutes après, le membre qui peu à peu s'affaiblissait, devient inerte et pend le long du lit. On reproduit à diverses reprises cette paralysie par

suggestion,. et il est toujours donné d'observer les phénomènes suivants (ajoutons que, dès la première
séance, on s'était assuré que le bras gauche ne diffé-
rait en rien du bras droit, et que ses réflexes étaient
normaux) : Paralysie flasque avec insensibilité complète au froid, à la piqûre, etc., réflexes tendineux
très exagérés, sans trépidation spinale. Perte absolue
du sens musculaire, troubles vaso-moteurs : une piqûre
d'épingle détermine autour d'elle un large cercle de
rougeur persistante. Phénomènes subjectifs : sentiment d'engourdissement progressif du début, lourdeur,
ignorance complète de la situation et de la position du
membre paralysé. Cette paralysie serait peut-être durable ; nous ne l'avons jamais laissé subsister pendant
plus de dix minutes. Sous l'influence de la suggestion,
le bras recouvre ses mouvements, mais lentement, peu
à peu, d'une façon très graduelle. Les réflexes tendineux
ne reviennent aussi que très lentement à l'état normal ;
ils sont même encore un peu exagérés lorsque le bras
semble avoir recouvré tous ses mouvements. Il en est
ainsi de la sensation d'engourdissement, qui persiste
de vingt minutes à une demi-heure, après la cessation
complète des phénomènes paralytiques. Le sens musculaire, la sensibilité semblent revenir en premier
lieu. »

On peut ainsi, à l'état de veille, outre des paralysies
et des contractures, provoquer des actes de toute sorte,
convaincre le sujet qu'il doit danser, chanter, écrire,
manger, boire ou, au contraire, qu'il est muet, aveugle,
que son gosier est fermé, qu'il ne peut rien avaler. On
arrive, en un mot, à réaliser, dans le domaine des
divers sens, toutes les particularités, hallucinations
et illusions, etc. que nous avons énumérées à propos des
suggestions hypnotiques.

Parmi les plus curieuses expériences de ce genre, et
qu'on renouvelle le plus souvent, citons celle qui consiste à immobiliser le sujet sur place, dans une atti-

tude quelconque : les bras en l'air ou derrière le dos,
debout ou assis, la bouche béante, les yeux fermes, etc.
On lui affi.me qu'il est incapable de changer cette
attitude, et il la conserve malgré les efforts qu'il fait
pour en changer.

On peut le renfermer dans un cercle tracé à la craie,
et en lui déclarant qu'il ne peut pas en sortir, il y reste
confiné malgré lui.

On pourra mettre plusieurs sujets à la suite les uns
des autres, les mains de chacun appuyées sur les
épaules de son voisin, ou bien se tenant tous par la
main, sans qu'aucun puisse se dégager de cette chaîne
vivante. Tous répondent qu'une force irrésistible, dont
ils n'ont que trop de tendance à faire un sortilège
venant de l'opérateur, les tient figés sur place.

On comprend quel parti un habile metteur en scène
peut tirer de cette manière d'être, qui se prête à des
variations infinies.

C'est sous l'étiquette des suggestions que nous décrivons qu'il faut faire rentrer les paquets magnétiques,
sachets, pilules, etc., qui agissent sur l'individu lorsqu'il en fait usage, à l'égal d'une suggestion parlée. On
n'a pas oublié que M. Brémaud avait rendu ses sujets
inaccessibles à la suggestion à l'aide d'un simple rou-
leau de papier, dont la présence sur eux suffisait à les
préserver de toute provocation hypnotique.

On peut, à l'aide de cet artifice, provoquer à volonté
le sommeil magnétique à distance, comme dans le cas
suivant rapporté par M. Beaunis. Au moment de partir
et de s'absenter de Nancy, il avait donné à l'une des
personnes qu'il avait l'habitude d'hypnotiser, Mlle E.
A..., des jetons inertes en lui disant : « Quand vous
voudrez vous endormir, vous n'aurez qu'à mettre un
de ces jetons dans un verre d'eau sucrée, et vous vous
endormirez immédiatement. » Et, de fait, la recette
réussit infailliblement.

La suggestion du sommeil hypnotique peut, d'ailleurs, être variée de mille façons, au gré de l'expérimentateur. On dit au sujet : « Vous vous endormirez à telle heure » et, le moment venu, le sommeil se produit irrésistiblement.

« Nous disons, écrit M. Bottey, à A. L..., occupée à lire un ouvrage quelconque : « Lorsque vous serez arrivé à telle page, telle ligne, tel mot, vous ne pourrez pas vous empêcher de dormir. » Nous sommes sûr, quelques instants après, de la trouver en léthargie, tenant encore dans sa main le livre ouvert à l'endroit indiqué.

« A un autre sujet, M. T..., nous disons qu'elle peut toucher notre manche gauche sans crainte, mais que le contact de notre manche droite la fera sûrement dormir. C'est, en effet, ce qui se produisit. »

Il suffit, en un mot, d'associer l'idée du sommeil nerveux à un acte quelconque de la vie ordinaire pour obtenir que le sujet s'endorme. C'est à cette disposition singulière à la crédibilité, chez les personnes prédisposées, que se rattachent évidemment les effets surprenants que Mesmer obtenait avec son baquet, et Puységur avec son arbre et sa fontaine magnétisée. C'est ainsi également que s'expliquent les agissements des magnétiseurs d'estrade qui foudroient à distance, par un simple geste, une personne de l'assistance qu'ils ont eu soin de choisir d'avance. Nous avons vu l'an dernier, à la salle des conférences du boulevard des Capucines, un vulgaire opérateur procéder ainsi : quand la salle était comble, il se levait debout sur son estrade, et, pour appuyer par un exemple le pouvoir mystérieux dont il se disait investi, il allongeait ses doigts, réunis en pointe, vers une femme assise dans la foule, et s'écriait d'une voix menaçante : — Que faites-vous là, madame? Immédiatement celle-ci roulait sur le sol, et quatre personnes la rapportaient, raidie comme une barre de fer, sur l'estrade où elle servait à l'expérience, toujours si saisissante, des deux chaises placées l'une sous la tête, l'autre sous les jambes, et entre lesquelles elle restait étendue tout d'une pièce, et sans qu'une pression exercée sur elle put la faire fléchir. Mais ici, le sujet était entré de plein pied dans la catalepsie.

L'auditoire, stupéfié, regardait ce spectacle avec une terreur visible, et peu de personnes dans l'assistance, révoquaient en doute le prétendu pouvoir de ce pseudo-magicien.

Il n'est pas nécessaire, pour que la suggestion à l'état de veille se réalise, qu'elle soit donnée par un expérimentateur : certaines personnes peuvent se suggérer à elles-mêmes un acte à accomplir ; c'est là le mécanisme de l'*auto-suggestion*. Qu'une hystérique contracturée se mette dans la tête qu'aussitôt un pèlerinage quelconque accompli elle sera délivrée de sa contracture, et, le voyage terminé, il ne sera pas impossible de voir la guérison s'en suivre. Les annales de la psycho-pathologie abondent en faits de ce genre, et Lourdes, si on l'interrogeait sans parti pris, pourrait singulièrement en grossir le nombre. C'est que l'hystérie, où les lésions sont foncièrement psychiques, est, par dessus tout, une *maladie à miracles,* comme l'appelle M. Charcot.

Nous avons entendu plusieurs fois le célèbre professeur raconter l'anecdote que voici, et qui donne une excellente idée du pouvoir de l'imagination sur les manifestations hystériques :

Une femme était, depuis plusieurs années, à la Salpêtrière, ne quittant pas son lit où la clouait une paralysie des membres inférieurs. Un jour, on lui dit brusquement qu'elle avait volé un objet quelconque à l'une de ses compagnes de salle : « Moi, une voleuse ! s'écria la paralytique en question. Je ne resterai pas une minute de plus dans une maison où je suis exposée à de si indignes accusations ! » Et la voilà qui se lève, s'habille et s'éloigne complètement remise de sa paralysie.

La foi religieuse, comme toutes les conceptions et impressions capables d'absorber et de concentrer l'activité cérébro-spinale, a produit et produit encore chaque jour, par le mécanisme de l'auto-suggestion, qui n'est qu'une variété de la suggestion à l'état de veille, des guérisons miraculeuses dans le genre de celle que je viens de rapporter. Le Dr Charpignon relate le fait suivant, qui est caractéristique sous ce rapport :

« La princesse de Schwartzemberg était atteinte, depuis huit années, d'une paraplégie pour laquelle les plus célèbres médecins d'Allemagne et de France avaient été consultés. En 1821, le prince de Hohenlohe, prêtre depuis 1815, conduit auprès de la princesse un paysan qui a convaincu le prêtre de la puissance de la prière pour la guérison des maladies. La paralytique est dégagée des appareils mécaniques qui lui sont appliqués, depuis quelques mois, par le Dr Heime, pour lutter contre la contracture des membres. Le prêtre invite la malade à joindre sa foi à la sienne et à celle du paysan. — Vous croyez-vous déjà soulagée ? dit ce dernier. — Oh! oui, je le crois d'une foi sincère, — Eh bien! levez-vous et marchez!

« A ces mots, la princesse se lève incontinent, fait le tour de la chambre, et monte et descend les escaliers. Le lendemain, elle se rendit à l'église et, à partir de ce moment, elle reprit l'usage complet de ses membres. »

Cette observation, qui rappelle les miracles du tombeau du diacre Pâris, est loin d'être une exception rare, même de nos jours où la prépotence des idées religieuses subit de si rudes assauts. Les annales de Lourdes nous offrent de tout aussi frappants exemples de ce que peut faire l'imagination surexcitée, c'est-à-dire la suggestion, dans l'ordre de ces maladies psychiques, sans lésion matérielle, qui sont propres aux personnes frappées par la redoutable névrose hystérique.

Ces histoires merveilleuses de Lourdes ont fourni la matière d'un gros volume à M. Henri Lasserre qui, lui, n'hésite pas un seul instant à voir la main de Dieu dans tous ces faits, dont les médecins, au courant de la science et sans parti pris, ne songent même pas à s'étonner.

Prenons au hasard dans ce volume quelques exemples, que nous résumerons, des guérisons qui s'effectuent dans la célèbre grotte des Basses-Pyrénées :

Catherine Latapie, à la suite d'une chute, — elle était tombée du haut d'un chêne, en 1856, — était restée contracturée de presque tous les doigts de la main droite, qu'elle ne pouvait ni redresser ni mouvoir en aucune façon. L'idée lui vint d'aller à Lourdes, distant de sept à huit kilomètres. Elle y arrive à la naissance du jour, et, après avoir prié, elle va plonger sa main estropiée dans l'eau miraculeuse. Aussitôt, les doigts reprennent leur flexibilité ; la guérison est complète et la jeune fille se sert de sa main tout comme avant l'accident.

Mlle Massot-Bordenave, âgée de cinquante-trois ans, était, depuis 1858, dans l'impossibilité de se servir de ses mains ou de ses pieds, les doigts et les orteils ne pouvant se redresser ni se mouvoir. La malade était, pour ainsi dire, incapable de *couper son pain*. Elle s'impose de se rendre à pied à la grotte, elle y parvient, s'y baigne et repart guérie...

Voici encore Mlle de Fontenay. Elle est, depuis sept ans, paralysée des membres inférieurs à la suite d'une chute de cheval ou de voiture, c'est-à-dire d'un de ces traumatismes dont nous connaissons la puissance occasionnelle pour la production des manifestations hystériques. Chez la jeune personne en question il y avait, comme trait caractéristique, des troubles utérins — points ovariques — qui ne peuvent laisser de doute sur la nature de la maladie, que trahissaient, d'ailleurs, des attaques de nerfs confirmatrices. L'allopathie, l'homéopathie, l'hydrothérapie, tout avait été employé sans succès.

On va à Lourdes au mois de mai 1873; on fait une neuvaine, au bout de laquelle la malade put suivre la procession à pied. Mais bientôt il y a rechute, et l'on épuise la série des stations thermales indiquées dans l'espèce : Aix, Brides, la Bourboule échouent également. On revint à Autun en état de paralysie comme avant, et dans un découragement complet.

Bientôt survint une nouvelle suggestion religieuse et l'imagination de la malade s'exalta derechef : le 4 mai 1874, Bernadette Soubirous, la fameuse visionnaire de Lourdes, lui apparut en songe, et Mlle de Fontenay se résolut à retourner à la grotte miraculeuse. L'abbé de Musy, qui avait été lui-même guéri miraculeusement, l'accompagnait. Plongée plusieurs fois dans la piscine, elle fut transportée dans un chariot à la crypte, le 15 août, jour anniversaire de la guérison de l'abbé de Musy. Ce dernier dit la messe, au cours de laquelle la jeune fille ressentit quelques douleurs dans les jambes. La messe dite, le miracle était accompli : la malade se leva de sa chaise, elle était guérie.

Il n'y a, nos lecteurs le comprennent aisément, il n'y a, dans tous ces faits prétendus miraculeux, qu'auto-suggestion chez des hystériques avérés et dominés par leurs croyances ainsi que par l'espoir d'une guérison ardemment souhaitée : aucun esprit quelque éclairé et libre n'y saurait voir autre chose, surtout s'il est au courant des phénomènes hypnotiques que nous venons de décrire.

Nous ne pouvons, au reste, que nous associer aux réflexions dont M. Bernheim, après avoir cité les faits ci-dessus, accompagne ce récit « En relatant, dit-il, ces observations de guérisons obtenues à Lourdes, en essayant, au nom de la science, de les dépouiller de leur caractère miraculeux, en comparant, à ce point de vue seul, la suggestion religieuse avec la suggestion hypnotique, je prétends ni attaquer la foi religieuse, ni blesser le sentiment religieux. Toutes ces observations ont été recueillies avec sincérité et contrôlées par des hommes honorables. Les faits existent, l'interprétation est erronée. Les convictions religieuses sont infiniment respectables, et la vraie religion est au-dessus des erreurs humaines. »

F. — Suggestions mentales.

Elles rentrent naturellement dans le cadre de celles qui s'accomplissent à l'état de veille.

Or, que faut-il entendre par suggestion mentale? c'est évidemment celle qui serait représentée par l'émanation directe et sans intermédiaire d'aucune sorte, gestes, mots, signes quelconques, etc., de la pensée d'un individu allant influencer celle d'autrui.

Ces suggestions sont-elles possibles ?

Depuis les tentatives faites en 1840, à l'occasion du prix Burdin, et dont nous avons parlé, on pouvait regarder la question comme jugée dans le sens de la négative. Des expérimentateurs autorisés ayant, de nos jours, repris ce sujet, — MM. Ch. Richet, Pierre Janet, Héricourt et Beaunis, entre autres, — il faut bien s'en occuper encore.

Voici le cas le plus simple : L'expérimentateur s'assied devant une personne quelconque, le plus généralement devant un individu endormi, et dont, pendant le sommeil hypnotique, on a constaté l'exaltation des facultés intellectuelles. — L'opérateur, tenant dans sa main un objet soigneusement caché, concentre sa pensée sur cet objet, et suggère *mentalement* au somnambule de deviner quel est l'objet en question. Il arrive parfois que le sujet devine juste, mais, même en ce cas, la question n'est pas jugée. Il faut toujours faire la part du hasard et de mille circonstances qui peuvent mettre le sujet sur la voie. Stricker et Jakson

ont démontré, notamment, qu'on ne peut penser à une
lettre sans faire, avec les lèvres, le mouvement qui
correspond à la prononciation de cette lettre, ce qui
revient à dire, au fond, que toute espèce d'idéation donne lieu à un ordre particulier de mouvements
révélateurs, surtout pour un esprit aiguisé, comme
l'est souvent celui des somnambules.

En résumé, pensons-nous, la suggestion mentale,
entendue dans le sens étroit du mot, ne nous paraît
pas admissible, pas plus de près que de loin, car on a
tenté aussi des *suggestions à distance*. Nous nous ran-
geons, sous tous ces rapports, à côté de M. G. de la
Tourette, qui, après avoir, dans une étude approfondie
et avec une grande sagacité, discuté le pour et le
contre de la question, formule les conclusions suivantes :

« Que dans l'état actuel de la science, les phénomènes de la suggestion mentale n'existent pas, où
mieux, ne sont pas prouvés.

« Que chaque fois qu'on n'a pas voulu simplement
se borner à énoncer un fait, mais qu'on s'est décidé à
en faire la preuve devant un jury compétent, ces phénomènes ont toujours été reconnus faux...

« Nous nous contenterons donc de nier, purement et
simplement, jusqu'à plus ample informé, la transmission directe de la pensée à distance, dont il n'existe
jusqu'à présent, suivant nous, aucune observation empreinte du contrôle et de la rigueur scientifiques capables d'entraîner la conviction. »

Ces sages conclusions sont, d'ailleurs, indirectement
au moins, confirmées par celles qu'a prises M. Ch.
Richet, qui appliquant, selon la méthode de Pascal, le
calcul des probabilités à la réalité et à la non réalité
de la suggestion mentale, admet deux chances sur trois
pour l'hypothèse de la réalité, mais ajoute finalement:

« J'ai rapporté de nombreuses expériences ajoute-t-il;

j'en ai déduit volontiers certaines conclusions... Aux savants qui liront cet essai, je demanderai pour tous les faits que j'ai indiqués des interprétations nouvelles, toutes différentes des miennes; car je me rends très bien compte de leur insuffisance. »

On voit qu'ici encore il y a, comme dans tout ce qui concerne le magnétisme, une foule d'inconnues à éliminer et surtout de supercheries à déjouer, tant les fonctions du système nerveux nous sont encore inconnues, en grande partie.

II

EFFETS PHYSIOLOGIQUES DES SUGGESTIONS

Nous avons exposé longuement, et en nous appuyant sur de nombreux exemples empruntés aux auteurs les plus compétents, les effets psychiques des suggestions; nous avons vu qu'il est possible, à l'état de veille presque autant qu'au cours de l'hypnose, chez les sujets suggestibles, de provoquer des actes à accomplir immédiatement ou à une époque déterminée et plus ou moins éloignée. Nous savons qu'on peut modifier l'état psychique de l'individu et lui faire accepter l'idée d'aimer ou de haïr, de tuer même, une personne quelconque; qu'il est facile de le faire rire ou pleurer à volonté. On n'a pas oublié non plus que le sujet est susceptible de croire qu'il a changé de personnalité, qu'il est devenu un oiseau et qu'il vole, un chien et qu'il jappe; rien de plus aisé que de l'amener à se figurer qu'il est roi, empereur, Jésus-Christ, tout aussi bien qu'un être misérable et dégradé. Nous avons, enfin, signalé l'influence si curieuse et réciproque du geste sur l'attitude, ainsi que la possibilité de faire ressentir au sujet en question la faim, la soif, le besoin d'aller

à la garde-robe, etc., et de le contraindre à croire qu'il
est paralysé d'un ou plusieurs membres ou d'un ou
plusieurs sens. Nous avons également traité en détail le
chapitre des hallucinations et des illusions. Il nous
reste encore à étudier l'action que les suggestions peuvent exercer sur les grandes fonctions de l'économie,
sur celles qui servent à la vie végétative et sont, comme
telles, soustraites, d'une façon générale, à l'empire de
la volonté : nous voulons parler de la circulation, de
la respiration, de la digestion, de ce qui est, en somme,
du domaine de l'innervation *involontaire*.

Et d'abord la circulation. L'étude qui s'y rapporte
a été faite, en grande partie, par l'école de Nancy, et
notamment par M. le professeur Beaunis qui a tenté
d'appliquer à ses recherches les méthodes exactes et
les appareils enregistreurs. Avant lui, M. Liébault, ce
précurseur longtemps méconnu, bafoué même et traité
de charlatan, mais aujourd'hui vénéré comme un
maître par ses nombreux adeptes, M. Liébault, disons-
nous, prétendait avoir réussi à ralentir, par suggestion,
les battements du cœur. M. Beaunis avait, de son côté,
constaté la possibilité de régulariser, voire de diminuer les pulsations de cet organe, par le même
moyen chez les malades souffrant de palpitations ;
mais cette constatation par à peu près, il voulut la soumettre à la vérification expérimentale. Par un dispo-
sitif particulier, il mit, chez une somnambule, le cœur
en rapport avec l'appareil enregistreur de Marey, de
telle sorte que chaque battement de l'organe s'inscri-
vait sur le tambour mobile de l'instrument et donnait
ainsi sa mesure par son tracé. On s'assura, dès lors,
qu'à l'état de veille, le tracé était uniforme, avec des
encoches, des brisures exactement semblables entre
elles et d'une régularité parfaite. La moyenne des pulsations était, en cet état, de 96 pulsations à la minute.

On met la malade en somnambulisme, et comme
elle est très exercée, il suffit, pour obtenir ce résultat,

de lui dire simplement : *dormez !* Aussitôt, le tracé du pouls change de caractère et au lieu de la ligne régulière et ondulée, avec des zigzags uniformes, que le sujet présentait tout à l'heure, il donne une figure à peine accidentée de légères encoches et presque rectiligne ; le nombre des pulsations est monté à 98,5 par minute, ce qui n'est après tout, qu'une insignifiante augmentation.

Mais voilà qu'on dit à la somnambule : faites bien attention, votre cœur bat moins vite, encore moins vite, encore moins vite, et après quelque temps, en accentuant ainsi la suggestion, on constate que le tracé graphique du pouls récupère son ondulation, tandis que le nombre des pulsations est tombé à 92,4, réalisant une petite diminution.

On laisse reposer un instant le sujet et on le soumet ensuite à la suggestion de l'accélération : le pouls monte alors au chiffre, qu'il ne dépasse pas, de 115 pulsations par minute.

M. Beaunis remarque que, dans ces expériences, le ralentissement et l'accélération suivaient *immédiatement* la suggestion. Et pourtant, ajouta-t-il, il n'y avait ni modification émotionnelle du sujet (ce qui semble difficile à croire), ni altération du rythme respiratoire ; les phénomènes étaient évidemment subordonnés à l'influence de la suggestion.

En admettant, même contre toute vraisemblance, qu'un sujet si exercé qu'on le suppose, c'est-à-dire si blasé, puisse être l'objet d'une expérimentation quelconque sans en éprouver une certaine préoccupation capable d'influencer l'action du cœur, les résultats obtenus sont, en somme, si peu marqués qu'ils ne jugent pas péremptoirement la question autant que le croit M. Beaunis.

Ce dernier fait, d'ailleurs, observer qu'il existe dans la science plus d'un exemple authentique de l'action directe de la volonté sur les pulsations du cœur, en dehors de l'influence reconnue d'un état émotionnel sur le fonctionnement de cet organe. Le professeur de Nancy cite à ce propos le cas du capitaine américain Townshend, raconté par le docteur Cheyne.

Voici ce fait, tel que le rapporte M. Beaunis :

« Georges Cheyne raconte avec beaucoup de détails l'histoire d'un colonel Townshend, qui souffrait d'une maladie des reins, accompagnée de vomissements continuels. Comme sa maladie augmentait et que ses forces diminuaient, il vint de Bristol à Bath dans une chaise à porteurs, et Cheyne dit textuellement : « Le docteur Baynard et moi, nous fûmes appelés près de lui; nous le vîmes deux fois dans le courant d'une semaine ; mais comme les vomissements persistaient malgré tout ce qu'on pouvait faire, nous désespérions de la guérison. Il nous envoya chercher, un matin, de bonne heure ; nous le vîmes avec M. Skrine, son apothicaire ; son intelligence nous parut saine et son esprit tranquille. Il nous dit qu'il nous avait fait chercher pour nous faire part d'une sensation toute particulière qu'il avait observée en lui-même depuis quelque temps, savoir que lorsqu'il faisait un certain effort, il se sentait mourir et rendre l'esprit à volonté, et que par un effort ou de toute autre manière il revenait à la vie. Il nous parla clairement et avec intelligence, pendant plus d'un quart d'heure, au sujet de ces sensations et nous força de le laisser se les procurer devant nos yeux. Son pouls, examiné par nous trois, était bien sensible, quoique petit et filiforme ; son cœur battait comme à l'ordinaire. Il se coucha sur le dos et resta quelque temps sans mouvements. Tandis que je tenais sa main droite, M. Baynard avait la main sur son cœur, et M. Skrine lui tenait un miroir devant la bouche. Je trouvai que son pouls baissait peu à peu, jusqu'à ce que, enfin, malgré toute mon attention, je ne sentis plus rien. M. Baynard ne percevait pas le moindre battement du cœur, et M. Skrine ne voyait

rien sur la glace polie qui indiquât la persistance de
la respiration chez le malade. Chacun de nous répéta
chacun de ces modes d'exploration avec beaucoup de
soin, et nous ne trouvâmes aucun signe de vie... Cela
dura environ une demi-heure, jusqu'à neuf heures du
matin. Comme nous partions, nous remarquâmes quelques mouvements de son corps, et nous trouvâmes que
son pouls et les mouvements du cœur revenaient peu
à peu. Il recommença à respirer doucement et à
parler à voix basse ; nous étions surpris au plus haut
degré de ce changement, et, après avoir causé quelque
temps avec lui, nous partîmes, convaincus de toutes
les particularités de ce fait, mais tout à fait troublés et
incapables de nous imaginer comment on pourait l'expliquer. Peu après, il fit venir le notaire, ajouta un
codicile à son testament, institua des legs pour ses ser-
viteurs, reçut les sacrements et mourut tranquillement
entre cinq et six heures du soir. »

Wendling [1] cite aussi un exemple curieux d'arrêt vo
lontaire des battements du cœur : « un de nos amis, dit-il,
Ed. Weber, étudiant en médecine, est en pouvoir d'arrêter complètement le choc de son cœur en faisant une
inspiration profonde, suivie de l'occlusion de la glotte
et de la contraction énergique des muscles expirateurs.
Le pouls, chez lui, se supprime au bout de cinq à six
secondes, et au lieu des bruits cardiaques, on n'entend
qu'un frémissement singulier, qui semble indiquer que
le cœur tremble en quelque sorte sous l'influence de
la haute pression à laquelle il est soumis (par le pou-
mon comprimé). Pendant l'expérience, M. Weber ressent comme un coup violent qu'on lui porterait à la
nuque ; sa face se congestionne à un degré très prononcé et les veines du front se dessinent sous la peau
dilatées et tendues. Au moment même où il rétablit la

1. *Thèse de Strasbourg*, 1884.

respiration, il éprouve un vertige assez intense, qui disparaît au bout de quelques secondes. »

L'influence de la respiration est, du reste, bien connue des physiologistes ainsi que des médecins, et il y a fort longtemps que Piorry recommandait aux personnes atteintes de palpitations, de faire, pour combattre celles-ci, de fréquentes et profondes inspirations.

Tous ces faits, et quelques autres rapportés par divers auteurs, mettent hors de doute la faculté, pour certains individus au moins, de modifier par un acte de la volonté le fonctionnement du cœur. Ils font, jusqu'à un certain point, comprendre ces cas de suicide par un acte de la volonté, dont parlent Pline et Galien ; ils enlèvent aussi tout caractère de merveilleux aux expériences de M. Beaunis et aux agissements, dans ce sens, du magnétisme.

Mais le pouvoir de la suggestion ne s'arrêterait pas là : il se manifesterait encore dans la production de rougeurs, de congestions cutanées et même de vésications, c'est-à-dire par la réalisation de troubles dans la circulation capillaire.

Au dire de MM. Binet et Féré, M. Charcot a réussi plusieurs fois à produire des *brûlures* par suggestion.

De son côté, M. Dumontpallier a publié des faits d'élévation partielle de la température chez des sujets hypnotisés, auxquels il suggérait que les points de la peau qu'il désignait seraient plus chauds que les autres. L'élévation thermique constatée par ce savant observateur n'atteignait, au reste, pas un degré centigrade.

M. Beaunis dit à une de ses somnambules, Mlle A. E. : « après votre réveil, vous aurez une tache rouge qui se produira sur le point de la peau (de l'avant-bras) que je touche en ce moment. » Et dix minutes après le réveil, une rougeur, d'abord peu intense, apparaissait au point indiqué, puis augmentait peu à peu, devenait très apparente et persistait plus d'un quart d'heure.

« Dans certains cas, ajoute M. Beaunis, quand la suggestion est assez forte, au lieu d'une simple rougeur, on peut avoir une congestion véritable de la peau, avec gonflement. » On peut même arriver ainsi à produire une vésication, comme en témoigne, selon cet auteur, le fait suivant que nous lui empruntons.

Il s'agit d'une hystérique, Élisa F., sur laquelle M. Focachon, pharmacien à Charmes (Vosges), avait déjà plusieurs fois obtenu le phénomène de la vésication par suggestion. Sur la prière de M. Liébault, Elisa fut conduite à Nancy, par M. Focachon, le 12 mai 1885, et voici dans quels termes M. Beaunis rédigea lui-même le procès-verbal de l'expérience, séante tenante :

« Le 12 mai 1885, à onze heures du matin, M. Focachon endort Mlle Élisa en présence de MM. Bernheim, Liébault, Beaunis et de quelques autres personnes. Pendant son sommeil, on lui applique sur l'épaule gauche huit timbres-poste, en lui suggérant qu'on lui applique un vésicatoire ; les timbres-poste sont maintenus par quelques bandes de diachylon et par une compresse.

« Puis le sujet est laissé dans cet état toute la journée, après avoir été réveillé deux fois, pour le repas de midi et pour celui du soir ; mais on la surveille et on ne la perd pas de vue. Pour la nuit, M. Focachon l'endort en lui suggérant qu'elle ne s'éveillera que le lendemain matin, à sept heures (ce qui eut lieu). Ce jour-là même, à huit heures un quart, M. Focachon enlève le pansement en présence de MM. Bernheim, Liégeois, Liébault, Beaunis, etc. Nous constatâmes d'abord que les timbres-poste n'ont pas été dérangés ; ceux-ci enlevés, le lieu de leur application présente l'aspect suivant : dans l'étendue de quatre sur cinq centimètres, on voit l'épiderme épaissi et mortifié, d'une couleur blanc jaunâtre ; seulement l'épiderme n'est pas soulevé et ne forme pas de cloches ; il est épaissi, un peu plissé et présente, en un mot, l'aspect et les caractères de la période qui précède immédiatement la vésication proprement dite, avec produc-

tion de liquide. Cette région de la peau est entourée
d'une zone de rougeur intense avec gonflement. Cette
zone a environ un demi-centimètre de largeur. Ces faits
constatés, on replace une compresse sèche par dessus,
pour examiner la peau un peu plus tard. Le même jour,
à onze heures et demie, la peau présente le même
aspect que le matin. »

Les personnes présentes apposèrent leur signature
sur le procès-verbal dressé par M. Beaunis.

En vérité, il faut une foi bien robuste pour considérer
cette expérience comme décisive. Outre la méfiance que
commande toujours le caractère des hystériques, lesquelles sont, par nature, menteuses, et par dessus tout
vaniteuses, ce qui les pousse à s'efforcer de réaliser les
effets extraordinaires qu'on attend d'elles; outre encore
que la vésication, en somme, s'est bornée à une rougeur
sur le point de la peau en contact avec les timbres-
poste, rougeur que l'application d'une matière gommée
et la compression avec une compresse maintenue par
du diachylon suffiraient seules à expliquer, ainsi que le
gonflement periphérique, peut-on vraiment avoir confiance dans ce long sommeil imposé tout le jour et toute
la nuit? Le sujet n'a-t-il pas eu mille moyens à sa disposition pour soulever le pansement d'une façon quelconque et irriter la peau qui le supportait? Il y a là
évidemment des lacunes dans la surveillance exercée
sur la dormeuse, et place au doute, même pour les
esprits les moins sceptiques.

Il est vrai que de retour à Charmes, Élisa semble
avoir présenté quelques phlyctènes (boursoufflures), que
M. Focachon photographia et envoya à M. Beaunis.
Mais cette circonstance n'éloigne pas le soupçon de supercherie et ne tranche pas la question.

Au reste, les réserves que nous formulons sur ce point
se trouvent justifiées par les réflexions suivantes qu'inspire à M. Bernheim le fait d'Élisa, qu'il rapporte également dans son livre :

« *Il semble* donc démontré par ces quelques faits que la suggestion peut agir sur la fonction cardiaque et sur l'innervation vaso-motrice. Toutefois, les phénomènes de cet ordre se réalisent rarement ; ils sont exceptionnels et s'obtiennent chez certains sujets seulement. *J'ai essayé inutilement chez beaucoup de les reproduire.* »

Dans ces lignes caractéristiques, venant d'un homme qui est un des maîtres autorisés de la suggestion, il est fait allusion à certaines hémorrhagies et stigmates sanguinolents, dont M. Bernheim cite des exemples, entre autres celui-ci, qui a fait quelque bruit :

« MM. Bourru et Burot, rappelle-t-il, ont expérimenté à ce point de vue sur un jeune soldat de marine, manifestement hystéro-épileptique. Les expérimentateurs précités mettaient cet homme en somnambulisme et lui faisaient la suggestion suivante : « Ce soir, à quatre heures, après être endormi, tu pénétreras dans ce cabinet, tu t'assoieras dans ce fauteuil, tu te croiseras les bras sur la poitrine et tu saigneras du nez. » A l'heure dite, les choses se passèrent comme il avait été prescrit, et *de la narine gauche on vit suinter quelques gouttes de sang.*

« Un autre jour, M. Burot trace le nom du sujet sur ses deux avant-bras, avec la pointe mousse d'un stylet de trousse, puis il lui dit, après l'avoir plongé en somnambulisme : « Ce soir, à quatre heures, tu t'endormiras et tu saigneras au bras sur les lignes que je viens de tracer, et ton nom sera écrit en lettres de sang sur tes bras. » A quatre heures, on l'observe, on le voit s'hypnotiser ; au bras gauche, les caractères se dessinent en relief d'un rouge vif, et quelques gouttelettes de sang perlent en plusieurs endroits.

« Ce même homme, Louis V., entré à l'asile d'aliénés de Laffond, près La Rochelle, fut là l'objet de tentatives de la part du docteur Mabille, pour renouveler les expériences de Rochefort. Le succès fut complet et l'on

obtint des hémorrhagies instantanées sur plusieurs
points du corps désignés à l'avance. Bien plus, le sujet
fut pris, un jour, d'un accès de somnambulisme spontané, au cours duquel le malade se suggéra à lui-même
l'idée, qui se réalisa, de stigmates aux pieds et aux
mains. »

Tous ces faits sont passibles du jugement porté par
M. Bernheim, et que nous avons reproduit plus haut ;
ils ont servi d'éléments primordiaux à l'opinion formulée par cet observateur si compétent.

Ajoutons qu'en ce qui concerne Louis V., tous les phénomènes présentés par lui doivent particulièrement être
tenus en suspicion. Cet homme était un fourbe, un simulateur de premier ordre, ainsi qu'a eu l'occasion de s'en
assurer tout dernièrement, à l'hôpital Necker, M. le
professeur Péter [1], dans le service duquel il était entré,
aux premiers jours de 1888. Force fut de renvoyer cet
homme, à cause des dénonciations calomnieuses qu'il
ne cessait de répandre à l'encontre de tout le personnel,
médecins et infirmiers, qui l'entourait. M. Péter mentionne, entre temps, chez cet homme, qu'il qualifie de
misérable, une singulière sensibilité de la peau, et telle
que le simple contact de l'or suffit à déterminer une
impression de douleur à laquelle succède, dans les vingt-
quatre heures, une véritable brûlure.

Quelque réserve qui s'impose à l'endroit de cet
homme, qui a servi de sujet d'expérience à MM. Bourru
et Burot, et fourni à ces observateurs les éléments principaux de leur livre récent [2], sur lequel nous reviendrons, cet homme n'en constitue pas moins un type fort
curieux et peut-être unique dans l'espèce. Par la faculté
qu'il présente de se suggestionner des stigmates sanguinolents, il rappelle le cas de Louise Lateau, la stigmatisée de Bois-d'Haine (Belgique), qui eut, il y a

---

1. *Gazette des hôpitaux,* nº du 6 mars 1888.
2. *Les variations de la personnalité,* 1888.

quelques années, son heure de célébrité, et dont nous
allons résumer sommairement l'histoire surprenante.
Fidèle au système de rapprocher les faits spontanés ou
naturels, de ceux qu'on peut provoquer artificiellement,
nous persistons à croire que de cette comparaison naît
une sorte de lumière qui éclaire, jusqu'à un certain
point, les deux ordres de faits qu'on met en présence,
et les place chacun sous le jour qui lui convient.

Louise Lateau était une hystérique dominée par des
idées religieuses, et surtout par le souvenir persistant
des phases diverses que présenta la passion de Jésus-
Christ. Cette dernière circonstance, comparable exactement à une suggestion intérieure, à une *auto-suggestion*,
domine presque exclusivement la scène offerte par le
sujet en question.

Quoiqu'il en soit, la jeune fille, qui avait 16 ans en
1867, était sujette à des *ravissements*, d'abord passagers, et qui bientôt se changèrent en extases d'une durée
de neuf à dix heures. Ces extases avaient plus particulièrement lieu le vendredi, d'ordinaire au milieu du
recueillement et de la prière, mais parfois aussi pendant le travail habituel. Tout à coup les yeux de Louise
deviennent fixes et immobiles, tournés vers le ciel. Les
réponses aux interrogations qu'on adresse à la jeune
fille, lentes d'abord, et laconiques, cessent bientôt ; le
corps devient immobile et insensible à toutes les excitations extérieures.

Cette description, que nous empruntons en grande
partie à M. le docteur Lefèvre, professeur à l'Université
de Louvain, ne laisse aucun doute sur la nature de
l'état qu'offrait Louise dans cette période de son
extase : elle était manifestement en catalepsie. Mais
poursuivons :

Louise est généralement assise, pendant toute la
durée de son extase. Ses mains saignantes, enveloppées
de linges, reposent sur ses genoux. Les yeux grands
ouverts sont immobiles et portés en haut et un peu à

droite ; il semble que la jeune fille, complètement
absorbée par le spectacle qu'elle a sous les yeux, reflète,
par sa physionomie et ses attitudes, les impressions
éveillées chez elle par les manifestations auxquelles elle
assiste, par suite d'une véritable hallucination spontanée;
tantôt les traits s'épanouissent, les yeux s'humectent,
un sourire de béatitude entr'ouvre les lèvres; tantôt
les paupières tombent et recouvrent à moitié les yeux,
le visage se contracte et les larmes coulent lentement
sur les joues; tantôt c'est la terreur qui domine, le
visage s'imprègne d'un air de profond effroi, et Louise
pousse un cri étouffé. Parfois le corps exécute un mouvement de rotation lente et se tourne comme pour
suivre un cortège qui passe et s'éloigne ; d'autres fois,
Louise se soulève sur la pointe des pieds comme si elle
voulait prendre son vol ; ses mains se joignent et s'écar-
tent successivement, les lèvres s'agitent, le regard
s'anime et la figure, assez vulgaire de la pauvre fille,
revêt une beauté idéale. En même temps, les mains,
les pieds et le front saignent en longs filets, ce qui
donne au spectacle un caractère absolument drama-
tique.

A un moment donné, l'extatique tombe à genoux, les
mains jointes, le corps fortement penché en avant, dans
un état de contemplation de plus en plus profonde.
Elle reste ainsi une demi-heure, puis elle se rassied.
Bientôt elle s'incline un peu en avant, se soulève avec
un certaine lenteur, puis brusquement, par un mouvement de projection qui rappelle les *salutations* des
hystériques, elle se jette la face contre terre. Là, étendue tout au long sur le sol, couchée sur le ventre, elle
repose la tête sur son bras gauche replié. Les membres
sont allongés, les yeux fermés, la bouche entr'ouverte,
l'immobilité complète. Peu après, les bras s'étendent
brusquement en croix, les pieds se disposent de telle
sorte que le dos du pied droit repose sur la plante du
pied gauche. Elle reste deux ou trois heures dans cette

position, puis elle se relève d'un bond et se met à genoux, dans l'attitude de la prière. Après quelques
minutes d'absorption profonde, Louise s'assied de nouveau et sa physionomie traduit encore les diverses impressions qui agissent sur son âme. Mais voici la crise
finale, dont l'analogie avec la période des hallucinations
de l'hystérie n'échappera pas à nos lecteurs : les bras
de Louise tombent le long du corps, la tête s'incline sur
la poitrine, les yeux se ferment, le nez s'effile, la face
prend une pâleur cadavérique et se couvre d'une sueur
froide, les mains sont glacées, le pouls imperceptible :
c'est le râle agonique. Cet état dure de dix à quinze
minutes, après quoi, la vie se réveille, la chaleur revient, le pouls se relève, les joues s'animent : c'est
encore l'extase, mais celle-ci touche à sa fin. Tout à
coup, les paupières s'abaissent, les traits se détendent,
les yeux se portent doucement et lentement d'une personne à l'autre, dans l'entourage, et tout rentre dans
l'ordre : l'extase est terminée.

En même temps que se déroulent les manifestations
extatiques, Louise est prise d'écoulements spontanés
de sang par diverses parties de son corps, ce qui constitue ses *stigmates,* comme on les a appelés. Il paraît,
au reste, que l'apparition de ceux-ci a précédé celle
des extases. Au fond, la question de priorité a peu
d'importance, vu que la phénoménisation tout entière,
stigmates et extase, est évidemment soumise à une influence causale unique, à l'auto-suggestion relative à
la passion du Christ, qui s'est emparée de la jeune
fille.

Voici comment les choses se passaient :

C'est le vendredi que l'écoulement sanguin se montrait. Le premier se produisit le 24 avril 1868, qui était
un vendredi, et le sang s'écoula du côté gauche de la
poitrine. Le vendredi suivant, l'écoulement eut lieu au
même endroit, et, de plus, à la face dorsale des pieds.
Le troisième vendredi, le sang sortit également par les

mains. Depuis lors, il ne se passa guère de vendredi
sans saignement, et le 25 septembre le front commença
à suinter du sang, ce qui, depuis, s'est reproduit tous
les vendredis, tant que l'état de Louise ne s'est pas
modifié.

Examinés dans l'intervalle des jours où l'écoulement
de sang doit avoir lieu, c'est-à-dire du samedi matin
au jeudi soir, les points qui servent de siège aux stigmates, offrent les particularités que voici : sur la face
dorsale de chaque main, on trouve une surface ova-
laire de deux centimètres et demi de long, teintée en
rose plus vif que le reste des téguments. La peau,
à cette place, est également plus lisse. Une disposition
semblable s'observe à la paume de la main. Sur le dos
de chaque pied, on remarque aussi une empreinte
rosée ayant la forme d'un carré long de trois centimètres dans son côté le plus étendu, et arrondi aux
angles.

Cette forme losangique est, remarquons-le, celle que
les images populaires attribuent aux plaies des pieds
de Jésus-Christ; elle n'est point celle que des clous
pourraient déterminer. Dès lors que les stigmates de
Louise sont calqués sur la forme légendaire, mais absolument imaginaire, des plaies en question, il s'ensuit
forcément que la jeune fille est absorbée par une idée
qui n'est point conforme à la réalité des choses, ce qui
revient à dire que cette jeune fille subit une incontestable suggestion partant de son cerveau.

Les symptômes qui annoncent l'irruption du sang
apparaissent dans la journée du jeudi. On voit une ampoule s'élever peu à peu sur chacune des surfaces
rosées dont nous avons signalé l'existence aux pieds
et aux mains. Bientôt l'épiderme, distendu à l'excès
par l'afflux, dans l'ampoule, d'une sérosité sanguino-
lente, se rompt et laisse s'écouler celle-ci. C'est habituellement vers le milieu de la nuit que l'écoulement commence.

Au front, le saignement n'est pas précédé d'un changement de couleur à la peau; il ne s'y produit pas non plus d'ampoule. Le sang sourd par une douzaine de points disposés circulairement autour du front, et s'étendant jusque dans les cheveux. Il faut employer la loupe pour distinguer les petites éraillures de l'épiderme, à travers lesquelles le sang se fait jour.

La durée de l'écoulement était de vingt-quatre heures, en général, et s'étendait de minuit à minuit. Quant à la quantité de sang qui s'échappait, elle ne dépassait pas deux cent cinquante grammes. L'écoulement fini, les stigmates conservent un aspect un peu luisant, mais ils ne sont pas douloureux et n'empêchent pas Louise de reprendre, dès le matin, sa besogne habituelle.

Au réveil, Louise n'a aucun souvenir des actes qu'elle a accomplis pendant la durée de l'extase, mais elle se rappelle parfaitement tout ce qui s'est passé dans son esprit. Au début de l'extase, elle croit se trouver dans un milieu vivement éclairé ; bientôt les figures se dessinent sous ses yeux, et elle a de véritables hallucinations visuelles : c'est la scène entière de la Passion qui lui apparaît. Elle voit le Christ, dont elle décrit la personne, les vêtements, les plaies, sa couronne d'épines, la croix sur laquelle on le cloue.

Disons, pour en finir avec l'histoire de Louise Lateau, que les extases, ainsi que les stigmates disparurent à un moment donné, coïncidant, sans doute, avec une amélioration dans son état physique et moral. Fut-elle définitivement guérie? C'est ce que nous ne saurions dire, mais ce dont nous serions très surpris, la plupart des grandes hystériques comme elle restant incurables, quand elles ne viennent pas échouer à un asile d'aliénés.

Louise Lateau n'est pas la seule stigmatisée que l'on connaisse. La science a enregistré plusieurs cas semblables à celui qu'elle a présenté, et sans compter saint François d'Assise, dont les stigmates sont demeurés célèbres, il s'en produisit également parmi les convulsionnaires jansénistes qui se réunissaient autour du tombeau du diacre Pâris. On n'a pas oublié l'espèce d'épidémie de crucifiés qui se montra à la suite de la fermeture du cimetière de Saint-Médard, où se trouvait ce tombeau. Carré de Montgeron signale expressément cette particularité que « pendant que les convulsionnaires se trouvaient étendus pour figurer le crucifiement, les bras en croix et la pâleur de la mort peinte sur la figure, on voyait, sur plusieurs, se former, sous les yeux même des personnes présentes, des taches, des rougeurs ou d'autres marques, précisément aux endroits où les mains de Jésus-Christ ont été percées de clous. »

Tous ces faits, dont nous n'avons pas à chercher ici s'ils sont susceptibles d'une interprétation au point de vue physiologique, tous ces faits témoignent de la puissance insuffisamment connue du moral sur le physique. Ils affirment, en un mot, le pouvoir singulier de la suggestion, que celle-ci soit provoquée ou spontanée, qu'elle vienne du dehors ou du dedans. Ils enlèvent, en outre, tout caractère de surnaturel aux hémorrhagies suggestives qui font l'objet de ce chapitre.

A propos de ces dernières, nous pensons qu'on peut leur appliquer le passage suivant de la thèse inaugurale soutenue, en 1850, par M. Beaunis, à Montpellier[1]. « Il suffit de regarder avec attention une partie de son corps, d'y penser fortement pendant quelque temps, de la soumettre aux passes dites magnétiques, pour y éprouver des sensations indéfinissables, des picotements, des ardeurs, des battements, etc. On peut trouver des preuves de ce fait dans les descriptions, si

1. *De l'habitude en général.* — Montpellier, 1886.

minutieuses des expérimentateurs homéopathes ; on en
trouve la preuve encore plus frappante chez les fameux
mystiques du moyen âge, dont le front, les pieds, les
mains étaient, aux heures d'extase, le siège de fluxions,
de sueurs de sang, et même de véritables pluies. »

La concentration de la pensée, qu'est-ce, d'ailleurs,
au fond, si ce n'est une véritable auto-suggestion, laquelle est capable d'agir tout à la fois sur le moral et
sur le physique et de pousser à ses dernières limites le
développement de nos aptitudes, de nos facultés natives ? N'est-ce pas *en y pensant toujours*, que New-
ton découvrit les lois de la gravitation ?

CHAPITRE XIII

DE LA RÉSISTANCE AUX SUGGESTIONS

Importance de la question, notamment au point de vue de la justice. — Opinions diverses. — Exemples de résistance et de soumission. — Faits de M. Beaunis, de M. Liébault, de M. Liégeois. — Abolition probable du libre arbitre chez les hypnotisés. — État mental de ces derniers. — Quelques variétés de l'oubli au réveil. — Conditions de la persistance du souvenir. — Faits de M. Delbœuf. — L'électivité des somnambules. — Conclusions au point de vue légal. — Absurdité des prétentions relatives à divination et à la prévision de l'avenir.

Nous voici arrivés au point capital, c'est-à-dire à la question de savoir si l'hypnotisé peut se défendre d'exécuter une suggestion qui lui est imposée, et particulièrement ces injonctions post-hypnotiques, dont l'accomplissement doit avoir lieu à une date précisée par l'hypnotiseur, et plus ou moins éloignée du moment du réveil.

On comprend l'importance supérieure de ce problème, dans lequel peuvent se trouver engagés des intérêts de toute sorte. Un crime pourrait être commis dans ces conditions, et son auteur, absolument irresponsable, ne ferait qu'obéir aveuglément, inconsciemment, à une force contre laquelle il n'a aucun recours, tout en étant dans l'impossibilité de se soustraire à son influence. Le vrai coupable, en pareille occurrence, échapperait à toutes les investigations, puisqu'il aurait la faculté de prescrire à sa victime d'oublier jusqu'au nom de la personne qui lui a prescrit l'acte incriminé.

Jusqu'ici, l'hypothèse d'une semblable éventualité ne s'est réalisée, sans doute, que dans les romans ; entre autres, dans le *Jean Mornas*, de M. Claretie. N'est-elle pas également réalisable dans la réalité ? C'est ce qu'il s'agit de rechercher.

Les opinions, sur ce point, sont variables. Les uns pensent que le somnambule n'est pas un pur automate aux ordres absolus du magnétiseur. Cette manière de voir est celle de M. Charcot et de l'école de la Salpêtrière, qui professent que l'individu endormi artificiellement n'abdique pas, pour cela, toute sa personnalité, qu'il peut résister aux suggestions tentées sur lui, et, qu'en fin de compte, il n'accepte et n'exécute que celles qui lui conviennent et rentrent dans le cadre de ses prédispositions morales.

M. Charcot soutient — et c'est là une assertion que nous l'avons entendu formuler plus d'une fois — que le somnambule résiste aux suggestions coupables, sauf, pour lui, si l'on insiste, à tomber en convulsions, à se réveiller spontanément ou à ne pas tenir la promesse qu'on lui aurait arrachée.

« Une somnambule, dit M. P. Richer, peut se refuser complètement à accomplir certains actes, pendant que, pour tout le reste, elle est d'une docilité parfaite ; elle discute, elle demande le motif, elle dit non. Le plus souvent, cette résistance est faible, l'expérimentateur en a facilement raison ; mais quelquefois, cette résistance ne peut être vaincue. »

« Une hypnotique, dit M. Ch. Féré, peut résister à une suggestion déterminée qui se trouve en opposition, par exemple, avec un sentiment profond. Une de nos malades avait conçu une affection très vive pour un homme ; elle avait eu beaucoup à en souffrir, mais sa passion n'était pas éteinte. Si l'on évoquait la présence de cet homme, elle donnait immédiatement des signes d'une grande affliction; elle voulait fuir, mais il était impossible de lui faire consentir un acte quelconque qui aurait pu être nuisible à celui dont elle avait été la victime; elle obéissait à tout autre ordre d'une manière automatique. »

Les exemples de ces résistances abondent dans la science. Nous en avons cité plusieurs; en voici quelques ques autres que nous puisons dans le livre de M. Bernheim :

« Un jour, dit-il, j'ordonnai à une de nos malades hypnotisées d'embrasser, après son réveil, un des élèves du service, M. X... Une fois réveillée, elle s'approcha de l'élève désigné, lui prit la main, puis elle hésita, regarda autour d'elle, parut contrariée de l'attention avec laquelle on la regardait. Elle resta quelques instants dans cette position, l'air anxieux, en proie à une angoisse très vive. Pressée de questions, elle finit par avouer, en rougissant, qu'elle avait envie d'embrasser M. X..., mais qu'elle ne commettrait jamais pareille inconvenance. »

« A D..., je suggère de faire, après son réveil, trois fois le tour de la salle, il ne le fait qu'une seule fois.

« Au jeune G... je suggérai, un jour, qu'à son réveil il se mettra debout sur la table; réveillé, il regarde bien la table, mais il n'y monte pas. L'envie de le faire existait sans doute chez lui, mais le respect pour l'assistance lui donna la force de surmonter ce désir. »

Tous ces faits prouvent, sans doute, la possibilité de résister à certaines suggestions post-hypnotiques. C'est ce que constate en ces termes M. Bernheim : « L'effet de la suggestion d'actes post-hypnotiques n'est pas absolument fatal; certains sujets y résistent. L'envie de commettre l'acte ordonné est plus ou moins impérieuse; *ils y résistent dans une certaine mesure.* »

Cette dernière réserve est significative; elle laisse à la question toutes ses incertitudes.

Au fond, il reste toujours la possibilité que l'acte

prescrit s'accomplisse, et c'en est assez pour dévoyer
les responsabilités et égarer, le cas échéant, le verdict
des juges. Tel est, entre autres, l'avis de M. Bottey.
« A certains sujets, dit cet auteur, nous avons fait tirer
des coups de revolver sur des personnes tant amies
qu'inconnues, soit aussitôt après le réveil, soit même
plusieurs heures et plusieurs jours après que l'ordre en
avait été donné. Il est très intéressant, dans ce cas,
d'étudier l'état d'esprit dans lequel se trouve le sujet :
lorsque l'ordre doit être accompli peu de temps après
le réveil, celui-ci n'a pas le temps de le raisonner, et il
l'exécute avec la facilité d'un automate poussé par une
force irrésistible. Quand, au contraire, l'acte suggéré
doit être accompli à une échéance assez longue (plusieurs heures ou plusieurs jours), le sujet se rend compte
de la gravité de l'action qu'il va commettre, il essaye
de réagir, *mais, le plus souvent, il succombe* dans
cette lutte, car une force plus puissante que sa volonté
le domine ; comme on l'a dit excellemment[1] : « c'est la
reproduction expérimentale de l'altération de la volonté
qu'on retrouve chez certains aliénés, qui voudraient
bien, mais ne peuvent pas vouloir. »

Rapportons encore le fait suivant, dans lequel le
sujet réclame toute la responsabilité de l'acte qu'il a
commis, et qui est une preuve de plus des inextricables
difficultés que la pratique de la suggestion peut créer
au point de vue médico-légal :

« L... reçoit de nous, écrit M. Bottey, l'ordre de
tirer, à son réveil, un coup de revolver sur une personne imaginaire qu'elle verra devant elle. L'action
est ponctuellement accomplie par L... revenue à l'état
de veille, et nous feignons d'emporter un cadavre au
dehors de la chambre. Une heure après cette scène,
nous revenons auprès de L... avec un de nos amis, qui,

---

1. M. Féré. Communications à la Société médico-psychologique,
Mai 1883.

se faisant passer pour un juge d'instruction, lui demande quels sont les motifs qui l'ont poussée à tirer sur une personne qui ne lui voulait aucun mal, et si, par hasard, ce ne serait pas M. Bottey qui l'aurait endormie et lui aurait ordonné, pendant son sommeil, d'accomplir cette action. L... répond alors qu'elle ignore absolument si M. Bottey lui a donné un ordre semblable, mais ce dont elle est persuadée, c'est que, lorsqu'elle a tiré sur la personne inconnue, elle était comme folle et que toutes les puissances humaines n'auraient pu l'empêcher d'accomplir l'acte. »

M. Beaunis est plus affirmatif sur la question qui nous occupe; pour lui, la suggestion s'accomplit fatalement, à la condition, qu'il spécifie, à savoir : que le sujet ait été hypnotisé souvent par la même personne. Les actes les plus graves, les plus criminels même, comme aussi les plus excentriques, s'accomplissent alors sans lutte apparente et sans tentative de résistance.

L'auteur, qui a fait une excellente étude des suggestions, admet qu'il y a souvent une certaine opposition de la part du sujet; que ce dernier est, parfois, plus récalcitrant à certains jours que dans d'autres, et qu'il a plus d'un moyen d'échapper à l'injonction qu'on lui insinue : le refus net de soumission, par exemple, ou l'entrée voulue en sommeil. Mais, pour cet auteur, ces fins de non recevoir n'ont qu'une durée limitée, la suggestion finit toujours par être acceptée et, dès lors, exécutée.

M. Beaunis est, sous ce rapport, de l'avis de M. le docteur Liébault, dont il cite avec éloges le passage suivant : « Un caractère des actes effectués dans un moment éloigné de la suggestion, c'est que l'initiative pour leur mise à exécution à l'instant où la pensée en naît, paraît au sujet venir de son propre fond, tandis que, pourtant, sous l'empire de la détermination qu'on lui a fait prendre, il marche au but avec *la fatalité d'une pierre qui tombe*, et non avec cet effort réfléchi et contenu, cause de toutes nos actions raisonnables. »

Ces paroles, selon M. Beaunis, donnent magistralement la mesure de la volonté chez les hypnotiques. Elles établissent cette caractéristique alarmante que c'est de son propre mouvement, par un effet de sa volonté seule que le sujet croit agir, tandis qu'il obéit à un ordre formel qui lui a été donné. En somme, ce sujet se *croit libre et ne l'est pas*. C'est là, remarque M. Beaunis, un coup droit porté à l'argument tiré du sentiment que nous avons de notre liberté, pour établir la preuve de notre libre arbitre. Les psychologues, dans leur démonstration à l'appui de ce dernier, se basent sur le sentiment que nous avons qu'alors que nous accomplissons un acte volontaire, nous serions libres, soit de nous abstenir, soit de faire autrement et même le contraire. L'histoire des actes suggérés imposerait, si elle était absolument prouvée, la conclusion que le sentiment subjectif de notre liberté morale, qu'on a élevé au niveau d'un dogme indiscutable, n'est, au demeurant, qu'une pure illusion. Ces faits font penser avec inquiétude au mot de Spinoza, prétendant que *« la conscience de notre liberté n'est que l'ignorance des causes qui nous font agir. »*

Mais ce n'est pas ici le lieu d'aborder ces graves questions; il nous suffit d'indiquer que le sujet que nous traitons ramène forcément la pensée vers ces troublants problèmes qui dominent la notion du libre arbitre : notre but n'est pas autre que vulgariser la connaissance des choses de l'hypnotisme, de mettre le public en garde contre les abus et les supercheries, et de lui montrer clairement les dangers des pratiques qu'on laisse, si malheureusement à notre avis, se répandre de plus en plus, au détriment de la morale et de la moralité. Nous croyons fermement à l'existence d'un *péril hypnotique*; nous essayons d'en établir la réalité par des faits authentiques, et voilà pourquoi nous nous

abstenons de toute théorie expliquant plus ou moins
bien ceux-ci, comme aussi nous évitons d'entrer dans
des discussions psychologiques trop prolongées. A ce
dernier point de vue, nous croyons pourtant utile de
rechercher la façon dont la suggestion se comporte
chez celui qui l'a subie. On peut, en effet, suivre sur la
physionomie l'éclosion et le développement de l'idée
suggérée. D'habitude celle-ci apparaît, comme le fait remarquer M. Beaunis, au milieu d'une conversation qui
n'a aucun rapport avec la suggestion. « Tout à coup,
l'hypnotiseur, qui est averti et qui surveille son sujet,
sans en avoir l'air, saisit, à un moment donné, comme
une sorte d'arrêt de la pensée, de choc intérieur qui se
traduit par un signe imperceptible, un regard, un
geste, un pli de la face, n'importe quoi ; il y a un peu
d'étonnement dans le regard ; on sent que quelque
chose d'inattendu traverse, par moments, l'esprit
comme un éclair ; bientôt, l'idée grandit peu à peu ;
elle s'empare de plus en plus de l'intelligence, la lutte
est commencée ; les yeux, les gestes, tout parle, tout
révèle le combat intérieur ; on sent les fluctuations de
la pensée ; le sujet écoute encore la conversation, mais
vaguement, machinalement ; il est ailleurs ; tout son
être est en proie à l'idée fixe qui s'implante de plus en
plus dans son cerveau. Le moment est venu, toute
hésitation disparaît ; la figure prend un caractère remarquable de résolution ; le sujet se lève et accomplit
l'acte suggéré. »

M. Beaunis professe franchement que la réalisation
des suggestions est inéluctable, fatale, surtout chez les
sujets qui ont été souvent endormis. Il admet alors,
chez eux, une *électivité* extrême pour l'hypnotiseur, et
telle, qu'ils deviennent, entre ses mains, de purs automates. Cette électivité, constatée par tous les observateurs, ne laisse guère de place pour la liberté du somnambule, qui ne conserve que celle que lui abandonne
l'opérateur. C'est pourquoi M. Beaunis, sans nier les

rares exemples de résistance cités par M. Pitres, entre autres, en arrive, contrairement à l'opinion du professeur de Bordeaux, à conclure « que par un exercice gradué et une sorte d'éducation, on pourrait toujours arriver à faire exécuter à un somnambule, l'acte qui répugne le plus à son caractère. »

On parvient à vaincre jusqu'à cette répugnance insurmontable, selon quelques auteurs, et assez générale qu'ont les somnambules à donner des détails sur les faits de leur existence qu'ils ne voudraient pas divulguer. Ce refus *de répondre* aux questions est une des formes connues de la résistance aux suggestions, et peut se prolonger pendant longtemps. On en vient à bout en imposant énergiquement sa volonté au sujet, et en précisant nettement ce que l'on veut savoir. Ce refus est loin, d'ailleurs, d'être constant; en voici une preuve :

« Je demande, écrit M. Beaunis, à Mlle X... : — Aimez-vous quelqu'un ? — Non. — Avez-vous aimé quelqu'un ? — Oui. — Qui ? — M. X... (elle prononce le nom). — L'aimez-vous encore ? — J'y pense beaucoup moins... »

Le même auteur rapporte encore le fait suivant, qui vient à l'appui du précédent :

« Le second fait date de l'époque où j'étais encore étudiant. Mlle X... était *sleeptalking,* comme disent les Anglais, elle parlait haut pendant son sommeil. Un jour je profitai un peu indiscrètement peut-être d'un moment où elle parlait ainsi pendant son sommeil, pour lui répondre et engager avec elle une conversation véritable. (Nous avons déjà dit qu'il est possible d'entrer ainsi en rapport avec un rêveur qui parle, en abondant dans le sens de son rêve). Elle (Mlle X...) était dans un état tout à fait analogue au somnambulisme provoqué; je lui fis raconter ainsi toute sa vie passée, et, entre autres choses, elle m'apprit qu'elle avait eu un enfant, fait que personne ne connaissait dans son entourage et qu'elle cachait soigneusement. Une fois réveillée, elle fut excessivement effrayée quand je lui racontais tout ce qu'elle m'avait dit, et elle me supplia de lui garder un secret dont la divulgation aurait pu avoir pour elle les plus graves conséquences. »

Ces exemples de révélations compromettantes obtenues dans le sommeil hypnotique ne sont pas les seuls. On se rappelle le cas de cette dame qui, endormie par Demarquay et Giraud-Toulon, se mit à leur faire des confidences tellement dangereuses pour elle-même, que ces expérimentateurs s'empressèrent aussitôt de la réveiller.

De son côté, le Dr Liébault raconte, dans son livre, le cas d'une jeune fille, endormie hypnotiquement, qui lui fit sa confession complète, comme si elle parlait à son confesseur.

Tous ces faits d'aveux involontaires graves ne déposent pas en faveur de la résistance aux suggestions, et celle-ci semble, en vérité, bien aléatoire, quoiqu'en dise M. Gilles de la Tourette, qui accuse M. Beaunis d'avoir tiré des faits observés par lui, des conclusions trop générales. Quant on regarde autour de soi et qu'on observe tant de gens, d'un esprit supérieur, qui sont victimes de l'influence qu'ont prise sur eux des habitudes humiliantes ou des personnes d'une intelligence très inférieure, on est porté pourtant à croire que les manœuvres hypnotiques, qui ont pour effet d'augmenter démesurément la suggestibilité, peuvent, par suggestion, arriver à imposer fatalement les actes les plus répréhensibles. M. Liégeois, professeur à la Faculté de droit de Nancy, n'hésite pas, fondé sur les expériences multiples qu'il a faites seul ou avec le concours de ses collègues de la Faculté de médecine, a conclure qu'on peut forcer les sujets hypnotisés à commettre, avec une effrayante docilité, les plus odieux forfaits, les meurtres les plus épouvantables, à porter toute sorte de faux témoignages, à contracter des engagements inéluctables, à s'accuser enfin eux-

mêmes, en se dénonçant spontanément à l'autorité
compétente, de crimes imaginaires.

De tout ce qui précède, et bien qu'aucun fait connu
ne soit venu prouver qu'on est déjà passé, en fait de
suggestions post-hypnotiques du moins, de la théorie
à la pratique, on est forcé de conclure qu'il n'est pas
de suggestions de cette espèce qui ne semble réalisable.

L'irresponsabilité des hypnotiques se trouve ainsi
définitivement jugée et forcément acquise pour l'autorité judiciaire.

Au reste, un retour sur l'état mental propre aux
hypnotiques nous permettra de mieux préciser la portée
et la justesse de ces conclusions. Il nous fournira
aussi l'occasion de nous expliquer sur la prétendue
lucidité des somnambules, ainsi que sur ces facultés
surnaturelles que ceux-ci posséderaient, et autour desquelles on a, de tout temps, fait grand bruit.

D'après ce que nous venons de voir au sujet du pouvoir absolu que l'hypnotiseur acquiert sur l'hypnotisé, il
ressort clairement, et comme une conséquence forcée,
inéluctable, que le second est un pur mécanisme entre
les mains du premier. Livré à lui-même, le somnambule tombe dans un repos absolu de la pensée ; quand
on lui demande : A quoi pensez-vous? Il répond invariablement : — A rien. Il faut faire intervenir la suggestion pour dissiper cette torpeur intellectuelle, que
trahissent l'impassibilité du visage, l'immobilité du
corps, l'air calme et tranquille du sujet. Mais que la
suggestion se produise, et aussitôt l'activité intellectuelle succède à l'inertie. Il arrive même fréquemment que cette activité est plus considérable qu'à l'état
de veille. Certains auteurs ne sont pas éloignés d'admettre qu'il y a, chez les personnes endormies hypnotiquement, un développement plus considérable de
l'intelligence : « Ce qui nous a le plus frappé, dit
M. Liébault, cité et approuvé par M. Beaunis, c'est
leur puissance de déduction ; quelle que soit la consé-

quence de leur élaboration intellectuelle, la trame de
leur raisonnement est logique et rapide. »

En un mot, l'impulsion une fois donnée, et sur la
voie suggérée par l'hypnotiseur, l'hypnotique met en
action le *maximum* des facultés mentales qu'il peut
posséder à l'état de veille. C'est là un fait sur lequel on
est à peu près d'accord.

Est-ce à dire pour cela que le sujet puisse atteindre à
ces phénomènes merveilleux vantés par quelques magnétiseurs, qu'il puisse prédire l'avenir, deviner le présent, reconnaître la nature et le siège, ainsi que le
remède des maladies, découvrir les objets perdus, lire
dans la pensée d'autrui? Ce sont là, — nous tenons à le
répéter, — des affirmations absolument fantaisistes, inspirées par l'illusion ou par une supercherie intéressée,
et que les expérimentations nombreuses faites par les
hommes les plus autorisés, les plus compétents, n'ont
jamais confirmées. Il s'agit ici simplement d'une hyperacuité de l'intelligence développée chez le sujet par
l'hynose, et qui permet à ce dernier de donner tout ce
qu'il possède en fait de ressources mentales.

La divination, la prévision de l'avenir, sont pourtant
les grands moyens d'attraction du magnétisme, ceux
à l'aide desquels il *pipe* le mieux la badauderie humaine. Un fait d'observation bien simple, semble pourtant juger la question en dernier ressort : c'est, — nous
l'avons déjà dit, — que si l'on rencontre des magnétiseurs de profession assez habiles à exploiter la bêtise du
public au point d'extraire à la longue une véritable fortune de la poche de leurs dupes, aucun ne s'est subitement enrichi par un de ces coups de bourse comme on
en réaliserait immanquablement si l'on avait la connaissance de ce qui va arriver.

Il est bon d'insister sur ce pouvoir prétendu du magnétisme, sur cette faculté de divination et de prescience
qui a déjà fait tant de dupes, et qui assure le succès des
charlatans d'estrade et des cabinets de somnambules.

L'école de la Salpétrière, avec son illustre chef en tête, répudie toutes les prétentions de ce genre et, se fondant sur l'étude attentive et multipliée des faits, elle refuse au magnétisme jusqu'à l'ombre d'un pouvoir surnaturel.

L'école de Nancy n'est pas moins explicite sur le point en question. La citation que voici, empruntée à M. Beaunis, ne laisse aucun doute à ce sujet :

« Je n'ai jamais pu, dit cet auteur, jusqu'à présent du moins, constater chez les sujets que j'ai observés, les phénomènes merveilleux admis par certains magnétiseurs, tels que la divination mentale, la seconde vue, le don de prophétie, etc. *Toutes les fois que la suggestion que je voulais produire a été simplement pensée et non exprimée d'une façon ou d'une autre, elle ne s'est jamais réalisée.* Jamais, non plus, les sujets n'ont pu deviner la nature d'un objet que je tenais dans ma main ; jamais ils n'ont pu dire ce que je pensais ou ce que j'avais fait à tel ou tel moment. Je ne veux pas, cependant, nier absolument les faits de ce genre, cités par des savants de très bonne foi ; ce que je puis dire, c'est que je ne les ai jamais observés. »

« Quand aux prédictions, il en est de même. On peut prédire soi-même l'acte que fera un sujet, puisque cet acte, on le lui a suggéré ; mais je n'ai jamais rencontré un sujet qui annonçât à l'avance un événement, et dont la prédiction se réalisât. Une seule exception existe, et le fait a été constaté souvent, et j'en ai, moi-même, observé des exemples : il peut arriver que des somnambules, atteintes de maladies et spécialement d'affections nerveuses, annoncent l'heure et le jour de leurs accès, disent si elles guériront ou non, et prévoient la date de leur guérison, mais il est très possible qu'il n'y ait là qu'une affaire d'auto-suggestion. »

Cette dernière restriction nous paraît seule, disonsle, vraisemblable. Cette prévision aurait, autrement, un caractère miraculeux dont rien, dans l'histoire des somnambules, ne justifie l'admission.

Ajoutons que cette réflexion, à peine restrictive, du savant professeur de Nancy, donne la mesure de l'optimisme qu'il subit à l'endroit du magnétisme, et rend d'autant plus significatives les lignes négatives que nous venons de citer.

Nous connaissons l'état de la mémoire chez les somnambules, et nous savons qu'ils ne gardent spontanément aucun souvenir de ce qui s'est passé pendant le sommeil hypnotique. Il est certains cas, cependant, où ce souvenir persiste, à savoir, comme l'a démontré M. Delbœuf [1], quand le dernier acte de la suggestion est le premier acte du réveil, c'est-à-dire quand le sujet a été réveillé au milieu d'une action qu'il accomplissait. Les deux faits suivants, que nous empruntons à cet auteur, feront, par leur contraste, mieux comprendre cette distinction que ne pourrait le faire une longue explication.

« A... est endormi; l'opérateur fait semblant d'appeler un oiseau et dit à A... que l'oiseau est sur son doigt. Il le voit, c'est un chardonneret. Sur l'invitation de M. D... (l'opérateur), il prend un grain imaginaire de chénevis sur la table, et le donne à l'oiseau. M. D... fait signe que l'oiseau s'envole : A... le poursuit dans les rideaux, avec des bonds énormes. M. D... rappelle l'oiseau, *pst, pst!*... et le remet sur le doigt d'A... On dit à celui-ci que l'oiseau grossit, et il le voit gros comme une poule, puis comme un corbeau qui donne des coups de bec. Il secoue son doigt et jette à terre le prétendu volatile qui devient un canard, puis un brochet qu'on jette dans un bassin, où il se change en ablette, etc. — point de souvenir : impossible ici de rattacher le rêve à l'état de veille. Il n'en était pas de même dans l'expérience suivante. »

1. *Revue scientifique*, 1886.

« Wit. est endormie par M. Féré, à la prière de
M. Delbœuf, et on lui recommande de se souvenir de
son rêve à son réveil. M. Féré passe son bras autour du
cou de la jeune fille, lui suggestionne qu'il fume un
excellent cigare dont elle goûte le parfum délicieux.
Tout à coup on dit à W... que la cendre du cigare
vient de tomber sur son mouchoir, qui prend feu. Elle
le jette rapidement dans une cuvette, qui est à côté.
En ce moment on la réveille.

« Elle sent ses mains mouillées et les regarde avec stupeur : « tout d'un coup elle s'aperçoit qu'elle n'a pas
son fichu ; elle voit que M. Féré le tient dans sa main. »
Ah ! quel trou, s'écrie-t-elle ; c'est votre cigare qui en
est cause... Je vais le raccommoder, dit M. Féré. —
Laissez, répond-elle. Je le raccommoderai moi-même.
— Inutile. Voyez ! et M. Féré déploie le mouchoir. »

« En apercevant le fichu intact, elle revêt la physionomie d'une personne qui sort d'un rêve lointain, et
s'écrie : — Dieu ! c'est un rêve que j'ai fait ! C'est la
première fois que je me souviens de ce que j'ai fait
étant somnambule. »

A une autre pensionnaire de la Salpêtrière, mise en
somnambulisme, et à qui on avait, quelques jours auparavant, fait des brûlures au bras par suggestion,
M. Delbœuf suggéra que de la cendre brûlante d'un cigare tombait sur son poing. « Ah ! bien ! fait-elle, je
n'ai pas de chance, voilà trois fois que je me brûle. —
Ce ne sera rien, dit M. D..., frottez de l'encre sur
votre brûlure, vous ne sentirez plus rien. » Ainsi dit,
ainsi fait. On la réveille aussitôt. En voyant ses mains
tachées d'encre : — Je sais, dit-elle, je me suis brûlée
avec la cendre de votre cigare. — Enlevez-la. — Non
pas, je vous prie ; l'encre préserve d'avoir mal. — Ne
craignez rien ; laissez-moi effacer. Voyez, vous n'êtes
pas brûlée. — Tiens ! c'est donc un rêve ! »

Cet oubli au réveil se retrouve la plupart du temps,
nous le savons, dans le somnambulisme naturel, et

même dans les rêves du sommeil ordinaire. Il y a la
un trait commun qui marque bien le lien de parenté
qui unit ces divers états.

Il y a pourtant quelques individus qui font exception
à la règle et qui ont la faculté de se rappeler les rêves,
tant provoqués que naturels. Mais ce sont là des exceptions rares.

En général, ce n'est que dans un nouveau sommeil
hypnotique que le somnambule reprend connaissance
des faits et gestes accomplis pendant les sommeils antérieurs, au cours desquels, d'ailleurs, il n'a perdu le
souvenir d'aucun des événements de la vie ordinaire.
En cet état, il arrive même parfois qu'il se rappelle les
rêves du sommeil naturel.

Il y a donc, dans la question de la mémoire chez les
hypnotiques, quelques variations individuelles selon les
sujets; mais elles sont infiniment rares. La règle, c'est
l'oubli au réveil et le retour du souvenir dès que le
sujet est replongé dans l'hypnose. Encore est-il possible
de lui prescrire l'oubli complet de ce qui s'est passé
dans une scène hypnotique et de le mettre ainsi à l'abri
des indiscrétions et des révélations de toute sorte qu'il
pourrait être amené à faire sous l'influence d'une nouvelle hynoptisation.

En résumé, la mémoire, chez les hypnotiques, se
trouve assujettie aux lois suivantes ainsi formulées par
M. Beaunis :

« 1° Le souvenir des états de conscience (sensations,
actes, pensées) du sommeil provoqué, est aboli au
réveil, mais ce souvenir peut être ravivé par suggestion,
soit temporairement, soit d'une façon permanente ;

« 2° Le souvenir des états de conscience du sommeil
provoqué reparaît dans le sommeil hypnotique, mais
ce souvenir peut être aboli par suggestion, soit temporairement, soit d'une façon persistante ;

« 3° Le souvenir des états de conscience de la veille et
du sommeil naturels persiste pendant le sommeil hypno-

tique; mais ce souvenir peut être aboli par suggestion, soit temporairement, soit d'une façon persistante. »

Un mot maintenant sur l'électivité du sujet pour celui qui l'a mis en état d'hypnose. Cette électivité est telle que le somnambule semble n'exister que pour son endormeur. Il ne voit et n'entend que lui ; on dirait même, selon la remarque de M. Liébault, qu'il ne l'entend pas quand l'endormeur s'adresse à une autre personne : il faut qu'il soit interpellé directement.

Le rapport avec l'hypnotiseur s'établit par toute espèce de sensations. Si l'endormeur prend la main du sujet, quelques précautions que le premier ait prises pour ne pas révéler sa présence, le second reconnaît immédiatement la main qui a saisi la sienne ; il obéit à toutes les incitations venant de l'hypnotiseur, garde son bras en l'air et conserve toutes les attitudes que ce dernier provoque, ce qui n'a point lieu avec une autre personne qui remplacerait l'opérateur et ferait les mêmes tentatives.

Il est pourtant loisible à l'opérateur de mettre le sujet, qu'il tient sous sa dépendance, en rapport avec une autre personne de l'assistance. Le moyen qui réussit le mieux, c'est de prendre la main de la personne en question, de la placer dans celle du sujet, auquel on dit : « Je vous mets en rapport avec cette personne, vous lui obéirez comme à moi. » Le sujet obéit alors à toutes les injonctions du nouveau venu, comme si celui-ci était l'hypnotiseur lui-même.

Les considérations qui précèdent n'étaient pas inutiles pour affirmer cette sujétion complète, absolue du somnambule à son endormeur, entre les mains duquel il devient un simple mécanisme, dépourvu d'initiative et, par suite, dégagé de toute responsabilité. Dès lors, il n'est guère permis de nier la réalisation possible, dans certains cas, des suggestions de toute sorte : c'est là une conclusion qui s'impose et dont nous déduirons plus loin les conséquences qui en découlent.

19.

CHAPITRE XIV

Nous avons souvent, au cours de cette étude, nommé
l'école de Nancy : il importe donc de nous expliquer
définitivement à son sujet et d'exposer sommairement
les bases de sa doctrine.

Il y a longtemps qu'un des praticiens de cette ville,
M. le docteur Liébault, se livre au traitement des maladies par des procédés magnétiques; d'abord méconnu
et même dédaigné, ce médecin finit par conquérir à ses
idées la faculté presque entière. On peut donc regarder,
à ce point de vue, M. Liébault comme le véritable ini-
tiateur de l'école de Nancy, et son livre, publié en 1868,
et intitulé : *Du sommeil et des états analogues considérés surtout au point de vue de l'action du moral
sur le physique*, ce livre, de l'aveu de M. Bernheim
et des autres notoriétés de l'école, doit être tenu pour
la pierre fondamentale de l'édifice.

Quelle est donc la doctrine de Nancy? on peut
réduire à trois les propositions sur lesquelles elle repose
et qui peuvent se formuler ainsi :

1° L'hypnose est, avant tout, une question de suggestion ; c'est celle-ci qui domine la scène et produit le
sommeil ;

2° Les trois états classiques de la Salpêtrière (léthargie, catalepsie, somnambulisme) sont des créations
artificielles, fruit de l'éducation et du dressage ; dans
les conditions ordinaires, on ne les rencontre jamais
comme manifestations primitives et spontanées ; dans
ces conditions, on ne constate que des degrés dans
l'hypnose ;

3° L'hypnose, loin d'être spéciale aux hynoptiques,
s'exerce, au contraire, d'autant mieux et d'autant plus
efficacement que le sujet auquel on l'applique est plus
normalement constitué.

En ce qui concerne la première proposition, ce que
nous avons déjà dit de la probabilité que la suggestion
soit le fond de toutes les manœuvres hypnotiques, qu'il
s'agisse de passes, de fixation d'objets brillants ou de
n'importe quel autre procédé ; ce que nous savons,
d'autre part, sur le rôle immense de la suggestion dans
l'état de veille, comme aussi dans l'état de sommeil
naturel ou provoqué, et enfin ce fait, admis par la généralité des expérimentateurs, qu'on n'endort un sujet,
qui n'a pas été déséquilibré par des hypnotisations antérieures, qu'on ne l'endort, disons-nous, qu'alors qu'il
consent à s'endormir, tout cela donne raison à l'école
de Nancy. On peut donc, avec celle-ci, admettre le rôle
prépondérant de la suggestion. Dès lors, on incline à
se ranger à l'opinion de M. Bernheim qui définit l'hypnotisme : *la provocation d'un état psychique particulier qui augmente la suggestibilité* [1].

La deuxième proposition n'a pas moins de vraisemblance que la première, et ce que nous avons déjà dit
sur l'action décisive de l'éducation, de l'exemple et de

1. *De la suggestion*, 2e édition, 1888, page 22.

l'imitation, dans la production des trois états classiques, fait prévoir notre opinion à ce sujet.

Quant aux degrés admis à Nancy, voici la classification de M. Liébault à laquelle tout le monde, à Nancy, à quelques variantes près, se rallie ouvertement :

1er degré : Pesanteur des paupières, engourdissement, somnolence plus ou moins prononcée ;

2e degré : Sommeil léger, les sujets gardent les paupières closes, leurs membres sont en résolution, mais ils gardent l'attitude qu'on leur donne. Les sujets, d'ailleurs, entendent tout ce qu'on dit autour d'eux, et la plupart prétendent n'avoir pas dormi ;

3e degré : Sommeil plus profond, bien que le sujet entende encore ce que l'on dit ; mais déjà sa sensibilité tactile est émoussée et il ne sent plus les piqûres. Outre la catalepsie, observée dans le degré précédent, on constate des mouvements automatiques ; si l'on dit au sujet, en tournant ses bras l'un autour de l'autre : « Vous ne pouvez plus vous arrêter, » les bras continuent à tourner, souvent indéfiniment ; la force de résistance de l'individu est notablement amoindrie, et la suggestibilité augmentée ;

4e degré : Sommeil profond ; le sujet entend seulement l'opérateur, mais n'entend pas ce que disent les autres personnes ;

5o degré : Somnambulisme complet, avec oubli au réveil, de tout ce qui s'est passé, insensibilité, catalepsie, mouvements automatiques, hallucinations faciles, etc.

Cette classification paraît assez exactement conforme à la réalité des faits, car, ainsi que nous l'avons déjà fait observer, les trois états sont surtout des phénomènes d'éducation ; mais il faut convenir aussi que les trois premiers degrés de M. Liébault ont des caractères si peu accusés qu'il est loisible de les tenir pour douteux et de les prendre pour un simple effet de la fatigue ou de la complaisance du sujet.

Passons maintenant à la troisième proposition, qui implique la question de savoir si tout le monde est hypnotisable. L'école de Nancy incline visiblement vers l'affirmative. D'après un relevé de M. Beaunis, fait sur des données recueillies dans la pratique de M. Liébault, la proportion des hypnotisables serait de 94 pour 100 personnes de tout âge et de tout sexe. Le tableau suivant, dressé par M. Beaunis, donne, à ce sujet, des renseignements curieux :

AGE	SOMNAMBULISME	SOMMEIL TRÈS PROFOND	SOMMEIL PROFOND (3e DEGRÉ)	SOMMEIL LÉGER	SOMNOLENCE	NON INFLUENCÉS
Jusqu'à 7 ans.........	26.5	4.3	13	52.1	4.3	»
De 7 à 14 ans......	55.3	7.6	23	13.8	»	»
— 14 à 21 —	25.2	5.7	44.8	5.7	8	10.3
— 21 à 28 —	13.2	5.1	36.7	18.3	17.3	9 1
— 28 à 35 —	22.6	5.9	34.5	17.8	13	5.9
— 35 à 42 —	10.5	11.7	35.2	22.2	5.8	8.2
— 42 à 49 —	21.6	4.9	29.2	22.6	9.4	12.2
— 49 à 56 —	7.3	14.7	35.2	27.9	10.2	4.4
— 56 à 63 —	7.3	8.6	37.6	18.8	13	14.4
63 et au delà.........	11.8	8.4	38.9	20.3	6.7	13.5

D'après ce tableau, la proportion des somnambules serait énorme, surtout chez les enfants ; étudiée dans les mêmes conditions chez les deux sexes, et uniquement pour le somnambulisme, cette proposition serait, contrairement à l'opinion commune, presque identique, les femmes fournissant 19,1 somnambules et les hommes 18,8 pour 100 examinés.

Cette proportion n'en est pas moins très élevée et de beaucoup supérieure à celle qu'ont obtenue la plupart des expérimentateurs. Peut-être s'expliquerait-elle, dans une certaine mesure, par ce fait que les expé-

riences de Nancy sont faites sur des malades, le plus
souvent, et que les maladies, dans lesquelles il y a, la
plupart du temps, des troubles nerveux plus ou moins
accusés, prédisposent d'habitude à l'hypnose. M. Bottey,
qui a expérimenté sur des sujets *sains*, c'est-à-dire sans
maladie apparente et n'ayant pas d'affections nerveuses
dans leurs antécédents, n'a obtenu que 30 succès pour
100; et encore a-t-il agi sur des femmes ayant de dix-
sept à quarante-deux ans, et qui se trouvaient, dit-il,
par leur âge et leur sexe, dans les conditions que
M. Bottey considère lui-même comme les plus favorables.
De plus, il faut ici tenir compte de cette circonstance
que les expérimentations ont souvent été faites en commun, ce qui mettait en jeu l'influence très considérable,
comme nous savons, de l'esprit d'imitation et de
l'exemple.

De son côté, M. Brémaud, dans ses recherches sur
l'état de fascination, qu'il poursuivait exclusivement
chez des individus sains, n'endormait qu'une personne
sur neuf, ce qui est conforme aux résultats obtenus par
l'abbé Faria, lequel, d'après le général Noizet qui fut
témoin de ses agissements, n'arrivait à magnétiser
qu'une personne sur dix.

Le difficile, dans cette question, c'est d'établir la réalité de la santé chez les sujets d'expérience. Pénétrés
de la réalité de la doctrine professée à la Salpêtrière,
nous inclinons, pour notre part, à croire que les sujets
hypnotisables sont tous, sinon des hystériques plus ou
moins déclarés, au moins des *névropathes*, c'est-à-
dire des personnes dont le système nerveux est plus ou
moins détraqué. Se soumettre à des tentatives d'hypnotisme, par curiosité ou autrement, n'est-ce pas déjà
un signe de nervosisme pathologique?

D'ailleurs, si l'on serre de près les faits publiés par
l'école de Nancy, il n'est pas difficile de montrer qu'une
tare nerveuse quelconque se rencontre dans la plupart
des cas. Malgré sa profession de foi hostile à cette cons-

tatation, M. Liébault semble venir, malgré lui, à l'appui
de cette dernière quand il écrit (page 344 de son livre)
les lignes suivantes :

« On a cherché à savoir quels sont les hommes qui
ont de la prédisposition à tomber facilement en charme
ou en somnambulisme. M. A.-J.-P. Philips a constaté
que le tempérament bilioso-nerveux fournit la bonn
part. Mes expériences me portent à croire qu'il ne s'est
pas trompé ; c'est, ensuite, parmi les personnes d'un
tempérament nerveux et nervoso-lymphatique que j'ai
recruté les meilleurs dormeurs. Mais je ne suis pas de
l'avis de M. Philips, lorsqu'il avance que les individus
du sexe masculin sont plus aptes que ceux du sexe féminin à entrer dans l'état passif, j'ai reconnu le contraire.
Du reste, le somnambulisme et le charme prennent naissance chez ceux qui dorment le mieux, et nul physiologiste ne contestera que les femmes ne reposent davantage et plus pesamment que les hommes.

« La disposition à se mettre en passivité d'esprit m'a
paru héréditaire. J'ai eu plusieurs fois l'expérience que
tous les membres d'une même famille arrivaient souvent dans un état de sommeil semblable, tandis que
dans les membres de certaines autres, je ne pouvais
recruter un seul dormeur. Ma conviction est devenue
si forte à cet égard, qu'il m'est arrivé de ne pas craindre
d'annoncer d'avance quel serait le résultat de mes manœuvres, lorsque j'avais déjà réussi dans la famille de
celui sur lequel je voulais agir.

« Les enfants, les vieillards sont moins disposés à être
influencés que les hommes des âges intermédiaires.
Cela tient à l'inertie habituelle de leur attention consciente, si voisine de celle que présentent les imbéciles.
Comment endormir ces gens-là qui, par nature, sont
dans un état à peu près analogue au sommeil ?

« L'abbé Faria a observé que les individus qui suent
avec abondance tombent vite en somnambulisme. Il a
fait aussi la remarque que ceux qui éprouvent un cli-

gnotement fréquent des paupières fournissent encore un ample contingent de dormeurs. Pour moi, il est positif que les personnes affectées de strabisme, de tremblement des globes oculaires, de tics convulsifs, les femmes vaporeuses, les hystériques, certains épileptiques, les névropathiques, les anémiques sont généralement disposées au sommeil.

« Il faut ranger dans la même catégorie ceux qui rêvent à haute voix, s'agitent beaucoup dans leur lit sans s'éveiller, ou qui, dans leur sommeil, se mettent en rapport par le contact de la main, et, enfin, les somnambules essentiels. Si l'on rencontre surtout des sujets à endormir parmi des malades, ce n'est pas une raison pour croire que les états de charme et de somnambulisme soient morbides, comme on est porté à le penser ; nous avons endormi des hommes et des femmes d'une constitution robuste et qui n'avaient jamais été souffrants, pour ainsi dire, des paysans vigoureux ayant servi dans les corps d'élite et fait des campagnes terribles sans jamais entrer à l'hôpital. »

Malgré les faits contradictoires figurant au tableau déjà cité de M. Beaunis, le passage précédent de M. Liébault semble bien, comme le remarque M. Gilles de la Tourette, plaider en faveur de la thèse soutenue à la Salpêtrière, sur la prédominance, en matière d'hypnose, des névropathes. Au cas, du reste, où l'opinion opposée serait démontrée, comme le soutiennent quelques expérimentateurs, à Nancy et ailleurs, cela ne nous servirait que mieux lorsque nous établirons le danger des pratiques hypnotiques.

En attendant, revenons à l'école de Nancy.

Les procédés de cette école consistent surtout, nous l'avons dit, dans l'emploi persistant de la suggestion seule ou aidée de la fixation du regard. « Je commence, écrit M. Bernheim, par dire au malade que je crois devoir le soumettre à la thérapeutique suggestive, qu'il est pos-

sible de le guérir ou de le soulager par l'hypnotisme ;
qu'il ne s'agit d'aucune pratique nuisible ou extraordinaire ; que c'est un *simple sommeil* ou engourdissement
qu'on peut provoquer chez tout le monde ; que cet état
calme, bienfaisant, rétablit l'équilibre du système nerveux, etc. Au besoin, j'hypnotise, devant lui, un ou
deux sujets pour lui montrer que cet état n'a rien de
pénible, ne s'accompagne d'aucune expérience ; et
quand j'ai éloigné ainsi de son esprit la préoccupation
que fait naître l'idée du magnétisme, et la crainte un
peu mystique qui est attachée à cet inconnu, surtout
quand il a vu des malades guéris ou améliorés par cette
pratique, il est confiant et se livre. Alors, je lui dis :
« Regardez-moi bien et ne songez qu'à dormir. Vous
allez sentir une lourdeur dans les paupières, une fatigue
dans vos yeux ; ils clignotent, ils vont se mouiller ; la
vue devient confuse, ils se ferment. » Quelques sujets
ferment les yeux et dorment immédiatement. Chez
d'autres, je répète, j'accentue davantage le geste ; peu
importe la nature du geste ; je place deux doigts de la
main droite devant les yeux de la personne, et je l'invite à les fixer, ou bien, avec les deux mains, je passe
plusieurs fois de haut en bas devant ses yeux ; ou bien
encore, je l'engage à fixer les miens et je tâche, en
même temps, de concentrer toute son attention sur
l'idée du sommeil. Je dis : « Vos paupières se ferment,
vous ne pouvez plus les ouvrir. Vous éprouvez une
lourdeur dans les bras, dans les jambes ; vous ne sentez
plus rien ; vos mains restent immobiles, vous ne voyez
plus rien ; le sommeil vient, » et j'ajoute d'un ton impérieux : Dormez ! Souvent, ce mot emporte la balance,
les yeux se ferment, le malade dort ou, du moins,
est *influencé*. »

Chez les sujets rebelles, il faut plusieurs fois renouveler l'épreuve, et y joindre l'occlusion des paupières,
tout en continuant la suggestion (les passes, la fixation
des yeux ou des doigts de l'observateur, propres seu-

lement à concentrer l'attention, ne sont pas absolument
nécessaires, ajoute M. Bernheim).

Tels sont les procédés complexes, où la suggestion
par la voix ou le geste joue, comme partout d'ailleurs,
le principal rôle, qu'on applique, à Nancy, au traitement des maladies, avec un succès que le livre de
M. Bernheim raconte longuement. Pour nous, ces
succès ne se réalisent que sur les maladies psychiques
ou sur les phénomènes nerveux qui accompagnent la
plupart des troubles de la santé.

Mais ce qui fait l'originalité de l'école que nous étudions, c'est la négation systématique des fameux trois
états. Sous ce rapport, nous ne saurions mieux faire
que de reproduire ici la profession de foi que M. Bernheim a publiée récemment dans la *Gazette des Hôpitaux* [1], sous ce titre : *L'hypnotisme et l'école de
Nancy.*

« La doctrine de l'école de Nancy sur les phénomènes de l'hypnotisme a été souvent mal appréciée.
Aussi, je crois devoir exposer succinctement en quoi
les faits que nous observons diffèrent de ceux qu'obtient l'école de la Salpêtrière.

« 1° Nous n'observons jamais les trois phases : léthargie, catalepsie, somnambulisme. Tous nos sujets sont
susceptibles des phénomènes dits cataleptiques et somnambuliques, par simple suggestion. Ni l'action d'ouvrir les yeux de l'hypnotisé, ni la friction du vertex ne
modifient, en quoi que ce soit, les phénomènes, quand
la suggestion (consciente ou inconsciente) n'est pas en
jeu. Nous n'observons ni transfert pour les aimants, ni
hyperexcitabilité neuro-musculaire notable, ni symptômes de localisation fonctionnelle, par attouchement,
des diverses régions du crâne, ni aucun autre phénomène
physiologique, en dehors de la suggestion. Nous observons ces phénomènes quand le sujet croit (parce qu'il a

1. Numéro du 27 mars 1888

entendu dire ou vu faire par d'autres sujets) qu'ils doivent se produire. Il ne se catalepsiera pas tant qu'on n'aura pas ouvert les yeux, s'il est pénétré de l'idée *a priori* que l'ouverture des yeux est nécessaire pour que la catalepsie se produise. Il n'obéira pas aux suggestions d'actes ou d'hallucinations, tant qu'on n'aura pas frictionné son vertex, s'il a l'idée préconçue que la friction du vertex seule peut le sortir de sa torpeur. La léthargie n'est qu'apparente ; *le sujet entend et a conscience pendant toute la durée de l'état hypnotique.* Les trois prétendues phases de l'hypnotisme sont suggérées ;

« 2° Chez les grandes hystériques, l'hypnose est ce qu'elle est chez les autres sujets. Les trois phases n'existent pas chez elles, en dehors de la suggestion, pas plus que les autres caractères dits somatiques ;

« 3° L'hystérie n'est pas un bon terrain pour l'étude de l'hypnotisme. Chez beaucoup d'hystériques, les symptômes nerveux hystériformes d'origine émotive ou résultant d'auto-suggestions, se mêlent aux phénomènes hypnotiques et en imposent à un observateur inexpérimenté. Souvent, il faut une éducation suggestive, *en général assez courte*, du sujet, pour dégager, dans ces cas, l'hypnose des phénomènes accessoires surajoutés, variables avec chaque sujet, suivant les caprices de son individualité suggestive, qu'ils obscurcissent ;

« 4° L'état hypnotique n'est pas une névrose ; les phénomènes qui le constituent sont naturels et psychologiques ; ils peuvent être obtenus chez beaucoup de sujets dans leur sommeil naturel ;

« 5° L'état hypnotique n'est pas particulier aux névropathes, ni même plus facile à obtenir chez eux. Dans mes salles d'hôpital, j'endors à peu près tous mes malades et convalescents de tout âge (depuis celui de la raison), de tout sexe, de tout tempérament ; j'endors les rhumatisants, les tuberculeux, les emphysémateux, les cardiaques, les dyspepsiques, etc. J'affirme, par exemple, n'avoir jamais échoué chez un tuberculeux, et presque tous tombent en sommeil profond, avec catalepsie suggestive, donnant l'hallucinabilité; et presque toujours l'amnésie au réveil. Ce n'est pas un sommeil douteux, ce n'est pas un état hypnotique frusque que j'obtiens chez eux, mais une hypnose profonde, qui ne laisse aucun souvenir au réveil;

« 6° Nous ne prétendons pas que tous les somnambules sont de purs automates mus par la volonté de l'observateur. L'effet de la suggestion n'est pas absolument fatal : certains sujets y résistent. Dans l'état de sommeil, comme dans l'état de veille, l'individualité morale de chaque sujet persiste, avec son caractère, ses penchants, son impressionnabilité spéciale. L'hypnotisme ne coule pas tous les sujets dans un moule uniforme pour en faire des automates purement et simplement mus par l'unique volonté du magnétiseur; il augmente la docilité cérébrale; il rend prépondérante l'activité automatique sur l'activité volontaire, mais celle-ci persiste dans une certaine mesure; le sujet pense, raisonne, discute, accepte plus aisément qu'à l'état de veille, mais n'accepte pas toujours.

« Ce que nous affirmons, c'est que parmi les somnambules (avec hallucinabilité et amnésie au réveil) il en est (dans la proportion de 1 à 6, d'après M. Liébault) dont le pouvoir de résistance est assez diminué pour qu'ils soient à la merci du magnétiseur. Le viol, par exemple, peut être commis sur certaines somnambules non hystériques et non léthargiques, sans résistance de leur part. Le médecin légiste qui, dans un cas d'accusation de viol en somnambulisme, déclarerait le fait impossible, par cela seul qu'il ne constate pas les caractères de l'hystérie, risquerait d'égarer la justice;

« 7° Tous les procédés d'hypnotisation se réduisent à la suggestion. La vue d'un objet brillant ne réussit que chez un petit nombre de personnes, et quand elle réussit chez des sujets qui ne savent pas qu'on veut les endormir, c'est parce que la fatigue des paupières, qui en résulte, produit l'occlusion des yeux, et que celle-ci suggère l'idée du sommeil. Les prétendues zones hypnogènes n'existent pas en dehors de la suggestion. J'endors tous mes sujets, souvent instantanément, en touchant un point arbitraire du crâne, en affirmant qu'ils vont dormir, ou sans rien dire, pour peu qu'ils aient vu d'autres sujets hypnotisés par ce procédé. L'idée seule fait naître le sommeil ;

« 8° La suggestion est la clef de tous les phénomènes hypnotiques. Pour avoir une conception bien nette de l'état hypnotique, il ne suffit pas d'avoir assisté à quelques expériences, d'avoir vu hypnotiser ou même hypnotisé soi-même quelques sujets très hypnotisables, d'avoir fait de la catalepsie et des hallucinations, il faut avoir expérimenté sur des centaines de sujets neufs ; il faut avoir manié la suggestion, l'adaptant à chaque individualité spéciale ; il faut avoir scruté longtemps et pénétré, à travers de nombreux tâtonnements, le mécanisme physiologique, purement physiologique des phénomènes. Aucune méthode d'investigation clinique n'exige un apprentissage aussi long. Tout médecin d'hôpital qui, dans son service clinique, n'arrive pas à hypnotiser 80 pour cent de ses malades, doit se dire qu'il n'a pas encore l'expérience suffisante en la matière, et s'abstenir de jugement sur la question.

« Si nous réussissons, à Nancy, à influencer presque tous nos sujets, c'est parce que nous savons manier la suggestion et reconnaître les états hypnotiques par leurs caractères psychiques, alors que d'autres, non expérimentés, les méconnaissent, cherchant de prétendus caractères qui n'existent pas. Tous nos confrères qui voudront passer quelques jours à Nancy seront pleinement édifiés à cet égard, comme l'ont été nombre de collègues étrangers, qui m'ont fait l'honneur de suivre ma clinique, et dont je pourrais apporter les témoignages à l'appui de mon affirmation

catégorique. Je citerai seulement quelques passages
d'un article que M. le professeur Forel (de Zurich), qui
m'a fait l'honneur d'étudier l'hypnotisme à ma clinique,
a publié dans la *Gazette hebdomadaire* de Munich,
en réponse aux assertions incompétentes émises à la
Société de Médecine de Berlin :

« Le professeur Ewald pense que la suggestion est
plus difficile à réaliser à Berlin qu'en France, parce
que les *Français sont particulièrement épuisés et
névropathes.* Pourquoi donc, dit M. Forel, est-ce que
je réussis, maintenant que j'ai peu à peu acquis l'expérience et l'assurance nécessaires, à hypnotiser les
Zurichois et les Allemands du Sud, aussi bien que
MM. Bernheim et Liébault, à Nancy ? (M. Forel arrive
à hypnotiser 80 pour cent de ses sujets).

« Ewald prétend que le succès facile de l'hypnose, à
Nancy, tient à une contagion psychique de la population : l'exemple prédispose. Je n'ai absolument rien
trouvé de spécial sous ce rapport dans la population
de Nancy, et, à mon retour de Nancy, j'ai pu hypnotiser facilement les Zurichois, bien qu'ils ne fussent pas
préparés par l'exemple à la suggestion. L'instrument
avec lequel on travaille, dans l'hypnose, c'est le cerveau, et il travaille d'autant mieux, avec d'autant
plus de précision qu'il est plus sain. Je puis, avec la
plus entière conviction et par expérience personnelle,
confirmer l'école de Nancy quand elle dit : les sujets
sains d'esprit et qui ont un sommeil normal, les gens
simples du peuple sont, sans conteste, les plus faciles à
hypnotiser et à influencer par la suggestion, et cela,
les hommes aussi bien que les femmes.

« Quant aux trois célèbres phases de ce qu'on appelle
la *grande hypnose de la Salpêtrière,* je n'en ai ai
jamais rien vu, pas même chez les hystéro-épileptiques. »

A la suite de cette longue citation de M. Forel, qu'il

nous a semblé utile de reproduire, pour bien marquer les dissidences de l'école de Nancy avec celle de la Salpêtrière, M. Bernheim ajoute :

« Telle est ma profession de foi sommaire sur la matière; aucune discussion ne tranchera la question ni pour, ni contre nous. Ce sont des faits que nous démontrons et vérifions journellement; nul argument ne prévaut contre les faits bien observés. »

On voit combien est catégorique et formelle l'opinion de M. Bernheim. Nous nous rallions, pour notre part, à ce qu'il dit de la puissante action de la suggestion et de la nature artificielle des trois états, mais nous pensons qu'il y a à rabattre du pourcentage qu'il admet des sujets hypnotisables parmi les personnes saines. L'analyse des observations cliniques contenues dans son livre ne laisse pas, le plus souvent, de doute pour un lecteur désintéressé, sur l'existence chez la plupart des sujets, d'une tare nerveuse. Ce sont, en tout cas, des malades, et, à ce titre, ils sont prédisposés à l'hypnose.

Il faut tenir compte aussi de la façon dont l'école apprécie la portée de l'hypnose, pour laquelle elle multiplie les degrés, au point qu'on est fondé à ne s'occuper que des plus élevés, de ceux qui s'accompagnent d'oubli au réveil, c'est-à-dire dans lesquels on relève les caractères les plus assurés de l'hypnotisme.

Il y a aussi à mettre en ligne de compte la contagion de l'exemple, la complaisance qu'on met naturellement à faire réussir les expériences qu'on tente sur vous, et enfin, la simulation. A en croire plus d'un visiteur autorisé, les trompeurs ne feraient pas défaut dans ces salles de Nancy, qui sont vouées au sommeil.

Au demeurant, nous n'avons pas la prétention de trancher le différend qui sépare les écoles en présence. Nous avons tenu à exposer brièvement les termes du litige, et, à supposer que Nancy eut raison sur le pourcentage, il en résulterait pour nous un argument de plus pour mettre en lumière les dangers du magnétisme, ce qui est, au fond, notre principal objectif.

En attendant, n'est-ce pas le cas de répéter, avec M. Ch. Richet, que c'est le magnétiseur qui fait les somnambules selon sa fantaisie ?

CHAPITRE XV

LA DOUBLE VIE

Observation de Félida X. — L'hystérique de Toulouse. — Expériences de M. Pierre Janet et de M. Jules Janet. — Théorie de l'hystérie au point de vue du dédoublement. — Le fait de M. Taine. — Définition de la double vie.

Nous allons aborder un problème tout d'actualité, sur lequel on accumule chaque jour les publications et qui présente une importance que nos lecteurs reconnaîtront sans peine. Il s'agit d'un véritable dédoublement de la vie, qu'on observe spontanément ou à la suite de traumatismes chez certaines personnes, et qu'on peut aussi provoquer artificiellement par les procédés hypnotiques.

Nous allons, pour cette fois, commencer par l'exposition des faits spontanés les plus connus, ce qui nous permettra de poser nettement la question.

Parmi ces faits figure, au premier rang, l'observation célèbre de Félida X..., que nous a fait si magistralement connaître M. le docteur Azam [1] (de Bordeaux), dont le nom nous est déjà familier.

Il s'agit, dans le cas de M. Azam, d'une jeune femme, Félida X..., née à Bordeaux, de parents bien portants. Vers l'âge de treize ans, peu après la puberté, elle a

1. *Annales médico-psychologiques*, 1876.

présenté des symptômes dénotant une hystérie com-
mençante : accidents nerveux variés, douleurs vagues,
hémorrhagies pulmonaires que n'expliquait pas l'état
des organes de la respiration. Bonne ouvrière et d'une
intelligence développée, elle travaillait, à la journée, à
des ouvrages de couture. Vers l'âge de quatorze ans et
demi se sont montrés les phénomènes qui font le sujet
de ce récit. Sans cause connue, quelquefois sous l'empire d'une émotion, Félida X... éprouvait une vive
douleur aux deux tempes et tombait dans un accablement profond, semblable au sommeil. Cet état durait
environ dix minutes ; après ce temps, et spontanément,
elle ouvrait les yeux, paraissait s'éveiller et commençait le deuxième état qu'on est convenu d'appeler
condition seconde et qui sera décrit plus tard. Celui-ci
durait une heure ou deux ; puis l'accablement et le
sommeil reparaissaient, et Félida rentrait dans l'état
ordinaire. Cette sorte d'accès revenait tous les cinq ou
six jours, ou plus rarement. Les parents et les personnes de l'entourage de la jeune fille, considérant le
changement de ses allures pendant cette sorte de
seconde vie, et son oubli au réveil, la regardaient
comme folle.

« Bientôt, rapporte M. Azam, les accidents de l'hystérie proprement dite s'aggravèrent ; Félida eut des
convulsions, et les phénomènes de prétendue folie devinrent plus inquiétants ; je fus alors appelé à lui
donner mes soins.

« Voici ce que je constatai en octobre 1878 : Félida
est brune, de taille moyenne, assez robuste et d'un
embonpoint ordinaire. Elle est sujette à de fréquentes
hémoptysies (crachements de sang), probablement sup-
plémentaires. Très intelligente et assez instruite pour
son état social, elle est d'un caractère triste, même
morose ; sa conversation est sérieuse, elle parle peu ;
sa volonté est très arrêtée, et elle est très ardente au travail, ses sentiments affectifs paraissent peu développés.

Elle pense sans cesse à son état maladif, qui lui inspire des préoccupations sérieuses, et souffre de douleurs vives dans plusieurs points du corps, particulièrement à la tête. Le symptôme nommée *clou hystérique* [1] est chez elle très développé. On est particulièrement frappé de son air sombre et du peu de désir qu'elle a de parler : elle répond aux questions et c'est tout. L'examinant avec attention au point de vue intellectuel, je trouvai ses actes, ses idées et sa conversation parfaitement raisonnables. Presque chaque jour, sans cause connue, elle est prise de ce qu'on appelle sa *crise;* en fait, elle entre dans son deuxième état.

« Ayant été témoin, des centaines de fois, de ce phénomène, je puis le décrire avec exactitude... Félida X... est assise, un ouvrage quelconque de couture sur ses genoux; tout à coup, sans que rien puisse le faire prévoir, et après une douleur aux tempes plus violente qu'à l'habitude, sa tête retombe sur sa poitrine, ses mains demeurent inactives et descendent inertes le long du corps; elle dort ou paraît dormir mais d'un sommeil spécial, car ni le bruit, ni aucune excitation, pincements ou piqûres, ne sauraient l'éveiller; de plus, cette sorte de sommeil est absolument subit. Il dure deux ou trois minutes; autrefois il était beaucoup plus long.

« Après ce temps, Félida s'éveille, mais elle n'est plus dans l'état intellectuel où elle était quand elle s'est endormie. Tout paraît différent. Elle lève la tête et, ouvrant les yeux, salue en souriant les nouveaux venus; sa physionomie s'éclaire et respire la gaieté ; sa parole est brève, et elle continue, en fredonnant, l'ouvrage d'aiguille que, dans l'état précédent, elle avait commencé. Elle se lève, sa démarche est agile, et elle se plaint à peine des mille douleurs qui, quelques minutes aupa-

1. Douleur persistante et circonscrite en un point de la tête : tempe ou vertex, le plus ordinairement.

ravant, la faisaient souffrir ; elle vaque aux soins ordinaires du ménage, sort, circule dans la ville, fait des
visites entreprend un ouvrage quelconque ; ses allures
et sa gaieté sont celles d'une jeune fille bien portante
de son âge. *Son caractère est complètement changé :*
de triste, elle est devenue gaie, et sa vivacité touche à
la turbulence ; son imagination est plus exaltée ; pour
le moindre motif elle s'émotionne, en tristesse ou en
joie ; d'indifférente à tout qu'elle était, elle est devenue
sensible à l'excès. Dans cet état, elle se souvient parfaitement de tout ce qui s'est passé pendant les autres
états semblables, et aussi *pendant sa vie normale.*
J'ajouterai qu'elle a toujours soutenu que l'état, quel
qu'il soit, dans lequel elle se trouve au moment où on
lui parle, est l'état normal, qu'elle nomme sa *raison,*
par opposition avec l'autre état qu'elle nomme sa
crise.

» Dans cette vie comme dans l'autre, ses facultés
intellectuelles et morales, bien que différentes, sont
incontestablement entières : aucune idée délirante,
aucune fausse appréciation, aucune hallucination. Je
dirai même que, dans ce deuxième état, dans cette
condition seconde, toutes ses facultés paraissent plus
développées ou plus complètes. Cette deuxième vie, où
la douleur physique ne se fait pas sentir, est de beaucoup supérieure à l'autre ; elle l'est, surtout, par le fait
considérable que nous avons déjà indiqué, que, pendant sa durée, Félida se souvient, non seulement de ce
qui s'est passé pendant les accès précédents, mais
aussi de toute sa vie normale, tandis que, dans celle-ci,
elle n'a aucun souvenir de ce qui s'est passé pendant
les accès. Après un temps qui, en 1858, durait trois
ou quatre heures presque chaque jour tout à coup la
gaieté de Félida disparaît, sa tête se fléchit sur sa poitrine et elle retombe dans l'état de torpeur que nous
avons décrit.

« Trois ou quatre minutes s'écoulent et elle ouvre

les yeux pour rentrer dans l'existence ordinaire. On s'en aperçoit à peine, car elle continue son travail avec ardeur, presque avec acharnement ; le plus souvent c'est un travail de couture entrepris dans la période précédente. Elle ne le connaît pas (par suite de l'oubli au réveil de l'état somnambulique) et il lui faut un effort d'esprit pour le comprendre. Néanmoins, elle continue comme elle peut, en gémissant sur sa malheureuse situation ; sa famille, qui a l'habitude de cet état, l'aide à se mettre au courant. Quelques minutes auparavant, elle chantonnait quelque romance ; on la lui redemande, elle ignore absolument ce qu'on veut dire ; on lui parle d'une visite qu'elle vient de recevoir, elle n'a vu personne.

« Je crois devoir préciser les limites de cette amnésie (oubli). Cet oubli ne porte que sur ce qui s'est passé pendant la *condition seconde ;* aucune idée générale, acquise antérieurement, n'est atteinte ; elle sait parfaitement lire, écrire, compter, tailler, coudre, etc., et mille autres choses qu'elle savait avant d'être malade, ou qu'elle a apprises pendant les périodes précédentes d'état normal.

« Si j'avais pu avoir des doutes sur la séparation complète de ces deux existences, ils eussent été levés par ce que je vais raconter. Un jeune homme, de dix-huit à vingt ans, connaissait Félida depuis son enfance et venait dans la maison. Ces jeunes gens, ayant l'un pour l'autre une vive affection, s'étaient promis le mariage. Un jour Félida, plus triste que d'habitude, me dit, les larmes aux yeux, que sa maladie s'aggrave, que son ventre grossit et qu'elle a, chaque matin, des envies de vomir ; en un mot, elle me fait le tableau le plus complet d'une grossesse qui commence. Aux visages inquiets de ceux qui l'entourent, j'ai des soupçons qui devaient être bientôt levés. En effet, dans l'accès qui suit de près, Félida me dit devant les mêmes personnes : « Je me souviens parfaitement de ce

20.

que je vous ai dit, vous avez dû facilement me comprendre : je l'avoue sans détour, je crois être grosse.

« Dans cette deuxième vie, sa grossesse ne l'inquiétait pas, et elle en prenait assez gaiement son parti. Devenue enceinte pendant sa condition seconde, elle l'ignorait, donc, pendant son état normal, et ne le savait que pendant ses autres états semblables ; mais cette ignorance ne pouvait durer : une voisine, devant laquelle elle s'était expliquée fort clairement et qui, plus sceptique qu'il ne convient, croyant que Félida jouait la comédie, lui rappela brutalement ses confidances après l'accès.

« Cette découverte fit à la jeune fille une si forte impression qu'elle eût des convulsions hystériques très violentes, et je dus lui donner mes soins pendant deux ou trois heures. L'enfant conçu pendant l'accès, a aujourd'hui treize ans et est hystérique comme sa mère.

« Je viens de décrire l'état de Félida en 1858 et 1859. A la fin de cette dernière année, les phénomènes parurent s'amender, on me l'a dit, du moins ; elle accoucha heureusement, nourrit son enfant. A ce moment, détourné par d'autres sujets d'étude, je la perdis de vue ; elle avait épousé le jeune homme dont nous avons parlé. Or, ce jeune homme, fort intelligent, a observé avec soin l'état de sa femme, de 1859 à 1876 ; ses renseignements remplissent la lacune de seize années, qui existe dans mon observation directe.

« Voici le résumé de ce qui s'est passé pendant ces seize années. Vers l'âge de dix-sept ans et demi, Félida a fait ses premières couches, et, pendant les deux années qui ont suivi, sa santé a été excellente ; aucun phénomène particulier n'a été observé. Vers dix-neuf ans et demi, les accidents déjà décrits reparaissent avec une moyenne intensité ; un an après, deuxième grosse très pénible ; crachements de sang considérables et accidents nerveux variés se rattachant à l'hys-

térie, tels que accès de léthargie, qui durent trois et
quatre heures. A ce moment, et jusqu'à l'âge de vingt-
quatre ans, les accès se sont montrés plus nombreux,
et leur durée, qui a d'abord égalé celle des périodes
d'état normal, commence à la dépasser. Les hémorrhagies pulmonaires, qui ont duré jusqu'à ces derniers
temps, sont devenues plus fréquentes et plus considérables. Félida a été atteinte de paralysies partielles,
d'accès de léthargie, d'extases etc., tous phénomènes
dus, comme chacun sait, à l'hystérie, qui domine son
tempérament.

« De vingt-quatre à vingt-sept ans, il y a eu trois
années complètes d'état normal. Après ce temps, jusqu'en 1875, c'est-à-dire pendant les six dernières années
la maladie a reparu avec la forme que je décrirai
bientôt.

« J'ajouterai que, pendant ces seize années, Félida a
eu onze grossesses ou fausses couches (y compris les
couches de 1859), pour deux enfants aujourd'hui
vivants. De plus, je dois signaler une particularité
considérable : la condition seconde, la période d'accès,
qui, en 1858 et 1859, n'occupait guère environ qu'un
dixième de l'existence, a augmenté peu à peu de durée ;
elle est devenue égale à la vie normale, puis l'a dé-
passée pour arriver graduellement à l'état actuel, où,
comme nous allons le voir, elle remplit l'existence
presque entière.

« Aujourd'hui Félida X... a trente-deux ans ; elle
est mère de famille et dirige un magasin d'épicerie.
Elle n'a que deux enfants vivants ; l'aîné, conçu, nous
l'avons dit, pendant une période d'accès, a le tempérament nerveux de sa mère. Très intelligent, excellent
musicien, il a des attaques de nerfs sans perte complète de connaissance.

« Évidemment cet enfant, qui a aujourd'hui seize
ans, subit l'influence de l'hérédité morbide.

« Au physique, Félida est amaigrie, sans avoir l'aspect maladif. Dès mon arrivée, m'ayant reconnu, elle me consulta avec empressement sur les moyens de sortir de sa triste situation. Voici ce qu'elle me raconta : elle est toujours malade, c'est-à-dire elle a toujours des absences de mémoire qu'elle nomme improprement des crises. Seulement, ces prétendues crises, qui ne sont après tout que les périodes d'état second, sont devenues beaucoup plus rares ; la dernière remonte à trois mois. Cependant, l'absence de souvenir qui la caractérise lui a fait commettre de telles bévues dans ses rapports avec les voisins que Félida en a conservé le plus pénible souvenir, et craint d'être considérée comme folle. Je l'examine au point de vue de l'intégrité de son intelligence et je n'y découvre aucune altération. Cependant, dans tout ce qu'elle vient de me dire, je démêle aisément qu'elle se souvient très bien de ce qui s'est passé pendant ce qu'elle nomme sa dernière crise, et cette intégrité du souvenir me donne à penser. Il y avait lieu, car le lendemain son mari, dont je reçois la visite, me dit que l'état dans lequel est actuellement Félida depuis plus de trois mois, est l'état d'accès ou de condition seconde, bien qu'elle croie et soutienne le contraire. En effet, pour elle, aujourd'hui comme autrefois, l'état quelconque dans lequel elle se trouve est toujours l'état de raison. Le souvenir que j'avais du passé m'avait déjà éclairé ; seulement, depuis que je ne l'avais étudiée, les périodes d'état normal sont devenues de plus en plus rares et de plus en plus courtes, si bien que l'état de condition seconde occupe l'existence presque entière.

« Je crois devoir rapporter ici certains épisodes de l'existence de notre malade, racontés par elle ; ils donneront une idée excellente et complète de son état.

« Pendant l'été de 1874, à la suite d'une émotion violente, elle a été prise de ce qu'elle nomme à tort une crise, qui a duré plusieurs mois sans interruption, et pendant laquelle elle a, suivant l'usage, perdu le sou-

venir. En effet, son mari m'avait dit qu'elle avait eu, à
cette époque, une période d'état normal si parfaite et
si longue qu'il avait espéré la guérison. Il y a deux ans,
étant dans son état ordinaire (c'est-à-dire en condition
seconde), elle revenait en fiacre des obsèques d'une
dame de sa connaissance ; au retour, elle sent venir
la période qu'elle nomme son accès (état normal) ; elle
s'assoupit pendant quelques secondes sans que les
dames qui étaient avec elle dans le fiacre s'en aper-
çoivent, et s'éveille dans l'autre état, ignorant absolument pourquoi elle était dans une voiture de deuil,
avec des personnes qui, selon l'usage, vantaient les
qualités d'une défunte dont elle ne savait pas le nom.
Habituée à ces situations, elle attendit ; par des questions adroites, elle se fit mettre au courant, et personne ne put se douter de ce qui s'était passé. Il y a
un mois, elle a perdu sa belle-sœur, à la suite d'une
longue maladie ; or, pendant les quelques heures d'état
normal dont j'ai parlé plus haut, elle a eu le chagrin
d'ignorer absolûment toutes les circonstances de cette
mort ; à ses habits de deuil seulement, elle a reconnu
que sa belle-sœur, qu'elle savait malade, avait dû suc-
comber. Ses enfants ont fait leur première communion
pendant qu'elle était en condition seconde : elle a eu
le chagrin de l'ignorer pendant les périodes d'état
normal.

« Je dois noter, entre la situation ancienne de notre
malade et son état actuel, une certaine différence. Autrefois Félida perdait entièrement connaissance pendant les courtes périodes de transition ; cette perte
était si complète qu'un jour, en 1859, elle tomba dans
la rue et fut ramassée par des passants. Après s'être
éveillée dans son autre état, elle les remercia en riant,
et ceux-ci ne parurent rien comprendre à cette singulière gaieté. Aujourd'hui, il n'en est plus de même ;
cette période de transition a peu à peu diminué de
longueur, et, bien que la perte de connaissance soit

aussi complète, elle est tellement courte que Félida
peut la dissimuler en quelque lieu qu'elle se trouve.

« Cette période a la plus grande analogie avec ce
qu'on nomme en médecine le *petit mal*, qui est la
plus petite des attaques d'épilepsie, toutefois avec
cette différence que le petit mal est la plupart du temps
absolument subit, tandis que certains signes à elle
connus, tels qu'une pression aux tempes, indiquent à
Félida la venue de ses périodes.

« Voici ce qui se passe : dès qu'elle les sent venir, elle
porte la main à la tête, se plaint d'un éblouissement,
et, après une durée de temps insaisissable, elle passe
dans l'autre état. Elle peut ainsi dissimuler ce qu'elle
nomme une infirmité ; or, cette dissimulation est si complète que, dans son entourage, son mari seul est au courant de son état du moment. L'entourage ne perçoit que
les variations de caractère qui, je dois le dire, sont très
accusées. Aussi, comme elle le signale elle-même,
dans la période d'accès ou d'état second elle est plus
fière, plus insouciante, plus préoccupée de sa toilette ;
elle est moins laborieuse mais beaucoup plus sensible :
il semble que dans cet état elle porte à ceux qui l'entourent une plus vive affection. Ces différences avec
l'état normal sont-elles dues à ce que, dans ce dernier
état elle perd le souvenir, tandis que dans la condition
seconde, elle le retrouve ? cela est probable.

« Quelques jours après, le 5 juillet, je suis frappé,
en rentrant chez Félida, de sa physionomie triste ; elle
me salue cérémonieusement et paraît s'étonner de ma
visite, son allure me frappe, et je pressens qu'elle est
dans une période d'état normal. Pour en avoir la certitude, je lui demande si elle se souvient de la dernière
fois où nous nous sommes vus. « Parfaitement, répond-
elle : il y a environ un an, je vous ai vu monter en voiture sur la place de la Comédie ; je crois que vous ne
m'avez pas remarquée. Je vous avais vu d'autres fois,
mais rarement, depuis l'époque de mon mariage. » La

chose était certaine : Félida était dans son état normal,
car elle ignorait ma dernière visite faite, on s'en souvient, pendant la condition seconde. Je l'interroge et j'ap-
prends qu'elle est dans sa raison (elle dit juste aujour-
d'hui) depuis huit heures du matin. Il est environ trois
heures de l'après-midi : profitant d'une occasion difficile peut-être à retrouver, je l'étudie avec soin.

« Voici le résumé de mes observations : Félida est
d'une tristesse qui touche au désespoir, et m'en donne
les motifs en termes éloquents. Sa situation est, en
effet, fort triste, et chacun de nous, faisant un retour
sur lui-même, peut aisément comprendre ce que serait
aujourd'hui sa vie, si l'on supprimait, par la pensée,
le souvenir des trois ou quatre mois qui précèdent.
Tout est oublié, ou plutôt rien n'existe : affaires, circonstances importantes, connaissances faites, renseignements donnés ; c'est un feuillet, un chapitre d'un
livre violemment arraché, c'est une lacune impossible
à combler. Le souvenir de Félida n'existe, nous le savons, que pour les faits qui se sont passés dans les
conditions semblables, ses onze couches, par exemple.
Je ferai une remarque qui a son importance : onze
fois Félida a été mère. Toujours cet acte physiologique
de premier ordre s'est accompli, complet ou non, pendant l'état normal. Je lui demande à brûle-pourpoint
la date de ce jour. Elle cherche et se trompe de près
d'un mois. Je lui demande où est son mari : elle
l'ignore et ne sait pas à quelle heure il l'a quittée, ni
ce qu'il a dit en la quittant. Or, à huit heures, l'état
normal était survenu, et il était sorti un quart d'heure
auparavant. Auprès d'elle est un petit chien : elle ne
le connaît pas, elle l'a vu le matin pour la première
fois. Cependant les allures de l'animal indiquent qu'il
est dans la maison depuis longtemps.

« En dehors de ces modifications, qui résultent directement de l'absence du souvenir, je note d'autres
différences entre l'état normal et la période d'accès,

Les sentiments affectifs ne sont plus de la même nature. Félida est indifférente et manifeste peu d'affection pour ceux qui l'entourent; elle se révolte devant
l'autorité qu'a prise sur elle son mari. « Il dit sans
cesse, je *veux*, dit-elle; cela ne me convient pas. Il
faut que dans mon autre état je lui aie laissé prendre
cette habitude. Ce qui me désole, ajouta-t-elle, c'est
qu'il m'est impossible d'avoir quelque chose de caché
pour lui, quoique, en fait, je n'aie rien à dissimuler de
ma vie. Si je voulais, je ne pourrais pas. Il est bien
certain que dans mon autre vie, je lui dis tout ce que
je pense.» De plus, son caractère est plus hautain,
plus entier. Ce qui la touche particulièrement, c'est
l'incapacité relative qu'amènent ses absences de mémoire, surtout en ce qui concerne son commerce. « Je
fais des erreurs sur la valeur des denrées, dont j'ignore
le prix de revient, et suis contrainte à mille subter-
fuges sous peine de passer pour une idiote. »

« Trois jours après, son mari me raconta que l'état
de raison complète, dont je viens de parler, a duré de
huit heures du matin à cinq heures de l'après-midi.
Depuis ce moment, elle est dans la condition seconde
pour un temps dont il ne saurait prévoir la durée. Il
ajoute un détail intéressant : il est plusieurs fois arrivé
que, s'endormant le soir dans un état normal, elle s'est
éveillée, le matin, dans l'accès, sans que ni elle, ni
son mari en aient eu conscience : *la transition a donc
eu lieu pendant le sommeil.* »

Ajoutons que, d'après M. Azam, Félida est très facilement hypnotisable dans chacun de ses deux états.

Nous avons tenu à reproduire cette curieuse observation dans tous ses détails, car elle établit péremptoirement qu'il existe des personnes chez lesquelles, sous
l'influence d'une perturbation nerveuse, de nature hystérique le plus souvent, il se produit un véritable dédoublement de la vie. C'est là ce qu'on a nommé également des *variations de la personnalité.* Il s'établit,

chez un individu conservant les apparences extérieures
de son individualité une personnalité normale et une
personnalité pathologique qui peuvent être diamétralement opposées par les manifestations auxquelles
elles donnent lieu ; et ces personnalités s'ignorent l'une
l'autre, elles agissent à l'inverse, parfois, la première
de la seconde, et n'ont, entre elles, aucune liaison que
celle de l'enveloppe matérielle qu'elles revêtent tour à
tour. Le cachet distinctif de cette étrange maladie, —
car c'en est une incontestablement — c'est la perte du
souvenir, chez la personnalité normale, de tout ce
qu'a dit et fait la personnalité seconde pendant que
celle-ci était, pour ainsi dire, en exercice.

Chez Félida, ces deux états étaient nettement distincts, comme on a pu le voir, et, peu à peu, la durée
de l'*état second* en était arrivée à dépasser de beaucoup celle de l'*état prime* ou normal. Dans l'état second, Félida gagnait considérablement comme caractère, comme aptitude au travail et comme affectuosité.
Autant à l'état normal elle était triste et maussade,
autant elle montrait de gaieté, d'entrain, de vivacité
d'esprit et de bonne humeur, dans l'état d'accès. Les
détails, si minutieux et si piquants, donnés par M. Azam,
ne laissent aucun doute à cet égard.

Si, par l'absence du souvenir au réveil, le cas de Félida
se confond avec les états somnambuliques, il s'en distingue absolument par sa durée extraordinaire. Sous ce
rapport, il n'y a ici qu'une analogie fort éloignée avec
ces transformations de la personne opérées par suggestion, et qui changent momentanément l'individu en
un animal quelconque ou en tout autre être.

De plus, et c'est là une différence capitale, Félida,
qu'elle fût dans l'un ou l'autre de ces deux états, se
croyait toujours la même : c'était toujours Félida.
Dans les états provoqués, au contraire, la notion de la
personnalité première est abolie : l'individu se croit
réellement devenu ce qu'on lui a suggéré d'être. C'est

21

ainsi qu'une dame, citée par Carpenter[1], et à laquelle
on avait suggéré qu'elle était un vieux *clergyman*,
trouvait ridicule que ce médecin lui proposât de
prendre un mari.

Il est probable que l'observation de M. Azam est
unique dans la science, en tant que développement
des manifestations. On trouve pourtant, dans du Potet,
un fait emprunté au journal de Toulouse (n° du 30 juin
1859), et dans lequel le docteur Gaussail parle d'une
hystérique qui, après de violentes attaques de nerfs,
tombait dans un état particulier que ce médecin décrit
en ces termes :

« Pendant cet état, la malade n'éprouve ni souffrance, ni malaise. Elle lit. elle brode, elle coud avec
une étonnante rapidité ; il est vrai que ses yeux ne sont
jamais complètement fermés par les paupières ; elle
prédit, avec assez de précision, soit la durée de la crise
présente, soit l'invasion de la crise prochaine, et indique ce qu'elle fera pendant la durée de cet état. La
durée de ces crises n'a rien de fixe ; elles persistent
souvent pendant deux, trois, quatre heures, quelquefois
pendant tout un jour. La malade n'en conserve aucun
souvenir, et elles ont été pour elle comme un espace
de temps retranché de son existence. »

On voit qu'il n'y a, dans l'hystérique de Toulouse,
que l'ébauche de Félida. De plus, il faut remarquer en
passant la tendance, chez l'auteur de l'observation, à
retrouver chez sa malade cette prescience de l'avenir
et cette connaissance de son organisme qui étaient
alors chères, comme elles le sont encore aujourd'hui,
aux fanatiques du magnétisme. On sait qu'il n'est pas
rare, en effet, de rencontrer, même dans le meilleur
monde et parmi des gens fort éclairés, d'ailleurs, des
personnes, surtout des dames, qui sont, à la moindre
alerte, tentées d'aller, pour être renseignées, consulter

1. Dans sa *Mental physiology.*

la tireuse de cartes, la *chiromancienne* qui lit dans les plis de la main, ou la somnambule pour qui le passé, le présent et le futur n'ont pas de mystères. Hélas! l'homme aime à être trompé : *homo vult decipi*, dit un vieux proverbe latin qui s'affirme tous les jours.

Mais revenons à notre sujet :

Si le cas de Félida X... est unique en son genre, c'est très probablement que ceux qui ont pu lui ressembler n'ont pas été recueillis, ou, peut-être, même reconnus. Il n'est pas admissible, en effet, que ce fait du dédoublement ne se soit réalisé qu'une fois. Depuis la publication de M. Azam, MM. Burot et Bourru (de Rochefort) en ont publié un qui n'est pas sans analogie avec celui du médecin bordelais. Mais ce fait a été observé chez ce soldat d'infanterie de marine dont nous avons parlé à propos de l'action physiologique des suggestions. Or, cet homme a été reconnu pour un simulateur si habile, pour un menteur si effronté, qu'il y a vraiment lieu de se méfier des particularités qui le concernent. Mais il n'en est pas de même pour le blessé de Sedan, observé par M. Mesmer et dont nous avons parlé précédemment (pages 178 et suivantes); cet homme offrait bien un véritable dédoublement de la personnalité, consécutif à un traumatisme cérébral.

Quoiqu'il en soit, si les faits spontanés de dédoublement sont rares, il n'en est pas de même de ceux qu'on provoque par les manœuvres hypnotiques. Déjà, en 1886[1], M. Pierre Janet (du Havre) était parvenu à réaliser ce phénomène chez une somnambule nommée L... Cette femme, après une hypnotisation prolongée, qui avait mis en jeu la deuxième personnalité avec laquelle on était convenu qu'elle donnerait ses réponses par écrit, offrait, au réveil, un véritable dédoublement. C'est au point que, tandis qu'on interrogeait la personnalité vi-

1. *Revue philosophique* 1886.

sible, la seconde, — l'invisible, — donnait, par écrit, des réponses souvent opposées diamétralement à celles de la première.

Il n'était pas nécessaire de rendormir L... pour chaque question : Éveillée, L... ne répondait pas oralement à M. Janet; elle semblait ne pas le voir ni l'entendre, mais, tout en causant avec d'autres personnes, elle lui répondait par écrit, de cette écriture penchée, avec tendance des mots à s'allonger indéfiniment, qui est, selon M. Ch. Richet, propre aux médiums. Pour que L... fît attention à M. Janet, il fallait que celui-ci changeât de ton et lui parlât avec autorité. Alors, après un léger frissonnement, elle lui répondait. C'est ainsi qu'après avoir réglé, au cours d'une phase de somnambulisme provoqué, que la personnalité cachée consignerait, à un signal donné, ses réponses par écrit, eut lieu la conversation suivante :

— « M'entendez-vous? dit-on à L... — *Oui*, répondait oralement celle-ci, *non*, répondait l'autre (par écrit). — Mais pour répondre, il faut entendre. — Oui, absolument. — Alors, comment faites-vous? — Je n'en sais rien. — Il faut bien qu'il y ait quelqu'un qui entende? — Oui. — Qui cela? autre que L... — Ah! bien, une autre personne; voulez-vous que nous l'appellions Adrienne? — oui, Adrienne. — Alors, Adrienne, m'entendez-vous? — Oui. »

Ainsi, ajoute M. Pierre Janet : « Les suggestions que j'avais toujours considérées comme inconscientes [1] ne l'étaient, en réalité, que pour L... Adrienne les savait toujours, elle pouvait les écrire après le réveil. C'est elle qui levait les bras (au signal indiqué pendant le somnambulisme); c'est elle qui comptait les signaux. L..., écrivait Adrienne, n'entendait plus, ou, si elle en-

1. Par acte inconscient, on doit, selon M. Pierre Janet, entendre une action ayant tous les caractères d'un acte psychologique, sauf un, c'est qu'elle est toujours ignorée par la personne qui l'exécute au moment même où elle l'exécute.

tendait, elle résistait un peu et il y avait dispute. J'ai eu, un jour, une preuve curieuse de cette obéissance d'Adrienne à l'insu de L... Je suggérai à Adrienne de venir le lendemain, à deux heures, chez le docteur Powilewicz. Le lendemain, à heure dite, L... entrait chez le docteur. Je l'attendais et je l'ai interrogée. Lorsqu'elle me répondait (par la bouche), elle semblait éprouver une singulière hallucination ; elle se croyait chez elle, prenait les meubles du cabinet pour les siens et soutenait qu'elle n'était par sortie. Adrienne, que j'interrogeai alors, me répondit par écrit qu'elle était venue sur mon ordre, mais que L... n'en savait rien. Tout s'était passé comme dans les suggestions ordinaires. Inutile d'ajouter que le soir, L... ignorait entièrement sa visite au docteur, tandis que Adrienne s'en souvenait. »

Les expérimentations auxquelles M. Pierre Janet s'est livré sur L..., l'amènent à cette conclusion formelle que, *dans les crises hystériques, c'est le second personnage qui reçoit les suggestions et commande la scène pathologique.*

L'hystérique serait donc un personnage dont le *moi* ne serait pas simple, et qui cacherait, dans les profondeurs de son organisme, *un sosie* mystérieux, une doublure étrange de lui-même, dont l'action ne se révèlerait que dans certaines circonstances, au moment des crises, notamment.

Cette idée, M. Jules Janet, frère du précédent et interne dans le service de M. Dumontpallier à l'Hôtel-Dieu, l'a développée et étendue considérablement, dans un travail publié par la *Revue scientifique*[1] et que nous allons exposer en détail.

Le sujet d'étude de M. J. Janet, est une hystérique célèbre, et dont nous avons souvent parlé. Cette femme, qui est actuellement — juillet 1888 — en traitement

1. *Revue scientifique*, n° du 10 mai 1888.

dans les salles de M. Dumontpallier, est une assez belle
personne de trente-cinq ans au moins, blonde, très
soignée, très coquette et très intelligente. Elle est, cela
va sans dire, — et c'est une circonstance à noter, —
très versée dans les pratiques hypnotiques, qu'elle a
apprises, par expérience personnelle, de longue date.
Elle se nomme Blanche W..., et son nom a déjà figuré
plus d'une fois sous notre plume. Voici en quels termes
l'a dépeint M. J. Janet :

« Blanche Witt.. *à l'état de veille*, est anesthésique
(insensible) de tout le corps, peau et muqueuses ; les
conjonctives même sont absolument insensibles. Le
sens musculaire est également perdu : la malade, ayant
les yeux fermés, ignore absolument la position que
l'on donne à ses membres ; néanmoins, elle n'a pas de
catalepsie à l'état de veille, c'est-à-dire qu'après l'occlusion des paupières, le bras, mis dans une position
donnée, retombe lourdement dès qu'on l'abandonne.

« La perte du sens musculaire entraîne une série
d'autres troubles qui, comme le précédent, ont été
étudiés par MM. Binet et Féré dans leur remarquable
article sur la physiologie des mouvements[1]. Toujours à
l'état de veille et les yeux fermés, Blanche Witt. a la
plus grande difficulté à lever tel ou tel doigt, quand
on lui demande ; elle ne peut se tenir debout, ni conserver dans ses mains un objet pesant ; elle a la plus
grande peine à faire donner au dynamomètre les chiffres suivants :

Pression lente . . .	Main droite .	12,5
—	Main gauche	0,0
Pression brusque. .	Main droite .	17,0
—	Main gauche	0,5

« Enfin, elle ne peut que difficilement fermer ses
mains et ne les ferme jamais complètement. Néanmoins, il lui est encore possible de ramener en avant

[1]. *Archives de physiologie*, octobre 1887.

son bras placé derrière le dos, de tirer la langue et d'imprimer à ses membres une direction générale assez exacte.

« Les sens spéciaux présentent également des troubles considérables, surtout du côté gauche.

« Blanche Witt. est sourde de l'oreille gauche; de l'oreille droite, elle entend une montre à quatre-vingt-neuf centimètres.

« Du côté des yeux :

« Anesthésie conjonctivale, complète surtout à gauche.

« Réflexes palpabral et lacrimal conservés.

« A l'ophtalmoscope [1], rétine normale des deux côtés.

« *Acuité visuelle :* œil droit emmetrope 1/3, c'est-à-dire vue passable, quoique faible.

« OEil gauche 1/10; cet œil ne peut même distinguer les plus grosses lettres des tableaux (à l'aide desquels. on mesure l'acuité visuelle).

« *Vision des couleurs :* œil droit, couleurs centrales normales, sens lumineux normal;

« OEil gauche : achromatopsie (cécité pour les couleurs) complète, sauf pour le rouge saturé pour lequel le sens lumineux est normal.

« L'examen du champ visuel (espace dans lequel, le regard fixé sur un point, l'œil distingue les objets placés à l'entour) donne les résultats suivants : Le champ visuel de l'œil gauche est extrêmement rétréci, tandis que celui de l'œil droit est à peu près normal.

« Pour les couleurs, le champ visuel est un peu rétréci à droite, mais presque normal; au contraire, la seule couleur visible pour l'œil gauche, le rouge, n'est perçue que dans un cercle très restreint.

« Enfin, Blanche Witt. présente plusieurs points hystérogènes, entre autres deux points axillaires, et

1. Instrument à l'aide duquel on examine l'intérieur de l'œil.

deux points érogènes, l'un à la nuque, l'autre à la région thoracique antérieure gauche.

« En résumé, Blanche Witt., à l'état de veille, est anesthésique totale ; elle a perdu le sens musculaire, elle est sourde de l'oreille gauche, elle présente une achromatopsie à peu près complète de l'œil gauche, un champ visuel très rétréci et une acuité visuelle presque nulle pour ce même œil ; enfin, elle a des points hystérogènes et érogènes : telles sont ses tares hystériques.

« Je l'hypnotise. Au bout de quelques instants, elle entre dans la période des trois états (léthargie, catalepsie, somnambulisme); cette période est suffisamment connue pour que je n'y insiste pas. Chacun sait, en effet, que c'est Blanche Witt... qui a, en quelque sorte, servi de type pour l'étude des trois états hypnotiques. Je tiens seulement à rappeler combien, dans cette phase, elle est hallucinable et suggestible.

« L'étude des phénomènes sensoriels, dans cette période, me montre qu'ils ne sont aucunement modifiés : ils restent ce qu'ils étaient à l'état de veille. L'anesthésie, la perte du sens musculaire, l'achromatopsie, le rétrécissement du champ visuel et la faible acuité de l'œil gauche, la surdité de l'oreille gauche et les points hystérogènes persistent également.

« On n'a jamais cherché à dépasser cette période sur Blanche Witt., on n'a jamais essayé de l'endormir plus profondément.

« Tentons-le ; continuons l'action hypnotisante, faisons de nouvelles passes, car c'est le procédé de choix pour approfondir l'hypnose, quelle que soit l'idée théorique qu'on puisse se faire sur ce procédé.

« Partant de la léthargie, je cherche à la dépasser. Au bout de peu d'instants, Blanche devient absolument inerte; je ne peux plus obtenir sur elle aucune contracture par la pression profonde des muscles et des nerfs, l'ouverture des yeux ne détermine plus la catalepsie. Encore quelques passes, et Blanche pousse un ou deux soupirs. Bientôt, elle remue la tête, ouvre les yeux, s'assied commodément; elle semble se réveiller et répond à toutes mes questions.

« Étudions cet état nouveau : comme aspect général, on pourrait se croire en présence de l'état de somnambulisme, mais l'illusion ne peut durer longtemps. Les contractures par irritation superficielle de la peau ont complètement disparu, toute hallucination est devenue impossible à provoquer; enfin, l'air gai et ouvert de Blanche Witt... dans cet état, contraste absolument avec l'aspect sérieux que lui donne le somnambulisme ordinaire.

« Quels sont donc les caractères positifs de cet état nouveau?

« 1° La sensibilité est entièrement reparue, elle est devenue parfaite. Blanche sent maintenant les deux pointes de l'esthésiomètre (sorte de compas destiné à mesurer la sensibilité de la peau, par l'écart des pointes nécessaire pour que chacune de ces pointes soit sentie isolément), écartées de 11 millimètres, à la face antérieure du poignet; elle sent le chaud, le froid. La sensibilité à la douleur est exquise; Blanche sent fort bien qu'on la pique, qu'on la pince, qu'on la brûle, et elle en souffre ;

2° Le sens musculaire est devenu absolument normal : malgré l'occlusion des paupières, Blanche connaît la position que l'on donne à ses membres ; elle lève très facilement les doigts au commandement ; elle se tient debout sans difficulté, elle ne laisse plus tomber les objets qu'on lui met dans la main. Au dynamomètre, elle donne sans peine les résultats suivants :

Pression lente. . . . . . . Main droite. . 40.
Avec pression brusque. . Main gauche. 30.

« Elle peut même dépasser ces chiffres.

21.

« Elle ferme fort bien les mains et les ferme complètement ;

« 3° L'oreille gauche est devenue très sensible, elle entend ma montre à 85 centimètres.

« L'oreille droite est encore plus fine qu'à l'état de veille, elle entend ma montre à 1m10.

« L'examen des yeux fait constater des modifications tout aussi favorables.

« La sensibilité conjonctivale est complète.

« L'acuité visuelle est devenue presque parfaite pour les deux yeux ; en somme, elle est normale.

« La vision des couleurs est entièrement reparue pour l'œil gauche ; elle est mormale pour les deux yeux.

« Le champ visuel est redevenu normal, aussi, pour les deux yeux.

« En résumé, dans ce nouvel état, Blanche Witt. a recouvré sa sensibilité, son sens musculaire, sa chromatopsie, son acuité visuelle, l'amplitude normale de son champ visuel et son audition ; enfin, elle n'est plus passible d'aucune hallucination et il est aisé de constater que les points érogènes et hystérogènes ont totalement disparu. »

On se trouve donc là en présence d'une personnalité nouvelle, plus parfaite que l'ancienne, et qui semble à l'état de veille, à ce point qu'on ne pourrait pas maintenant, selon la remarque de l'auteur, distinguer Blanche Witt. d'une personne normale, non hystérique.

Cet état nouveau rappelle exactement, au point de vue de l'amélioration obtenue, tant physique que morale, l'état second de Félida X... sur lequel M. Azam a tant et si justement insisté. Il y a pourtant, entre les deux sujets, une différence capitale : c'est que Félida ne cessait pas de se croire toujours la même ; dans l'état prime aussi bien que dans l'état second elle restait Félida. Il est même remarquable qu'elle tendait à prendre l'état normal, plus défectueux, plus pénible que l'autre, comme l'état pathologique, et inverse-

ment. Blanche, au contraire, bien qu'au fond elle se
sente toujours être Blanche, se trouve un caractère et
des propriétés si différentes qu'elle a peine à croire
qu'elle soit toujours la même. C'est pourquoi elle accepte volontiers le nom de Louise, que M. Janet lui
propose de prendre, et auquel il finit par substituer
celui de Blanche 2 qu'elle conservera au cours de
l'expérimentation.

On a donc ici, sous une forme corporelle unique,
deux personnalités distinctes et bien différentes :
Blanche 1, la personnalité apparente, qui est accablée
de tares, de lacunes et de déchets, et Blanche 2, pos-
sédant en outre des qualités de Blanche 1, toutes celles
qui manquent à celle-ci, et font d'elle une personne
normale.

Mais dira-t-on, puisque Blanche a ainsi récupéré une
modalité si complète, pourquoi ne pas la maintenir le
plus longtemps possible dans cet état ? L'expérience
prouve qu'on peut prolonger presque indéfiniment, du
moins chez certaines personnes, l'état de somnambulisme, mais chez Blanche, outre les difficultés, après
tout considérables, du maintien dans l'état nouveau,
il y a encore, à la réalisation de ce *desideratum*, un
obstacle majeur, à savoir : l'électivité intransigeante
du sujet pour l'expérimentateur. Blanche ne veut
parler qu'à lui, ne voir que lui; si elle répond aux personnes que M. Janet lui présente, c'est par pure condes-
cendance et pour lui faire plaisir. Elle ne se laisse toucher
que par lui. Dès qu'il s'éloigne, elle se sent comme
abandonnée, elle attend avec impatience son retour,
elle est inquiète, agitée, et si l'absence durait trop
longtemps, nul doute que le sujet ne tombât dans une
crise convulsive. Et cependant, tant que persiste l'état
nouveau, Blanche mange et dort aussi bien, sinon
mieux qu'à l'état de veille.

Dans ces conditions, il était curieux d'étudier les
rapports des deux personnalités en présence. Cette

étude, M. J. Janet n'a pas manqué de la faire, et voici
en quels termes il en expose les résultats :

« Blanche 1 est incomplète; Blanche 2 est complète,
et possède toutes les qualités de Blanche 1, plus celles
qui manquaient à celle-ci. Enfin, Blanche 2 est élective pour son magnétiseur.

« En un mot, Blanche 1 est incomplète et non élective, Blanche 2 est complète et élective.

« Les caractères propres de ces deux personnalités
étant connus, étudions maintenant leurs rapports réciproques. Il m'est facile, pendant que je suis en présence de Blanche 2, de vérifier qu'elle connaît parfaitement tous les détails de la vie de Blanche 1; au contraire, nous allons constater que Blanche 1 n'a aucune idée des actes de Blanche 2, et qu'elle ne soup-
çonne même pas son existence.

« Pour le vérifier, je provoque le réveil et j'observe
en sens inverse la série des phases qui ont précédé
l'état de Blanche 2. Au bout de quelques instants, elle
retombe en prostration complète, puis elle revient à
la période des trois états. (Il faut, pour comprendre
ce qui se passe ici, savoir que le réveil a lieu
au moyen de passes *démagnétisantes*, c'est-à-dire
au moyen de suggestions successives, qui agissent
progressivement pour retourner à l'état de veille en
repassant par les diverses étapes qui ont conduit
au sommeil profond; depuis, M. J. Janet a même
renoncé aux passes, et se contente de tenir entre ses
mains celles du sujet, les pouces appliqués par leur
partie interne contre les siens). Je l'arrête un moment dans cette période, pour la mettre en somnambulisme ordinaire et lui poser quelques questions.
D'après ses réponses, je m'aperçois qu'elle a un souvenir complet de tout ce qui s'est passé et de tout ce
qu'on lui a dit dans l'état de Blanche 2. Nous sommes
donc encore dans les trois états, en présence de
Blanche 2, mais d'une Blanche embryonnaire, absolu-

ment égale à Blanche 1, au point de vue psychologique, d'une Blanche 2 aussi faible et aussi incomplète que Blanche 1, car nous avons vu et nous pouvons encore vérifier que, dans cette période, toutes les tares de l'état de veille persistent sans aucune modification.

« La période des trois états n'est donc qu'un état intermédiaire entre les deux personnalités; c'est le début de la personnalité seconde. Elle est caractérisée par une grande faiblesse psychologique, jointe à un début d'électivité, et ces deux influences réunies font de *l'être* mis en cet état un être absolument passif, qui obéit aveuglément à son magnétiseur.

« Je continue mes passes réveillantes et bientôt Blanche Witt. frisonne, ouvre les yeux et se réveille. Blanche 2 semble avoir entièrement disparu; nous sommes de nouveau en présence de Blanche 1, qui n'a aucun souvenir de tout ce qui s'est passé depuis le moment où elle est entrée en hypnotisme.

« Concluons : Blanche 1 se connaît, mais ne connaît pas Blanche 2; au contraire, Blanche 2 se connaît, mais connaît aussi Blanche 1; enfin, Blanche 2 se montre dès que disparaît Blanche 1, c'est-à-dire dès le début de l'hypnose; mais elle ne devient complète que dans une phase hypnotique plus profonde que la période des trois états.

« Que devient Blanche 2 pendant l'état de veille? disparaît-elle entièrement, ou bien reste-t-elle, à l'insu de Blanche 1, derrière elle, spectatrice de tous ses actes? Le grand mérite de Pierre Janet a été de démontrer de la façon la plus claire cette dernière hypothèse.

« Je ne fais donc, à ce point de vue, que répéter les expériences de mon frère, en les complétant, grâce à la connaissance que j'ai acquise de toutes les propriétés de la personnalité seconde

« Piquons Blanche 1, c'est-à-dire Blanche à l'état de veille : elle n'accuse aucune sensation, aucune douleur;

faisons, par l'hynotisme, apparaître Blanche 2, et aussitôt elle nous dit : « Vous m'avez piquée tout à l'heure, vous m'avez fait mal. » Blanche 2 était donc là quand nous avons piqué Blanche 1. Convenons avec Blanche 2, quand nous l'aurons de nouveau en notre présence, d'un langage par signes. Pour dire *oui*, elle lèvera l'index; pour dire *non*, elle devra lever le pouce; faisons maintenant reparaître Blanche 1, et piquons-là au bras, en lui demandant si elle sent la piqûre. La bouche nous dit : « Vous savez bien que je ne sens pas. » Mais au même instant l'index se lève; c'est Blanche 2 qui répond : « Oui, vous me piquez. »

« Levons le bras de Blanche 1, sans qu'elle puisse voir ce mouvement, et demandons-lui si son bras est en l'air. La bouche nous répond qu'elle l'ignore, mais Blanche 2, par l'index, répond : « Oui, il est en l'air.»

« Présentons des couleurs à l'œil gauche, — à l'œil achromatopsique — de Blanche 1, elle nous répond qu'elle ne les voit pas, mais Blanche 2, grâce aux mouvements du pouce et de l'index, nous montre qu'elle les reconnaît parfaitement. De même pour les phénomènes de l'oreille gauche. Ajoutons que Blanche 1 n'a aucune notion des mouvements qu'exécutent ses doigts : Ces phénomènes sont inconscients pour elle.

« Nous pourrions donner d'autres exemples tendant à prouver la persistance de la personnalité seconde pendant l'état de veille, mais nous serions forcé de les prendre sur d'autres sujets; contentons-nous des précédents qui, du reste, suffisent parfaitement à établir que Blanche 2, avec tous ses caractères, reste cachée derrière Blanche 1 pendant l'état de veille. »

« Ajoutons un dernier mot pour compléter l'étude des deux personnalités. Les commandements faits à Blanche, pour être accomplis après le réveil, sont exécutés par Blanche 1, tantôt d'une manière absolument inconsciente, tantôt en pleine conscience; mais ils ne sont pas toujours exécutés. Blanche 2 peut refuser d'obéir, elle reste libre ; si elle m'obéit le plus souvent c'est simplement parce que, grâce à son élec- tivité, elle a le plus grand désir de m'être agréable. Au contraire, en somnambulisme, les commandements sont exécutés presque forcément. Blanche 2, dans cet état, est trop faible, elle n'a pas la force de me déso- béir, ce n'est plus par *électivité* qu'elle obéit, c'est par *passivité*.

« En résumé, Blanche 2 reste toujours cachée der- rière Blanche 1 qui la recouvre comme un voile ; elle n'apparaît en pleine lumière qu'au moment où ce voile tombe, qu'au moment où Blanche 1 disparaît. Je suis arrivé à ce résultat par l'hypnotisme, mais d'autres moyens m'y conduiraient également. Le chloroforme et le sommeil naturel, eux aussi, suppriment Blanche 1, et, je l'ai constaté, mettent Blanche 2 en évidence.

« Blanche chloroformée possède un souvenir parfait de tout ce qui a été dit et fait à Blanche 2 dans l'hyp- notisme, et, réciproquement, Blanche 2, dans l'hypno- tisme, me raconte tout ce qui s'est passé pendant la période d'inconscience du chloroforme.

« Pour le sommeil naturel, il en est de même et rien n'est plus curieux que d'entendre Blanche 2, dans l'hypnotisme, raconter toute une série de rêves noc- turnes dont Blanche 1 n'avait aucune idée, le matin, à son réveil.

« Le chloroforme et le sommeil nous mettent donc, comme l'hypnotisme, en présence de la personnalité seconde. »

Cette expérience sur Blanche Witt..., dont nous avons été souvent témoins, est assurément fort curieuse. Elle réalise expérimentalement le phénomène de dédou- blement que présentait Félida X... spontanément. De- puis, M. J. Janet a obtenu les mêmes résultats chez d'autres hystériques, et l'on pourrait admettre que la plupart des malades atteints d'hystérie sont passibles du dédoublement. Jusqu'ici, nous sommes pleinement d'accord avec le jeune expérimentateur, mais nous ne saurions accepter les conséquences qu'il prétend étendre jusqu'à l'homme normal. Voici en quels termes M. J. Janet formule son hypothèse :

« Cette dissociation des phénomènes psychologiques en deux groupes, l'un conscient, l'autre *inconçu*, n'est peut-être pas spéciale aux hystériques : il est possible qu'elle existe aussi chez les individus exempts d'hystérie.

« Quel est, en effet, le caractère principal de la personnalité seconde ? c'est d'être ignorée de la première. N'y a-t-il pas chez l'homme normal, des actes, des séries d'actes même, qui s'exécutent inconsciemment ? qui pourrait les exécuter sinon une personnalité différente de la personnalité consciente ? Dans notre sommeil, sans être noctambules, nous faisons des rêves, nous exécutons des mouvements dont nous n'avons aucun souvenir au réveil. Dans certains états pathologiques de l'homme non hystérique, ces faits deviennent encore plus nets ; dans l'ivresse, la personnalité consciente est anéantie par l'alcool et l'homme ivre se promène pendant une nuit, sans savoir, quand il est dégrisé, les actes qu'il a accomplis pendant ce laps de temps ; il en est de même dans le chloroforme.

« Chez les fous, cette dissociation s'exagère encore, et les actes, dont le souvenir disparaît entièrement en dehors des accès où il ont été accomplis, deviennent, chez eux, très communs. Qui agit dans tous ces cas, sinon une personnalité inconnue de la personnalité consciente ?

« Il semble donc y avoir chez l'homme normal, ou plus exactement chez l'homme exempt d'hystérie, comme chez l'hystérique, deux personnalités, une consciente et une inconçue.

« Mais l'homme non hystérique diffère de l'hystérique en ce que, chez lui, les deux personnalités sont d'égale valeur, aussi vigoureuses l'une que l'autre ;

l'état premier est aussi complet que l'état second; la personnalité consciente ou première n'a perdu aucune de ses qualités...

« En résumé, tout homme présente deux personnalités, une consciente et une inconçue; chez l'homme normal, elles sont égales, complètes toutes les deux, équilibrées; chez l'hystérique elles sont inégales, déséquilibrées; une des deux personnalités, la première généralement, est incomplète, l'autre restant parfaite.

« Il peut arriver que la personnalité première soit complète, et que les tares, c'est-à-dire l'état incomplet, portent sur la personnalité seconde; ce cas est rare, mais je montrerai plus loin qu'on peut se trouver en présence d'hystériques de ce genre. L'état hystérique est alors très difficile à reconnaître, mais il n'en existe pas moins, nous sommes en présence d'une *hystérie larvée*.

« Systématisons encore plus ces phénomènes, donnons une forme à ces deux entités constituées par les deux consciences, représentons-les par deux individus marchant l'un derrière l'autre. L'individu 1, celui qui marche en avant, se connaît, mais n'a aucune notion de l'individu 2, qui le suit et qui lui emboîte le pas. Au contraire, l'individu 2 se connaît, mais de plus, il connaît l'individu 1 qu'il suit, qu'il voit marcher devant lui.

« Chez l'homme normal, ces deux individus sont vigoureux tous les deux; le second ne peut arriver à abattre le premier. Pour s'exposer à tous les regards, pour se mettre en pleine lumière, il faudra qu'il attende une faiblesse temporaire de l'individu 1 terrassé par la fatigue, comme dans le sommeil naturel, ou par l'alcool, comme dans l'ivresse. Quelquefois, cependant, comme chez le fou par exemple, il pourra anéantir l'individu 1 et se substituer à lui, parce qu'alors ce dernier, sans être incomplet, est débilité. Profitant de la faiblesse de son compagnon, l'individu 2

le renverse, le foule aux pieds et, fier de son triomphe
il prend le train pour Londres ou va commettre quelque crime : c'est le cas des voyages inconscients et des
actes impulsifs de quelques névropathes. »

Avant de pousser plus loin cette analyse de l'intéressant mémoire de M. J. Janet, disons bien vite que
cette conception du dédoublement, si ingénieuse
qu'elle soit, ne nous paraît point applicable à l'homme
normal, dont elle compromettrait gravement le libre
arbitre, cette base essentielle de la responsabilité
morale. Les faits cités et sur lesquels se fonde la
théorie de l'auteur, les aberrations qui se produisent
pendant le sommeil naturel, à la suite de l'éthérisation
et de l'ivresse alcoolique sont passibles d'explications
plus plausibles et moins dangereuses au point de vue
social. Sans vouloir nous aventurer dans le domaine de
la théorie, qui n'entre pas dans notre plan, nous ferons
remarquer cependant que ces faits se comprennent par
l'admission d'une éclipse passagère de la conscience,
et par la prédominence momentanée des actions
réflexes. Cette obnubilation de la conscience se sent
mieux qu'elle ne s'exprime, mais elle a le mérite d'être
conforme à cette conviction, qui nous possède, qui
s'impose à notre sens intime, à savoir qu'à l'état normal
nous sommes libres d'agir ou de ne pas agir, c'est-à-
dire en possession pleine de notre liberté. Nous ne saurions, dès lors, acquiescer à cette idée que chacun de
nous porte dans les profondeurs de son organisme un
sosie voilé dont la présence ne s'accuserait que dans
certaines occurrences. Par contre, la conception du
dualisme, telle que l'expose, conditionnellement d'ailleurs, M. J. Janet, nous semble un curieux essai de théo-
risation du magnétisme et de ce qui concerne l'étiologie
et la cure de l'hystérie ; voilà pourquoi nous croyons
devoir soumettre à nos lecteurs quelques lignes encore
de ce jeune et sympathique auteur.

« L'hypnotisme, dit-il, consiste à nous mettre en

rapport avec la personnalité seconde ; mais pour cela il faut anéantir la personnalité première. Chez l'homme normal, cette dernière est solide, résistante ; elle ne se laisse pas abattre. C'est pourquoi, dans ce cas, l'hypnotisme est si difficile à provoquer.

« Chez un hystérique, au contraire, l'équilibre est rompu, les deux individus qui se suivent sont de force bien inégale. Le premier est faible, amoindri, dégradé, il se tient à peine debout. Au contraire, le second est vigoureux et de taille normale ; il peut sans peine s'exposer aux regards. Pour cela, tantôt il profite du sommeil naturel de l'individu premier et il va se promener dans les gouttières : c'est le noctambule ; tantôt, moins discret, en plein jour, il étourdit le faible individu qui le précède et le roule à terre, en se livrant à une gymnastique musculaire désordonnée : c'est la crise.

« D'autres fois, l'individu 2 détruit en détail l'individu 1, il le rend plus incomplet encore qu'il n'était, il le prive, par exemple, d'une partie de sa motilité ; il lui enlève sa jambe et dans l'espace laissé vide par ce membre, il montre sa propre jambe à tous les yeux ; s'il veut la laisser flasque et sans mouvement, nous assistons à une paralysie ; s'il se plait, au contraire, à la contracturer, suivant en cela ses habitudes fantastiques, nous assistons à une contracture hystérique.

« Quelle conclusion pouvons-nous tirer de cette conception ? c'est que l'individu premier étant faible, il nous sera facile, à nous aussi, de l'anéantir, et par suite de nous mettre én présence de l'individu second. C'est pourquoi, l'hypnotisme est si facile à provoquer chez les hystériques, et c'est aussi pourquoi il est d'autant plus facile à obtenir que ces hystériques sont plus profondément tarés.

« Cette manière d'envisager les faits nous donne également la clef des phénomènes que nous avons observés chez Blanche Vitt...

« Piquons-là à l'état de veille : son individu premier

n'a pas de peau, il est incomplet à ce point de vue (sa peau étant insensible n'existe pas au point de vue de la sensibilité dont elle est normalement le siège), il n'est donc pas atteint ; mais l'individu second qui, lui, est complet, reçoit la piqûre ; il n'en dit rien, mais il n'en pense pas moins. Quand nous pourrons causer avec lui, il nous dira : « Vous m'avez piqué tout à l'heure, vous m'avez fait mal. » Si nous convenons avec Blanche 2 d'un signe à l'aide duquel elle pourra converser avec nous pendant la veille, les mouvements de l'index, par exemple, et si nous recommençons l'expérience précédente, au moment où Blanche 2 sentira la piqûre, elle lèvera cet index.

« Si je commande à Blanche 2 un acte après le réveil, et si elle consent à m'obéir, elle peut employer deux moyens pour arriver à ses fins. Tantôt, aussitôt après le réveil, elle anéantit Blanche 1, comme dans une crise, et accomplit l'acte à l'insu de celle-ci. Tantôt elle ne se débarrasse pas de Blanche 1, elle lui fait accomplir comme à un simple mannequin, l'acte commandé, et Blanche 1, se voyant exécuter cet acte se figurera, dans sa naïveté, qu'elle l'accomplit de son plein gré.

« Les idées que nous venons d'exprimer nous conduisent forcément à conclure que les différents troubles de l'hystérie proviennent de l'état incomplet de la personnalité première et des mauvais instincts de la personnalité seconde.

« Lorsque cette dernière n'est pas dirigée, elle profite de la débilité de sa compagne pour l'anéantir en totalité ou en détail, et pour se montrer aux regards, avec ses mauvaises habitudes, à travers les vides plus ou moins considérables qu'elle a faits dans l'économie de celle-ci.

« L'état incomplet de la personnalité première constitue les *tares hystériques;* il permet l'action désordonnée de la personnalité seconde, c'est-à-dire les *accidents hystériques.*

« Si nous voulons guérir une hystérique d'un accident, ce n'est pas à la personnalité première qu'il faut nous adresser, mais bien à la personnalité seconde ; c'est elle qui est cause du mal, et c'est elle, elle seule, qui peut le réparer.

« Prenons pour exemple quelques accidents que présente de temps à autre Blanche Witt...

« Elle a assez fréquemment des accès de contracture (c'est même pour ce motif qu'elle est entrée dans le service de M. Dumontpallier), dans ce cas, nous le savons, c'est Blanche 2 qui prive momentanément Blanche 1 de sa motilité musculaire, pour y substituer la sienne, avec ses mauvaises habitudes.

« Quand je trouve Blanche Vitt... dans cet état, je l'hypnotise, je fais apparaître Blanche 2, je la prie de faire cesser cette mauvaise plaisanterie et de ne pas la recommencer au réveil ; aussitôt la contracture disparaît et ne reparaît plus.

« Ces accès, je le répète, sont fréquents chez Blanche Witt..., on n'était jamais arrivé à les guérir par l'hypnotisme, parce qu'on s'arrêtait à une phase trop superficielle de l'hypnose, on était obligé de les faire disparaître par le chloroforme qui, dans ce cas, agit comme les passes, en anéantissant Blanche 1 et en mettant en évidence Blanche 2.

« A la suite d'une contrariété, Blanche Witt... est prise de chorée et d'aphonie (perte de la voix) ; je fais apparaître Blanche 2 et je constate que ces deux accidents disparaissent aussitôt, je la prie de ne pas les continuer, et, au réveil tout rentre dans l'ordre.

« Si elle avait des crises, je les supprimerais de la même manière.

« En résumé, pour guérir une hystérique d'un accident, il suffit de l'hypnotiser jusqu'à ce que cet accident disparaisse avec toutes les tares de l'état de veille, et de commander alors que cette disparition soit définitive.

« Il est évident qu'on peut obtenir la guérison d'un accident hystérique par d'autres procédés. La suggestion peut agir à n'importe quel étage de l'hypnose et même à l'état de veille ; mais le procédé que j'indique est plus sûr que tout autre, vu qu'il nous met en présence du groupement de phénomènes phychologiques qui crée l'accident, et nous permet ainsi de lutter à coup sûr contre celui-ci. »

« Si nous voulons guérir un hystérique de ses tares, anesthésie, achromatopsie, etc., nous arrivons à une conclusion que notre étude peut facilement faire prévoir : c'est que pour rendre à la personnalité première une propriété qui lui manque, il faut la prendre à la personnalité seconde.

« Blanche 1 est anesthésique totale, mais l'or lui rend la sensibilité à l'endroit même où il est appliqué (ainsi que le prouve une étroite zone de sensibilité qu'on constate au poignet, autour d'un bracelet de ce métal que la malade porte constamment). D'où vient cette sensibilité ? Elle vient de Blanche 2, qui l'a prêtée momentanément à Blanche 1 ; en effet, il est facile, en faisant apparaître Blanche 2 par l'hypnotisme, de constater qu'elle est sensible de tout le corps, sauf au-dessous du bracelet en question, où la peau est entièrement anesthésique.

« Si par un commandement fait à Blanche 2, nous rendions à Blanche 1 sa sensibilité complète, Blanche 2 deviendrait entièrement insensible.

« Nous pourrions, par le même procédé, rendre à Blanche 1 toutes les propriétés de son œil gauche, en les prenant à l'œil gauche de Blanche 2. De même pour l'audition et les autres tares, s'il y en avait.

« En résumé, dans tous ces cas, soit par suggestion, soit par l'action de l'or (que l'action de ce métal soit suggestive ou physique, peu importe pour le moment), nous pouvons combler les lacunes de la personnalité première avec les éléments que nous sommes sûrs de trouver

chez la personnalité seconde ; nous pouvons transporter
les tares de l'état de veille dans l'état de sommeil hypnotique et, par suite, les supprimer pour la malade.

« Nous aurons fait de notre hystérique vraie, une
hystérique. larvée. Qu'arrivera-t-il alors? La personnalité première devient supérieure à la seconde; étant
la plus forte, elle ne se laisse pas abattre. Il résulte
donc de ce nouvel état de choses, que les crises et les
autres accidents disparaissent. »

Dans ces conditions, se fondant sur l'exemple de
L..., étudiée par son frère et qui a cessé d'être hypnotisable dès qu'elle a cessé d'être hystérique, M. J.
Janet pense que le rétablissement de l'équilibre entre
les deux personnalités première et seconde, entraî-
nera l'impossibilité, pour le sujet, d'être remis en hypnose. Mais nous verrons, quand nous parlerons du
traitement sur l'hystérie par le magnétisme, que c'est
là, au point de vue de la thérapeutique, une opinion
bien hasardée, tant les cas de guérison sont rares dans
l'espèce. Blanche Witt., depuis si longtemps soumise
à toutes les expérimentations sous ce rapport, n'en
reste pas moins une véritable malade, une hystérique
renforcée.

Au reste, M. J. Janet ne paraît pas conserver de
grandes illusions à ce sujet, car il ajoute un peu plus
loin :

« L'hystérique semble guérie, mais cette guérison
n'est qu'artificielle; l'équilibre n'est pas rétabli. A la
moindre occasion, à la moindre frayeur, la personnalité première va laisser choir ces éléments d'emprunt
à l'aide desquels on l'a complétée, et la personnalité
seconde va se les approprier à nouveau. »

Quoiqu'il en soit, nous avons cru devoir faire connaître en détail la conception de M. J. Janet, qui est
passible, sans doute, de plus d'une objection, mais qui
nous paraît éclairer d'un jour très vif les rapports si
intimes de l'hypnotisme et de l'hystérie. On ne saurait,

toutefois, se dissimuler que les expériences sur lesquelles cette conception repose ont toutes été faites sur des hystériques invétérées et, comme telles, fortement suspectes de supercherie plus ou moins consciente. Elles ouvrent, de ce chef, un vaste champ à l'imagination de l'expérimentateur, qui court plus d'un risque de s'y égarer. En somme, et toutes réserves faites sur les limites mal connues du désarroi auquel peut atteindre le système nerveux chez certaines personnes, c'est une idée originale que celle de considérer l'hystérie comme le résultat d'une lutte incessante entre les personnalités première et seconde, et cette hypothèse embrasse bien la généralité des manifestations. De plus, en nous révélant la possibilité d'établir, entre le sujet et l'observateur, une communication conventionnelle et qui peut être l'écriture, elle nous permet de nous expliquer, jusqu'à un certain point, les agissements des *médiums*. Ceux-ci ne seraient que des *dédoublés* naturels, et c'est la personnalité seconde qui conduirait et guiderait la plume que tient la personnalité première. C'est un dédoublé de cet ordre, assurément, que M. Taine a eu l'occasion d'observer et qu'il cite en ces termes, dans la préface de son livre de l'*intelligence*:

« J'ai vu une personne qui, en causant, en chantant, écrit sans regarder son papier des phrases suivies et même des pages entières, sans avoir conscience de ce qu'elle écrit. A nos yeux, sa sincérité est parfaite. Or, elle déclare qu'au bout de sa page, elle n'a aucune idée de ce qu'elle a tracé. L'écriture est autre que son écriture ordinaire; le mouvement des doigts et du crayon est raide et semble automatique. L'écriture finit par une signature, celle d'une personne morte, et porte l'empreinte de pensées intimes, d'un arrière-fonds mental, que l'auteur ne voudrait pas divulguer. Certainement on constate là un dédoublement du moi, la présence simultanée de deux séries d'idées parallèles et indépendantes, de deux centres d'action, ou, si l'on veut, de deux personnes morales juxtaposées dans le même cerveau. Chacune a une œuvre, et une œuvre différente, l'une sur la scène, l'autre dans la coulisse. »

Nous ne nous permettrons pas de révoquer en doute le fait étrange que nous rapporte, dans les lignes qui précèdent, le penseur éminent que nous venons de citer textuellement : Nous dirons seulement que ce fait, s'il était bien tel que M. Taine l'a vu, s'il n'y avait ni supercherie, ni erreur d'interprétation, ce fait serait la consécration avérée, non seulement du dédoublement de l'intelligence, mais encore des prétentions invraisemblables du spiritisme, prétentions qui, lorsqu'on les a étudiées de près, quand surtout l'autorité judiciaire s'en est mêlée, ont toujours été reconnues être absolument sans fondement valable et l'œuvre unique du charlatanisme le plus éhonté. Nous ne pouvons, à propos de M. Taine, que rappeler une particularité plus d'une fois constatée, et que les procès judiciaires motivés par les pratiques spirites ont toujours affirmée, à savoir, que les esprits les plus distingués ne sont pas à l'abri de cette tendance funeste à se laisser prendre à l'attrait du merveilleux, qui semble le caractère propre de l'humanité.

De tout ce qui précède, il ressort que, par le dédoublement de la personnalité, qu'il soit provoqué ou spontané, il faut entendre un état particulier dans lequel l'individu se comporte inconsciemment, et accomplit, sans le vouloir, sans le savoir même, des actes, absolument comme s'il était poussé par une personnalité cachée en lui-même.

Nous allons avoir à apprécier, en traitant de l'hypnotisme au point de vue légal, combien il y a lieu de tenir compte de cette rupture de l'unité du *moi* pour la délimitation de la responsabilité morale.

CHAPITRE XVI

LE MAGNÉTISME DEVANT LES TRIBUNAUX

Comment découvrir le coupable en cas de crime commis par suite
de suggestion post-hypnotique? — Tendance des juges à admettre l'excuse de l'hypnose. — Exemples de cette tendance.—
Faits de MM. Dufay, Mesnet, Mottet et Brouardel. — De la
réalité des phénomènes magnétiques. — Définition du magnétisme.

LE MAGNÉTISME DEVANT LA JUSTICE

La justice peut être, à divers points de vue, appelée
à intervenir dans les faits relatifs au magnétisme, et à
déterminer les responsabilités. Jusqu'ici elle n'a pas eu
affaire, que nous sachions, à des crimes ou délits imputés
à ces suggestions post-hypnotiques, dont les roman-
ciers se sont encore seuls emparés. Mais cette éventualité peut se réaliser d'un jour à l'autre, car tout porte
à croire qu'elle est parfaitement possible. Il y aurait,
le cas échéant, d'énormes et peut-être d'insurmontables difficultés à reconnaître le vrai coupable. Ce coupable, en effet, ne saurait être l'agent effectif du crime
ou délit commis, puisque cet individu n'a pas agi en
connaissance de cause, avec le discernement qui, seul,
peut constituer la responsabilité; or, nous savons que
l'hypnotique est un simple automate, obéissant aveuglément et sans résistance possible à son magnétiseur.
Si celui-ci a prescrit le méfait, il en est donc seul res-

ponsable. Mais comment arriver à découvrir ce malfaiteur, qui a le pouvoir d'obtenir de sa victime qu'elle
oublie jusqu'à son nom, et de prévenir ainsi une révélation produite dans une hypnotisation ultérieure ?

Il est bien évident qu'il y a là le germe d'un problème judiciaire fort délicat, et auquel les magistrats, pas plus que les médecins-experts, ne sont point
jusqu'ici préparés ; les médecins pourront tout au plus
dire si l'accusé est hypnotisable. Ce sera à l'enquête
judiciaire d'établir s'il a été hypnotisé, et quel a été
l'hypnotiseur. Mais comment savoir si celui-ci a suggéré
le crime ?

M. Liégeois, professeur à la Faculté de droit de
Nancy, et qui s'est spécialement occupé de ce grave
problème de médecine légale, a fait, pour en trouver la
solution, des expériences qu'il est bon de mentionner.

Il s'agit toujours de suggestions à exécuter après le
réveil, et pour lesquelles on aurait prescrit l'oubli du
nom de l'hypnotiseur, en cas d'hypnotisation subsé-
quentes. On ne doit pas perdre de vue que si cette
prescription expresse n'est pas faite, le sujet, retombé
dans l'hypnotisme, se souvient parfaitement de tout ce
qui s'est passé dans les hypnotisations antérieures.

Or, voici une des expériences de M. Liégeois : On
suggère à Mme M...., sujet très hypnotisable et mis en
état d'hypnose, de tuer, à son réveil, d'un coup de revolver, M. O..., qui a tenu sur son compte des propos
outrageants ; de plus, Mme M... ne devra pas se souvenir
que M. Liégeois lui a ordonné ce meurtre ; elle devra
soutenir toujours qu'elle l'a commis sous le coup d'un
mouvement de colère... on la réveille. Un revolver est
là sur une table, à sa portée. Dès qu'elle aperçoit
M. O..., elle le vise brusquement et le tue, ou, du moins,
croit l'avoir tué.

M. Liégeois prie M. le docteur Liébault de rendormir
le sujet, de jouer le rôle d'expert et de l'interroger.
Mme M... répond imperturbablement, suivant l'ordre

reçu, que c'est de son plein gré et pour se venger qu'elle a tué M. O...

M. Liébault, à la prière de M. Liégeois, fait alors les suggestions suivantes : 1° Quand vous verrez entrer l'auteur, quel qu'il soit de la suggestion, — si suggestion il y a, — vous ne pourrez pas vous empêcher de dormir deux minutes ; 2° Après quoi, vous le regarderez fixement et vous ne détacherez vos yeux des siens que lorsque je dirai : « Assez ! » ; 3° Vous vous placerez devant lui et vous essayerez, en élargissant votre jupe, de le cacher aux yeux des assistants.

Le sujet, réveillé, exécuta de point en point les prescriptions ainsi données. Quand M. Liégeois entra dans la pièce où elle se trouvait avec une douzaine de personnes, Mme M... s'endormit deux minutes, se réveilla ensuite, fixa M. Liégeois d'un œil étrange et le suivit pas à pas. M. Liégeois passa dans une autre pièce, où il s'assit. Mme M..., qui l'avait suivi, vint étaler sa jupe devant lui comme pour le cacher.

De son côté, M. Bernheim, poursuivant les mêmes expériences, suggère à un soldat malade, et récemment revenu du Tonkin, de voler une pièce de cinq francs et de ne pas avouer qu'on l'avait endormi. Remis dans l'hypnose, on lui demande : — « Pourquoi avez-vous volé ? — C'est une idée qui m'est venue comme cela. — Est-ce que vous aviez déjà volé ? — Jamais. — On vous a suggéré cette idée ? — Nullement. Jureriez-vous que ce n'est personne ? — Je le jure. »

On dit alors au sujet, dans une hypnotisation ultérieure : « Quand vous verrez celui qui vous a suggéré de voler, vous irez à lui et vous ajouterez : « Je suis content de vous voir ; chantez-moi *la Marseillaise !* » Ce qui fut dit fut fait et, à son réveil, le soldat alla se planter devant M. Bernheim, et le pria de lui chanter *la Marseillaise.*

Voilà deux manières, identiques au fond, d'arriver à reconnaître l'instigateur du crime ou délit suggéré ;

elles constituent un moyen de découvrir la vérité, en profitant des lacunes que cet instigateur aurait laissées dans ses interdictions relatives à l'amnésie. Mais, outre que ces interdictions peuvent avoir tout prévu, en faisant mentir le proverbe : *on ne pense jamais à tout,* et en supposant même le coupable ainsi révélé par l'agent inconscient qu'il aura employé à l'exécution de l'acte incriminé, quel est le tribunal, quel est le juge qui oserait se prononcer sur une pareille indication ? Il est bien évident qu'en l'état et vu l'incertitude, l'ignorance et le soupçon, souvent justifié, de simulation ou de supercherie qui pèsent encore sur toutes ces données du magnétisme, c'est tout au plus si la révélation d'un somnambule serait prise en considération à titre de simple renseignement.

On saisit, par ces courtes considérations, la gravité redoutable de l'inconnu qui se pose, au point de vue médico-légal, par le fait du magnétisme. Nul doute qu'avec la tendance qui se montre aujourd'hui à discuter la responsabilité des criminels, et à rechercher les moyens d'atténuer la culpabilité des accusés en les faisant bénéficier de la présomption de folie ou de toute autre défaillance du libre arbitre, nul doute, disons-nous, qu'on n'en vienne sous peu à plaider pour eux l'excuse de la suggestion.

Remarquons, du reste, que la justice incline visiblement à admettre l'irresponsabilité des somnambules, tant naturels qu'artificiels, et celle des suggestibles, c'est-à-dire des personnes sensibles à l'hypnose. Nous citerons quelques exemples de cette indulgence bien moderne et, sans contredit, souvent bien fondée. Est-il possible, en effet, d'accorder la possession de son libre arbitre à un individu passé à l'état d'automate sans volonté, et qui est en proie à toutes sortes d'illusions et d'hallucinations, et que poussent en tout sens des impulsions venues tant du dehors que du dedans? or, les nombreux faits que nous avons rapportés ne

22.

laissent aucun doute que tel ne soit le cas des hypnotisables de toute espèce, somnambules dédoublés, etc. Dès lors, on s'explique aisément que le pouvoir judiciaire prenne en considération cette donnée, tout actuelle, de l'irresponsabilité éventuelle des sujets hypnotisables, comme il est arrivé dans les faits que voici :

« Notre confrère, M. le docteur Sirault, d'Onzain (Loir-et-Cher), raconte M. Dufay[1], avait une jeune fille domestique, chez laquelle il provoquait souvent le sommeil magnétique. Or, à quelque temps de là — j'étais alors médecin de la prison de Blois, — à ma visite, je reconnus, parmi les prévenus, cette jeune fille. Fort étonné de la voir en pareil lieu, je la questionne, et elle m'apprend qu'elle n'est plus chez le docteur Sirault, mais au service d'une dame de Blois, qui l'accuse de l'avoir volée et l'a fait arrêter.

« La pauvre fille, au milieu des larmes et des sanglots, protestait de son innocence. Comme j'avais vu plusieurs fois Mlle R. L... ranger, pendant ses accès de somnambulisme, des objets que, éveillée, elle croyait avoir perdus, et qu'elle retrouvait sans avoir besoin de chercher dès qu'elle retombait en somnambulisme, je demandai à la jeune prisonnière, si l'habitude d'être magnétisée ne l'avait pas rendue somnambule. Elle n'en savait rien, mais la religieuse de service, qui assistait à l'entretien, me dit que chaque nuit depuis qu'elle était en prison, elle se levait, s'habillait et circulait dans le dortoir.

« J'avais vu mon confrère Sirault provoquer chez elle le sommeil ; je l'imitai et il me suffit de lui appliquer une main sur le front pour la mettre en état de somnambulisme. Alors, je l'interrogeai, et elle me raconta qu'elle n'avait jamais eu la pensée de voler sa maîtresse, mais qu'une nuit, il lui était venu à l'idée

---

1. *Revue scientifique* du 1er décembre 1885.

que certains objets de valeur à cette dame, seraient plus en sûreté dans un autre meuble que celui où elle les avait placés. Elles les avait alors changés de place, se réservant d'en prévenir sa maîtresse.

« Mais comme le souvenir ne persistait pas après le réveil et comme, d'autre part, enfermée chez elle pendant la nuit, la dame ne voyait jamais sa bonne en état de somnambulisme, elle crut à un vol et porta plainte contre sa domestique.

« J'allai aussitôt raconter ces faits au juge d'instruction ; celui-ci m'écouta avec bienveillance, mais non sans un sourire d'incrédulité.

« Cependant, il voulut bien m'accompagner à la prison. La prisonnière, endormie de nouveau, répéta tout ce qu'elle m'avait dit la veille. Le magistrat écoutait avec attention, prenant des notes très détaillées, se faisant décrire la maison, le meuble, le tiroir.

« Aussi, lorsque, sorti de prison, il se transporta chez la dame volée (à Montigny), il alla droit à la cachette et en retira les objets disparus, au grand ébahissement de leur propriétaire. L'innocence de la prévenue était clairement démontrée, et sa maîtresse elle-même alla la chercher en prison en lui faisant ses excuses. »

Le cas de M. Dufay est un exemple de ce somnambulisme spontané que l'on observe si souvent à la suite et comme conséquence des hypnotisations répétées. Ces manœuvres redoutables amènent un détraquement tel du système nerveux, qu'elles constituent un des grands dangers du magnétisme animal. Nous insisterons plus loin sur ce point capital. En attendant, contentons-nous de constater l'action de la justice, s'inspirant ici docilement et avec grand avantage de l'avis du médecin-expert. Le fait qui va suivre témoigne de la même tendance — que nous voulons démontrer — à tenir compte de l'action hypnotique, et à entrer, de ce chef, dans la voie des concessions.

M. le docteur Mottet, le médecin-expert bien connu, a lu, il y a quelques années, devant la Société médico-psychologique, le compte rendu d'une affaire dans laquelle il avait eu à intervenir. Il s'agissait là d'un nommé D..., arrêté à huit heures et demie du soir, par des agents du service des mœurs, qui déclaraient l'avoir vu rester plus d'une demi-heure dans un urinoir public et y commettre des actes contraires à la morale. D... fut, de ce fait, jugé, condamné à trois mois de prison pour outrage public à la pudeur, et écroué à la *Santé*. Chose bizarre! il paraissait comme hébété et ne se souvenait pas d'avoir été condamné. Ce ne fut que quelques jours après son incarcération qu'il revint à lui et put prévenir son patron de ce qui lui était arrivé.

D... avait été soigné, quelques années auparavant, chez M. le docteur Mesnet, qui avait reconnu chez lui une prédisposition nerveuse des · plus marquées, et *l'avait mis plusieurs fois en état de somnambulisme*.

D... ayant interjeté appel, fut soumis à l'expertise médico-légale de M. le docteur Mottet qui, connaissant ses antécédents, n'hésita pas, avec l'autorisation du président, à l'endormir devant la chambre du conseil, en présence des magistrats, afin de leur permettre d'apprécier directement les choses.

M. le docteur Mesnet, appelé par son confrère, répéta ensuite, devant eux, des expériences qui furent jugées tellement concluantes que la Cour, infirmant le jugement frappé d'appel, proclama la complète innocence de D... à l'égard des faits honteux qui lui étaient reprochés, et contre lesquels protestait, heureusement d'ailleurs, sa bonne réputation.

Dans cette affaire, qui se passait en 1881, il y a un pas de plus accompli par la justice, dans la voie des concessions. La Cour admet l'opportunité de manœuvres hypnotiques exécutées en sa présence, et c'est là un signe des progrès accomplis par le magnétisme dans la

série des excuses à invoquer par les inculpés et les criminels.

De plus, nous retrouvons dans le cas de D... l'influence nocive, et à retenir, des hypnotisations antérieures.

L'autorité judiciaire en est même arrivée à prendre
l'initiative de l'expertise médico-légale, en fait de causes
suspectes de magnétisme. Tel fut le cas dont M. Mesnet a entretenu l'Académie de médecine, dans sa séance
du 18 mars 1887.

Il s'agissait d'un jeune homme de dix-neuf ans, envoyé dans le service du médecin en question, à l'Hôtel-
Dieu, pour y être observé au point de vue de son état
mental; cet homme avait, en plein jour et sans se
gêner le moins du monde, sans prendre la plus petite
précaution, enlevé divers objets à l'étalage d'un marchand, dont il était le voisin. Il y avait bien là de quoi
éveiller les scrupules du pouvoir chargé d'exercer la
vindicte publique.

Interrogeant l'inculpé, M. Mesnet apprit que ce
malheureux, né de parents névropathes et peut-être
alcooliques, avait été toute sa vie en proie à la manie
du vagabondage. Il n'avait jamais fait que changer
d'habitudes, de profession et de résidence. De plus, il
est sujet à des accès de sommeil presque invincible,
au cours desquels on peut dire qu'il dormirait debout.
Dans cet état, qui constitue parfois un véritable somnambulisme, à tel point que le sujet va et vient de côté
et d'autre, ce jeune homme a, plus d'une fois, tenté
de se suicider, avec cette particularité aggravante qu'au
réveil il ne se souvient plus de ce qui s'est passé pendant la période de somniation.

Enfin, cet homme est hypnotisable artificiellement
et réunit la majeure partie des attributs propres aux
personnes atteintes de cette fâcheuse prédisposition à
l'hypnose. Il est, en effet, anesthésique — insensible
— de presque tout le corps, avec perte du goût et de

l'odorat; il est, en outre, affligé de véritables crises hystériformes.

Hypnotisé à diverses reprises par M. Mesnet, qui n'a qu'à le regarder fixement et à l'improviste pour le faire entrer un état de *fascination hypnotique*, au cours duquel il reste exclusivement soumis à la volonté de l'expérimentateur, qui peut lui imposer toutes sortes d'illusions et d'hallucinations et qui le réveille à son gré rien qu'en lui soufflant sur les yeux, le malade est finalement soumis à un essai de suggestion post-hypnotique. On lui intime, en conséquence, pendant le sommeil provoqué, l'ordre de s'emparer adroitement, le lendemain, de la montre de l'un des élèves du service qu'on lui désigne.

Le moment venu et à l'heure dite, le malade, mêlé au groupe des personnes qui suivent la visite, se place à côté de l'élève qu'il doit dépouiller de sa montre, et ne perd pas celle-ci de vue un seul instant. Peu à peu, la physionomie du sujet devient absorbée, contemplative; il est évident qu'il s'hypnotise lui-même à la vue du bijou brillant, sur lequel ses yeux restent fixés. Bientôt, n'y tenant plus, il s'empare brusquement de l'objet convoité et s'enfuit. On le rattrape, on le réveille en soufflant sur ses yeux, et quand on retire de sa poche la montre volée et qu'il niait d'avoir prise, il proteste de son innocence et fond en larmes.

Devant les résultats précis de cette enquête médico-légale, et en présence de cette tendance constatée à l'hypnose, M. Mesnet conclut à l'irresponsabilité du prévenu, et celui-ci fut relâché comme inconscient.

Plus d'une fois, d'ailleurs, la justice avait eu déjà à recourir aux lumières des médecins-légistes, pour s'éclairer dans des affaires où le magnétisme était en jeu : en voici un exemple remarquable que nous empruntons aux *Annales d'hygiène et de médecine légale* de l'année 1879. La question du magnétisme animal n'était pas, à cette époque, encore entrée dans la période d'études inaugurée depuis par l'école de M. Charcot, ce qui rend plus digne encore d'être notée l'intervention, à titre d'expert, de M. Brouardel. C'est, du reste, le rapport de ce savant médecin-légiste, que nous allons reproduire ici.

.« Les questions, dit M. Brouardel, qui furent posées aux experts, peuvent se résumer ainsi : une fille peut-elle être déflorée sans le savoir, notamment pendant le sommeil ou sous l'influence du magnétisme ?

Après avoir établi que la jeune fille qu'il a eu à examiner à Rouen était une hystérique non convulsive, tombant dans un état de sommeil nerveux, M. Brouardel ajoute :

« Voyons maintenant quelles sont les conditions singulières qui ont déterminé M. le président de la cour d'assises à nous demander notre opinion.

« A la fin du mois d'avril 1878, Mme B..., blanchisseuse à Rouen, âgée d'une quarantaine d'années, accompagnée de sa fille Berthe, âgée de vingt ans, déposait au parquet de Rouen une plainte contre le sieur Lévy, qu'elle accusait d'avoir commis le crime de viol sur sa fille.

« Certains détails fournis par la mère ôtaient à cette plainte toute apparence de vraisemblance. La mère déclarait avoir été présente pendant toute la durée des séances que sa fille avait faites chez ce dentiste, et elle disait n'avoir rien vu, rien soupçonné jusqu'au moment où Lévy lui-même avait instruit celle-ci des actes qu'il avait commis sur sa personne. Tant de naïveté autorisait quelque scepticisme ; mais, dès la première confrontation avec l'accusé, le doute sur la réalité des actes commis ne fut plus possible. Devant le juge d'instruction, Lévy fit cet aveu étonnant :

« Oui, vous étiez pure, vous étiez vierge ; vous avez
« cru, dans votre naïveté, que ce que je faisais était
« nécessaire, et vous n'avez pas résisté. Sauvez-moi,
« sauvez ma femme et mes enfants, dites que je ne

« vous ai pas violée, et je vous donne tout ce que je
« possède. »

« Un fait donc était constant; l'accusé avait eu des
rapports avec la fille B..., en présence de sa mère,
celle-ci ne se doutant de rien. Il restait à déterminer
si la fille B... avait consenti à ces rapprochements ou
si elle avait subi les approches de Lévy pendant le
sommeil, sans en avoir conscience.

« Nous empruntons à l'acte d'accusation quelques
détails qui permettent de comprendre des faits en
apparence incompréhensibles. Disons, d'abord, que
Lévy a trente-trois ans, est un fort bel homme, intelligent, et que, en dehors des actes incriminés, il est
établi qu'il se livrait à une vie de débauche crapuleuse.

« La femme B... et sa fille sont petites, laides et semblent fort peu intelligentes; elles jouissent toutes deux
d'une excellente réputation. Voici les points importants
que l'accusation a relevés pour nous : ils serviront à
établir le caractère de la victime et de sa mère, et à
faire concevoir la possibilité de cette chose incroyable
que la mère ait assisté, inconsciente, aux actes commis
par Lévy sur sa fille.

« Pendant le cours de l'année 1877, le nommé Lévy,
dentiste, vint, à plusieurs reprises, exercer sa profession à Rouen. Il descendait dans l'un des grands hôtels
de cette ville, et, chaque fois, sa venue était précédée
d'affiches et d'annonces dans les journaux de la localité. Attirés par ces réclames, les époux B..., simples
ouvriers, dont la fille souffrait des dents depuis plusieurs mois, se décidèrent à la faire soigner par un
homme qu'ils appelaient « le grand dentiste », et qu'on
leur disait plus habile que ses confrères.

« Le lundi 25 février 1878, la dame B... se présentait, avec sa fille Berthe, à l'hôtel d'Angleterre.

« L'accusé Lévy posa à cette enfant et à sa mère les
plus étranges questions sur la santé générale de la
malade, sur sa conduite habituelle, et, après avoir dit

que, pour la direction de son traitement, il lui importait de savoir si elle était vierge, il déclara qu'il était nécessaire de la visiter.

« Il fallait se retirer ou consentir. La visite fut faite. Le dernier mot de la consultation fut que, l'enfant étant faible, anémique, il fallait, selon les expressions rapportées par la mère, opérer une réaction du sang et amener cette réaction par en bas. Les deux femmes le crurent.

« La chambre qui servait de cabinet au sieur Lévy avait sept mètres de longueur. Le fauteuil était près des fenêtres qui éclairaient cette grande pièce. La dame B... fut installée près de la cheminée, en face du feu, tournant presque le dos à sa fille. L'opérateur se posta alors devant Berthe, leva le siège et abaissa le dos du fauteuil, et, la patiente ainsi véritablement couchée dans une position horizontale, il se plaça entre ses jambes.

« La jeune fille avait, sur ses indications précises, relevé, appliqué et maintenu elle-même ses lèvres sur ses narines; puis, quelques minutes s'étant à peine écoulées, elle sentit qu'elle perdit connaissance. Berthe B... dit être demeurée assoupie, inconsciente, le temps que durèrent les opérations. Ni la dame B..., ni sa fille, habilement dérobée à ses regards et qu'il fallait tirer de son sommeil ou de son engourdissement pour la faire lever de son fauteuil, ne pouvaient au juste préciser ce qui se passa dans cette première séance.

« Le lendemain, la seconde visite ne présenta aucun fait important de nature à attirer l'attention des deux femmes. La jeune fille, seulement, tomba dans le même assoupissement et le même état d'insensibilité que la veille. Le dentiste demanda que l'on revint le lendemain. Pendant les opérations, qui furent, ce jour là, d'une plus longue durée, la dame B... vit Lévy s'éloigner tout à coup de sa cliente assoupie comme les jours précédents, prendre un flacon sur un guéridon et

revenir vers sa fille, qui bientôt poussa un gémissement, presque un cri.

« La mère, impressionnée, se leva brusquement et
s'avança vers le fauteuil, mais Lévy l'arrêta en lui disant : ce n'est rien ; ne vous dérangez pas, nous sommes
habitués à cela.

« Très peu de temps après, cet homme prenait dans
ses mains une serviette qu'il avait étendue sur Berthe B..., se baissait pour essuyer quelque chose, roulait vivement ce linge et le jetait dans un coin. Tirée
de son engourdissement, la jeune fille était demeurée
encore tout étourdie et retombait sur le fauteuil. Elle
paraissait comme hébétée, en proie à de vives douleurs
dans les parties sexuelles, devenues soudainement le
siège de cuissons et de brûlures dont elle ne pouvait
pas se rendre compte. Il n'est pas douteux que ce
jour-là, 27 février, l'accusé, qui avait pu voir la confiance absolue que les deux femmes avaient en lui et
étudié tranquillement sa malade dans deux visites précédentes, ait, devant sa mère, il le déclare, satisfait sa
passion sur elle.

« Ainsi, Lévy avoue que plusieurs fois il a eu des
rapports avec la fille B..., en présence de la mère qui
n'a rien vu, de l'aveu de l'accusé. Lévy affirme que la
fille B... consentait à ces rapprochements, celle-ci le
nie avec une extrême énergie. Dans un premier rapport, M. le docteur *Lévesques* établit que cette jeune
fille était déflorée. Mais il reste à résoudre cette
deuxième question : Berthe B... a-t-elle pu ne pas avoir
conscience des actes commis sur sa personne par Lévy ?

« La première hypothèse fut que la demoiselle B...
avait été soumise à l'action d'un anesthésique. C'est
sous l'empire de cette préoccupation que M. Delavigne,
juge d'instruction à Rouen, commit nos savants confrères, MM. Cauchois, Lévesque, Thierry, professeurs à
l'école de médecine de Rouen, et qu'il leur posa les
questions suivantes :

« 1° Étant connus les faits révélés par l'instrution, notamment les manœuvres pratiquées sur Berthe B... avant qu'elle perdit connaissance, et, en outre, les phénomènes éprouvés par elle, dire « s'il est possible que cette fille ait été soumise à un agent anesthésique quelconque, et si un agent anesthésique quelconque, en cas d'affirmative, a rendu possible la perpétration des faits articulés, sans que la victime en ait eu conscience.

« Nous empruntons à nos confrères ces passages du rapport :

« Berthe B... prétend avoir été endormie dans chacune de ses visites chez Lévy ; cependant elle ajoute ne s'en être aperçue qu'après les révélations du dentiste lui-même, lors de la dernière visite. Voici, d'ailleurs, comment, d'après son dire, les choses se seraient passées. Aussitôt assise dans le fauteuil à opérations, le tronc et la tête renversés en arrière, Berthe relevait elle-même, comme le lui indiquait Lévy, sa lèvre supérieure, en l'appliquant sur l'orifice antérieur des fosses nasales, à l'aide des deux premiers doigts de chaque main ; puis, dans cette attitude, elle s'endormait au bout de quelques instants, de deux à trois minutes, dit-elle, pendant lesquelles il lui semblait que Lévy pratiquait sur ses dents, des manœuvres sur lesquelles elles ne peut donner aucun détail précis, capable d'en faire soupçonner la nature.

« Nous avons interrogé Berthe B..., dans l'hypothèse que ces manœuvres pussent se rapporter à l'administration d'un agent anesthésique quelconque. Ce dernier, dans l'espèce, ne pouvait être que du chloroforme, de l'éther ou du protoxyde d'azote. Or, pendant les quelques instants qui précédaient le sommeil, Berthe ne s'est jamais aperçue que le dentiste ait présenté ni maintenu au devant de sa bouche, soit un flacon, soit une compresse imbibée d'un liquide ou d'une substance fortement odorante, soit, en un mot, aucun appareil susceptible de contenir un agent anesthé-

sique quelconque. De plus, le dentiste n'a jamais pris
vis-à-vis d'elle aucune précaution spéciale, ni ne lui a
adressé non plus aucune recommandation dont le but
aurait pu être de faciliter l'anesthésie par ces moyens,
comme par exemple, d'engager la malade à respirer
profondément, ainsi qu'il est de règle quand on donne
l'éther ou le chloroforme. Enfin, Berthe B... n'a jamais éprouvé, soit avant, soit après chacune des
séances, le moindre symptôme physiologique pouvant se rapporter soit à l'éthérisation, soit à la chloroformisation.

« Ainsi avant le sommeil, ni sensation de chaleur,
ni cuisson sur les lèvres, les gencives, l'isthmie du gosier ; ni saveur âcre, ni salivation, ni toux, ni menaces
de suffocation ; jamais le sommeil n'a été précédé de
la moindre inquiétude nerveuse ou agitation, ni d'une
sorte d'ivresse plus ou moins apparente.

« ... En groupant, avec les faits relevés par l'instruction, les renseignements à nous fournis par la victime,
nous dirons que les conditions dans lesquelles la
fille B... prétend avoir été endormie ne permettent
pas, en réalité, d'admettre qu'elle ait été soumise à un
agent anesthésique quelconque. »

« La réponse était donc négative : Berthe B... n'a-
vait pas été plongée dans le sommeil par un agent
anesthésique. Mais, après avoir répondu à la question
qui leur était posée, les experts ajoutèrent que, consultés par Mme B... sur l'état de sa fille, ils avaient
constaté que celle-ci, enceinte de quatre mois et demi,
présentait quelques symptômes de l'hystérie : boule,
spasmes laryngés et surtout une anesthésie incomplète
à droite ; que, notamment, les parties génitales, les
grandes lèvres, pouvaient être traversées par des
aiguilles sans que la jeune fille en eut notion. Ils ne
concluent pas, de cet examen, que cet insensibilité suffisait à faire admettre que Berthe B... n'avait pas eu
notion des violences auxquelles elle aurait été soumise,

mais les magistrats se posèrent cette question, et
M. Grenier, président des assises de la Seine-Inférieure
me fit l'honneur de me désigner pour la résoudre.

Suit la réquisition adressée à M. Brouardel, et ainsi
formulée :

« Attendu que Lévy reconnaît avoir eu des rapports
intimes avec la fille B..., mais qu'il soutient que cette
fille consentait à ce rapprochement ; qu'il importe de
savoir si au moment où les faits se sont produits la
fille B... se trouvait, pour une cause quelconque, dans
l'impossibilité d'apprécier ce qui se passait et de donner
son consentement aux actes commis sur sa personne ;
que trois docteurs choisis par M. le juge d'instruction
ont eu à se prononcer sur cette question ; Après examen de l'information et visite de la victime, attendu
qu'il résulte des constations auxquelles ils se sont
livrés, que la prétendue victime est atteinte d'une névrose qui la met dans des conditions tout à fait exceptionnelles au point de vue de la sensibilité ; qu'il importe à la manifestation de la vérité que les appré-
ciations des premiers experts soient contrôlées, alors
qu'il s'agit de questions nouvelles peut-être et sur lesquelles, en tout cas, la justice ne saurait recueillir
trop de renseignements, désignons à cet effet
M. Brouardel. »

Dans son rapport, qui est un modèle de lucidité,
M. Brouardel étudie les conditions physiques et morales, — en tête desquelles il place l'hystérie — qui
prédisposent le plus au sommeil provoqué, au cours
duquel l'insensibilité est de règle, et il se pose la question suivante :

« Nerveuse, impressionnée, placée par Lévy dans
une position telle que, couchée, les mains relevant la
lèvre supérieure et bouchant en même temps les narines empêchaient la vue de se diriger vers les parties
inférieures et obligeaient les globes oculaires à se
porter en haut, la demoiselle B..., pendant ses visites

chez Lévy, est-elle tombée dans le sommeil hypnotique?

Les conditions spécifiées par M. Brouardel suffisent, on le sait aujourd'hui, à provoquer l'hypnose chez les personnes prédisposées, aussi la réponse de M. Brouardel fut-elle affirmative. La conviction des jurés se trouva faite et Lévy fut condamné à dix ans de travaux forcés.

Cette remarquable observation, que nous avons cru devoir rapporter en détail, est un spécimen des difficultés de toute sorte qui s'imposent aux juges et aux médecins-experts, dans ces affaires où intervient le magnétisme brochant sur l'hystérie. Les difficultés seraient plus grandes encore s'il s'agissait d'actes criminels ou délictueux, comme il est facile de les imaginer, et qui seraient la conséquence de suggestions posthypnotiques. Jusqu'ici la justice n'a guère eu à *instrumenter* que pour des attentats contre les mœurs, dans des actes de viol, où le coupable et sa victime sont en présence et où l'on peut espérer soit un aveu du premier intéressé, soit des éclaircissements particuliers du second; mais quand le coupable se cache sous le voile de l'anonyme et qu'il est protégé par l'amnésie invincible qu'il est loisible d'imposer à l'agent exécuteur ou à la victime de l'acte incriminé, que peut-on vraiment attendre de l'information la plus habile?

Le médecin-expert pourra dire à quel point l'inculpé est susceptible d'être hypnotisé, à quel degré l'hallucination et l'illusion peuvent être portées chez lui; il pourra même en présence des juges faire, à l'exemple de M. Mottet, des essais de suggestions diverses : à supposer même que la suggestibilité de l'individu, une suggestibilité aussi étendue que l'on voudra, soit établie et rende probable la suggestion post-hypnotique, il restera toujours à démontrer si la suggestion a été accomplie, c'est-à-dire si l'acte poursuivi peut être rapporté rationnellement à un ordre donné pendant le sommeil hypnotique, il restera, disons-nous, à découvrir le véritable coupable, celui qui a donné l'ordre, la seule personne responsable, en un mot. Et cette découverte, qui doit être l'œuvre de l'enquête, sera d'autant moins aisée qu'en somme, un doute légitime pèse sur tous ces phénomènes qui ressortissent au magnétisme animal. Il n'en existe pas un seul, en effet, qui ne puisse être simulé, comme nous allons le démontrer.

La certitude en fait d'hypnose est, en effet, bien loin d'être assurée et à l'abri de toute contestation.

Les partisans les plus déterminés du magnétisme conviennent qu'il n'existe pas de signe *pathognomonique,* c'est-à-dire certain, indiscutable, de la réalité des phénomènes qu'on rapporte à cet agent. M. Ch. Richet, entre autres, confesse qu'on ne dispose que d'un ensemble de preuves équivalant selon lui, par leur réunion, à une démonstration rigoureuse et irréfutable.

Le sommeil, l'anesthésie, l'insensibilité aux piqûres, peuvent parfaitement être simulés avec un peu d'habitude.

Quant à l'argument tiré de la bonne foi probable de tant de personnes honorables qui ont été magnétisées, — argument que M. Ch. Richet met en première ligne, — il est absolument sans valeur scientifique, comme tous ceux qui se fondent sur des impressions purement subjectives. Pour ce qui est des phénomènes de contracture ou de paralysie provoqués et des contractions déterminées en vertu de l'hyperexcitabilité neuro-musculaire, il est impossible de montrer clairement et indiscutablement qu'ils ne sont pas l'effet unique de la simulation ou du désir qu'aurait le sujet de plaire à l'expérimentateur et de faire réussir une scène dans laquelle il joue un rôle.

La sériation des trois états ne saurait davantage fixer les convictions. Ils sont, ces trois états, le résultat évident d'une éducation particulière et leur absence indéniable dans les expériences de Nancy ne laisse aucun doute à ce sujet.

M. Beaunis, préoccupé de l'insuffisance des preuves invoquées dans l'espèce, à voulu trouver dans les troubles de la circulation et de la nutrition, vésication, écoulement de sang, etc., qu'on peut produire par suggestion, un témoignage levant toutes les incertitudes sur la réalité de l'action hypnotique. Mais, outre que les faits qu'il invoque sont fort rares, contestables et même contestés, ils peuvent — les écoulements de sang au moins, — se rencontrer spontanément comme chez Louise Lateau, être la conséquence d'une disposition particulière de l'économie, et, dès lors, ils ne sauraient entraîner les convictions.

En somme, la certitude, en fait d'hypnose, ne peut pas être établie objectivement. Les personnes qui ont été souvent les témoins de manifestations hypnotiques arrivent à croire que celles-ci sont bien une réalité. Il y a dans la marche de ces manifestations, dans le cri, le frisson, le soupir, ou le mouvement spasmodique quelconque qui précède, d'habitude et selon les sujets, l'entrée en hypnose, et surtout dans l'état fixe, hagard, étrange, de l'œil de l'hypnotisé, il y a là, un ensemble de conditions qui commande la conviction et l'impose, pour ainsi dire, aux esprits non prévenus, mais il n'y a pas, cependant, les éléments d'une certitude absolue, à laquelle on ne puisse logiquement se soustraire. Nous croyons pour notre part, qu'il y a quelque chose dans tous ces faits qu'on tend à grossir démesurément, mais quelque chose tenant à la disposition mentale de ceux qui les présentent, car — nos lecteurs le comprennent maintenant — le magnétisme n'est, en réalité, que *l'ensemble des moyens à l'aide desquels on augmente la crédulité des gens.* C'est même là, à notre avis, l'unique définition sensée qu'on puisse donner du sujet qui nous occupe.

L'opinion de MM. Binet et Féré est d'un grand poids en ce qui touche le rôle des experts, dans l'espèce. Or, cette opinion est formelle, et l'expert se trouve, disent-ils, sans cesse en présence d'une simulation à prévoir : « ce danger de la simulation existe en tout état de cause, — ajoutent ces auteurs — page 277 de leur livre, — quelque soit l'état somatique du sujet. Alors même qu'on est en présence d'une grande hypnotique, il ne faut pas écouter aveuglément tout ce qu'elle dit. »

Ces considérations, que nous pourrions considérablement étendre, se joignent à tout ce que nous avons déjà avancé et suffisent à prouver combien le rôle du médecin-expert est difficile, quand il est mis en demeure de déclarer s'il y a eu, dans un cas donné, intervention du magnétisme à un degré quelconque. L'expert ne pourra qu'établir approximativement l'aptitude à l'hypnose du sujet examiné. Il restera toujours aux juges la tache difficile, non seulement de déterminer s'il y a eu tentative d'hypnotisation, où, par qui, comment cette tentative a été faite, et jusqu'à quel point elle a été poussée, mais encore de savoir si les manifestations invoquées ne sont pas un acte de pure simulation.

La suggestion admise, il y aura encore pour les juges à préciser la part de responsabilité qui revient à l'hypnotique. Or, cette responsabilité, tout amoindrie qu'elle se trouve chez un sujet hypnotisé, et, par là-même, privé de volonté, ne saurait pourtant être complètement éliminée. Le sujet reste toujours sous le coup du consentement qu'il a donné à l'hypnotiseur. Il est admis, en effet, par l'immense majorité des expérimentateurs, qu'on n'hypnotise un individu que s'il le veut bien. Assurément, l'habitude invétérée des pratiques hypnotiques réduit de plus en plus celui qui s'y prête à l'état de machine automatique, mais il reste néanmoins responsable de la faute qu'il a commise en se livrant à une première hypnotisation. Dans

23.

tous les cas, et au pis aller, la société conserve en toute occurrence, selon la remarque de MM. Binet et Féré, le droit de veiller à sa sécurité. « Alors même, écrivent-ils, que l'hypnotique a été endormi sans son consentement — comme cela peut arriver à ceux qui ont été victimes d'hypnotisations trop répétées, — qu'il a été suggestionné et capté pendant la veille et que, par conséquent, il n'a encouru aucune responsabilité morale, on ne saurait admettre que la société n'a pas le droit de se défendre contre un malade aussi dangereux. Jusqu'ici, l'hypnotisme n'a figuré qu'accidentellement en justice. Mais demain, les choses peuvent changer, et la suggestion entrera peut-être dans la pratique criminelle courante. Aucun criminaliste ne soutiendra que la société doit rester désarmée contre un pareil danger. »

De même que l'hypnotisé, l'hystérique criminel ne saurait, du fait de sa prétendue irresponsabilité, échapper à l'action répressive de la loi. L'hystérie, assurément, opprime la conscience, surtout quand elle emprunte la forme de l'*état* second. Il est bien difficile de rendre Félida X..., par exemple, responsable, à l'état prime, des faits et gestes accomplis par elle dans cet état *second*, dont, au réveil, elle ne garde aucune souvenance. Mais il y aurait, en dehors de ces cas, heureusement fort rares, un immense péril social à étendre le domaine de l'irresponsabilité; et même, dans ces cas exceptionnels, la société ne doit pas abdiquer ses droits de sauvegarde. D'ailleurs, il faut reconnaître avec M. Azam, que « chez les femmes, le nombre des hystériques s'appelle légion, et que, depuis la jeune fille qui a un léger sentiment de constriction du cou, à certaines époques, jusqu'à la convulsionnaire aliénée ou à la miraculée la plus extravagante, il y a un nombre considérable de degrés. Auquel de ces degrés s'arrêtera la responsabilité?... Il paraît difficile que le magistrat n'ait pas à apprécier l'espèce du délit ou du crime, quitte à lui de faire juger par un médecin du degré de la maladie et d'en déduire les conséquences.

« S'il est inique de condamner comme criminelle la servante hystérique qui égorge les enfants confiés à sa garde avec le laisser-aller qu'elle aurait mis à manger une poignée de plâtre, il serait dangereux pour la société d'innocenter, de parti pris, toute criminelle parce qu'elle aura la boule hystérique ou des gonflements de l'épigastre. Toutes deux, cependant, sont tenues sous la puissance de la même diathèse, mais leur conscience n'est pas dominée de la même manière. »

Ces quelques données suffisent à prouver les difficultés qui, du fait de l'hypnotisme, et de l'hystérie qui, nous le savons, l'alimente principalement, peuvent s'offrir aussi bien au médecin-expert qu'au juge appelé à trancher la question. Il n'entre, d'ailleurs, pas dans notre plan de traiter plus au fond ce grave sujet.

Ajoutons, pourtant, que dans l'hystérie, non moins que dans le magnétisme, il faut réserver la part de la volonté chez le sujet en cause. Il nous semble inadmissible que, dans la crise la plus violente, la plus désordonnée de la grande hystérie, il n'y ait pas quelque chose de voulu, de consenti, en vertu de cette tendance singulière qui porte l'hystérique à rechercher la mise en scène, l'effet théâtral, en un mot, tout ce qui appelle l'attention sur lui.

Nous savons, d'ailleurs, et l'on professe à la Salpêtrière, que les grandes hystériques sentent fort bien, pendant quelques heures, quelques jours parfois à l'avance, venir les crises. Ces crises, on les arrête quand on veut, par la compression de l'ovaire et la ceinture ovarienne. Les femmes, au moins, libres ainsi de courir ou non le risque des crises, ne sauraient être déclarées irresponsables.

En résumé, le problème médico-légal du magnétisme, en outre de difficultés presque insurmontables inhérentes au sujet, se complique de l'absence de tout signe certain et avéré, établissant la réalité des manifestations magnétiques : c'est là une conclusion que nous nous bornons à enregistrer pour le moment.

CHAPITRE XVII

LES DANGERS DU MAGNÉTISME ANIMAL

Opinions de Bailly, de Puységur, de du Potet. — Dangers encou
rus par les magnétisés. — Observations diverses. — Dangers
menaçant la Société tout entière. — Le fait de Castellan.

Le péril magnétique, celui que ce livre a pour objectif principal de dénoncer, a été formellement reconnu
par les premiers arbitres appelés à se prononcer sur
les éventualités du mesmérisme. C'est ainsi que Bailly,
dans le célèbre rapport que nous avons en grande
partie transcrit, signale, en termes on ne peut plus
précis, les dangers de la *chambre des crises* et de
l'*enfer aux convulsions*. Le savant rapporteur avait
parfaitement saisi et fort clairement démontré que les
pratiques de Mesmer développaient, dans des propor-
tions alarmantes, les aptitudes convulsives des personnes qui se soumettaient aux épreuves du *baquet*.

En définitive, Bailly met en pleine lumière que les
maladies de nerfs, comme il dit, sont exagérées par
le mesmérisme, et il blâme énergiquement l'exhibition
publique des convulsionnaires qui en résultent.

Ce sentiment du péril magnétique, les disciples immédiats de Mesmer l'avaient également. Le baron du

Potet, qui fut, pendant la première moitié de ce siècle,
l'apôtre attitré du magnétisme, écrit[1] :

« Les phénomènes que l'on provoque par le magnétisme animal prennent un développement souvent
effrayant. Le patient, tout à l'heure dans un état naturel, entre dans un état de convulsions extraordinaires;
il se roule par terre, crie et se débat, et, dans cet état,
plus on le touche ou laisse toucher, plus on augmente
ses angoisses.

« Les convulsions produites de cette manière ont
duré quelquefois six et huit heures sans interruption,
et les personnes ainsi affectées restaient malades pendant plusieurs jours, éprouvant un sentiment de brisement accompagné d'une horreur profonde pour le magnétisme et le magnétiseur. L'état de calme finit par
revenir, mais j'ai vu, dans quelques circonstances
graves, à la vérité, les malades résister au repos, aux
antispasmodiques, et persister pendant plusieurs semaines. »

A l'époque de du Potet, on ne supposait pas, comme
le remarque M. Gilles de la Tourette dans son judicieux livre si souvent cité ici, on ne supposait pas,
que le sexe masculin fut sujet à l'hystérie. On s'étonnait, dès lors, que des hommes vigoureux et bien cons-
titués fussent, comme les femmes nerveuses, sujets aux
effets que nous venons de rappeler; aussi les observations portent-elles surtout sur des femmes. Du Potet
cite, parmi les exemples de ce genre qu'il a vus en
assez grand nombre, le cas suivant, qui est typique.

« M. de C..., ancien militaire, avait entendu parler
vaguement du magnétisme. Il voulut essayer de magnétiser sa fille, quoiqu'elle ne se plaignit d'aucun
mal, et seulement pour voir s'il ne pourrait pas lui
faire éprouver quelques effets. Pour cela, sans se douter
de tout le mal qu'il allait faire, il mit la main sur l'es-

1. *Traité complet du magnétisme animal*, 3e édit.. 1856.

tomac de sa fille. Après quelques minutes de magnétisme, elle éprouva quelques mouvements convulsifs
qui, loin d'effrayer le père, ne firent que l'encourager
à poursuivre son expérience. Bientôt, Mlle de C... eut
des convulsions très violentes, et son père, ignorant
la manière dont il aurait pu les calmer, ne fit plus que
les augmenter par sa présence, et même par l'effroi
qu'elles lui causaient. Il fut forcé d'abandonner sa
fille en cet état, et elle passa la nuit suivante dans des
convulsions continuelles. Cet état dura huit jours. »

La conclusion de du Potet est que le magnétisme,
entre des mains inhabiles, peut produire des désordres
irréparables, et cette conclusion, les faits de tous les
jours la confirment de plus en plus.

Les magnétiseurs du temps de du Potet étaient,
pour braver ces redoutables éventualités, soutenus par
l'idée que le magnétisme pouvait guérir un grand
nombre de maladies. Nous verrons plus loin combien
il faut en rabattre de ces prétentions. Entre temps, ils
auraient dû être éclairés par les résultats obtenus par
Puységur lui-même. Joly, un des meilleurs somnambules de ce dernier, avait été la victime manifeste des
pratiques de son maître. Voici, en effet, ce que le
pauvre homme écrit de lui-même [1] :

« Le magnétisme animal vient de provoquer en moi
une maladie qu'on nomme *catalepsie*, qui serait venue
dans six mois, dont je serais mort et dont je ne
mourrai peut-être pas en l'ayant actuellement ; donc,
c'est un grand avantage pour moi de pouvoir dire : *Je
mourrai peut-être*, au lieu de : *je mourrai sûrement*. Je suis très persuadé que ce n'est que le grand
nombre de crises dans lesquelles je suis tombé qui
ont hâté cette maladie, dont néanmoins, j'espère un
heureux succès. Il est sûr, au contraire, que n'ayant

---

1. D'après M. G. de la Tourette.

pas été provoquée par le magnétisme animal, elle
m'aurait causé la mort dans six mois; et il est sûr aussi
que je ne puis avoir que de très grandes obligations à
celui qui m'a rendu ce service.

« Le 28 novembre 1774.

« Signé : JOLY. »

Il est difficile d'être plus naïvement optimiste, et
c'est merveille, en vérité, de voir ce pauvre diable se
réjouir de ce que le magnétisme l'a fait passer de
l'état d'hystérie plus ou moins latente à celui d'hystérie renforcée.

Oui, le développement excessif de l'hystérie, cette
redoutable névrose qui domine toute l'existence de
ceux qui en sont affligés, et rend douteuse, chez eux,
la possession du libre arbitre, tel est le résultat le plus
clair des manœuvres magnétiques. Et c'en serait assez,
sans contredit, pour motiver l'interdiction absolue de
celles-ci, du moins entre les mains de personnes incompétentes. On s'explique, dès lors, le propos qu'on nous
a rapporté, naguères, d'un de nos plus illustres professeurs de la Faculté de médecine, disant : *Plutôt que
de laisser magnétiser ma fille, j'aimerais mieux la
tuer de mes propres mains!*

Est-il, en effet, un spectacle plus affligeant, plus
lamentable, que celui de ces sujets abominablement
détraqués par l'abus des hypnotisations, et auxquels
on inflige les illusions les plus étranges, les hallucinations les plus renversantes? On arrive, nous l'avons
vu, à leur faire croire, même à l'état de veille, qu'ils
sont, tour à tour, un oiseau, un reptile, un animal
quelconque, une vieille fille, un ecclésiastique, tout ce
que l'on veut. On leur impose successivement la joie,
la terreur, les sentiments les plus divers; ce sont des

détraqués complets, de purs mannequins au service de l'hypnotiseur.

Tous les auteurs sérieux qui ont, de nos jours, écrit sur le magnétisme, sont d'accord sur ce désarroi nerveux qu'on développe chez les hypnotisés. « Une des femmes que j'endormais à l'hôpital Beaujon, dit M. Ch. Richet, est devenue extrêmement hystérique ; peu sensible au magnétisme, lorsque je commençais mes expériences, elle devint, par la suite, si sensible que je l'endormais sans passes, en quelques secondes, par le seul contact du front ou de la main. Un de mes amis, le docteur H... a fait une observation tout à fait analogue. Une femme point du tout hystérique, qu'il endormait souvent avec une extrême facilité, finit par présenter tous les symptômes d'une hystérie très nettement accusée. »

M. Gilles de la Tourette n'est pas moins explicite : « Alors, dit cet intéressant auteur, que nous avions l'honneur d'être l'interne de M. Charcot, entrèrent dans le service de notre maître, trois enfants atteints de violentes crises hystériques. Le père, un officier, s'adonnait, ainsi que la mère, aux pratiques du spiritisme, qui confinent de si près aux manœuvres hypnotiques qu'il n'y a pas lieu de les différencier dans la circonstance.

« A la suite d'expériences qui durèrent sans interruption pendant deux jours, la fillette, âgée de treize ans et demi, qui remplissait les fonctions de médium, fut soudainement prise d'une violente attaque d'hystérie. Quelques jours plus tard, les deux frères, offrant en cela un bel exemple de contagion nerveuse, étaient envahis à leur tour. Les trois enfants furent, après bien des traitements infructueux, conduits à la Salpêtrière, où ils restent plus de six mois et présentèrent tous les symptômes les plus accentués de l'hystérie convulsive. Ils sortirent guéris ; en apparence tout au moins, car ils emportaient avec eux une prédisposition bien inquiétante pour l'avenir. Les parents jurèrent de ne plus s'occuper de spiritisme; mais le mal était fait et peut-être était-il irréparable ! »

Ce qu'il faut retenir surtout, et ce qui résulte, pensons-nous, des nombreux faits que nous avons exposés au cours de cette étude, c'est l'état à la fois physique et psychique que l'on crée chez les personnes soumises trop souvent aux manœuvres hypnotiques, ou maintenues trop longtemps sous l'influence de ces dernières. Il survient alors, chez ces sujets, une aptitude désastreuse aux paralysies, aux contractures et aux multiples accidents hystériques; ils sont, de ce chef, absolument ébranlés dans leur santé.

De plus, leur état mental est déplorable : On ne sait jamais, et ils ne savent pas eux-mêmes, s'ils sont ou ne sont pas dans l'état normal.

On a vu de ces malheureux qui tombaient dans le sommeil magnétique à la moindre occasion, au moindre bruit inattendu : à table, en regardant inopinément le bouchon d'une carafe ou lorsqu'on apportait tout à coup les lampes, devant leur foyer, sous l'action de la flamme qui en jaillit brusquement. Ce sont de véritables malades qu'il faut garder d'eux-mêmes et des autres, et traiter comme des aliénés dangereux.

Les exemples de ce déplorable état mental abondent dans les livres, et nous en avons rapporté plusieurs. On n'a pas oublié le cas de cette femme, citée par M. Charcot, et qui tombait en catalepsie devant les réverbères qu'on allumait brusquement sous ses yeux, ni celui de cet homme observé par M. Dumontpallier et qui avait été frappé d'extase hypnotique en voyant un régiment passer sous ses yeux, musique en tête et les armes resplendissant au soleil. On se souvient aussi de ces pensionnaires de la Salpêtrière qui sont hypnotisées par un coup de tonnerre ou un éclair d'orage, de ces fakirs de l'Inde qui s'endorment en fixant pendant longtemps le bout de leur nez ou un point imaginaire de l'espace, et de ces moines omphalo-ptychiens qui arrivent à se mettre dans le sommeil nerveux en regardant, avec persistance, leur nombril. A ces faits étranges, qui témoignent d'un désarroi mental absolu, et dont nous pourrions étendre considérablement la liste, il faut ajouter ces personnes qui, après une longue pratique de l'hypnose, en viennent au point de s'endormir elles-mêmes à volonté, par la concentration de leur pensée peut-être, ou plutôt par la fixation d'un objet, ou même la répétition inconsciente d'un acte auquel elles rattachent l'idée du sommeil.

Et ces faits de sommeil survenu en dehors de toute intervention humaine, mettent hors de doute incontestablement que l'hypnose n'est nullement sous la dépendance du magnétiseur; ils ruinent radicalement l'hypothèse, chère aux intéressés et à la foule crédule, d'un fluide mystérieux lancé par l'expérimentateur sur le sujet d'expérience, et ramènent toute la phénoménisation du magnétisme dans le cercle, d'ailleurs si vaste, de la suggestion.

Le sort réservé à tous ceux qui s'abandonnent à une hypnotisation excessive est fatal. Ces gens-là deviennent des fous inconscients, de véritables automates à la merci des circonstances et des impulsions qu'on leur donne. Il suffit de voir la plupart des pauvres filles qui ont servi de sujets d'étude à la Salpêtrière et ailleurs, pour se convaincre du triste sort réservé aux hypnotiques de profession. La plupart s'endorment à la moindre injonction; ce sont des êtres détraqués à tout jamais. Blanche Witt., dont il a été déjà parlé et que nous avons occasion de voir fréquemment, est un remarquable spécimen dans ce genre. Il suffit que le premier venu lui mette la main sur les yeux pour qu'elle tombe en somnambulisme. De plus, à chaque instant, elle est prise de contractures ou de paralysies : c'est une incurable.

Mais la pire des conditions que crée le magnétisme,

celle qui domine toutes les autres et constitue le péril
supérieur dans l'espèce, c'est, sans contredit, l'état de
sujétion absolue dans lequel l'hypnotisé se trouve vis-
à-vis de son hypnotiseur. Quel que soit le procédé employé, qu'on se soit servi de passes, de fixation du
regard ou de suggestions, ce qui, finalement se réduit,
nous le répétons à la *suggestion*, c'est-à-dire à l'imposition, par l'expérimentateur, de sa propre volonté au
sujet d'expérience, le résultat est toujours et presque
fatalement le même : le sujet devient un automate à
la discrétion du magnétiseur. Est-il un danger plus
grand, plus redoutable, que cette éventualité d'abdiquer
sa personnalité et son libre arbitre, de n'avoir plus ni
volonté, ni individualité? D'être, en un mot, la chose
d'un autre, son esclave contraint, passif et sans recours? Dès lors, le magnétiseur peut tout sur son sujet,
abuser de son corps de toutes les manières, lui faire signer des billets, des quittances, des engagements divers,
qui seront valables, surtout si la victime, plongée au
préalable dans l'hypnose, ne conserve, comme il est de
règle, aucun souvenir au réveil.

Et notez, qu'avec la diffusion qu'acquièrent aujour-
d'hui, grâce aux exhibitions publiques qui sont orga-
nisées par des magnétiseurs de profession, et même,
hélas ! par des médecins inconsidérés, il devient aussi
facile à un individu mal intentionné de se mettre au
courant des procédés de l'hypnotisation, que de
prendre connaissance des propriétés toxiques de l'ar-
senic ou de la strychnine.

N'allez pas croire, au reste, qu'on ait attendu jusqu'à
ce jour pour employer le magnétisme à la perpétration
des crimes et attentats. Les livres spéciaux abondent
en faits qui témoignent du contraire. Nous n'en citerons que le suivant, qui s'est passé il y a plus de vingt
ans et que nous empruntons à M. le Dr Prosper Despine[1] :

1. *Étude scientifique sur le somnambulisme*, 1880.

« Le 31 mars 1865, dit M. Despine d'après le
compte rendu des audiences de la Cour d'assises dans
le département du Var, un mendiant arrive au hameau
de Guiols. Il avait vingt-deux ans environ ; il était
estropié des deux jambes. Il demanda l'hospitalité au
nommé H..., qui habitait ce hameau avec sa fille.
Celle-ci était âgée de vingt-six ans, et sa moralité était
parfaite. Le mendiant, nommé Castellan, simulant la
surdi-mutité, fit comprendre par des signes qu'il avait
faim ; on l'invita à souper. Pendant le repas, il se livra
à des actes étranges, qui attirèrent l'attention de ses
hôtes ; il affecta de ne laisser remplir son verre qu'après
avoir tracé, sur cet objet et sur sa propre figure, le
signe de la croix. Pendant la veillée, il fit signe qu'il
pouvait écrire. Alors il traça les lignes suivantes : « Je
suis le fils de Dieu, je suis du ciel, et mon nom est :
Notre-Seigneur ! Car vous voyez mes petits miracles et
plus tard vous en verrez de plus grands. Ne craignez
rien de moi, je suis envoyé de Dieu. » Il prétendait
connaître l'avenir et annonçait que la guerre civile
éclaterait dans six mois. Ces actes absurdes impres-
sionnèrent les assistants, et Joséphine H... en fut vivement frappée ; elle se coucha habillée, par crainte du
mendiant. Ce dernier passa la nuit au grenier à foin,
et le lendemain, après avoir déjeuné, il s'éloigna du
hameau. Il y revint bientôt, après s'être assuré que
Joséphine resterait seule pendant toute la journée. Il
la trouva occupée des soins du ménage et s'entretint
quelque temps avec elle à l'aide de signes. La matinée
fut employée par Castellan à exercer sur cette fille
une sorte de fascination. Un homme déclara que,
tandis qu'elle était penchée sur le foyer de la cheminée,
Castellan, penché sur elle, lui faisait avec la main, sur
le dos, des signes circulaires et des signes de croix ;
pendant ce temps, elle *avait les yeux hagards*. (Peut-
être l'avait-il mise alors en somnambulisme). A midi,
ils se mirent à table ensemble. A peine le repas était-

il commencé, que Castellan fit un geste, comme pour jeter quelque chose dans la cuiller de Joséphine. Aussitôt la jeune fille s'évanouit. Castellan la prit, la porta sur son lit et se livra sur elle aux derniers outrages. Joséphine avait conscience de ce qui se passait, mais, retenue par une force invincible elle ne pouvait faire aucun mouvement, ni pousser un cri, quoique sa volonté protestât contre l'attentat qui était commis sur elle. (Elle était alors, on le devine, en léthargie lucide.) Revenue à elle, elle ne cessa pas d'être sous l'empire de Castellan, et à quatre heures de l'après-midi, au moment où cet homme s'éloignait du hameau, la malheureuse, entraînée par une influence à laquelle elle cherchait en vain à résister, abandonnait la maison paternelle, et suivait, éperdue, ce mendiant pour lequel elle n'éprouvait que de la peur et du dégoût. Ils passèrent la nuit dans un grenier à foin, et le lendemain ils se dirigèrent vers Collobrières. Le sieur Sauteron les rencontra dans un bois et les amena chez lui. Castellan lui raconta qu'il avait enlevé cette fille après avoir surpris ses faveurs. Joséphine lui fit aussi part de son malheur, en ajoutant que, dans son désespoir, elle avait voulu se noyer. Le 3 avril, Castellan suivi de cette jeune fille, s'arrêta chez le sieur Condroyer, cultivateur. Joséphine ne cessait de se lamenter et de déplorer la malheureuse situation où la retenait le pouvoir irrésistible de cet homme. Ayant peur des outrages dont elle craignait d'être encore l'objet, elle demanda à coucher dans une maison voisine. Castellan s'approcha d'elle au moment où elle allait sortir ; il la saisit par les hanches et aussitôt *elle s'évanouit.* Puis, bien que, d'après les déclarations des témoins, elle fut comme morte, on la vit, sur l'ordre de Castellan, monter les marches de l'escalier, les compter, puis rire convulsivement. Il fut constaté qu'elle se trouvait alors complètement insensible. (Elle était alors évidemment en somnambulisme, par suite, sans doute,

de la pression des hanches, qui devaient être le siège
d'une zone hypnogène.)

« Le lendemain, 4 avril, elle descendit dans un état
qui ressemblait à de la folie, elle déraisonnait et refu-
sait toute nourriture. Elle invoquait Dieu et la Vierge.
Castellan, voulant donner une nouvelle preuve de son
ascendant sur elle, lui ordonna de faire, à genoux, le
tour de la chambre, et elle lui obéit. Émus de la douleur
de cette malheureuse et indignés de l'audace avec laquelle son séducteur abusait de son pouvoir sur elle,
les habitants de la maison chassèrent le mendiant
malgré sa résistance. A peine avait-il franchi le seuil
de la porte, que Joséphine tomba comme morte. On
rappela Castellan ; celui-ci fit sur elle divers signes et
lui rendit l'usage de ses sens. La nuit venue, elle alla
reposer avec lui.

« Le lendemain, ils partirent ensemble ; on n'avait
pas osé empêcher Joséphine de suivre cet homme. Tout
à coup on la vit revenir en courant ; Castellan avait rencontré des chasseurs, et, pendant qu'il causait avec eux,
elle avait pris la fuite. Elle demandait, en pleurant,
qu'on la cachât, qu'on l'arrachât à cette influence. On
la ramena chez son père, et depuis lors elle ne paraît
pas jouir de toute sa raison.

« Castellan fut arrêté. Il avait été déjà condamné
correctionnellement : cet homme était, sans contredit,
familiarisé avec les procédés magnétiques. C'est à cette
particularité qu'il faut attribuer l'influence qu'il avait
exercée sur Joséphine, dont la constitution se prêtait
merveilleusement au magnétisme, ce qui a été constaté
par diverses expériences auxquelles l'ont soumise les
médecins-experts. Castellan reconnaît que c'est par des
passes magnétiques que fut causé l'évanouissement de
Joséphine, qui précéda le viol. Il avoua avoir eu deux
fois des rapports avec elle dans un moment où elle
n'était ni endormie ni évanouie, mais où elle ne pouvait
donner un consentement libre aux actes coupables dont

elle était l'objet (c'est-à-dire dans un état de léthargie lucide). Les rapports qu'il eût avec elle dans la seconde nuit qu'ils passèrent ensemble à Capelude, eurent lieu dans les conditions suivantes : Joséphine ne s'est pas doutée de l'acte coupable dont elle fut victime, et c'est Castellan qui lui raconta, le matin, qu'il l'avait possédée pendant la nuit. Deux autres fois, il avait abusé d'elle de la même manière, sans qu'elle s'en doutât (c'est-à-dire pendant qu'elle était dans le sommeil somnambulique).

« Depuis qu'elle est soustraite à l'influence de cet homme, Joséphine a recouvré la raison. Elle dit, dans sa déposition devant la Cour : « il exerçait sur moi une telle influence à l'aide de ses gestes (passes) que je suis tombée plusieurs fois comme morte. Il a pu alors faire de moi ce qu'il a voulu. Je comprenais ce dont j'étais victime, mais je ne pouvais ni parler, ni agir, et j'endurais le plus cruel supplice. » (Elle faisait allusion à ses accès de léthargie lucide ; quant à ses états de somnambulisme, elle n'en avait pas conscience.)

« Trois médecins, les docteurs Hériat, Paulet et Théus ont été appelés à éclairer le jury sur les effets du magnétisme. Ils ont confirmé, par leurs déclarations, les conclusions du rapport médico-légal rédigé, à l'occasion de cette affaire, par les docteurs Auban et Roux, de Toulon. Castellan a été condamné à douze ans de travaux forcés. »

Ce fait étrange pourrait servir de pendant à celui du dentiste Lévy, que nous avons rapporté au précédent chapitre. Avec bien d'autres, qui abondent dans les livres spéciaux ou les annales judiciaires, et qui sont tous l'affirmation du danger que peut courir une femme livrée par l'hypnotisme à la merci de l'hypnotiseur, ce fait prouve combien le magnétisme favorise et rend possibles les attentats aux mœurs. Cette considération suffirait seule pour justifier la proscription légale qui devrait, pensons-nous, s'appliquer à l'exhibition publique du magnétisme ; mais elle est loin d'être l'unique motif à invoquer en faveur de l'intervention prohibitive de l'autorité dans l'espèce : Il faut y joindre encore ce qu'on a appelé *l'électivité* du magnétisé pour le magnétiseur.

Il faut, nous le savons, entendre par ce mot d'électivité, tantôt une préférence du sujet pour l'expérimentateur, telle que le premier ne souhaite rien tant que d'être sans cesse en contact ou en présence du second, tantôt, au contraire, un sentiment de crainte et d'appréhension, comme on en ressent auprès d'un maître absolu, redoutable et redouté, ou qu'on croit doué d'un pouvoir surnaturel.

Et ce sentiment singulier ne cesse pas avec la période hypnotique. C'est une règle générale et incontestée que la personne qui s'est prêtée, ne fût-ce qu'une fois, à des tentatives d'hypnotisme, reste, alors même que celles-ci n'ont pas abouti, sous le coup d'une obsession bizarre à l'endroit de l'expérimentateur. Le plus souvent, c'est une sorte de crainte superstitieuse qui se manifeste, comme chez ces sujets expérimentés par M. Brémaud, dont nous avons parlé, et qui ne pouvaient pas le rencontrer sans se sentir mal à l'aise, craignant toujours d'être hypnotisés malgré eux.

D'autres fois, au contraire, et ce n'est guère plus satisfaisant, c'est une attraction plus ou moins vive qui se développe. Un de nos amis, homme d'une constitution robuste, mais un peu nerveux, nous a souvent conté le fait que voici : En 1847, alors qu'il étudiait la médecine à Paris, il entra un jour dans cette salle du Palais-Royal où le baron du Potet faisait, en même temps que des conférences, des expériences publiques de magnétisme sur les personnes de l'assistance qui voulaient bien s'y prêter. Cédant à un sentiment de curiosité, notre ami monta sur l'estrade et subit quelques passes de la part d'un des disciples qui opéraient sous l'œil du maître. Se sentant influencé bizarrement au bout de peu d'instants, l'ami dont nous parlons ne voulut pas aller plus loin, mais depuis, chaque fois que, par hasard, il rencontrait son magnétiseur, qu'il ne connaissait, d'ailleurs pas autrement, il avait à se défendre contre le désir impérieux de lui sauter au cou.

Qui de nous serait désireux de voir sa femme, sa fille ou sa sœur en proie à une sollicitation de ce genre ? Et cependant, ne voit-on pas tous les jours les femmes du meilleur monde et les plus respectables, se prêter, par curiosité ou par désœuvrement, à des tentatives capables d'aboutir à ce fâcheux résultat ?

Mais là n'est pas encore tout le danger : Au cours de l'hypnose, le somnambule qui a recouvré, comme on sait, la mémoire fidèle du passé, se trouve, ainsi que la dame dont parlent Demarquay et Grand-Teulon, exposé à faire des confidences regrettables à divers points de vue.

Ce danger de l'asservissement du sujet à l'expérimentateur est reconnu par tous les auteurs, c'est même, d'après M. Beaunis, qui en prend, d'ailleurs, aisément son parti, le seul danger de l'hypnotisme.

Nos lecteurs ne partageront pas, nous l'espérons, l'optimisme du professeur de Nancy, mais il importe aussi qu'ils sachent que les spectateurs habituels des exhibitions hypnotiques ne sont pas sans encourir de sérieux risques au point de vue de leur équilibre mental.

La vue fréquemment renouvelée des faits étranges et tenant du prodige qui s'accomplissent sous leurs yeux ne peut manquer de jeter le trouble dans leur raison. Il suffit, comme le fait observer M. Gilles de la Tourette, de regarder autour de soi dans les réunions dont le magnétisme est l'objectif, pour saisir le degré de tension d'esprit que subissent les assistants.

Un coup de tam-tam inopiné jetterait aisément tout ce monde en catalepsie. Là, en effet, s'exercent dans

leur plein l'influence de l'imitation et cette contagion de l'exemple que nous avons souvent rappelée :
c'en est assez pour motiver l'interdiction de ces
réunions qu'on ne saurait trop réprouver et dont
il est de prudence élémentaire de s'abstenir soigneusement. On trouvera, au chapitre suivant, la preuve
authentique des effets désastreux que produisent infailliblement les agissements dont nous parlons.

CHAPITRE XVIII

L'EXPLOITATION COMMERCIALE DU MAGNÉTISME

Les représentations théâtrales. — Les exploits en Italie de Dhont dit Donato. — Le *jeu de Hansen* en Suisse. — Viol d'une jeune fille pendant la léthargie hypnotique. — L'organisation industrielle du magnétisme à Paris. — Les somnambules. — Les réunions où l'on consulte. — L'homme-sauveur. — Clinique du magnétisme. — *Institut magnétologique.* — Journaux spéciaux.

Les exhibitions publiques, les représentations théâtrales du magnétisme sont les grands moyens de propagande employés par les magnétiseurs de profession. Ceux ci sont le plus souvent doublés d'un guérisseur ou affiliés à des sociétés de somnambules faisant état d'indiquer les remèdes à employer dans les diverses maladies. Ces gens-là ont un intérêt majeur à vulgariser les propriétés prétendues merveilleuses du magnétisme : un auditeur convaincu, gagné à la cause, c'est, — qu'on y songe, — un client de plus pour la somnambule *lucide*, c'est-à-dire une source assurée de gain. Et comme le nombre des badauds, des naïfs, des gobe-mouches, des amoureux inconscients du merveilleux ou de ce qui en a l'apparence, est partout considérable, la moisson des magnétiseurs est habituellement féconde. On s'explique, dès lors, qu'il y ait des commis-voyageurs en magnétisme, qui *font* la province.

La manière de procéder n'est pas toujours la même.

Tantôt le missionnaire en magnétisme est accompagné
d'*une* somnambule éprouvée, car ce sont presque toujours des femmes qui se prêtent à ce rôle. Cette somnambule, exercée à parcourir toutes les étapes de l'hypnose, et habile à se mettre au point voulu par l'hypnotiseur, est naturellement d'une grande *lucidité*, ce
qui veut dire, en bon français, très rouée, très experte
et, la plupart du temps, très intelligente.

Dans ces conditions, le succès de la représentation
est assuré d'avance.

D'autres fois, le magnétiseur opère sur les personnes
de l'assistance qui veulent se prêter à l'expérimentation. Les personnes de ce genre sont immanquablement des névrosiaques, possédés, comme tous les hystériques, du désir inné de se mettre en scène. D'ailleurs, le magnétiseur, guidé par son expérience,
n'accepte que ceux qui lui paraissent aptes à ressentir
l'influence hypnotique.

Au reste, le plus ordinairement, ces prétendus volontaires sont des compères choisis et exercés d'a-
vance. C'est ce qui arrive, — on s'en souvient, — aux
représentations de Donato, dans la galerie Vivienne,
On est surpris de voir des individus, pauvrement vêtus,
se payer des places relativement chères ; mais bientôt
l'étonnement cesse, quand on constate qu'ils forment
l'élite, sinon la totalité des gens de bonne volonté que
l'opérateur invite à monter sur l'estrade. Entre temps,
ils forment la *claque* et applaudissent aux bons endroits.

Et notez que ces magnétiseurs industriels, lorsqu'ils
font des tournées en province, sont toujours annoncés à
grand fracas par les journaux de la localité, qui ne
leur ménagent pas les réclames élogieuses et le plus
souvent payées. Au jour dit, la représentation a lieu. Si
le *conférencier* — c'est un titre préféré — n'a pas
amené avec lui son sujet lucide, et s'il opère sur les
assistants de bonne volonté, ceux-ci ont été choisis à
l'avance par un *secrétaire* habile, venu depuis plusieurs

jours dans la localité, où il s'est mis en rapport avec
les cercles de jeunes gens, parmi lesquels il a fait son
choix. On trouve sans peine, dans la catégorie des
sujets prédisposés, des individus prêts aux exhibitions
capables d'attirer sur eux l'attention publique.

Bref, le jour de la représentation venu, le succès
est certain. La foule ébahie s'extasie devant les poses
de la catalepsie, rit en voyant les sujets boire de
l'huile de foie de morue pour du champagne, manger
des pommes de terre crues pour du sucre, et subir les
hallucinations et les illusions singulières que nous savons. On frémit surtout, quand l'opérateur pousse, sur
les divers points de la salle, ses sujets mis en état de
fascination, et qui, sur la direction indiquée par le
doigt du maître, se lancent comme des flèches à travers l'assistance, pour s'attacher au regard de l'individu désigné. A ce spectacle, que Donato, entre autres,
excelle à réaliser, chacun éprouve une surexcitation
visible ; on se gare avec effroi du fasciné, dont le regard trouble a quelque chose de mystérieux ; on craint
d'être touché par lui, on s'enfuit, on se bouscule sur
son passage, et l'émotion est à son comble. Finalement,
le public sort émerveillé, troublé, et discutant à perte
de vue sur ce qu'il ne comprend pas. Le magnétiseur
quitte la localité, mais l'état névrosique qu'il a créé
chez ses auditeurs reste. On prend goût à la chose, on
forme des sociétés, on fait du magnétisme entre soi,
en chambre, pour passer le temps, pour s'amuser, pour
essayer son *fluide* ou sa force de résistance, et peu à
peu il se produit de véritables épidémies de névropa-
ties redoutables.

Les exemples abondent de ce genre de résultats. A
la suite d'une tournée faite en Italie par le sieur Dhont,
dit Donato, déjà cité, les accidents névrosiques devinrent si nombreux dans la population, que le Conseil
supérieur de santé dut intervenir pour interdire, comme
extrêmement dangereuses, les représentations du ma-

gnétiseur en question. Voici ce que, à la date du
21 juin 1886, écrivait à ce sujet, à M. de la Tourette,
le docteur Lombroso, le psychologue et aliéniste bien
connu :

« A Turin, à la suite d'une représentation où il fut
hypnotisé par Donato, un officier d'artillerie est devenu presque fou; il présente, à chaque instant, des
accès d'hypnotisme spontané à la vue du moindre
objet brillant : une lanterne de voiture, par exemple,
qu'il suit comme fasciné. Un soir, si le capitaine de sa
batterie ne l'avait retenu, il se faisait écraser par une
voiture dont les lanternes étaient allumées, et qui arrivait sur lui. Une violente crise d'hystérie suivit cette
dernière scène, et le malheureux fut obligé de prendre
le lit.

« J'ai vu un ancien hystérique et un ancien somnambule redevenir malades après deux séances d'hypnotisation. Deux étudiants en mathématiques s'hypno-
tisèrent spontanément en regardant leur compas; il
leur devint impossible de dessiner. Un employé des
chemins de fer fut pris de convulsions et de folie fu-
rieuse, et n'a pas encore guéri. Deux officiers, déjà
hypnotisés, ne pouvaient résister aux injonctions que
leur faisait Donato de se montrer en public. Un jeune
homme de dix-sept ans, fort honorable jusque-là, devint d'une moralité plus que douteuse et se livra, vis-
à-vis de Donato lui-même, à un absurde chantage. Il
resta trois nuits sans sommeil et devint presque im-
bécile.

« A Milan, à Turin, beaucoup de spectateurs se sont
trouvés mal, ou ont eu, après la représentation, des
maux de tête ou des insomnies persistantes; plusieurs
se sont endormis spontanément dans la salle.

« Tous les médecins de Turin, MM. les docteurs
Pozzolo, Silva et moi-même, avons noté une réelle
aggravation dans les maladies nerveuses dont étaient
atteints quelques-uns de nos clients qui avaient été

hypnotisés ou avaient seulement assisté aux représentations. »

C'est pour des motifs analogues que les spectacles que donnait Hansen, en Autriche, furent interdits en 1880. Ce magnétiseur choisit alors la Suisse pour théâtre de ses exploits. Là, encore, les accidents se multiplièrent, et des crises hystériques se montrèrent de tous côtés, à Neuchâtel, à La Chaux-de-Fonds où les gamins eux-mêmes s'amusaient, au dire du docteur Ludame, à *jouer au jeu de Hansen*. Une jeune fille fut violée pendant la léthargie hypnotique, par un des spectateurs habituels des séances magnétiques, qui bénéficiait ainsi de l'enseignement qu'il avait reçu.

Mais, revenons à notre sujet :

C'est surtout à Paris que l'organisation industrielle du magnétisme est machinée sur un grand pied. Nous empruntons à M. Gilles de la Tourette, qui a consacré plusieurs années à l'étude de ce côté de la question qui nous occupe, quelques détails tout à fait typiques.

La profession de somnambule donnant des consultations est un métier coté; l'adresse de plus d'une de ces *voyantes* figure au Bottin, et l'on connaît, à Paris seulement, plus de cinq cents cabinets où celles-ci donnent des consultations payantes, soit que ces femmes travaillent à leur compte avec l'aide d'un magnétiseur à leur gages, ou bien qu'elles soient, au contraire, elles-mêmes aux gages d'un magnétiseur en renom.

La plupart des somnambules joignent à leur profession magnétique, celle de tireuse de cartes et de graphologue. Elles savent lire dans la main des consultants l'avenir réservé à ceux-ci et connaître le caractère des gens d'après la forme de leur écriture. Elles possèdent l'art de faire le *marc de café*, le *blanc d'œuf*, le *tamis* et les diverses piperies auxquelles se laissent prendre tant de dupes.

Parmi les magnétiseurs exploitant les somnambules, les plus renommés — et il n'y en a pas plus de qua-

rante de ce genre dans Paris, — donnent des représentations *privées*, mais dont les invitations sont presque publiquement délivrées à tout venant, chez les
coiffeurs, les marchands de tabac et autres bouti-
quiers, èt jusques aux coins de rues. Dans ces réunions
gratuites, sauf les cinquante centimes à verser obligatoirement au vestiaire, on donne quelques consultations
non payantes, mais qui ont l'avantage d'attirer plus
d'un client *profitable et taillable* dans le cabinet personnel du magnétiseur, qui se dédommage là ample-
ment.

Le nombre de ces réunions privées est considérable.

Dès le temps de Mesmer, qui fonda la *Loge ou Société de l'Harmonie*, dans laquelle l'on n'était admis
comme membre titulaire, qu'après versement de cent
louis d'or (2,400), le goût de l'association s'était développé parmi les sectateurs du magnétisme. Bientôt des
sociétés pareilles s'établirent en province, à Strasbourg
et à Bordeaux, notamment. Le but de toutes ces sociétés était de soulager gratuitement les malades par le
magnétisme. Les sociétés actuelles sont la suite des
anciennes, mais avec ce caractère malheureux qu'elles
sont devenues de véritables associations commerciales,
déguisées sous un masque humanitaire. *Cherchons le
vrai, faisons le bien :* telle est la devise alléchante de
l'une d'elles.

Ces sociétés comprennent plus de quarante mille affiliés, recrutés parmi quelques anciens adeptes de du
Potet, généralement des officiers en retraite, des
oisifs, des petits rentiers que ce spectacle divertit, et
qui payent une faible cotisation mensuelle. Il y a les
exploiteurs, qui sont les magnétiseurs en renom, et
les exploités, qui sont les invités, auxquels les invitations individuelles, obligatoires d'après la loi qui régit
les sociétés *privées*, comme celles-ci, sont distribuées
de la façon libérale que nous venons de dire.

Les réunions ont lieu dans quelque local loué par la société, un grand salon chez un restaurateur du Palais-Royal, par exemple. Les invités en sont quittes pour acquitter les cinquante centimes du vestiaire dont nous avons parlé. Dans la salle se pressent des familles entières, femmes, filles et enfants. On y voit aussi des curieux de tout rang, et des indifférents venus là pour tuer le temps. On procède d'abord à des exhibitions hypnotiques qui font la joie et l'étonnement des spectateurs non initiés ; mais le *clou* de la soirée, c'est la *consultation gratuite*. Nous ne saurions mieux faire que de reproduire ici le compte rendu que donne M. G. de la Tourette d'une des nombreuses séances auxquelles il a assisté à titre d'invité :

« Une vénérable somnambule, aux doigts chargés d'énormes bagues, vient s'asseoir devant un magnétiseur. Celui-ci se borne d'abord à de grandes gesticulations ; il lance son fluide lentement et avec force ; puis les passes deviennent de plus en plus rapides, pour aller ensuite *decrescendo*. La somnambule est endormie. Il annonce alors à l'assemblée que Mme S... veut bien consulter les personnes qui le désirent.

« Un jeune homme sort des rangs et s'assied devant la pythonisse. Celle-ci le tâte, le palpe et lui dit lentement *(nous sténographions)*, en scandant ses paroles : « Oui... je vois... vous toussez... un peu... Je vois... dans le corps... à travers votre corps... la trachée,... les bronches,... les poumons... Ah ! des tubercules ! Non,... pas de tubercules, mais il y a une caverne. (Effroi du consultant, qui a perdu toute notion de la réalité, murmures flatteurs de l'assemblée émerveillée de la science de la somnambule.) Il faut vous soigner, reprend celle-ci ; afin de remettre les choses en place, vous boirez, matin et soir, un verre d'eau magnétisée.

« La consultation est terminée ; le jeune homme se retire, se promettant bien, le lendemain, de se rendre

hez Mme S..., afin de recevoir de ses mains, moyen-
ant finances, cette fois, le précieux breuvage. »

Une autre attraction, c'est le voyage. Le thème est
oujours le suivant : le consultant partira, par la pensée,
'un endroit qu'il choisira, puis il se rendra, tou-
ours mentalement, dans un autre. La somnambule
accompagnera et devra décrire, à haute voix, les di-
ers pays ainsi parcourus.

Voici encore, d'après M. de la Tourette, comment,
lans une réunion à laquelle il assistait, s'est accompli
'un de ces voyages imaginaires :

« On part. C'est un *volontaire* de l'assistance qui se
orête à l'expérience : « Bien, dit la somnambule, nous
ommes sur une route... longue,... très longue... Je
ois une maison. — Ah ! oui, une grande maison. —
l'est bien cela, n'est-ce pas ? interrompt le magnéti-
eur. — A peu près, répond le consultant, qui ne nous
emble pas très convaincu. La somnambule prête
'oreille ; elle se penche vers le voyageur, afin de per-
nettre au rapport de s'établir. « Il y a beaucoup de
nonde, beaucoup de monde, dans cette maison... »
puis, une longue pause, pendant laquelle le magnéti-
eur éprouve le besoin de charger à nouveau de fluide
a somnambule, dont la lucidité semble être en défaut).
« Ah ! je vois, il y a aussi une rivière pas très loin. —
l'est bien cela, n'est-ce pas ? demande le magnétiseur.
— A peu près, répond le voyageur. — A côté de la rivière, il y a des arbres,... de grands arbres... » (Nou-
relle pause, pendant laquelle la somnambule porte ses
mains à sa tête, sa figure prenant une expression de
souffrance.)... de grands arbres... oui, je vois... (elle
saisit les mains du consultant)... Le pays est très beau...
elle semble haletante). — Certainement, mais quelle
est le nom de la rivière ? demande le voyageur. —
« Monsieur, on n'interroge pas la voyante, dit le magnétiseur sévèrement. Je puis, seul, vous mettre en
rapport avec elle. Vous troublez son dégagement, vous

la rendez très malade en agissant ainsi. » Il recommence ses passes ; le voyageur trop curieux se retire tout confus, et l'assemblée, sur son passage, fait entendre un murmure désapprobateur.

« Mais il est impossible à la somnambule de rester sur ce qu'on pourrait, à la rigueur, considérer comme un échec ; il lui faut une revanche éclatante.

« Nous voyons alors s'avancer un personnage qui ne manque jamais une séance, sorte d'aliéné à cheveux blancs, presque aveugle, extrêmement convaincu, au point de venir faire des prosélytes parmi les élèves qui assistent aux consultations de la Salpêtrière, où il s'introduisait autrefois sous prétexte de maladie. Dans les séances des sociétés de magnétisme, il joue, à son insu, le rôle de terre-neuve : il repêche les somnambules dans l'embarras. Comme dès son arrivée dans la salle il demande toujours à consulter, persuadé qu'il doit la vie aux conseils que lui donnent si souvent les voyantes, il est constamment placé au premier rang des curieux.

« Grâce au fluide du magnétiseur, la somnambule est devenue plus calme : « Y a-t-il encore une personne qui désire consulter, demande le barnum, qui a remarqué M. X..., dont il apprécie particulièrement la faiblesse d'esprit, Mᵐᵉ S... est très fatiguée ; elle a perdu tout à l'heure beaucoup de fluide, mais elle désire, néanmoins, faire bénéficier une personne de la société de ses conseils.

« Notre demi-aveugle s'avance au milieu d'un groupe de deux ou trois personnes. Le magnétiseur, qui l'a reconnu, s'empresse de le prendre par le bras, le choisissant ainsi au milieu des autres, le fait asseoir avec précaution, lui recommande de répondre uniquement aux questions qui lui seront posées, sans faire lui-même d'interrogations.

« Le rapport s'établit. « Vous souffrez beaucoup. — Oui, madame. — A la tête, n'est-ce pas ? interroge la

somnambule qui, elle aussi, a reconnu le personnage
à sa voix (car elle a les yeux fermés ou, tout au moins,
feint de n'y pas voir) — Oui, madame. — Ce sont les
yeux qui sont malades; mais vous guérirez.

« Notre consultant ne se tient pas de joie; il se lève
et tient à l'assemblée un discours enthousiasmé, un
petit discours (toujours le même), dans lequel il dit
qu'il a été guéri, par les somnambules, de six maladies
différentes; qu'il serait depuis longtemps aveugle (il y
voit à peine à se conduire), s'il n'avait pas usé du magnétisme; aussi a-t-il étudié et est-il devenu magnétiseur. Comme la somnambule lui a transmis trop de
fluide, il se livre sur lui-même, pour se dégager, à
des passes démesmérisantes, et, en descendant, il ad-
jure, une fois de plus, tous les assistants à devenir de
fervents adeptes du magnétisme.

« Pendant ce petit discours, le magnétiseur a réveillé
la somnambule. Celle-ci descend à son tour, non sans
avoir reçu les félicitations du président, et, sans se
laisser griser par son succès, daigne distribuer elle-
même sa carte aux invités : Madame S..., rue..., n°...,
tous les jours, de... à... Passé, avenir, objets perdus,
maladies, etc. »

La carte, l'adresse du magnétiseur ou de la somnambule, lesquels s'entendent à merveille pour exploiter la badauderie publique, tel est le but final de
ces réunions, d'où la foule sort ébahie, névrosée et
crédule jusqu'à l'invraisemblable.

Ces sociétés agissent toutes de la même façon; le
compte rendu qui précède est comme le calque des
autres : qui lit l'un les lit tous. C'est toujours l'appel
du consultant à domicile qui est l'objectif, et, pour y
parvenir, le moyen est toujours le même : se servir de
l'inclination vers le merveilleux qui domine les foules.
Dans ce but, toutes les supercheries, toutes les sima-
grées sont bonnes. Une entente préalable entre la
somnambule et le magnétiseur met la première au

courant des particularités utiles que le second a pu recueillir. Des compères, conscients ou inconscients, viennent en aide aux metteurs en scène. La somnambule, d'ailleurs, qui peut fort bien n'être aucunement endormie, a soin, si elle est quelque peu habile, de s'en tenir à des généralités qui ont, qu'il s'agisse de maladies ou de divination, chance de n'être jamais en dehors de ce qui existe dans tous les pays, s'il s'agit de voyages, ou se montre dans toutes les maladies, si l'on a affaire à des malades.

Ajoutons, pour compléter l'exposé de l'organisation industrielle du magnétisme, que la plupart de ces sociétés publient une sorte de journal, mensuel, le plus souvent, dans lequel sont relatés les faits de guérison les plus surprenants, et le nom ainsi que l'adresse des magnétiseurs et des somnambules qui font les frais de la publication.

Il y a de plus, à Paris, une *clinique du magnétisme* et un *institut magnétologique*, où des somnambules lucides consultent chaque jour, à heure fixe et même par correspondance, et grâce à l'envoi, par le consultant, d'un objet quelconque lui ayant appartenu, d'une mèche de cheveux, par exemple.

En voilà assez pour mettre le public en garde contre ces exhibitions prétendues philantropiques et qui, sous couleur d'humanité, n'ont pas d'autre but que l'exploitation de l'homme par l'homme. Les hystériques, qui fournissent les somnambules, et les déclassés, sans titres scientifiques le plus souvent, parmi lesquels se recrutent d'habitude les magnétiseurs, se prêtent, dans cette intention, un concours empressé et qui les fait vivre.

A supposer même que tout ce monde suspect fût convaincu de son pouvoir, il est bien évident que celui-ci est absolument nul. Aucune expérience sérieuse, accomplie par des hommes compétents, n'a fait même entrevoir le pouvoir de divination. Tout

au plus, comme nous l'avons dit, a-t-on constaté une
acuité plus grande, chez certaines somnambules, des
facultés intellectuelles ou sensorielles. De là à la faculté
de deviner, il y a un infranchissable abîme. Et quand,
par hasard, une prédiction se réalise, c'est que le devin
a bénéficié du hasard des circonstances ou de l'échéance
d'une de ces probabilités qui s'attachent à toutes les
éventualités possibles. On parle en termes obscurs,
ambigus, en généralités vagues, susceptibles d'interprétations multiples, comme ont fait les oracles de
tous les temps. Quand, par fortune, une prédiction
s'accomplit à peu près, et qu'il s'est produit un semblant de divination, le consultant, entraîné par son
goût pour le surnaturel, ne manque pas de crier au
miracle ! S'il y a échec complet, comme c'est le cas le
plus ordinaire, on se contente de n'en pas parler et de
céler sa mésaventure.

En général, on se contente de peu. Une femme très
distinguée à tous égards nous racontait naguères qu'elle
était allée, pendant que son mari était au Tonkin,
consulter secrètement une somnambule. Celle-ci avait
deviné l'absence et la situation du mari, disait avec
une admiration convaincue notre interlocutrice, qui
ne se laissait pas ébranler par cette particularité que
la mort du mari, qui avait été prédite, ne s'était pas,
heureusement, réalisée. C'est que les plus fins esprits
se laissent, hélas ! prendre à la glu du merveilleux et
de l'incroyable ; ils ne font pas la réflexion que, dans
l'espèce et chez la somnambule, tout est dol et piège.
C'est chez elle que les murs ont des oreilles, et, d'ailleurs, dans la salle où l'on vous fait toujours attendre,
se trouve inévitablement soit le magnétiseur, soit un
affilié quelconque, qui excelle à vous faire causer et à
pénétrer vos désirs, pour la plus grande facilité de la
somnambule, qu'on se hâte d'informer à temps.

Et, du reste, nous le répétons, si le don de divination
appartenait le moindrement aux somnambules, tout ce

mondé de besogneux et de pauvres hères sans scrupules
n'en profiterait-il pas au plus vite pour faire un coup
de bourse fructueux ?

Cette absence incontestable et bien prouvée de toute
faculté de divination ne laisse, on le comprend, aucune place au pouvoir de guérir, qui serait, chez ces
sujets dépourvus de connaissances médicales, une façon
non moins merveilleuse et non moins étonnante de
prescience : il faut que les sectateurs aveuglés du magnétisme en prennent décidément leur parti. C'est là
une nécessité d'autant plus inexorable qu'en réalité,
même entre les mains les plus compétentes, les pratiques magnétiques n'ont donné et ne peuvent donner
que des résultats très restreints, ainsi que nous allons
le démontrer dans le chapitre suivant.

CHAPITRE XIX

DES APPLICATIONS UTILES DU MAGNÉTISME

Les maladies d'imagination. — C'est sur celles-là seules que peut
agir le magnétisme. — Les guérisons miraculeuses. — Le traitement magnétique appliqué à l'hystérie. — La pédagogie
suggestive. — Avantages et dangers. — L'action des médicaments à distance.

La prétention des magnétiseurs de tous les temps,
depuis Mesmer jusqu'à nos jours, a constamment été
de guérir les malades. Puységur, du Potet et les industriels qui exploitent aujourd'hui la crédulité publique
n'emploient pas, sur la foule éprise de merveilleux et
d'extraordinaire, d'autre moyen de séduction que
celui de promettre des guérisons dont la médecine vulgaire est, disent-ils, incapable. Le secret qu'ils possèdent, tantôt ils prétendent le devoir à eux-mêmes, au
pouvoir mystérieux dont ils sont doués, au fluide qu'ils
émettent, tantôt, au contraire, c'est à la clairvoyance
miraculeuse de leurs somnambules *lucides* qu'ils en
sont redevables. C'est en vue de faire profiter l'humanité souffrante de leurs facultés exceptionnelles que ces
exploiteurs habiles concentrent, soutiennent-ils, tous
leurs efforts.

Bien que nous nous soyons abstenus, de parti pris et
comme n'entrant pas dans l'essence de ce livre, de toute

digression théorique à propos du magnétisme, on a pu, d'après ce que nous avons dit, voir néanmoins que celui-ci agit uniquement sur *l'idée* du sujet auquel on l'applique. Il n'a donc, et ne saurait avoir d'action que sur les maladies d'imagination, qui naissent et se développent sous l'influence d'une idée. Celle-ci, avec le concours des circonstances extérieures aidées par une prédisposition native, peut, nous le savons, déterminer des paralysies, des contractures, et une foule de troubles fonctionnels indiscutables. C'est là un phénomène commun chez les hystériques, aussi est-ce sur cette catégorie de *malades par imagination* que le magnétisme, qui permet à l'opérateur d'imposer au malade l'idée de la guérison nécessaire, est susceptible d'une application utile et efficace.

Lorsqu'un de ces hypocondriaques qu'on nomme à tort des *malades imaginaires*, car ils sont bien réellement malades, vient consulter un médecin, si celui-ci, édifié sur la nature du mal dont se plaint son client, lui dit : « ce n'est rien ; c'est l'imagination qui est malade chez vous, ne vous inquiétez pas », le malade croit qu'on n'a pas reconnu sa maladie, — la maladie qu'il s'est suggérée, — et qu'on ne peut rien pour lui. Comme le font observer MM. Binet et Féré : « Les entrepreneurs de guérisons miraculeuses procèdent tout autrement. Ils ne nient pas la maladie, mais ils affirment qu'elle va guérir par l'action d'une puissance surhumaine. Ils agissent par suggestion, ils inculquent graduellement cette idée que la maladie peut guérir ; cette idée, le sujet s'en pénètre, se l'approprie ; quelquefois la guérison s'effectue en conséquence de la suggestion et quand on dit que c'est *la foi qui sauve*, on ne fait qu'employer une expression rigoureusement scientifique. »

Lorsque le malade associe l'idée d'une intervention divine à son espoir de guérison, il s'habitue à attendre celle-ci subite et complète, et les choses se passent, en effet, souvent ainsi. Toutes les guérisons miraculeuses obtenues à Lourdes et ailleurs, aussi bien que celles que la suggestion hypnotique réalise, ne reconnaissent pas un autre mécanisme. Les unes comme les autres sont passibles de la même explication, qui nous fait, en plus, comprendre les effets si longtemps réputés miraculeux de l'imposition des mains, dont l'histoire sainte abonde, et que nous sommes tenus aujourd'hui de regarder comme de simples faits de suggestion. On comprend de la même manière qu'une somnambule puisse, à la rigueur, avoir quelque succès, grâce à la foi du malade.

Au demeurant, la *suggestion*, tel est le mot de l'énigme et le secret de l'hypnose, celle-ci ayant pour caractère essentiel d'augmenter la *suggestibilité* des sujets, selon la remarque judicieuse et déjà citée de M. le professeur Bernheim. Voilà pourquoi l'hypnotisme, qui est un traitement *psychique*, s'applique excellemment et exclusivement, quoi qu'en dise l'école de Nancy, qui a des prétentions plus étendues [1], aux maladies *psychiques,* qui se résument toutes dans l'hystérie et ses formes innombrables. Or, le domaine de l'hystérie est d'autant plus étendu qu'il est bien prouvé aujourd'hui que toutes les névroses sont rattachées entre elles par un lien étroit de parenté, et qu'elles peuvent se succéder héréditairement, alterner d'une génération à l'autre, ou se remplacer chez les

1. Cette école qui fait, on le sait, une large part à la médecine suggestive n'a de succès, après tout, que dans les affections névropathiques. Il suffit, pour s'en convaincre, de jeter les yeux sur la table des matières qui termine le livre de M. Bernheim dont voici quelques *en-tête*: 1° affections organiques du système nerveux; 2° affections hystériques; 3° affections névropathiques; 4° névroses; 5° affections rhumatismales (c'est-à-dire *névralgiques,* le plus souvent); 6° affections gastro-intestinales (même observation); 7° douleurs diverses; 8° névralgies.
En résumé, et sans aborder une discussion qui ne serait pas ici à sa place, à peu près rien que des maladies du système nerveux.

divers sujets d'une manière plus ou moins équivalente.
On peut voir, par exemple, l'épilepsie, faire place, chez
les descendants d'une mère hystérique, à l'hystérie, à
la migraine, au rhumatisme, à l'asthme, au goître
exophtalmonique, à la goutte, à n'importe quelle névrose
générale et réciproquement. Cette immense extension
de l'hystérie et de ses succédanés explique les succès
obtenus à Nancy par l'emploi de la suggestion, à l'influence de laquelle personne n'échappe complètement; mais il y a loin de cette action pour ainsi dire
banale à celle qui s'obtient par l'hypnotisme, et amène
le détraquement absolu et instantané du libre arbitre :
celle-ci, tout porte à croire qu'elle n'est réalisable que
chez les névrosiaques atteints d'hytérie avérée ou
latente.

Quoiqu'il en soit il est incontestable que l'hypnotisme
produit d'excellents résultats, au moins comme agent
suspensif, dans l'hystérie. L'attaque convulsive avorte,
quand, dès l'apparition des phénomènes précurseurs
qui la font prévoir, on a le soin de plonger le malade
dans l'hypnose. Celle-ci réussit aussi très bien à faire
cesser les accidents gênants, comme la paralysie et la
contracture, ou les manifestations douloureuses comme
la dysphagie (impossibilité d'avaler), la dyspnée (gêne
de la respiration), les vomissements, etc.

Nous avons longtemps suivi, dans le service de M. Dumontpallier, une jeune hystérique, nommée Hélène,
qui était sujette à des crises gastriques au cours desquelles elles vomissait tous les aliments qu'elle ingé-
rait. Pour empêcher les vomissements, on était forcé
d'alimenter cette femme pendant le sommeil hypnotique, qu'on prolongeait jusqu'à ce que la digestion
fut accomplie.

D'autre part, l'intervention de l'hypnose pour prévenir les crises convulsives a, de plus, l'avantage bien
constaté, à la Salpêtrière, de s'opposer, du même coup,
aux conséquences toujours fâcheuses et souvent re-

belles de celles-ci, telles que les paralysies et les contractures.

Peut-être même, arrive-t-on ainsi à éloigner considérablement les accès ultérieurs : « J'ai remarqué, dit M. Paul
Richer, si compétent en la matière et cité par M. G. de
la Tourette, que depuis plusieurs années que j'étudie
l'hypnotisme à la Salpêtrière, la grande attaque d'hystérie est devenue beaucoup plus rare qu'autrefois chez
nos sujets. Chez les unes, les accès se sont considérablement éloignés ; chez les autres, ils ont presque, sinon
complètement, disparu. »

Quant à la guérison complète et définitive, elle
semble plus rare, à en juger par le grand nombre
d'hystériques qu'on rencontre dans les services hospi-
taliers, où elles entrent pour de nouvelles manifestations de leur cruelle maladie, bien qu'elles aient été
traitées par l'hypnotisme pendant de longues années à
la Salpêtrière ou ailleurs.

Il était naturel, d'après le caractère de *traitement
moral* qui distingue l'hypnose, d'appliquer celle-ci à
l'aliénation mentale. Braïd avait, à ce sujet, conçu des
espérances qui ne se sont pas réalisées. Outre que la
plupart des aliénés sont très difficilement hypnotisables, quand ils ne sont pas absolument réfractaires à
l'hypnose, celle-ci n'a, jusqu'à présent, donné quelques
succès relatifs que dans les seules affections cérébrales
d'origine hystérique. Les observations publiées par
MM. Aug. Voisin, Lombroso, Castelli et autres aliénistes
contemporains affirment toutes cette restriction.

Pour ce qui est de l'application du magnétisme, en
tant que agent d'insensibilisation, à la pratique des
opérations et des accouchements, elle ne saurait entrer
en ligne de compte avec les résultats obtenus par l'emploi des anesthésiques en usage, tels que l'éther ou le
chloroforme, qu'on peut administrer toujours et à
tous. On ne saurait, dès lors, porter à l'actif de l'anes-
thésiation hypnotique l'utilité qu'elle pourrait revendi-

quer de ce chef, vu qu'elle n'est pas applicable à tout
le monde, et que, même chez les sujets hypnotisables, son action n'est ni constante, ni toujours égale.
Voilà, entre autres raisons, pourquoi l'hypnotisme
n'entre pas et ne convient pas dans la pratique courante de la chirurgie.

Comme conclusion formelle de tout ce qui précède
et de tout ce que l'on sait, dans l'espèce, on en est
réduit à adopter cette proposition de M. Gilles de la
Tourette, à savoir que « *c'est chez les hystériques
seuls qu'il conviendra de mettre en œuvre la médication hypnotique.* » Encore faut-il ajouter, avec cet
auteur, que ce traitement doit être employé uniquement chez les hystériques confirmées, tant il est avéré
que l'hypnotisme, appliqué aux personnes simplement
nerveuses, éveille immanquablement chez elles les
germes de l'hystérie, qui, sans cette intempestive intervention, seraient restés peut-être à l'état latent.

C'est un témoignage semblable que nous apportent
MM. Binet et Féré, à propos du succès, chez les hystériques, des manœuvres hypnotiques. Celles-ci peuvent,
disent ces auteurs, atténuer et éloigner les crises des
grandes hystériques, mais aussi en provoquer chez les
hystériques larvées, de sorte que le remède peut devenir pire que le mal.

Il nous reste à parler de l'application à l'éducation,
de la suggestion hypnotique, application que poursuivent en ce moment un certain nombre de médecins
recommandables et que défend avec talent, dans la
Revue de l'hypnotisme, M. le docteur Ed. Bérillon. Il
semble bien avéré qu'on peut, de ce chef, obtenir
quelques succès, corriger des enfants vicieux, par exemple, et même rendre les paresseux natifs plus appliqués
et plus aptes au travail. A tout prendre même, ce n'est
là qu'une variété des procédés usuels en matière pédago-
dique, car, encourager un enfant, exciter son émulation
et lui inspirer le désir du succès, c'est, au fond, agir

sur lui par suggestion. Seulement, la suggestion hypnotique, qui brise la volonté de l'individu et le réduit
à l'état d'automate, a de si graves conséquences, tant
au moral qu'au physique, qu'ici encore force est de
s'inscrire contre cette manière d'agir qui, en supprimant
l'individualité, va précisément à l'encontre du but
final de l'éducation, dont c'est l'idéal de faire des
hommes en possession de leur jugement et de leur
liberté.

Un mot maintenant sur la prétendue *action à distance des médicaments*, au sujet de laquelle on a fait
grand bruit récemment.

L'Académie de médecine fut véritablement stupéfiée
lorsqu'un de ses membres les plus autorisés, M. le docteur Luys, vint, dans la séance du 30 août 1887, lui
annoncer qu'il avait réussi, chez des malades en état
d'hypnotisme, à obtenir l'effet ordinaire de quatre-
vingt-six substances médicamenteuses, rien qu'en plaçant celles-ci, contenues dans des tubes de verre hermétiquement fermés, au contact et même à distance
des sujets d'expérience. C'était là un fait absolument
contraire aux lois les plus assurées de la physiologie
et à tout ce que nous savons sur la nécessité, jusqu'ici universellement admise, de l'absorption, c'est-à-
dire de la pénétration dans l'organisme par une voie
quelconque, de n'importe quelle substance pour qu'elle
agisse sur nous, La docte assemblée nomma immédiatement une commission à l'effet de contrôler, dans
le service même, à la Charité, de M. Luys, sous les yeux
et avec le concours de ce dernier, la réalité des faits en
question.

La commission se mit promptement à l'œuvre et
se livra à une étude consciencieuse, qui ne dura pas
moins de sept mois, car ce ne fut que le 30 mars suivant
qu'elle fit connaître, par l'organe de M. Dujardin-Beau-
metz, son rapporteur, le résultat de ses recherches.

Et la question, qui avait eu un grand retentissement

jusque dans la presse politique, valait bien qu'on s'en
occupât sérieusement, car si les assertions de M. Luys
étaient fondées, il devenait possible, on le comprend,
d'accomplir, en sécurité complète, toutes sortes de
méfaits et jusqu'à des empoisonnements, sans que la
victime s'en pût douter et sans que la justice eut la
moindre chance de découvrir le coupable. La vie de
chacun de nous aurait été, dès lors, à la merci d'un
malfaiteur quelconque qui n'aurait, pour nous envoyer
dans l'autre monde, qu'à approcher sournoisement
de notre personne, et caché dans sa main, un poison
énergique comme le sont la plupart des médicaments
actifs. Fort heureusement, ces craintes, comme il était
d'ailleurs facile de le prévoir, ne se sont pas trouvées
justifiées, ainsi que nous allons le montrer.

La commission, après avoir assisté aux expériences
pratiquées par M. Luys et constaté sa manière d'opérer,
prit des dispositions pour faire les contre-épreuves. Les
sujets d'expérience étaient choisis par M. Luys et mis
par lui en léthargie, mais au lieu d'employer, comme
lui, des tubes munis, la plupart, d'étiquettes portant le
nom du médicament qu'ils contenaient en solution, et
préparés à l'hôpital, les commissaires se servirent de
tubes apprêtés par un pharmacien de la ville choisi
par la commission. Ces tubes, à la place d'étiquettes,
étaient marqués d'un numéro d'ordre, et des plis
cachetés reproduisant ces numéros permettaient, à un
moment donné, de connaître à quelle solution médicamenteuse on avait eu affaire après chaque épreuve.
C'était là un moyen assuré de rester à l'abri de toute
suggestion et de toute supercherie plus ou moins consciente, les sujets d'expérience et les expérimentateurs
ignorant également la nature et le nom de la substance
employée.

Dans ces conditions, les résultats annoncés par
M. Luys et qui s'étaient réalisés exactement lorsque ce
médecin avait opéré lui-même et à sa façon en pré-

sence de la commission, prirent un tout autre aspect.
Ce qui frappa surtout la commission dans cette nouvelle série de recherches et avant l'ouverture des plis
cachetés, ce fut, d'abord, la similitude des phénomènes
observés, quel que fut le tube dont on se servit : on
obtenait indifféremment des contractures, des paralysies, des manifestations passionnelles de joie ou de
colère, des mouvements émotifs de terreur ou de tristesse, des symptômes, parfois de dyspnée, parfois d'asphyxie, ou bien des colorations diverses de la face ou
de la pâleur, ou de la congestion du cou, mais rien de
caractéristique et qui put faire préjuger, avant l'ouverture des plis cachetés, la nature de la substance ren-
fermée dans le tube qu'on expérimentait.

Un autre fait avait saisi la commission, à savoir
l'action d'un tube vide qui figurait parmi les autres
tubes. « Cette action, dit le rapporteur [1], a été des
plus marquées et des plus énergiques, et même plus
intense qu'avec la plupart des tubes contenant des
substances médicamenteuses. En effet, si l'on se reporte
à la relation (procès-verbal, comme la commission en
rédigeait après chaque séance d'expériences), des phénomènes produits par ce tube vide, on voit que, placé
à gauche du cou, il produisit de la contracture de tout
le côté gauche, puis une contracture généralisée à tout
le corps ; que, mis devant les yeux, il provoqua une
terreur invincible et telle que la malade se recula très
vivement en repoussant le fauteuil sur lequel elle était
assise. Les mêmes phénomènes se reproduisirent avec
plus d'intensité lorsque le tube fut placé sur la partie
latérale droite du cou. Enfin, ce même tube vide, présenté au devant du cou, provoqua le gonflement du
corps thyroïde, la congestion de la face, de l'apnée
(difficulté de respirer) et du cornage. »

1. Voir le *Bulletin de l'Académie de médecine*, n° du 6 mars
1888.

Bref, la commission constata, après ouverture des plis cachetés, qu'aucune relation ne paraissait exister entre les symptômes manifestés et le tube mis en expérience, et après de multiples essais, faits avec dix substances à action physiologique très accentuée, les mandataires de l'Académie, tout en rendant justice à l'extrême bonne foi de M. Luys, conclurent à l'inanité des assertions de ce dernier, dont « ni la thérapeutique, ni la médecine légale n'ont à tenir compte. »

Ainsi s'évanouirent les craintes aussi bien que les espérances qu'avait fait naître la communication de M. Luys.

Le verdict de l'Académie n'a besoin ni de commentaires ni de contre-épreuves. Nous dirons, cependant, que les expériences sur lesquelles il s'appuie, ont donné des résultats identiques à plusieurs expérimentateurs qui les ont tentées. C'est ainsi que M. Bourru, qui le premier avec M. Burot, avait, au congrès de Grenoble en 1885, soulevé la question de l'action médicamenteuse à distance, et apporté des observations favorables à celle-ci, a complètement échoué en répétant à Paris, en octobre 1887, ses tentatives, sur la prière de M. Constantin Paul, et dans le service de ce dernier. M. Bernheim n'a pas été plus heureux, il le confesse dans un article publié par la *Revue de l'hypnotisme*[1]. Nous-même enfin, nous avons assisté à une expérience faite, l'été dernier, à l'Hôtel-Dieu, par M. Dumontpallier qui avait bien voulu nous y convier, et cette expérience, pratiquée sur une hystérique très hypnotisable (la nommée Hélène), a été absolument négative. La malade, aussitôt le tube contenant la substance médicamenteuse à essayer, mis au contact de sa nuque, donna des signes d'agitation très vive, et finalement se contractura de tout le corps, après avoir successivement parcouru les diverses étapes de l'hypnose, avec lesquelles elle était

1. Voir le no du 1er décembre 1887.

très familiarisée. Mais à aucun moment, elle ne présenta ni sudation, ni salivation, ce qui aurait dû se produire avec la dose élevée, — un gramme pour dix grammes d'eau, — de la substance expérimentée et qui était du sulfate de pilocarpine.

Inutile, pensons-nous, d'insister sur cette question aujourd'hui vidée, pour tout esprit libre d'idées préconçues. Il est bien évident que, dans ce cas, les sujets obéissent à cette tendance invincible qu'ils ont à attirer l'attention sur eux, en même temps qu'à plaire à leur magnétiseur, dont ils excellent à deviner les intentions au moindre indice. Voilà pourquoi, toute supercherie mise à part, il y a toujours, dans ces expériences, action produite, même quand, ce qui est foncièrement démonstratif, il s'agit d'un tube vide. Et quand le sujet rencontre juste dans le groupe nombreux des manifestations communes aux drogues le plus habituellement employées dans ces expérimentations, s'il n'a pas été mis sur la voie par quelque trace habilement saisie, c'est qu'il a bénéficié d'un hasard heureux.

En somme, illusion ou duperie, tel est le mot vrai, le mot de l'énigme en cette affaire, où l'expérimentateur lui-même, avec les meilleures intentions et la plus parfaite honorabilité, risque souvent d'être pris au piège, tant est puissant, jusque sur les intelligences les plus développées, l'attrait inné du merveilleux !

CONCLUSION

Arrivés au terme de cette longue étude, nous avons l'espoir que les conclusions à déduire de celle-ci se présenteront d'elles-mêmes à l'esprit de ceux qui auront pris la peine de parcourir ces pages écrites en toute sincérité de cœur et d'esprit. Si nous avons su exprimer et faire ressortir la conviction qui nous anime, si nous n'avons pas été inférieurs à la tâche entreprise, on demeurera convaincu qu'en l'état, et tel qu'il se pratique en France, le magnétisme constitue un véritable péril public. Et ce péril n'est pas petit, car il menace l'individu, dont il brise la liberté morale et détruit le libre arbitre, en même temps qu'il vise la société dont il tend à faire une agglomération de détraqués et de névrosiaques.

Dans ces conditions, il n'est que temps de crier *gare*, et de faire, à l'exemple de l'Italie et de l'Allemagne, intervenir une loi prohibitive de ces exhibitions publiques qui s'affichent au grand jour, sans vergogne et sans entraves, exhibitions où l'on va puiser le germe d'un désarroi moral souvent irrémédiable.

Il faut que, désormais, il ne soit pas permis au premier venu, sans titres et sans compétence, d'abuser de la crédulité et de compromettre la santé publique.

Il faut que l'autorité dise, et que le public sache,

qu'il n'y a, dans le programme éhonté des magnétiseurs d'aventure, que mensonge, fourberie et exploitation de la bêtise humaine.

Il faut, enfin, que les pratiques magnétiques, dont les avantages sont fort restreints, soient, comme l'exercice de la médecine, réservées aux seuls médecins. Encore ceux-ci devront-ils n'en user qu'avec une extrême circonspection, en ne perdant pas de vue que le remède, de ce chef, risque fort d'être pire que le mal à combattre.

Telles sont les conclusions fermes que nous voulons prendre. Puissent-elles paraître à tous comme la conséquence forcée des faits et des principes que nous avons exposés !

Nous devons encore ajouter, en ce qui concerne les médecins, qu'une extrême réserve s'impose à eux, dans ces expérimentations publiques et à jour fixe, auxquelles les gens du monde accourent comme à une *première* recherchée. Les *jeudis* [1] de M. Luys, à l'hôpital de la Charité, sont restés légendaires sous ce rapport. Loin de nous le dessein de blâmer le moindrement ces agissements qui, dans l'idée des expérimentateurs, n'ont pas d'autre but que l'intérêt supérieur de la science et, partant, celui des malades ; il importe, néanmoins, de ne pas perdre de vue que, sans parler de l'effet, souvent désastreux, produit sur un auditoire mal préparé à apprécier la portée de ce qui se passe sous ses yeux, les malades ont un droit imprescriptible au respect en même temps qu'à la commisération de tous. La maladie est, en effet, le plus grand et parfois le plus immérité des malheurs ; dès lors, on ne saurait honnêtement et décemment offrir ceux qui en sont atteints, en spectacle à la foule des curieux et des oisifs en quête d'une distraction. Voilà pourquoi il nous semble urgent de

---

1. Le jeudi était le jour d'expériences publiques hebdomadaires, qu'avait choisi l'honorable académicien en question.

n'accueillir, à ces séances d'étude, que les seuls étudiants en médecine et les docteurs dûment diplômés.

Disons, enfin, que malgré la sincérité de nos convictions et malgré nos efforts pour faire la lumière en l'espèce, nous ne sommes pas assez naïfs pour croire que le succès nous est acquis. *La vie*, dit quelque part nous ne savons quel philosophe désabusé, *est comme un câble que l'on file : ce n'est rien de nouveau, mais une éternelle répétition.* Cette boutade morose rend assez exactement notre manière de voir. Nous sommes convaincus qu'il y aura, dans ce monde, toujours des dupeurs et des dupes, des exploiteurs et des exploités ; mais ce nous sera une satisfaction de penser que nous avons fait de notre mieux pour en diminuer le nombre en matière de magnétisme animal.

APPENDICE ET PIÈCES JUSTIFICATIVES

—

I

PROCÈS-VERBAL « IN EXTENSO » DE LA CONDAMINE,
AU SUJET DES CRUCIFIÉES

(Extrait de la *correspondance* de Grimm.)

« A six heures et demie, écrit le célèbre géographe,
nous arrivâmes rue Phelippeaux, chez sœur Françoise,
doyenne des convulsionnaires, qui parut avoir cin-
quante-cinq ans. Il y a vingt-sept ans qu'elle est sujette
aux convulsions et qu'elle reçoit des secours. Elle a
déjà été crucifiée deux fois et notamment le vendredi-
saint 1758, et le jour de l'exaltation de la Sainte-croix.

« Françoise était à genoux, au milieu de la chambre,
avec un gros et long sarreau de toile qui descendait
plus bas que ses pieds, dans une espèce d'extase, touchant aux reliques du bienheureux Pâris. Le directeur
d'une part, et un séculier de l'autre, la frappaient sur
la poitrine, sur les côtes, sur le dos, contournant autour
d'elle, avec un faisceau d'assez grosses chaînes de fer
qui pesaient huit à dix livres. Ensuite on lui appuya
les extrémités de deux grosses bûches, l'une sur la poitrine, l'autre sur les épaules, et on frappa une soixan-
taine de fois à grands coups avec des bûches, alterna-
tivement par devant et par derrière. Elle se coucha
sur le dos, par terre : le directeur lui marcha sur le

front, en passant plusieurs fois d'un côté à l'autre. Il posait le plat de la semelle, jamais le talon. Tout cela s'appelle *des secours ;* ils varient suivant la demande et le besoin de la convulsionnaire, mais on ne les lui donne qu'à sa réquisition.

Alors je pris un crayon et je commençai à écrire ce que je voyais; on m'apporta une plume et de l'encre, et j'écrivis ce qui suit à mesure que les choses se passaient.

« A sept heures Françoise s'étend sur une croix de bois de deux pouces d'épais et d'environ six pieds et demi de long, posée à plat de terre. On l'attache à la croix avec des lisières à ceintures, au-dessus des genoux et vers la cheville des pieds ; on lui lave la main gauche avec un petit linge trempé dans l'eau qu'on dit être de saint Pâris. J'observe que les cicatrices de ses mains, qui m'avaient paru récentes au mois d'octobre dernier, sont aujourd'hui fermées. On essuie la main gauche après l'avoir humectée et touchée avec une petite croix de saint Pâris, et le père directeur enfonça, en quatre ou cinq coups de marteau, un clou de fer carré de deux pouces et demi de long, au milieu de la paume de la main, entre les deux os du métacarpe qui répondent aux phalanges des troisième et quatrième doigt. Le clou entre de plusieurs lignes dans le bois, ce que j'ai vérifié depuis en sondant la profondeur du trou.

« Après un intervalle de deux minutes, le prêtre cloue de la même manière la main droite, qu'on mouille ensuite avec la même eau.

« Françoise paraît souffrir beaucoup, surtout de la main droite, mais sans faire un soupir ni aucun gémissement. Elle s'agite et la chaleur est peinte sur son visage. On lui passe plusieurs livres et une petite planche sous le bras, pour le lui soutenir à différents endroits et aussi la tête ; on lui met un manchon sous le dos. Cependant tous les initiés à ces mystères pré-

tendent que ces victimes ne souffrent pas, et qu'elles
sont même soulagées par les tourments qu'elles en-
durent.

« On travaille longtemps à déclouer le marchepied
de la croix pour le rapprocher, afin que les pieds puissent l'atteindre et y porter à plat.

« A sept heures et demie on cloue les deux pieds de
Françoise sur le marchepied rapproché, avec des clous
carrés de plus de trois pouces de long. Ce marchepied
est soutenu par des consoles ; il ne coule pas de sang
des blessures faites aux mains, mais seulement d'un
des pieds, et en petite quantité : les clous bouchent les
plaies.

« La tête est appuyée contre le mur à peu près de
quatre pieds ou quatre pieds et demi. En cet état elle
présente sa poitrine à douze épées nues ; on les appuie
au-dessous de sa ceinture, toutes à la même hauteur ;
j'en vois plusieurs plier, entre autres, celle de M. La-
tour-Dupin, qui m'en fait tâter la pointe très aiguë. Je
n'ai pas voulu être un de ceux qui pesaient sur les
épées ; Françoise dit à l'un d'eux de qui je tiens ce fait :
« mais laissez donc, vous allez trop fort ! Ne voyez-vous
pas que je n'ai pas de main ? »

« Ordinairement, quand on fait cette épreuve, la patiente place elle-même la pointe de l'épée, la tient
entre ses mains et peut soutenir une partie de l'effort,
ce qu'elle ne pouvait, la main étant attachée. On ouvre
la robe de Françoise sur sa poitrine. Outre sa robe de
coutil fort plissée, et son casaquin intérieur que je n'ai
pas manié, il y avait un mouchoir en plusieurs doubles
sur le creux de l'estomac. Je tâte plus bas ; j'y trouve
une espèce de chaîne de fil de fer comme sa couronne,
qu'on dit être un instrument de pénitence. Je ne puis
assurer qu'il n'y eut au-dessous aucune garniture ; on
venait de lui ôter, par ses poches, une ceinture large de
trois doigts d'un tissu fort serré, de crin en partie, fort
semblable à une sangle de crocheteur, autre instru-

ment, dit-on, de mortification. Cette sangle est assez souple, mais épaisse : Je ne sais s'il n'y avait rien au dedans, ou si le tissu seul suffit pour faire plier une lame.

« Pendant que je me suis éloigné de Françoise, on m'a dit qu'elle avait appelé le directeur en lui disant : « Père Timothée, je souffre, je n'en puis plus ; frottez-moi la main. » Il a promené doucement et lentement son doigt autour du clou de la main droite.

« A neuf heures vingt minutes, elle fait reposer sa croix à plate terre, le pied en avant à quatre pieds de distance ; à neuf heures quarante minutes, elle la fait relever contre le mur.

« A dix heures, on couche Françoise attachée à sa croix ; on lui ôte les clous des mains, on les arrache avec une tenaille ; la douleur lui fait grincer les dents, elle tressaille sans jeter de cris. Les clous dont on s'était servi jusqu'ici pour cette opération étaient très aigus, ronds, lisses et déliés. Aujourd'hui, pour la première fois, c'étaient des clous carrés ordinaires. J'en demandai un que je conserve. Les mains, surtout la droite, saignant beaucoup, on les lave avec de l'eau pure. Elle embrasse Marie, sa prosélyte, qui venait d'être détachée de la croix, où elle a resté moins d'une demi-heure.

« A dix heures douze minutes, on lève la croix de Françoise dont les pieds étaient encore cloués, on l'appuie contre la muraille, plus haut qu'elle ne l'avait encore été et presque debout. J'ai déjà dit que les bras étaient détachés ; les pieds portaient à plat sur le marchepied. On me donne à examiner une lame de couteau ou de poignard tranchante des deux côtés, qu'on emmanche dans un bâton long de deux ou trois pieds, ce qui forme une petite lance, destinée à faire à la poitrine une blessure au côté, par laquelle le directeur m'a dit qu'elle perdait quelquefois deux pintes de sang. On découd sa chemise, on lui découvre la chair du côté gauche, vers la quatrième côte. Elle montre du doigt où il faut faire la plaie ; elle frotte l'endroit découvert avec la petite croix du bienheureux Pâris, présente elle-même la pointe de la lame en tâtonnant en plusieurs endroits. Il est dix heures vingt-cinq minutes. Le prêtre enfonce un peu la pointe de la lance que Françoise gouverne et tient empoignée ; elle dit *amen*. Le prêtre retire la lance. Je juge, par la marque de sang, qu'elle est entrée de deux lignes et demie, près de trois lignes. La plaie est moins longue que celle d'une saignée, il en sort peu de sang.

« Peu de minutes après Françoise demande à boire ; on lui donne du vinaigre avec des cendres, qu'elle avale après bien des signes de croix.

« A sept heures trois quarts, on soulève la tête de la croix, à trois ou quatre pieds de hauteur, quatre personnes la soutiennent ainsi pendant quelque temps ; on la laisse ensuite et l'on appuie le haut de la croix sur le siège d'une chaise, le pied de la croix restant à terre.

« A sept heures trente-cinq minutes, on élève la tête de la croix, plus en l'appuyant contre le mur à la hauteur de quatre pieds ou quatre pieds et demi au plus.

« A huit heures un quart, on retourne la croix de Françoise de haut en bas, et on l'incline en appuyant le pied contre la muraille, de la hauteur de trois pieds seulement, la tête de la croix posant sur le plancher. En cet état, on lit la passion de l'évangile de saint Jean, au lieu des psaumes que l'on avait récités jusqu'alors. Cette situation a duré un quart d'heure. On m'avait dit qu'on poserait la croix debout, la tête en bas, mais on ne passe pas la mesure dont je viens de parler.

« A huit heures et demie, on couche la croix à plat, on délie les sangles et les bandes des lisières dont le corps de Françoise était serré dans la précédente situation, apparemment pour que le poids de son corps ne

portât pas sur les clous qui attachaient ses bras ; on lui
soutient la tête et le dos avec des livres. Tous ces changements se font à mesure qu'elle les demande. On lui
serre le front avec une chaine de fil de fer très délié,
qui a des pointes, ce qui fait l'effet d'une couronne
d'épines. Je la vois parler avec action : on m'a dit
qu'elle déclamait en langage figuré sur les maux dont
l'Église est affligée et sur les dispositions des spectateurs, dont plusieurs fermaient, disait-elle, les yeux à
la lumière et dont les autres ne les ouvraient qu'à
demi.

« A huit heures trois quarts, elle fait relever sa croix.

« A dix heures trente-cinq minutes, on la recouche
avec sa croix ; il y avait plus de trois heures et demie
qu'elle y était attachée. On a beaucoup de peine à
arracher les clous des pieds avec une tenaille. Nous
sommes deux à aider le prêtre. M. de Latour-Du-
moulin demande un des clous ; il était dans le bois de
plus de cinq lignes. Françoise éprouve les mêmes
symptômes de douleur que lorsqu'on lui a décloué les
mains. »

Tel est l'effrayant récit de cette scène barbare, qu'on
serait tenté de révoquer en doute si elle n'était rapportée par un témoin dont on ne saurait suspecter ni
la bonne foi, ni le sens critique. On était alors en plein
dix-huitième siècle, au moment où régnait Voltaire, où
les encyclopédistes et les *philosophes* brillaient de
tout leur éclat, et cependant de si horribles mystères
s'accomplissaient pour ainsi dire au su et au vu de
tous. Aucun homme au courant des découvertes modernes, dues au progrès accompli par une étude plus
sévère, plus méthodique des maladies nerveuses, ne
doute aujourd'hui que les malheureuses convulsionnaires ne fussent, comme les possédées de Loudun, de
véritables hystériques, et à ce titre plus où moins insensibles à la douleur : on n'en reste pas moins révolté de
pareilles exhibitions. Au surplus, avons-nous bien le

droit d'être sévères pour ces agissements, nous qui
nous empressons près des somnambules, chez les
tireuses de cartes, autour des tables tournantes, et qui
fournissons une clientèle de consultants au zouave
Jacob?

II

« *Rapport des opérations faites à Paris par plusieurs personnes que l'on disait faire des miracles
en 1759 et en 1760, par François-Sauveur Morand,
de l'Académie des sciences* [1].

L'autorité ne resta pas indifférente devant cette épidémie de crucifiées qui sévit après la mort du diacre
Pâris, sous Louis XV. Il nous a paru curieux de reproduire le rapport que voici, et dont l'auteur fut désigné par le roi, à l'effet de rechercher ce qu'il y avait,
au point de vue médico-légal, dans toutes ces histoires
de prétendus miracles. Nous copions textuellement :

« Je fus, dit Morand, nommé par le roi pour en
suivre un dont voici l'histoire. M. l'abbé Bécherant,
retiré près du couvent de l'Assomption, ayant une
jambe un peu plus courte que l'autre d'environ deux
doigts, allait tous les jours au tombeau, dans l'espérance que le bienheureux Pâris la rallongerait. Je pris
la mesure de sa jambe, en papier disposé de façon
que les morceaux cachetés ensemble ne pussent point
être changés, moyennant la précaution d'écrire nos
noms sur les endroits joints et aux deux bouts, de manière qu'on ne pût couper ni allonger le papier sans

1. Extrait des *Opuscules de chirurgie*. 1 volume in-4°. Paris,
1768. chez Guillaume Desprez. imprimeur du roi, rue Saint-
Jacques.

qu'il y parut; pareille mesure fut gardée par chacun
de nous, pour comparer la longueur des jambes et voir
ce que M. l'abbé disait y gagner. Après plusieurs mois
de visites au tombeau, faites tous les jours inutilement, M. Bécherant connut que sa jambe était la
même, et sortit de Paris. Il fut répréhendé dans des
lettres imprimées du 28 octobre 1831, où l'on prouve
qu'il n'y a rien de miraculeux dans toutes les agitations
et contorsions de M. l'abbé Bécherant. Sept autres
furent enfermés à la Bastille par ordre du roi, y furent
examinés par des médecins et des chirurgiens habiles
qui n'y trouvèrent qu'une illusion grossière ; enfin
cette scène par trop ridicule finit en janvier 1732, où
vint un ordre du roi de fermer le cimetière de Saint-
Médard, de n'y laisser entrer personne et de mettre
des gardes à la porte.

« Ce qu'on a vu arriver en 1759 est incompréhensible,
et je doute que l'on puisse citer un exemple d'un fa-
natisme pareil, car c'est le mot propre qui convient à
la chose. Il y eut des assemblées de secouristes, auxquelles présidait un père Timothée, et qui attirèrent
beaucoup de curieux. Entre plusieurs tours de force,
on donna le spectacle du feu sur une nommée Françoise. Les curieux étant assemblés, on leur annonçait
qu'ils *allaient voir la robe de Françoise brûler sur
elle, avec des flambeaux de paille dont elle serait
environnée.* Pour cela, on ôte les chenets et les pin-
cettes de la cheminée ; plusieurs grandes pierres plates
sont mises à la place, et sœur Françoise se couche dessus
tout habillée ; on lui met sous les reins un brandon de
paille, et l'on en approche un autre tout allumé. La
sœur Françoise s'agite comme une personne qui craint
le feu, sa robe s'enflamme, un frère pusillanime jette
de l'eau dessus, le feu s'éteint, le jupon de sœur Françoise se trouve roussi, et l'on crie au miracle.

« Ce qui se faisait de plus fort chez le père Timothée n'était rien au prix de ce que promettait le sieur

La Barre, avocat au Parlement de Rouen ; ledit sieur
tenant un petit appartement, au second étage, rue
Phélipeaux, recevait chez lui des filles majeures, lesquelles se donnaient en spectacle chez lui à des jours
et des heures marqués, pour recevoir, disait-on, des
secours. C'est ainsi que l'on appelait les moyens extraordinaires employés sur elles pour les délivrer des convulsions qui les prenaient lorsqu'elles étaient arrivées
au spectacle.

C'est là, où selon le dire du sieur de La Barre, dans
un mémoire du 1er mai 1761, on a vu « le feu ne
« brûler pas, mais rafraîchir au contraire, l'ombre
« brûler et l'eau glacée réchauffer ; les coups les plus
« assomans avec des pierres, des pilons de fer, des bû-
« ches et des chaînes, soulager et guérir, même des
« cancers, sans laisser sur les chairs les plus tendres
« les moindres meurtrissures, pendant que le plancher
« ou le mur de la maison en étaient ébranlés ; les épées
« et les broches les plus pointues tantôt ne perçaient
« point, tantôt perçoient profondément, sans qu'il en
« subsistât la moindre incommodité ; des pieds, des
« mains transpercés ou incisés par des épées, par de
« longs clous ou par d'autres instruments, faire à l'ins-
« tant leurs exercices, sans gêne, sans douleur ; dormir
« au milieu des flammes, ou le visage exposé devant
« un feu si ardent, qu'à la même distance la cire
« d'Espagne y fondait et des œufs y durcissaient ; où
« les pieds, les mains étaient actuellement percés par
« des épées ; enfin la crucifixtion, c'est-à-dire des
« percements aux pieds et aux mains avec des clous
« sur une croix. »

« Le sieur de La Barre est un homme dont le calme
et l'air serein ont de quoi étonner. *Appelé à l'œuvre
de Dieu*, dit-il, *depuis trente ans*, il a quitté un emploi honorable pour venir suivre à Paris la voca-
tion marquée qu'il y exerce depuis ce temps. Quoi
qu'un pareil ministère paraisse naturellement répugner,

cela ne l'a pas empêché de mériter des convulsionnaires le tendre nom de *Papa*, comme ayant le talent
de calmer leur esprit et de leur faire faire ce qu'il veut
par ses propos mystiques et l'application fréquente de
l'écriture sainte aux sujets qu'il leur expose.

« Le sieur de La Barre recevait chez lui, à des jours
et à des heures convenus, quatre filles majeures
nommées *Catherine Le Franc, Marie-Magdeleine
Aise, Marie de Marquets et Élisabeth de Barre*, connues mystiquement sous les noms de *Félicité, Sion,
Marie* et *Rachel*. Ce sont leurs œuvres que je vais
exposer après les avoir examinées avec autant d'exactitude que d'impartialité.

« Je commence l'histoire de Félicité par la cérémonie la plus forte et la plus digne d'attention, à laquelle ces filles s'étaient soumises : le *crucifiement*
ou la *crucifixion*, car elles se servaient également de ces deux termes. Il est bon d'observer :
1° Qu'elles avaient, à l'endroit des mains et des pieds
qui devaient recevoir les clous, des cicatrices fort dures
par les opérations multipliées dans les mêmes endroits,
lesquelles cicatrices expliquent le peu de sensibilité
qu'elles doivent avoir lors de l'opération, ou s'était fait
une espèce de calus ; 2° Il faut encore remarquer
l'adresse qu'y mettait le sieur de La Barre, étudiant
d'abord l'endroit de la main qu'il devait percer en la
tenant relâchée par la flexion des doigts. C'était
presque au milieu de la main entre le troisième et le
quatrième doigt ; c'est là ou je lui vis enfoncer, d'un
seul coup de marteau, un clou, de ceux que l'on appelle
demi-picaro, fort aigu, peu épais, ayant quatre faces
et une grosse tête. Le clou traversa la main et s'attacha à la croix, dans laquelle je jugeai qu'il devait
être enfoncé de fort peu. La même chose fut faite aux
deux pieds, à quelque distance au-dessus des doigts,
entre le troisième et le quatrième, et pour cela ils
furent placés convenablement pour la sûreté et la pres-

tesse de l'opération. Félicité ne donna point à chaque opération de marque de douleur; lorsqu'elle fût en croix, elle montra de la gaieté, tournant la tête de côté et d'autre et liant conversation avec ceux de l'assemblée qui voulaient bien s'y prêter. Elle avait une robe de coutil, religieusement conservée par elle, ayant servi à une fameuse convulsionnaire et l'une des saintes du parti, Gabrielle Mouler. Félicité resta dans cet état près d'une demi-heure. Je remarquai que ses plaies n'étaient point du tout ensanglantées, et qu'elles fournirent très peu de sang lorsqu'on ôta les clous; le petit gonflement qui se fait autour de la plaie après l'opération, explique la chose.

« Après cette opération, Félicité demanda qu'on lui perçât la langue. Sur-le-champ le *Papa* alla chercher un petit bout de lame d'épée qui, à force d'être diminué d'épaisseur, ressemblait à un stylet; ayant saisi la langue par le bout avec deux doigts de la main gauche, il la perça de part en part à environ un pouce de son extrémité. Au même endroit, le Papa lui fit, avec un autre instrument bien tranchant, une très légère incision en croix qui fournit quelques gouttes de sang aisément étanchées; il n'en resta qu'une sorte d'embarras en parlant, lequel sans doute ne fut pas de longue durée. Le Papa lui présenta ensuite une potion qu'elle avala sans répugnance...

« Marie-Magdeleine Aise se présenta ensuite. Cette fille, dite sœur Sion, d'un tempérament fort et robuste, âgée d'environ soixante ans, fut amenée à l'assemblée, soutenue par les bras, faisant des contorsions avec des roidissements dans les membres, la gorge gonflée, et par ses mouvements violents ayant le pouls agité.

« Ainsi échauffée, elle fit un discours entrecoupé de tons plaintifs, qui avait l'air d'un verbiage ridicule, sur l'état actuel et déplorable de l'Église, le petit nombre des élus, le retour du prophète Élie, la conversion des Juifs, la ruine de Babylone, etc. Ce discours, récité vivement, fut suivi d'une déclamation plus douce et qui paraissait étudiée, faisant parfois les fonctions de prédicante et de prophétesse; lorsqu'elle fût revenue à elle-même, elle refusa modestement les louanges de son auditoire en disant que *peut-être le Saint-Esprit avait parlé par sa bouche.* Puis elle distribua des dragées à ses frères et sœurs, ce que les convulsionnaires sont dans l'usage de faire, *en signe,* disent-ils, de *communion particulière.*

« La sœur Sion s'exposa ensuite à un autre spectacle. Couchée tout à fait sur le dos, le Papa lui posa sur le ventre, la poitrine et la gorge, tantôt un pied, tantôt un autre, qu'elle avait soin de placer elle-même à son gré. Quand elle disait *assez,* le Papa s'arrêtait, lorsqu'elle disait *encore,* le Papa revenait à la charge. Ces cérémonies ridicules s'appellent des *secours.*

« Ce premier fut suivi d'un second qui paraissait terrible aux gens peu instruits, celui de la *bûche.* C'est ainsi que le père La Barre nomme des coups d'un rondin de bois de chêne, poli à sa surface, avec deux poignées qui règlent la manière de s'en servir, comme on le voit aux bûches des paveurs, au moyen de quoi l'on est bien sûr de faire ce que l'on veut. L'on comprend bien que pour toutes ces épreuves, la sœur Sion a grand soin de retenir fortement sa respiration, et, cela posé, son miracle est bien au-dessous de ceux que les curieux ont pu voir d'enclumes posées sur le ventre et battues avec les plus grands coups de marteaux, sans incommoder ceux qui se soumettent à cette expérience.

« Le troisième secours s'appelle la *presse.* Sœur Sion étant à genoux, le Papa assis vis-à-vis d'elle, et tirant les deux bouts d'une sangle passée sur le cou, lui appuya les deux pieds sur la poitrine; un autre frère assis derrière elle la pressa également des pieds sur le dos; ensuite le Papa lui appliqua sur le dos et sur la poitrine nombre de coups de pieds à plat. »

Nous omettons la partie de ce rapport relative à sœur Marie, qui reçut les secours, et à sœur Rachel qui fut crucifiée, cette relation ne différant en rien de la précédente. Le mot d'hystérie à forme religieuse, n'y est aucunement prononcé, bien qu'il fût le mot vrai de la situation ; mais l'hystérie alors était très peu ou point connue. L'auteur termine comme il suit son rapport, qui ne manque pas, comme on voit, de couleur locale :

« Enfin tout était fini sur le soir ; on nous recommande de sortir à petit bruit, les uns après les autres et sans faire compagnie. Après avoir rendu à Dieu des actions de grâce par des prières en français et l'intercession de saints et bienheureux qu'on ne trouvera point dans le calendrier, les acteurs étant dévotement à genoux et disant à haute voix : *Bienheureux Pâris, bienheureux convulsionnaires et convulsionnistes, bienheureux appelants et rappelants, saints et saintes de Port-Royal;* cela finissait pourtant par saints et saintes de Dieu, priez pour nous. »

Tel est le rapport de ces ridicules cérémonies, qu'un respectable magistrat, M. de Sartine, m'a demandé, et que je lui certifie contenir l'exacte vérité.

Signé : MORAND.

En *post scriptum*, l'auteur ajoute :

« Le 4 avril 1760, le sieur de La Barre fut arrêté. Le commissaire chargé de l'expédition s'étant présenté, trouva La Barre occupé à administrer le secours de la bûche, et celui-ci continua tranquillement, pendant qu'on verbalisait, en disant qu'il fallait que l'œuvre de Dieu fut accomplie. »

III

OPINION DE L'ÉGLISE SUR LE MAGNÉTISME

Sans vouloir approfondir ce sujet sur lequel, du reste, les avis des autorités compétentes ont varié, nous dirons que d'une manière générale la curie romaine, essentiellement prudente, s'est bornée longtemps à considérer le magnétisme comme une branche plus ou moins curieuse d'histoire naturelle et se rattachant à la physiologie, à la psychologie et à l'art de guérir. Rome laissait d'ailleurs aux docteurs le droit de discuter la question, ne condamnant que l'abus du magnétisme en ce qui touche la foi et les mœurs, et surtout dans sa prétention de produire des effets surnaturels, tels que la divination, la vue à distance, rentrant plus ou moins dans le ressort de la magie qui est proscrite par l'Église. Profitant de cette liberté de discussion tolérée, dans l'espèce, les docteurs ont émis des opinions diverses; les uns ont blâmé, les autres approuvé le magnétisme. Au nombre des approbateurs figure le père Lacordaire qui fit, en 1846, du haut de la chaire de Notre-Dame, une adhésion retentissante au magnétisme qu'il considère « comme le dernier rayon de la puissance adamique, destiné à confondre la raison humaine et à l'humilier devant Dieu, et comme un phénomène de l'ordre prophétique, donnant à l'homme plongé dans le sommeil factice le pouvoir de voir à travers les corps opaques, d'indiquer les remèdes qui guérissent et de savoir des choses qu'ils ne savent pas. » D'autres ecclésiastiques allèrent plus loin et se livrèrent aux pratiques magnétiques pour obtenir des révélations sur les choses de religion. La curie romaine

réprouva naturellement ces abus compromettants :
toutefois elle y mit toujours une grande réserve et s'abs-
tint soigneusement de se prononcer d'une façon absolue.
L'abbé Poussin [1] donne à ce sujet des détails et cite
des documents qui mettent hors de doute le désir
qu'avait la prudente Rome de ne pas s'engager à fond
dans cette question. Finalement, pourtant, et poussée
à bout par des requêtes qui devenaient d'autant plus
nombreuses et pressantes que le magnétisme prenait
davantage de l'extension, la *sainte Inquisition* [2] se
décida à publier les lettres encycliques que voici, que
nous empruntons, traduites du latin, à M. l'abbé
Poussin, et qui résument l'opinion de l'Église :

Mercredi, 30 juillet 1856.

« Dans la réunion générale de la sainte Inquisition
romaine et universelle, tenue au couvent de Sainte-
Marie de la Minerve, LL. EE. RR. les cardinaux inquisiteurs généraux contre l'hérésie dans tout le monde
chrétien, après avoir mûrement examiné tout ce qui
leur a été rapporté de divers côtés par des hommes
dignes de foi, touchant *la pratique du magnétisme*,
ont résolu d'adresser la présente encyclique *à tous les
évêques pour en faire cesser les abus.*

« Car il est bien constaté qu'un nouveau genre de
superstition a surgi des phénomènes magnétiques,
auxquels s'attachent aujourd'hui bien des personnes ;
non point dans le but d'éclairer les sciences physiques,
comme cela devrait se faire, *mais avec la persuasion*

1. *Le spiritisme devant l'histoire et devant l'Église*, par M. l'abbé
Poussin, 1 volume in-12, chez Sarlit, éditeur, rue de Tournon, 19,
1866.
2. La sainte Inquisition, dit l'abbé Poussin, est la préfecture de
police catholique, chargée d'éclairer les âmes et de surveiller tout
ce qui offense Dieu ou ébranle la société et l'Église universelle.

que l'on peut découvrir les choses cachées ou éloignées, ou futures, au moyen du *magnétisme* et par des prestiges, et surtout *par l'intermédiaire de femmes nerveuses qui sont tout à fait sous la dépendance du magnétiseur.*

« Déjà plusieurs fois le Saint-Siège, consulté, a donné des réponses qui *condamnent comme illicites toutes expériences faites pour obtenir un effet en dehors de l'ordre naturel ou des règles de la morale,* ou sans employer les moyens réguliers ; c'est ainsi que, dans des cas semblables, il a été décidé, le mercredi 21 avril 1841, que *l'usage du magnétisme, tel que l'exposait la demande, n'est pas permis.* De même, la sainte Congrégation a jugé à propos de défendre la lecture de certains livres qui répandaient systématiquement l'erreur en cette matière. Mais comme, en outre des cas particuliers, il fallait prononcer sur la *pratique de magnétisme* en général, il a été établi comme règle à suivre, le mercredi 28 juillet 1847 : « En écartant toute erreur, tout sortilège, toute invocation implicite ou explicite du démon, l'usage du *magnétisme,* c'est à dire *le simple acte d'employer des moyens physiques, non interdits d'ailleurs, n'est pas moralement défendu, pourvu que ce ne soit pas dans un but illicite ou mauvais en quoi que ce soit.* Quant *à l'application* de principes et de *moyens purement physiques à des choses ou des effets* vraiment *surnaturels* pour les expliquer physiquement, ce n'est qu'une *illusion tout à fait condamnable et une pratique hérétique.*

« Quoique ce décret général explique suffisamment ce qu'il y a de licite ou de défendu dans l'usage ou l'abus du *magnétisme,* la perversité humaine a été portée à ce point, qu'abandonnant l'étude régulière de la science, les hommes voués à la recherche de ce qui peut satisfaire la curiosité, au grand détriment du salut des âmes et même au préjudice de la société civile, se

vantent d'avoir trouvé un moyen de prédire et de
deviner. De là, ces femmes au tempérament débile,
qui, livrées par des gestes que n'accompagnent pas
toujours la pudeur, aux prestiges du *somnambulisme*
et de ce que l'on appelle *la claire intuition*, prétendent
voir toutes sortes de choses invisibles, et s'arrogent,
dans leur audace téméraire, la *faculté de parler sur
la religion, d'évoquer les âmes des morts, de recevoir des réponses, de découvrir des choses inconnues
ou éloignées,* et de pratiquer d'autres superstitions de
ce genre pour se faire à elles-mêmes et à leurs maîtres,
des gains considérables par leur don de divination.
Quels que soient l'art ou l'illusion qui entrent dans
tous ces actes, comme on y emploie des moyens physiques pour obtenir des effets qui ne sont point naturels,
il y a fourberie tout à fait condamnable, hérétique,
et *scandale contre la pureté des mœurs.* Aussi, pour
réprimer efficacement un si grand mal souverainement
funeste à la religion et à la société civile, on ne saurait
trop exciter la sollicitude pastorale, la vigilance et le zèle
de tous les évêques. Qu'autant donc qu'ils le pourront,
avec le secours de la grâce divine, les ordinaires des
lieux emploient tantôt les avertissements de leur paternelle charité, tantôt la sévérité des reproches, tantôt
enfin toutes les voies de droit, selon qu'ils le jugeront
utile devant le Seigneur, en tenant compte des circonstances de lieu, de temps et de personnes ; qu'ils mettent
tous leurs soins à écarter *ces abus du magnétisme* et à
les faire cesser, afin que le troupeau du Seigneur soit
défendu contre les attaques de l'homme ennemi, que
le dépôt de la foi soit gardé sauf et intact, et que les
fidèles confiés à leur sollicitude soient préservés de la
corruption des mœurs.

« Donné à Rome, à la chancellerie du Saint-Office
du Vatican, le 4 août 1856.

« V. Card. MACCHI. »

A cette même année se rapporte la circulaire suivante contre l'abus du *magnétisme :*

« A tous les évêques et inquisiteurs de l'État pontifical,

« Dès le moment où les phénomènes magnétiques commencèrent à être connus, le Saint-Siège, consulté à ce sujet, rendit, par l'organe de la sacrée Pénitencerie et du Saint-Office, plusieurs décisions relatives à des cas particuliers qu'on proposa sur la licité ou l'illicité du *magnétisme,* Pour ce qui est du principe général, après de profondes discussions, dans la férie IV (28 juillet 1847), renouvelant la résolution du 25 juin 1840, on décréta ce qui suit : « Toute erreur, sortilège, *invocation explicite ou implicite du démon écartés,* l'usage du *magnétisme,* savoir, *le simple emploi de moyens physiques d'ailleurs licites, n'est pas défendu moralement,* pourvu qu'il ne tende pas à des fins illicites, ou mauvaises sous quelque rapport. Mais l'*application de principes* et de moyens purement physiques *à des choses et à des effets vraiment surnaturels,* n'est autre qu'une déception *absolument illicite et hérétique.* »

« Quoi qu'un tel décret semblât concilier ce qui regarde la science physique et la répression d'applications magnétiques vicieuses ou blâmables, une triste expérience a fait connaître la nécessité de mesures plus efficaces. Car on n'emploie pas *le magnétisme* de la manière qu'il faut, ni dans des fins honnêtes et naturelles ; mais, d'après les continuelles réclamations que des personnes estimables ont adressées de diverses villes de l'État pontifical lui-même, il y a des magnétiseurs qui osent se servir *du magnétisme* pour *des fins non naturelles,* au grand préjudice de *la moralité publique et privée ;* ils emploient des femmes qu'ils assujétissent à des postures indécentes, et ils portent leurs prétentions jusqu'à *vouloir deviner et manifester des choses occultes et futures.* Comme de tels spectacles ne sont pas exempts d'une illusion illicite et irreligieuse, on a jugé nécessaire de les prohiber sévèrement et d'en châtier les auteurs, les coopérateurs et les fauteurs.

« C'est pourquoi il est enjoint à tous les évêques et inquisiteurs de nos provinces de veiller sur cela, et de procéder sommairement en voie économique, *inspecta rei veritate*, en prenant l'avis de personnes consciencieuses et éclairées, proportionnant les peines aux fautes, punissant de prison pour plus ou moins longtemps, selon que la culpabilité sera plus ou moins grande, et en ayant soin d'informer la sainte Inquisition, surtout si l'usage du magnétisme qualifié de circonstances trahissant l'hérésie, exigeait un procès rigoureux selon les saints canons.

« Cette circulaire sera adressée aux vicaires de districts, et l'on en procurera l'exact accomplissement.

« Rome, dans la chancellerie du Saint-Office, près le Vatican, férie IV (21 mai 1856).

                                    « V. Card. MACCHI. »

Ce verdict était facile à prévoir : l'Église ne pouvait pas, en vérité, se montrer favorable à un système qui, outre ses prétentions au surnaturel dont elle a constamment revendiqué le monopole, conduit tout droit à l'explication des miracles lithurgiques par des procédés magnétiques.

                        IV

A titre de pièces complémentaires à l'appui de notre démonstration touchant le péril hypnotique, nous relaterons ici quelques faits puisés à des sources authentiques, et qui témoignent du rôle considérable que peut acquérir le magnétisme dans la perpétration des crimes et délits :

A.) — Les Thugs voleurs d'enfants.

L'Inde, avec son climat si propre à surexciter l'impressionnabilité du système nerveux, a toujours été la terre classique des incantations mystérieuses et des pratiques de l'occultisme. L'hypnotisme y est en usage, depuis des siècles peut-être, et l'on n'a pas oublié ces derviches tourneurs qui tirent, dans ce rapport, un parti si surprenant du mouvement giratoire. Les Thugs ou Bhéels, qui sont des voleurs de profession et dont Victor Jacquemont parle dans ses *lettres,* se servent du magnétisme pour faciliter leurs larcins et fasciner, par des manipulations diverses, leurs victimes, qu'ils réduisent ainsi à l'impuissance. Dupotet mentionne, d'après un journal de Malacca, l'émotion soulevée dans le pays, en 1820, par une bande de voleurs d'enfants qui n'employait pas d'autres procédés, et il cite le fait curieux que voici, qui est caractéristique, dans l'espèce, et dans lequel le médecin anglais Esdaile raconte le rôle important qu'il a joué dans les circonstances suivantes :

« Dans les premiers jours de juin 1845, dit Esdaile, je vis, en traversant le bazar de Hooghly, un rassemblement considérable devant le bureau de police. J'en demandai la cause ; il me fut répondu qu'on venait d'arrêter un homme qui volait un enfant, et que les partis étaient dans le corps de garde. Ce qu'entendant, j'entrai aussi, et je vis un garçon de dix à douze ans, assis sur les genoux d'un homme qu'on disait son libérateur. Il avait l'air hébété, à moitié stupide, et un œil gonflé ;

c'est pourquoi j'ordonnai de le conduire à l'hôpital. Alors, on me montra l'accusé ; il me dit qu'il était barbier, et, à l'appui de son assertion, me présenta un paquet qui contenait ses outils. J'examinai très soigneusement ce paquet ; mais je n'y trouvai rien autre chose que les instruments ordinaires d'un barbier.

« Le garçon reprit bientôt connaissance, et me raconta, avec l'apparence de la plus grande bonne foi, et sans hésiter nullement, le fait suivant, récit que je lui ai entendu répéter devant le magistrat, et sans aucune variation.

« Il déclara qu'étant allé, le matin, dans un champ voisin de la maison, un étranger quitta le chemin pour venir à lui, et l'aborda en marmottant des charmes, lui prit la main et, presque aussitôt, lui passa l'autre transversalement devant les yeux. Là-dessus, il perdit connaissance ; il se souvient seulement que cet étranger l'emmena, mais sans contrainte ; il se sentait obligé de le suivre. Quand il revint à lui, il était à la porte de Chandernagor, à deux milles du lieu où cet homme l'avait accosté. Il n'en savait pas davantage.

« Il n'avait ni bu, ni mangé, ni fumé avec cet homme ; et son maître, ses amis disaient tous que c'était un garçon adroit et d'une conduite régulière, n'ayant jamais eu d'attaques de nerfs, ni de promenades nocturnes.

« J'ai examiné ensuite l'homme qui disait l'avoir délivré, et son témoignage fut que, le matin en question, ayant rencontré ce garçon, qu'il connaissait très bien, suivant un étranger, il l'arrêta et lui demanda ce qu'il faisait là. Mais celui-ci, qui avait l'air d'un idiot, ne lui répondit point. Alarmé de le voir en cet état, il lui jeta de l'eau à la face, et chercha par divers autres moyens à lui rendre l'usage de ses sens, ce à quoi il parvint à la fin. Alors, le garçon, interrogé de nouveau, répondit qu'il ignorait pourquoi il était là ; qu'il était obligé de suivre cet homme, qu'il ne connaissait pas ; et que, après avoir dit cela, il était tombé et s'était meurtri l'œil. Dans cet intervalle, l'homme s'enfuit ; mais il fut arrêté et conduit à Hooghly.

« J'appelai enfin le barbier, qui, à son tour, déclara avoir rencontré sur la route cet enfant, qui avait l'air stupide et pleurait, disant avoir perdu son chemin ; sur quoi, il l'avait engagé à le suivre jusqu'au bureau de police, où il trouverait quelqu'un pour le reconduire à son domicile. La divergence des récits et la nature étrange du fait arrêtèrent fortement mon attention ; je désirais vivement savoir de quel côté était la vérité. Le métier de cet homme, d'abord, éveilla mes soupçons ; j'avais ouï-dire que les barbiers de ce pays pouvaient endormir en exerçant leurs fonctions ennuyeuses, et le bruit court dans toute la contrée que diverses personnes, des femmes surtout, ont été obligées de suivre des gens qui les avaient charmées. Les barbiers, me disais-je, sont, dans tous les pays, des gens observateurs et artificieux ; leur occupation les met en contact avec les surfaces les plus accessibles à l'influence magnétique ; il est possible qu'ils aient le secret de cette influence depuis les temps les plus reculés et peut-être leur a-t-elle été révélée comme un mystère de leur art. Mais, n'importe comment je m'y prisse, je ne voyais que deux voies pour sortir de ce dilemme : c'était du somnambulisme naturel ou artificiel ; et, si c'était le dernier, quelle pouvait en être la cause, autre que le magnétisme ?.....

« Ayant été accidentellement témoin de cette affaire, je présumai qu'on m'interrogerait sur la possibilité d'un tel mode d'enlèvement, et, comme j'ignorais entièrement le sujet, je résolus de faire des expériences pour m'éclairer. Je pensais que, si c'était un effet magnétique, je pourrais peut-être l'imiter, parce que le plus grand pouvoir renferme le moindre ; je n'avais pour cela qu'à magnétiser moins que pour produire l'insensibilité.

« Je me rendis donc à l'hôpital de la prison, et j'y
magnétisai un homme que j'avais endormi plusieurs
fois déjà ; mais je ne l'amenai qu'aux portes du sommeil, lui laissant la faculté de marcher et d'ouïr d'une
manière très imparfaite. En cet état, je m'en fis suivre
quelque temps ; puis, l'abandonnant, il alla en ligne
droite jusqu'au bout de l'enclos, où il se heurta contre
le mur ; je le retournai : il marcha de nouveau jusqu'à
un autre obstacle, où il resta comme cloué. En l'y laissant tranquille quelques minutes, le sommeil augmenta ;
il devenait insensible aux sons. Je le ramenai au degré
primitif en soufflant sur les yeux et lui parlant sans
cesse ; alors, il répéta avec la plus grande exactitude
ce que je lui disais en anglais et en hindoustani. Au
réveil, il n'avait nullement connaissance de ce qui
s'était passé, et disait n'avoir pas bougé de place,
quoiqu'il se trouvât à l'extrémité de l'enceinte opposée
à celle où nous avions commencé.

« Ainsi que je l'avais prévu, on m'assigna comme
témoin devant le tribunal de police. Le magistrat me
demanda si je croyais possible un enlèvement pareil ;
je répondis que oui, parce que j'avais fait quelque
chose d'analogue en me faisant suivre d'un prisonnier
de l'hôpital, sans qu'il le sût. L'affaire fut renvoyée au
juge ; mais, quand elle fut soumise aux *moulavis* (con-
seillers indigènes), il me fut impossible de leur faire
comprendre ma pensée ; c'est pourquoi le juge me
demanda si je voulais leur montrer qu'une personne
peut se faire suivre d'une autre qui n'y consent pas,
ainsi que je l'avançais. Ma réponse fut que je tenterais
l'expérience, mais que je ne voulais pas en garantir
le succès ; que, s'il voulait ordonner l'appel de trois
hommes que je nommai, j'essayerais d'obtenir ce résultat devant la Cour.

« Les patients furent tenus dans une ignorance absolue de nos intentions ; et, un ou deux jours après,
je fus mandé à la Cour suprême du juge, qui était

remplie d'Européens et d'indigènes. Nizir-Mahomed fut amené le premier à la barre; je le magnétisai en peu d'instants, l'emmenai hors de l'audience et le fis marcher assez loin sur la route, en lui maintenant les bras cataleptisés aussi longtemps que je le voulus; ensuite, je le ramenai à la barre, où le juge et les moulavis lui adressèrent la parole très haut sans qu'il y prêtât la moindre attention; ils furent obligés de me prier de l'éveiller. J'accédai; alors on lui demanda s'il n'avait pas quitté la salle depuis qu'il y était entré; il répondit : non, sans hésiter. Pendant qu'on l'interrogeait, je m'approchai de lui par derrière, sans qu'il s'en aperçut, et je le transis au moment de répondre. Les paroles expirèrent sur ses lèvres, et il devint sourd à toutes les voix; puis, je l'éveillai de nouveau.

« Ensuite, on introduisit Màdub, qui ne me vit point en entrant. Le juge et les moulavis l'interrogèrent, et il répondit avec intelligence; mais, au moment le plus animé de sa défense, je le catalepsisai si bien qu'il demeura dans l'attitude suppliante des prisonniers à la barre. L'action fut si prompte, qu'il cessa soudain de parler et d'entendre; mais les personnes placées en face m'ont assuré qu'après avoir cessé de l'entendre, on voyait ses lèvres s'agiter comme s'il parlait encore. Il était si profondément influencé que les mouvements volontaires lui était presque interdits, et je fus obligé de le pousser avec la main, par derrière, pour le faire avancer. Après quelques pas mal assurés, il devint soudainement roide de la tête aux pieds, et tomba la face contre terre d'une manière effrayante. Cette rigidité tétanique l'avait si promptement envahi, que ne m'apercevant pas, la moindre impulsion de ma main causa sa chute. Il ne revint qu'avec difficulté; il ne s'était, heureusement, point blessé.

« Enfin, on amena Sooroop-Chund. Comme je ne l'avais pas vu depuis un mois, je m'informais de sa santé, tout en le magnétisant d'intention. Au bout de

quelques minutes, il cessa de me répondre ; je le fis
sortir de la salle et tourner comme un tonton, ayant
les bras étendus et inflexibles; puis je le ramenai à sa
place, dans un état d'insensibilité totale, n'entendant
personne et ne donnant aucun signe de vie. Quand je
lui eus soufflé sur les yeux, il recouvra instantanément
ses sens et déclara n'avoir jamais quitté sa place.

« Je ne veux pas conclure de cette expérience que
le barbier s'est servi du mesmérisme pour emmener le
garçon; mais ça m'a fourni l'occasion de montrer à
tous que la chose est possible. Personne n'a été tenté
de nier publiquement que j'aie enlevé ces hommes;
avec les facilités que possèdent les barbiers du pays,
je pourrais presque sûrement m'engager à voler en
plein jour un homme, une femme ou un enfant.

« Dès que je vis ces effets extrêmes du mesmérisme,
je fus convaincu de l'égalité de sa puissance pour le
bien comme pour le mal; et je n'en ai poussé si loin la
démonstration que dans l'espoir d'attirer l'attention
publique sur ses avantages et ses dangers. *J'espère que
le jour n'est pas loin où l'opinion publique flétrira
tous ceux qui l'exerceront dans un but autre que
l'utilité médicale ou l'investigation philosophique.*

« L'évidence du rapt était telle, que le barbier, n'importe comment il l'avait effectué, fut condamné à neuf
ans de travaux forcés, et son jugement confirmé par
la Cour suprême. Mais le gouvernement, craignant
que mes expériences n'eussent trop vivement impres-
sionné les juges, gracia l'individu. »

B.) — *Un médecin et sa malade victimes du magnétisme.*

Bailly, dans son rapport secret, avait signalé les
risques que la pratique du magnétisme peut faire courir à la réserve qui s'impose professionnellement aux
médecins. Le fait suivant est la preuve que ces prévi-

sions alarmistes étaient parfaitement fondées ; nous
l'empruntons à M. Gilles de la Tourette, tel qu'il l'a résumé, d'après le docteur Bellanger, qui l'a publié en
1854 dans son livre intitulé, le *Magnétisme, vérités et
chimères de cette science occulte :*

« M. et Mme de L..., appartenant à une riche famille
du midi de la France, vinrent passer une saison à Paris,
dans l'année 18... Ils étaient accompagnés de leur fille
unique, âgée de vingt et un ans, d'une beauté et d'une
grâce remarquables. Celle-ci n'avait pas positivement
une mauvaise santé, mais elle était éminemment nerveuse. Son esprit était très orné ; elle était fort intelligente, très bonne musicienne, et avait un excellent caractère, doux et affectueux. A la suite d'une scène de violence
qui se passa sous ses yeux, et dont elle ressentit une
très vive émotion, Mlle de L... eut sa première *attaque
de nerfs.* A celle-ci, il en succéda bientôt un grand
nombre d'autres, toutes caractéristiques de l'hystérie
la mieux confirmée. Tous les traitements, le plus régulièrement suivis, échouèrent devant la violence et la
ténacité du mal.

« Un jeune médecin, M. X..., qui avait plusieurs fois
obtenu d'excellents résultats du magnétisme, proposa
d'essayer ce genre de traitement chez Mlle de L... Il la
magnétisa, chaque jour, en présence de sa mère : les
premiers temps, on ne vit survenir aucun changement
dans l'état de la malade. Cependant, après quelques
mois, les accès revinrent plus rarement, perdirent de
leur intensité et, enfin, disparurent complètement.

« On fit, sans hésiter, honneur de cette cure ines-
pérée au magnétisme ; toutefois, il ne s'était manifesté
chez la malade aucun effet apparent autre que la cessation des accès ; on n'avait vu aucun de ces phénomènes
singuliers qui se produisent souvent sous l'influence des
passes magnétiques ; Mlle de L... n'était pas tombée en
somnambulisme. Le magnétisme paraissait n'avoir eu
chez elle qu'un effet calmant. Néanmoins, le doc-

teur X... fut porté aux nues et admis dans l'intimité de
la famille, après avoir été largement récompensé de
ses peines. Celle-ci quitta bientôt Paris, et le docteur X... entretint avec elle des correspondances men-
suelles dans lesquelles il était question de la santé de
Mlle de L... Sa guérison se maintenant, celle-ci se maria
contre son gré, « sacrifiant à son devoir le bonheur
idéal qu'elle avait rêvé.

« Pendant les deux premières années de son mariage, Mme de B..., qui avait épousé un mari frivole
et débauché, dont les débordements paraissaient toutefois la laisser fort calme, et dont elle avait un
enfant, n'eut à se plaindre d'aucun dérangement
dans l'état de sa santé ; mais ensuite, les *attaques nerveuses* revinrent progressivement aussi fortes qu'auparavant, et elle dut retourner à Paris pour consulter à
nouveau. Elle se retrouva bientôt en présence du docteur X..., qu'elle avait, disons-le, aimé dès la première
entrevue et qu'elle aimait encore.

« Le magnétisme n'eut d'abord aucun effet : les attaques persistèrent et s'accompagnèrent du délire hystérique des mieux caractérisés. Mme de B... prenait une
pose suppliante ou inspirée ; ses yeux, égarés et hagards, se fixaient dans le vague et se remplissaient de
tendresse. Un jour, au milieu d'une séance de magnétisme, elle tomba en état somnambulique, les yeux
fermés, pendant lequel elle put, durant une heure un
quart, converser avec le docteur X... A son réveil, elle
crut qu'elle sortait du sommeil ordinaire. Elle témoigna
de la surprise aussitôt qu'elle vit l'heure à la pendule,
et dit qu'elle avait, contre son habitude, fait pendant
le jour un fort long somme. Elle ne se *souvenait en
rien* de ce qui s'était passé pendant son sommeil. Le
lendemain, au début d'une attaque, M. X... put mettre
à nouveau Mme de B... en somnambulisme. Le troisième
jour, même phénomène, même transformation sous
l'influence de la magnétisation. Il n'en fut point autre-

27.

ment les jours suivants; la même transformation du
mal devint chaque jour chose habituelle et prévue. Il
faut dire, toutefois, qu'on ne vit plus un intervalle
régulier de vingt-quatre heures séparer les accès sub-
séquents, qui furent beaucoup plus rapprochés que les
trois premiers, et qui se montrèrent bientôt plusieurs
fois dans un même jour ou une même nuit.

« Le docteur X... changeait chaque attaque hystérique en un accès d'un *somnambulisme* doux et paisible. Sous cette influence, le mal perdit de sa force et
sembla s'épuiser; les attaques devinrent plus rares,
moins violentes, et finirent par se réduire à quelques
troubles nerveux qui se métamorphosaient toujours
facilement en *somnambulisme*.

« Dans la vie somnambulique, Mme de B... était
calme, causait tranquillement, et soutenait la conversation et la discussion sur toutes sortes de sujets avec
la plus parfaite aisance; elle racontait, riait, plaisantait,
et, si l'on n'eût remarqué qu'elle avait toujours les yeux
involontairement fermés, on eut pu croire qu'elle
n'était pas sortie de la vie normale. Son caractère
s'était un peu modifié; elle était impressionnable
encore, susceptible même, et supportait difficilement
une contradiction, même une simple observation; on
le remarquait d'autant plus qu'elle avait, dans sa
vie ordinaire, la douceur d'un ange; elle disait elle-
même qu'une simple contrariété pouvait lui faire
un grand mal, que cela lui était insupportable. Elle
avait conscience de tout ce qui l'entourait sans jamais
ouvrir les yeux, distinguant fort bien tous les objets,
les plus exigus même. Elle avait, en outre, des caprices,
des envies presque irrésistibles; quelquefois, elle voulait faire de la musique; elle se rendait au piano et
jouait de mémoire quelques morceaux qu'elle aimait;
son jeu était régulier, juste, mais pourtant moins ferme et
moins brillant que dans la vie ordinaire. Dans d'autres
moments, il lui prenait fantaisie de s'habiller, de faire

une grande toilette, comme pour un jour de bal; on la voyait alors chercher ses vêtements, ses atours, ses bijoux; elle ouvrait les tiroirs, allait, sans la plus légère hésitation, prendre chaque objet dans l'endroit où il était placé, sans jamais se tromper. Il ne faut pas perdre de vue qu'elle faisait tout cela les yeux fermés. Elle s'habillait, dansait avec le docteur X..., qui s'en acquittait assez mal dans l'obscurité, puis elle se déshabillait, replaçait minutieusement chaque chose dans l'endroit où elle l'avait trouvée; alors le docteur l'éveillait.

« Quand c'était le jour, elle s'étonnait souvent d'avoir dormi si longtemps, disant qu'elle n'avait jamais contracté l'habitude de dormir le jour; elle se rappelait toujours fort bien les commencements de l'*attaque nerveuse*, et toutes les circonstances qui marquaient le passage de la vie normale à la vie somnambulique; mais elle croyait s'être endormie naturellement. Comme tous les somnambules, elle n'avait jamais aucun souvenir de ce qu'elle avait fait, dit, entendu, pensé pendant la vie somnambulique. Elle demandait quelquefois au docteur X..., qui venait de passer plusieurs heures avec elle, qui avait causé, plaisanté, dansé avec elle, s'il y avait longtemps qu'il était là. Le docteur lui répondait assez ordinairement que, depuis le moment où elle s'était endormie, il était sorti deux ou trois fois et qu'il venait d'arriver.

« Si, pendant son sommeil, on avait dérangé quelque objet qui lui fut familier, elle se perdait en conjectures à son réveil, et interrogeait dix fois sa femme de chambre, pour savoir si elle avait pris telle ou telle chose, si quelqu'un était entré dans sa chambre à coucher. De même, pendant son sommeil, elle se livrait à une foule d'exercices excentriques, grimpait sur les meubles, les cheminées, sans rien déranger, et ne s'en souvenait nullement au réveil. Le somnambulisme modifiait son caractère et, en exagérant son impressionnabilité naturelle, la rendait susceptible et même irritable. On était étonné de trouver pendant la vie somnambulique, chez cette femme ordinairement si modeste et si réservée, un excès d'amour-propre et de présomption.

« Un jour qu'elle s'était mise dans une véritable colère, elle rentra dans la vie normale avec du délire. Le docteur X... fut forcé, pour le faire cesser, de la magnétiser de nouveau et de la remettre pendant deux heures dans l'état somnambulique.

« Ce fut pendant une de ces périodes de somnambulisme, provoquée par le docteur X... au début d'une attaque d'hystérie, qu'elle fit à celui-ci l'aveu de l'amour qu'elle ressentait pour lui. Celui-ci affecta de ne pas croire à cet aveu; mais, devant une crise qui menaçait, il agita légèrement, comme à l'ordinaire, le bras de Mme de B..., qui s'éveilla, ne se souvenant de rien de ce qui s'était passé. Le lendemain et les jours suivants, nouvelle crise, nouvelle période de somnambulisme; et le docteur X... devint et resta l'amant de Mme de B... pendant, bien entendu, le seul état somnambulique.

« Le mari fit bientôt une absence prolongée, et, cinq ou six mois après le départ de M. de B... pour Londres, se montrèrent chez sa femme tous les indices de la grossesse. Mais comme il y avait plus d'une année que, respectant l'état de souffrance de sa femme, il avait entièrement suspendu l'exercice de ses droits conjugaux, il était mathématiquement impossible qu'il eût contribué pour quelque chose à la création du nouvel être dont la venue s'annonçait. D'un autre côté, Mme de B... *parfaitement sûre* de n'avoir jamais eu avec personne aucun rapport illicite, ne concevait rien aux apparences qui se produisaient. Elle était bien certaine de n'être pas enceinte; sous ce rapport, elle était dans la plus complète sécurité. Elle supposait qu'elle était atteinte d'une maladie insolite, dont elle

avait même des exemples dans sa famille. Ce n'était,
bien entendu, que dans la vie normale qu'elle voyait
ainsi les choses : car, dans le somnambulisme, elle savait très bien à quoi s'en tenir et ne s'inquiétait pas
trop de sa situation. Mais le docteur X... était fort
embarrassé, d'autant que, pendant sa vie ordinaire,
elle lui demandait tous les jours des remèdes pour
faire cesser l'étrange maladie, qui faisait tous les jours
des progrès. Bientôt, Mme de B... n'eut plus elle-même
de doute. La malheureuse femme était dans une incroyable anxiété ; sa tête se troublait ; elle s'y perdait.
L'avait-on surprise pendant son sommeil ? Mais cela
était impossible ! Qui pouvait être le coupable ? Ses
idées se troublaient ; elle tombait dans une sorte d'égarement ; elle croyait aux esprits, aux maléfices ; elle
disait qu'on lui avait jeté un sort, que le diable venait
la visiter pendant la nuit ; elle se faisait veiller et
garder.

« A mesure que le terme de la grossesse approchait,
les attaques nerveuses se montrèrent de plus en plus
fréquentes et acquirent une violence désespérante ; le
magnétisme était devenu presque impuissant ; Mme de
B... ne pouvait plus rester qu'un temps fort court dans
le *somnambulisme*, et, quand elle rentrait dans la
vie normale, elle ne retrouvait pas toute sa raison. Du
trouble, de l'incohérence dans les idées, des fantaisies
bizarres, des cris, des pleurs, des rires et des sanglots
se suivaient et se succédaient en désordre. Le docteur
X... la magnétisait de nouveau, ramenait, après mille
efforts, l'état somnambulique, et ce n'était qu'après
plusieurs récidives de ce genre que Mme de B... rentrait dans la vie ordinaire avec son intelligence et sa
raison accoutumées.

« Le terme de la grossesse arriva et surprit Mme de
B... dans un véritable accès d'aliénation mentale ; les
accès de délire qui marquaient son retour à la vie normale devinrent continus, et le magnétisme perdit toute

sa puissance ; il fut impossible au docteur X... de transformer cette forme affreuse de l'intelligence et de la
remplacer par la forme plus douce et plus régulière du
somnambulisme.

« Mme de B... mit au monde un enfant qui ne vécut
que quelques jours. On se trouva dans la pénible nécessité de la conduire dans un établissement d'aliénés.
On voyait là cette noble et infortunée femme donner
le triste et déchirant spectacle d'une insensée ; elle se
croyait poursuivie par les démons et faisait continuel-
lement des efforts pour soustraire ses appas à leurs
odieux et dégoûtants outrages. »

Le docteur X... fut forcé de s'exiler.
Et le docteur Bellanger ajoute :

« Mme de B... fut toujours innocente ; la somnambule
seule fut, en elle, coupable. Mme de B... dut souffrir
véritablement pour une autre et porter la peine d'un
crime qu'elle ne pouvait pas même comprendre... Elle
guérit, toutefois ; ses attaques disparurent, et il ne fut
plus question ni de magnétisme ni de somnambulisme.
Elle ne revit que quelques années plus tard le docteur
X..., et ne soupçonna jamais qu'il avait été le héros
d'une aventure dont elle avait été la victime. »

C.) Un cas de viol accompli pendant le sommeil magnétique.

Il est facile, sachant la passivité absolue qu'il est
possible d'imposer à une hynotique, de comprendre
que le viol soit une éventualité à redouter et fréquemment réalisée à la suite et comme conséquence des
manœuvres magnétiques. En voici un exemple, qui

s'est produit en Suisse, pendant cette espèce d'épidémie hypnotique qui régna dans le pays après les représentations publiques, données par Donato, au cours de l'hiver de 1880-1881 ; c'est M. le docteur Ladame, privat-docent à l'Université de Genève et l'un des adeptes les plus compétents de la médecine hypnotique, qui a exposé comme il suit le fait en question dans les *Annales d'hygiène publique et de médecine légale*, en 1882 (n° de janvier) :

« Le pasteur allemand de la Chaux-de-Fonds recevait, en juillet 1881, la visite d'une jeune fille originaire de Zurich, qui lui demandait d'écrire à sa commune pour obtenir l'autorisation d'aller faire ses couches à la Maternité de Berne. Cette jeune fille prétendait être enceinte depuis la veille de Noël. Restée seule un instant, ce soir-là, avec un jeune homme qui avait l'habitude de la « magnétiser », elle fut violée par lui, racontait-elle, après qu'il l'eût endormie. La jeune fille fut reçue à la Maternité, et accoucha à la fin de septembre.

« Mais la lettre du pasteur allemand qui demandait son entrée à l'hôpital de Berne tomba sous les yeux du juge d'instruction bernois, qui porta plainte aussitôt auprès du juge de la Chaux-de-Fonds. Celui-ci fit une enquête, qu'il transmit au procureur général de la République.

« Nous fûmes alors appelé, par M. le procureur général, à faire un rapport médico-légal sur cette affaire et à répondre, en particulier, aux questions suivantes :

« 1° Le récit de Maria F... doit-il être considéré « comme vraisemblable dans ses traits généraux ?

« 2° Le coït a-t-il pu avoir lieu dans les conditions « indiquées par elle, et sans qu'elle ait pu se rendre « compte des attouchements qu'elle subissait ?

« 3° La volonté était-elle complètement paralysée « chez cette jeune fille, et n'a-t-elle pu opposer à son « séducteur aucune résistance ?

« 4° La conception est-elle possible lorsque la femme
« est dans un état d'insensibilité absolue ? »

Le rapport de M. Ladame répondit comme il suit aux
questions posées :

Première question. — « Le récit de Maria F... doit-
il être considéré comme vraisemblable dans ses traits
généraux ?

Réponse. — « Oui, ce récit est vraisemblable dans
ses traits généraux. Lorsque Maria F... déclare qu'elle
perdait toute volonté en présence de Louis V..., cette
assertion est évidemment entachée d'exagération ; mais
ce qu'on doit admettre, c'est que ce dernier réussissait
toujours, même contre la volonté de cette fille, à la
« magnétiser », et qu'il n'avait besoin que d'un signe
ou d'un regard pour l'endormir soudainement et profondément. Ce phénomène est habituel chez les personnes qui ont été fréquemment endormies, et nous
avons pu le constater bien souvent. Nous pensons qu'on
peut admettre aussi, dans ses traits généraux, la vraisemblance de la scène qui se serait passée la veille de
Noël, en particulier celle du passage suivant de la déposition de la plaignante, au sujet duquel nous avons
cependant une réserve à présenter :

« Il (Louis V...) m'a magnétisée à la cuisine, sans
m'en demander la permission ; puis, à un certain moment, je me suis à demi-réveillée, j'ai vu confusément que j'étais sur son lit et j'ai senti qu'il était sur
moi ; j'ai voulu le repousser, mais je n'avais aucune
force, et, lorsqu'il a vu cela, il m'a endormi encore
plus profondément que la première fois ; j'ai aussi voulu
crier, mais je ne l'ai pu, etc., etc. »

« Pour comprendre et admettre la vraisemblance de
ce récit, il faut savoir qu'il existe plusieurs degrés dans
le sommeil hypnotique et que, lorsqu'il n'est pas trop
profond, la conscience peut être conservée jusqu'à un

certain point. Le premier degré de ce sommeil est une
sorte d'engourdissement. Le sujet a conscience de ce
qu'on lui fait, et se figure même qu'il peut réagir ; mais
il est déjà impuissant. M. Ch. Richet, professeur agrégé
de la Faculté de médecine de Paris, rapporte qu'un de
ses amis, étant seulement engourdi et non tout à fait
endormi, a particulièrement bien étudié ce phénomène
d'impuissance coïncidant avec l'illusion de la puissance.
« Lorsque je lui indique un mouvement, dit M. Richet,
« il l'exécute toujours, même lorsque, avant d'être ma-
« gnétisé, il était parfaitement résolu à me résister. »
    « Dans ce degré de sommeil, la personne hypno-
tisée s'imagine qu'elle peut résister ; en réalité, elle ne
résiste pas. Elle se fait donc une illusion sur son pouvoir de résistance. Si donc Maria F... affirme qu'elle a
voulu repousser son séducteur, mais qu'elle n'a eu aucune force ; qu'elle a voulu crier, mais qu'elle n'a pu,
etc., nous devons admettre qu'elle s'imaginait pouvoir
crier et résister, mais qu'elle n'en avait pas la volonté ;
car ce n'est pas la force qui manque pendant le sommeil « magnétique », c'est la volonté qui est paralysée.
    « En donnant cette signification aux paroles de Maria
F..., et toute réserve faite quant à la possibilité d'une
invention mensongère, nous pouvons conclure que rien,
dans son récit, n'est en contradiction avec les phénomènes connus du sommeil magnétique ou hypnotique,
et que rien n'autorise, en conséquence, à regarder
l'histoire racontée par cette fille comme invraisemblable dans ses traits généraux.

Deuxième question. — « Le coït a-t-il pu avoir lieu
dans les conditions indiquées et sans qu'elle ait pu se
rendre compte des attouchements qu'elle subissait ?

Réponse. — « Les opérations les plus douloureuses
ont été faites sur certaines personnes plongées dans

l'état hypnotique, sans qu'elles en aient eu conscience. Nous avons constaté nous-même, bien souvent, la réalité de cette insensibilité absolue chez certaines personnes hypnotiques. Nous devons donc admettre, avec tous les médecins qui nous ont précédé dans cette étude médico-légale, qu'une fille peut être violée dans le sommeil magnétique, sans se rendre aucun compte des attouchements qu'elle subit. On comprend néanmoins que la simulation de cas semblables soit des plus faciles, et nous devons émettre toutes nos réserves quant à la possibilité de cette simulation.

« Ces réserves faites, nous répondrons à la deuxième question posée ci-dessus :

« Oui, le coït a pu avoir lieu dans ces conditions, et sans que la jeune fille ait pu se rendre compte des attouchements qu'elle subissait.

Troisième question. — « La volonté était-elle complètement paralysée chez cette jeune fille, et n'a-t-elle pu opposer à son séducteur aucune résistance?

Réponse. — « Toute réserve étant faite quant à la possibilité d'une simulation, et en admettant comme réel le sommeil hypnotique provoqué chez la jeune fille, nous répondrons aussi à cette troisième question par l'affirmation. Oui, si Maria F... a été endormie par Louis V... dans les circonstances où elle l'accuse, elle n'a pu opposer à son séducteur aucune résistance. »

Les conclusions de cet intéressant rapport furent les suivantes :

« 1° Nous devons admettre que Maria F... a pu être violée par Louis V... après avoir été plongée par ce dernier dans le sommeil *magnétique* ou *hypnotique*. Dans cet état, elle n'a pas pu s'opposer à l'outrage qu'elle subissait, et elle n'a conservé aucun souvenir de ce qui s'est passé, ou seulement un souvenir confus d'une partie de la scène;

2° La conception a très bien pu être la suite du viol, et la date de l'accouchement de cette fille démontre que le moment de la fécondité coïncide avec l'époque du viol présumé;

3° En l'absence d'une expertise médico-légale faite immédiatement après la scène qui se serait passée la veille de Noël, il est impossible d'affirmer actuellement que Maria F... a été réellement endormie, dans un but criminel, et violée, ce soir-là, par Louis V...;

« Il serait sans doute facile d'obtenir une description détaillée de cette scène en hypnotisant Maria F...; mais l'expérience est très délicate et peut induire en erreur par le fait que, dans le sommeil hypnotique, on peut suggérer volontairement ou involontairement à la personne endormie des rêves et des hallucinations dont elle décrit les détails avec une précision étonnante.

« Cette description peut en imposer et faire croire faussement à la réalité de la scène rêvée par l'halluciné;

5° Quoi qu'il en soit, la démonstration du sommeil hypnotique provoqué chez Maria F... sera toujours un élément important d'information pour l'enquête de cette affaire; mais les résultats obtenus par ce moyen ne pourront, en aucun cas, servir de témoignage suffisant pour motiver un jugement décisif et certain. »

Ajoutons que Louis V... ne fut pas condamné, la Chambre des mises en accusation ayant surtout tenu compte de la conduite notoirement irrégulière de la plaignante.

D.) — Les confidences dangereuses.

Si la personne plongée dans l'état hypnotique est incapable de deviner vos pensées et de prédire l'avenir, en revanche, elle n'ignore et n'oublie rien de ce qui la concerne. Nous savons qu'elle est ainsi exposée à faire, à son hypnotiseur, les révélations les plus com-promettantes. On n'a pas oublié les faits de Demar-quay et Giraud-Teulon, ni celui de M. Beaunis. En voici encore un autre qui a été rapporté par Brière de Boismont :

« Blandin, dit ce dernier, se trouvant un jour dans une réunion d'une de ses clientes, l'une d'elles le pria d'endormir une de ses amies, très propre aux expé-riences de magnétisme. Après une instance assez longue, il se prêta à ce qu'on lui demandait, persuadé qu'il n'obtiendrait aucun résultat ; sa tentative eut un plein succès : la jeune dame tomba rapidement dans le som-meil magnétique. Les premières demandes que lui adressa Blandin obtinrent de promptes réponses. La curiosité s'animant, les questions devinrent plus déli-cates, et, à diverses reprises, les spectateurs de cette scène cachèrent leur surprise sous un sourire. Enfin, un argument personnel fut mis en avant ; après une certaine hésitation, beaucoup de rougeur et d'em-barras, la jeune dame dit : « Mon Dieu, j'ai aimé M... ». Le médecin ne lui permit pas d'achever, et il la réveilla au moment où arrivait un proche parent qui demanda si l'expérience avait réussi. J'ai été tellement ému, nous dit notre confrère, que j'ai bien juré de ne plus me prêter à une manœuvre que j'avais regardée comme un badinage. »

Notons aussi le témoignage de M. Liébault : « J'ai voulu m'assurer, dit ce consciencieux observateur, s'il n'est pas possible de leur surprendre (aux hypnotiques) des secrets : un jour j'affirmai à une jeune fille endor-mie que j'étais un prêtre et qu'elle était elle-même une pénitente venue pour se confesser. Cette petite prit son rôle au sérieux et me fit une confession de peccadilles charmantes. Croit-on que l'on ne ferait pas de même avec un de ces somnambules réputés lucides, et qu'il ne serait pas possible de lui extorquer ce qu'il a de plus caché dans le fond de son cœur. D'elles-mêmes, pour ainsi dire, il y a des personnes qui, dans leur sommeil, font des aveux compromettants. »

En somme rien ne garantit que, dès la première hypnotisation, on n'arrive pas à un état de sujétion tel qu'il ne sera pas possible de se soustraire aux réponses les plus graves, les plus délicates, dussent-elles engager à jamais et ternir la réputation du sujet interrogé. Avis aux amateurs de magnétisme en chambre !

FIN

TABLE DES SOMMAIRES

—

CHAPITRE PREMIER

APERÇU HISTORIQUE

CHAPITRE II

MESMER ET SON ŒUVRE

CHAPITRE III

MESMER ET LES CORPS SAVANTS

CHAPITRE IV

LES SUCCESSEURS IMMÉDIATS DE MESMER

CHAPITRE V

LE MAGNÉTISME APRÈS L'EMPIRE

CHAPITRE VI

LE MAGNÉTISME CONTEMPORAIN AVANT M. CHARCOT

CHAPITRE VII

M. CHARCOT ET L'ÉTUDE DE L'HYSTÉRIE

CHAPITRE VIII

L'ÉCOLE DE LA SALPÊTRIÈRE

CHAPITRE IX

LES TROIS ÉTATS DÉVELOPPÉS SPONTANÉMENT

CHAPITRE X

DES ÉTATS PROVOQUÉS INTERMÉDIAIRES

CHAPITRE XI

DES DIVERS PROCÉDÉS POUR PRODUIRE L'HYPNOSE ET AMENER LE RÉVEIL

CHAPITRE XII

LA SUGGESTION

CHAPITRE XIII

، DE LA RÉSISTANCE AUX SUGGESTIONS

CHAPITRE XIV

L'ÉCOLE DE NANCY

CHAPITRE XV

LA DOUBLE VIE

CHAPITRE XVI

LE MAGNÉTISME DEVANT LES TRIBUNAUX

CHAPITRE XVII

LES DANGERS DU MAGNÉTISME ANIMAL

28.

CHAPITRE XVIII

L'EXPLOITATION COMMERCIALE DU MAGNÉTISME

CHAPITRE XIX

DES APPLICATIONS UTILES DU MAGNÉTISME

FIN

Paris. — Typ. Ch UNSINGER, 83, rue du Bac.

CHEFS-D'ŒUVRE DE LA LITTÉRATURE FRANÇAISE

Format in-8 cavalier, papier vélin, satiné du Marais. — Imprimés avec luxe, ornés de gravures sur acier ; dessins par les meilleurs artistes. — 60 volumes sont en vente à 7 fr. 50. — On tire, de chaque volume de la collection, *150 exemplaires numérotés* sur papier de Hollande avec fig. sur Chine avant la lettre ; le vol. **15 fr.**

ŒUVRES COMPLÈTES DE MOLIÈRE

2e édition, très soigneusement revue sur les textes originaux, avec un nouveau travail de critique et d'érudition, aperçus d'histoire littéraire, examen de chaque pièce, commentaire, vocabulaire par L. MOLAND. 12 vol.

ŒUVRES COMPLÈTES DE J. RACINE

Avec une Vie de l'auteur et un examen de chacun de ses ouvrages, par M. SAINT-MARC-GIRARDIN, de l'Académie française. 8 vol.

ŒUVRES COMPLÈTES DE LA FONTAINE

Nouvelle édition avec un nouveau travail de critique et d'érudition, par M. LOUIS MOLAND. 7 vol. avec gravures.

ESSAIS DE MICHEL DE MONTAIGNE

Nouvelle édition, avec les notes de tous les commentateurs, complétée par M. J.-V.-L. CLERC, étude sur Montaigne, par PRÉVOST-PARADOL. 4 vol. avec portrait.

ŒUVRES COMPLÈTES DE LA BRUYÈRE

Publiée d'après les éditions données par l'auteur, notice sur La Bruyère, variantes, notes et un lexique, par A. CHASSANG, lauréat de l'Académie française, inspecteur général de l'Instruction publique. 2 vol.

ŒUVRES COMPLÈTES DE LA ROCHEFOUCAULD

Nouvelle édition, avec des notices sur la vie de La Rochefoucauld et sur ses divers ouvrages, variantes, notes, table analytique, un lexique, par A. CHASSANG. 2 vol.

ŒUVRES COMPLÈTES DE BOILEAU

Avec des commentaires et un travail de M. GIDEL. Gravures de STAAL. 4 vol.

ANDRÉ CHÉNIER

Œuvres poétiques. Nouvelle édition, vignettes de STAAL. 2 vol.

ŒUVRES COMPLÈTES DE MONTESQUIEU

Textes revus, collationnés et annotés, par ÉDOUARD LABOULAYE, membre de l'Institut. 7 vol.

ŒUVRES DE PASCAL

LETTRES ÉCRITES A UN PROVINCIAL

Nouvelle édition, introduction, notice, variantes des éditions originales, commentaire, bibliographie, par L. DEROME. Portraits des personnages importants de Port-Royal, gravés sur acier. 2 vol.

ŒUVRES CHOISIES DE PIERRE DE RONSARD

Avec notice, notes et commentaires, par SAINTE-BEUVE ; nouvelle édition, revue et augmentée par MOLAND. 1 vol. avec portrait.

ŒUVRES DE CLÉMENT MAROT

Annotées, revues sur les éditions originales ; Vie de Clément Marot, par CHARLES D'HÉRICAULT. 1 volume avec portrait.

ŒUVRES DE JEAN-BAPTISTE ROUSSEAU

Avec un nouveau travail de ANT. DE LATOUR. 1 vol. orné du portrait de l'auteur.

HISTOIRE DE GIL BLAS DE SANTILLANE

Par LE SAGE, avec les remarques des divers annotateurs ; notice par SAINTE-BEUVE, les jugements et témoignages sur LE SAGE et sur *Gil Blas*. 2 vol.

CHEFS-D'ŒUVRE LITTÉRAIRES DE BUFFON

Introduction par M. FLOURENS, de l'Académie française. 2 vol. avec portrait.

L'IMITATION DE JÉSUS-CHRIST

Traduction nouvelle avec des réflexions, par M. DE LAMENNAIS. 1 vol.

ŒUVRES CHOISIES DE MASSILLON

Accompagnées de notes, notice par M. GODEFROY. 2 vol. avec portrait.

Nous avions promis, dans le prospectus de *Molière*, de chercher à remettre en honneur les belles éditions de nos auteurs classiques. Les volumes qui ont paru permettent de juger si nous avons tenu parole.

Notre collection contiendra la fleur de la littérature française. Elle se composera de quatre-vingts volumes environ, imprimés avec le plus grand luxe, et dignes de tenir une place d'honneur dans les meilleures bibliothèques.

MOLIÈRE

SA VIE ET SES OUVRAGES, par M. LOUIS MOLAND. 1 vol. grand in-8°, orné de gravures dans le texte et hors texte, dessins de M. F.-A. POIRSON. 1 volume grand in-8°, **15 fr.** ; relié doré. . . . . **21 fr.**

ŒUVRES COMPLÈTES DE VOLTAIRE

Nouvelle édition avec Notices, Préfaces, Variantes, Table analytique
LES NOTES DE TOUS LES COMMENTATEURS, ET DES NOTES NOUVELLES
Conforme pour le texte à l'édition de Beuchot.

Enrichie des découvertes les plus récentes et mise au courant des travaux qui ont paru jusqu'à nos jours.

Cette nouvelle édition des *Œuvres complètes de Voltaire*, publiée sous la direction de M. Louis Moland, a supplanté celle de Beuchot : c'est un travail remarquable et digne de l'érudition de notre temps. 52 vol. in-8, y compris 2 v. de table, le vol. **7 fr.**

SUITES DE 90 GRAVURES MODERNES
Dessins de STAAL, PHILIPPOTEAUX, etc.

Ces quatre-vingt-dix gravures modernes qui viennent s'ajouter aux gravures de l'édition de Kehl, sont des œuvres excellentes, pour lesquelles aucun soin n'a été épargné, et qui représentent dignement l'art actuel à côté de l'art ancien. . . . . . **30 fr.**

Il a été tiré 150 épreuves sur papier de Chine, **60 fr.**

Suite de 109 gravures, d'après les dessins de MOREAU jeune.
Nouvelle édition tirée sur les planches originales.

Les gravures exécutées d'après les dessins de Moreau jeune, pour la célèbre édition des Œuvres de Voltaire imprimée a Kehl à la fin du siècle dernier, jouissent d'une réputation qui en faisait désirer vivement la réimpression par les amateurs. Tirée sur les planches originales. Le travail de cette édition a été confié à un de nos meilleurs imprimeurs en taille-douce. . . . . **30 fr.**

Il a été tiré 150 épreuves sur papier de Chine et 150 sur papier Wathman, **60 fr.**

ŒUVRES COMPLÈTES DE DENIS DIDEROT
COMPRENANT :

Tout ce qui a été publié à diverses époques et tous les manuscrits inédits conservés à la Bibliothèque de l'Ermitage. Revues avec soin sur les éditions originales. Notices, Notes, Table analytique, **Par J. ASSÉZAT**

Cette édition véritablement complète des Œuvres de Diderot forme 20 volumes in-8 cavalier, imprimés par M. Claye sur beau papier du Marais, à 7 fr. le volume.

Le mérite de cette édition a été proclamé par toute la critique. Les parties nouvelles qu'elle a introduites dans l'œuvre du grand philosophe ont produit une vive sensation dans le monde littéraire.

CORRESPONDANCE LITTÉRAIRE, PHILOSOPHIQUE ET CRITIQUE
Par GRIMM, DIDEROT, RAYNAL & MEISTER

Nouvelle édition collationnée sur les textes originaux, comprenant, outre ce qui a été publié à diverses époques et les fragments supprimés en 1813 par la censure, les parties inédites conservées à la Bibliothèque ducale de Gotha et à l'Arsenal de Paris.

Notice, Notes, Table générale, par Maurice TOURNEUX

16 vol. in-8 cavalier ; le caractère et le papier sont semblables à ceux des *Œuvres complètes* de Diderot, le volume . . . . **7 fr.**

Il a été tiré 100 exemplaires numérotés sur papier de Hollande, le volume : **15 fr.**

RABELAIS
Illustré par GUSTAVE DORÉ

60 GRANDES COMPOSITIONS, 250 EN-TÊTES DE CHAPITRES, ENVIRON 240 CULS-DE-LAMPE
ET NOMBREUSES VIGNETTES DANS LE TEXTE

Deux volumes in-4. . . . . . **70 fr.** | Demi-chagrin, fers spéciaux. . **90 fr.**
Reliés toile, tranch. ébarb. . . **80 fr.** | — avec coins, tête dorée. **100 fr.**
Il a été tiré **50** *exemplaires numérotés sur chine ;* **200 fr.**

Même ouvrage. *Première* édition. — Texte revu et collationné sur les éditions originales, accompagné d'une Vie de l'auteur et de notes. 2 v. in-folio colomb. **200 fr.**
200 exemplaires numérotés sur papier de Hollande (50 ont été détruits). **300 fr.**

GÉOGRAPHIE GÉNÉRALE, PHYSIQUE, POLITIQUE & ÉCONOMIQUE

Par Louis GRÉGOIRE, docteur ès lettres, professeur d'histoire et de géographie au lycée Condorcet et au collège Chaptal, avec 109 cartes, 600 gravures, 16 types de races avec costumes, en chromo, 20 gravures sur acier. 1 fort volume grand in-8 de 1,200 pages . . . . **30 fr.**
Relié demi-chagrin, tranches dorées, **36 fr.** — avec plaques spéciales . . . **40 fr.**

DICTIONNAIRE ENCYCLOPÉDIQUE
D'HISTOIRE, DE BIOGRAPHIE, DE MYTHOLOGIE ET DE GÉOGRAPHIE

1° HISTOIRE : l'Histoire des peuples, la Chronologie des dynasties, l'Archéologie, l'Étude des institutions. — 2° BIOGRAPHIE : la Biographie des hommes célèbres, avec notices biographiques. — 3° MYTHOLOGIE : Biographie des dieux et des personnages fabuleux, fêtes et mystères. — 4° GÉOGRAPHIE : la Géographie physique, politique, industrielle et commerciale, la Géographie ancienne et moderne, comparée, par le Même.
Nouvelle édition mise au courant des modifications amenées par les événements politiques. 1 fort volume grand in-8 à 2 colonnes de 2,132 pages, la matière d'environ 60 vol. in-8. — Broché, **20 fr.** — Relié . . . . . . **25 fr.**
M. le Ministre de l'Instruction publique a souscrit pour les bibliothèques à cette excellente publication.

DICTIONNAIRE ENCYCLOPÉDIQUE DES LETTRES ET DES ARTS
AVEC DES GRAVURES INTERCALÉES DANS LE TEXTE
Par le Même
1 volume grand in-8 illustré, **15 fr.** — Relié . . . . **20 fr.**

DICTIONNAIRE ENCYCLOPÉDIQUE DES SCIENCES
AVEC DES GRAVURES INTERCALÉES DANS LE TEXTE
Par M. Victor DESPLATS
Docteur en médecine, Professeur agrégé à la Faculté de médecine de Paris
Professeur des sciences physiques et naturelles au lycée Condorcet et au collège Chaptal.
1 volume grand in-8 illustré, **15 fr.** — Relié . . . . **20 fr.**

Le Dictionnaire encyclopédique des Sciences, des Lettres et des Arts, que nous venons de publier, composé dans le même esprit, avec la même méthode et dans le même format que le *Dictionnaire d'Histoire, de Géographie et de Mythologie* de Louis GRÉGOIRE, forme, avec ce dernier ouvrage, dont il est le complément obligé, un répertoire complet des connaissances humaines, une véritable encyclopédie pouvant tenir la place d'une vaste bibliothèque, qu'il ne serait pas toujours facile de se procurer ni même de consulter.

DICTIONNAIRE classique d'Histoire, de Géographie, de Biographie et de Mythologie, rédigé d'après le *Dictionnaire encyclopédique d'Histoire et de Géographie*, par L. GRÉGOIRE. 1 fort volume de 1260 pages, grand in-18, relié . . . . . . **8 fr.**
Nouveau DICTIONNAIRE de Géographie ancienne et moderne, par le même. 1 vol. grand in-32, relié. **5 fr.**

ŒUVRES COMPLÈTES DE CHATEAUBRIAND

Nouvelle édition, précédée d'une Étude littéraire sur Chateaubriand, par SAINTE-BEUVE, de l'Académie française. 12 très forts volumes in-8, sur papier cavalier vélin . . . et d'un beau portrait de Chateaubriand et de 42 gravures par STAAL, le vol **6 fr.**
Les notes manuscrites de Chateaubriand, recueillies par SAINTE-BEUVE, sur les marges d'un exemplaire de la 1re édition de l'*Essai sur les Révolutions*, donnent à notre édition de cet ouvrage une valeur exceptionnelle. On sait que l'exemplaire qui portait ces notes confidentielles a été acquis à un prix considérable à la vente du célèbre critique. Quelle que soit la destinée de cet exemplaire, les notes si importantes qu'il contient ne seront point perdues pour le public, puisqu'elles se trouvent relevées avec le plus grand soin dans notre texte. Elles sont là, en effet, et ne sont que là. Avis aux curieux.

ON VEND SÉPARÉMENT AVEC TITRE SPÉCIAL

Le Génie du Christianisme	1 vol.	
Les Martyrs	1 vol.	
L'Itinéraire de Paris à Jérusalem	1 vol.	
Atala. René. Le dernier Abencerage. Les Natchez.		
Poésies	1 vol.	

Voyage en Amérique, en Italie, en Suisse	1 vol.
Le Paradis perdu, littérature anglaise	1 vol.
Histoire de France	1 vol.
Études historiques	1 vol.

Chaque vol., avec 3, 4 ou 5 grav. : **6 fr.** — Relié, demi-chagrin, tranches dorées, **9 fr.**

ŒUVRES DE GRANDVILLE

9 volumes grand in-8 jés., brochés, 90 fr. — Reliure 1|2 chag. tranches dorées, 6 fr. par vo

FABLES DE LA FONTAINE. Illustrées de 240 gravures. Un sujet pour chaque fable. 1 vol. gr. in-8. **18 fr.**

LES FLEURS ANIMÉES. Texte par Alphonse KARR, TAXILE DELORD et le comte FŒLIX. Planches très soigneusement retouchées pour la gravure et le coloris. 2 volumes gr. in-8, 50 gravures coloriées............. **25 fr.**

CENT PROVERBES. Illustrés, gravures coloriées, texte par TROIS TÊTES DANS UN BONNET. Nouvelle édition, revue et augmentée pour le texte, par M. QUITTARD. 1 fort volume grand in-8 .... **15 fr.**

HISTOIRE DE FRANCE. Depuis les temps les plus reculés jusqu'à la révolution de 1789, par ANQUETIL, suivie de l'*Histoire de la Révolution française*, du *Directoire*, du *Consulat*, de l'*Empire* et de la *Restauration*, par LÉONARD GALLOIS, illustrée de vignettes sur acier. 10 volumes in-8 cavalier, le volume................... **7 fr. 50**

HISTOIRE DE FRANCE (1830 à 1875). ÉPOQUE CONTEMPORAINE. Par Louis GRÉGOIRE, professeur d'histoire et de géographie. 4 volumes in-8 cavalier, gravures sur acier, à................. **7 fr. 50**

HISTOIRE DE LA GUERRE Franco-Allemande (1870-1871) Par M. AMÉDÉE LE FAURE, édit. illust. de portraits hist., combats et batailles. Cartes avec les positions stratégiques. 2 magnifiques volumes grand in-8 colombier **15 fr.** ; relié doré. 2 volumes en un.................. **20 fr.**

Atlas de la Guerre (1870-1871). Cartes des batailles et sièges, par LE MÊME. 1 v. in-4°, 50 cart....... **5 fr.**

HISTOIRE DE LA GUERRE D'ORIENT, par M. A. LE FAURE, cartes, plans, d'après l'état-major russe et autrichien, portraits grav., etc. 2 vol. in-8 colombier........ **15 fr.**
— Relié, doré, 2 vol. en un.. **20 fr.**

LE VOYAGE EN TUNISIE, de M. A. LE FAURE, préface de M. L. JÉZIERSKI, carte. 1 vol. gr. in-8, 70 pages.. **1 fr.**

HISTOIRE DE LA RÉVOLUTION FRANÇAISE, par LOUIS BLANC. 12 vol. in-8........ **60 fr.**

HISTOIRE UNIVERSELLE. Par M. le comte de SÉGUR. Histoire de tous les peuples de l'antiquité, histoire romaine et histoire du Bas-Empire. 9e édition, 80 gravures sur acier. 3 volumes grand in-8 . . **37 fr. 50**
On peut acheter séparément chaque volume, qui forme un tout complet.

LES MÉTAMORPHOSES DU JOUR. 70 gravures coloriées. Text par MM. ALBÉRIC SECOND, TAXIL DELORD, LOUIS HUART, MONSELE Notice sur Grandville, par Charl BLANC. 1 magnifique grand in-8. **18 f**

LES PETITES MISÈRES DE L. VIE HUMAINE. Illustrées, tex par OLD-NICK, portrait de GRANDVILL 1 fort vol. gr. in-8 jésus....... **15 f**

ENCYCLOPÉDIE THÉORIQUE PRATIQUE DES CONNAISSANCES UTILES. Composée d traités sur les connaissances les plu indispensables, avec 1,500 gravures in tercalées dans le texte. 2 volum gr. in-8.................. **25 fr**

UN MILLION DE FAITS. Aid mémoire universel des sciences, d arts et des lettres, par J. AICAR L. LALANNE, Lud. LALANNE, etc. 1 fo vol. in-18, 1,720 col., avec grav. **9 fr**

BIOGRAPHIE PORTATIVE UNI VERSELLE. 29,000 noms, suiv d'une table chronologique et alph bétique, par LALANNE, A. DELLOYE, et 1 vol. de 2,000 col............ **8 f**

MYTHOLOGIE DE LA GRÈC ANTIQUE. Par Paul DECHARM professeur de littérature grecque à Faculté des lettres de Nancy, anci membre de l'Ecole française d'Athèn 180 gravures et 4 chromolithographie d'après l'antique. 1 vol. grand in raisin.................. **16 f**

GÉOGRAPHIE UNIVERSELLE Par MALTE-BRUN. 6e édit. 6 vol. gra in-8, orné de grav. et cartes. **60 f**

ATLAS DE LA GÉOGRAPHI UNIVERSELLE. Ou descripti de toutes les parties du monde s un plan nouveau, d'après les grand divisions naturelles du globe, p MALTE-BRUN. 1 vol. gr. in-folio, de cartes, dont 14 doubles, coloriées, 1 v in-folio................. **20 f**

LORD MACAULAY. — Histoi d'Angleterre sous le règne c Jacques II. Traduit de l'anglais p le comte JULES DE PEYRONNET, 2e édi 8 vol. in-8.................. **15 f**
— Histoire du règne de Gu laume III. Pour faire suite à l'H toire du règne de Jacques II, tradu de l'anglais par AMÉDÉE PICHO 2e édition. 4 volumes in-8... **20 f**

HISTOIRE DES GIRONDINS. Par A. DE LAMARTINE. Édition illu trée, 300 gravures, avec des portra dessinés et gravés d'après l'époqu 8 vol. grand in-8 jésus...... **21 f**

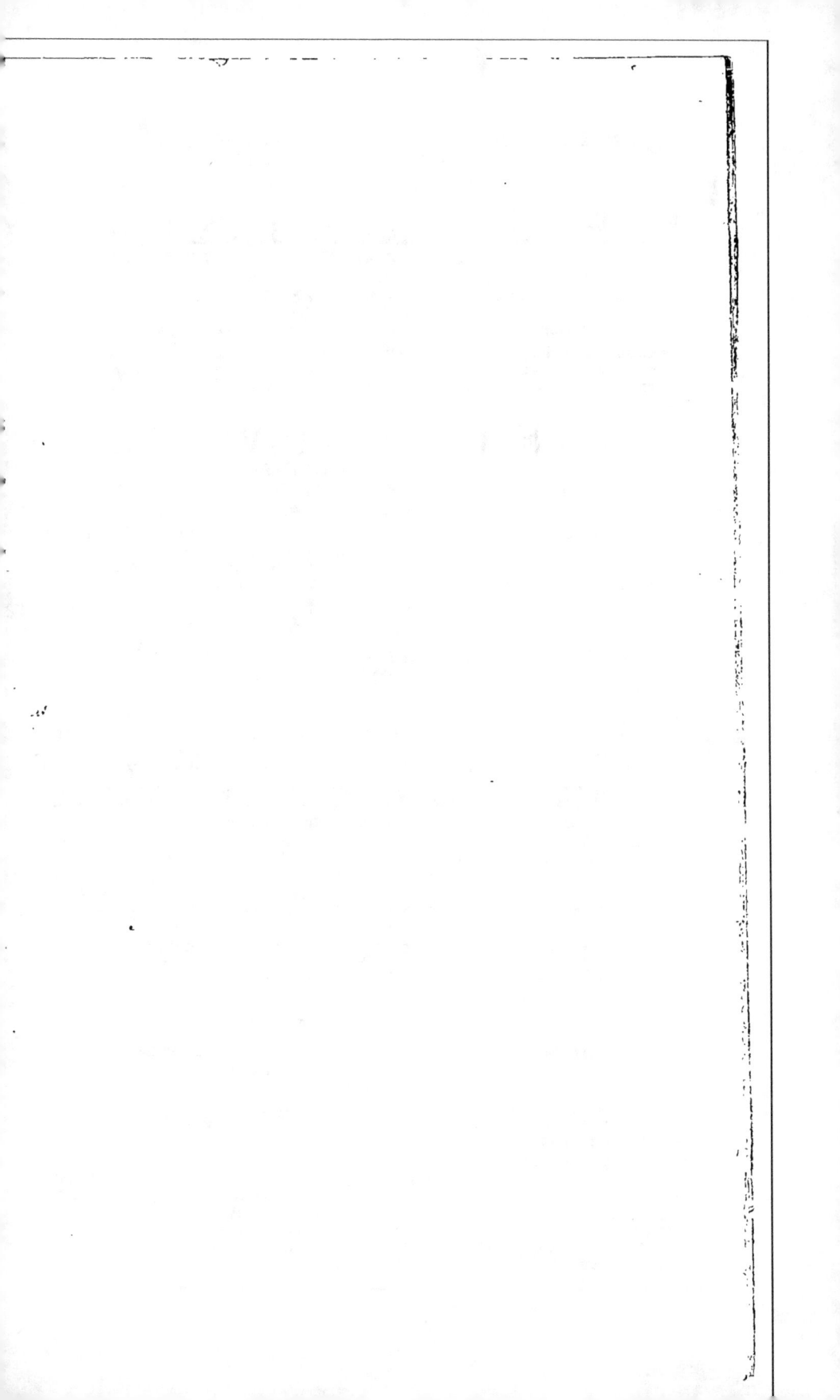

HYGIÈNE DE LA GÉNÉRATION
Par le docteur P. GARNIER
6 volumes in-18 à **3 fr. 50**

LE MARIAGE
DANS SES DEVOIRS, SES RAPPORTS ET SES EFFETS CONJUGAUX
AU POINT DE VUE LÉGAL, HYGIÉNIQUE, PHYSIOLOGIQUE ET MORAL
Traduction libre refondue, corrigée et augmentée de l'Hygiène del Matrimonio du docteur F. MONLAU
4e ÉDITION, REVUE ET CORRIGÉE. — 1 FORT VOLUME : 3 FR. 50

Ce Code des mariés, en indiquant toutes les conditions sanitaires, les règles hygiéniques et les lois morales à observer pour vivre unis et en bonne santé, offre donc le plus haut intérêt pour tous ceux qui se préoccupent d'être heureux et d'avoir une progéniture saine et robuste.

LA GÉNÉRATION UNIVERSELLE
LOIS, SECRETS ET MYSTÈRES
CHEZ L'HOMME ET CHEZ LA FEMME
1 VOLUME 500 PAGES, AVEC FIGURES : 3 FR. 50

Ce livre s'adresse à tous, par ses renseignements utiles et intéressants. L'homme des champs, comme le naturaliste et le philosophe, y trouvera la réfutation et la critique les systèmes matérialistes en vogue. C'est le catéchisme le mieux approprié à la jeunesse pour l'initier aux lois naturelles et l'empêcher d'y contrevenir.

L'IMPUISSANCE
PHYSIQUE ET MORALE CHEZ LES DEUX SEXES
CAUSES, SIGNES, REMÈDES
1 FORT VOLUME..................... **3 FR. 50**

L'impuissance morale s'y trouve décrite sous ses diverses formes. La crainte seule d'être impuissant suffit à produire cet état par une impression profonde sur le système nerveux. D'où l'importance de distinguer ces deux espèces et de leur opposer les moyens différents. C'est là qu'est l'intérêt et l'utilité de ce nouveau livre.

LA STÉRILITÉ HUMAINE ET L'HERMAPHRODISME
1 VOLUME, 530 PAGES, AVEC PLANCHES : 3 FR. 50

A l'impuissance succède fatalement la stérilité. La femme est communément accusée en pareil cas, et le plus souvent à tort. L'indication distincte, séparée pour chaque sexe, des causes, difformités et maladies pouvant amener cette infirmité, permettra aux intéressés de s'éclairer isolément sur leur cas particulier et de chercher à y remédier en secret par les moyens, parfois les simples artifices, sinon les médicaments susceptibles de la faire cesser.

ONANISME, SEUL ET A DEUX
SOUS TOUTES SES FORMES ET LEURS CONSÉQUENCES
Par le même. — 1 fort volume : 3 fr. 50

LE CÉLIBAT ET LES CÉLIBATAIRES
CARACTÈRES, DANGERS ET HYGIÈNE CHEZ LES DEUX SEXES
1 VOL. IN-18................. **3 FR. 50**

L'ONANISME. Les maladies produites par la masturbation, par TISSOT, docteur-médecin. 1 vol. in-18.... 2 fr.

TRAITÉ PRATIQUE DES MALADIES DES VOIES URINAIRES et des organes générateurs de l'homme, par le docteur EM. JOZAN, 11e édition refondue, illustrée de 355 fig. d'anatomie et 16 planch. chromolithographiques, 29 fig. 1 vol. in-18. 5 fr.

TRAITÉ COMPLET DES MALADIES DES FEMMES, par LE MÊME. Illustré de 205 figures d'anatomie. 9e édition. 1 vol. in-18.......... 5 fr.

D'UNE CAUSE FRÉQUENTE ET PEU CONNUE D'ÉPUISEMENT PRÉMATURÉ. Traité pratique des pertes séminales, choix d'observations de guérison, par LE MÊME. 9e édition 1 vol. in-18.... ...... 5 fr

Paris. — Typ. Ch. UNSINGER, 83, rue du Bac.

www.ingramcontent.com/pod-product-compliance
Lightning Source LLC
Chambersburg PA
CBHW052059230326
41599CB00054B/3066